Manual de Geriatría

Una mirada práctica
e interdisciplinaria

EDICIONES UNIVERSIDAD CATÓLICA DE CHILE
Vicerrectoría de Comunicaciones
Avenida Libertador Bernardo O'Higgins 390, Santiago, Chile

editorialedicionesuc@uc.cl
www.ediciones.uc.cl

MANUAL DE GERIATRÍA
Una mirada práctica e interdisciplinaria

Marianne Born y Marcela Carrasco

Agosto 2021
ISBN 978-956-14-2843-0
ISBN digital 978-956-14-2844-7

Diseño:
versión productora gráfica SpA

Impresor:
Salesianos Impresores S.A.

CIP – Pontificia Universidad Católica de Chile

Manual de geriatría: una mirada práctica e interdisciplinaria / [editado por] Marcela Carrasco Gorman, Marianne Born Guiresse.
Incluye bibliografías.

1. Geriatría – Manuales.
I. Carrasco Gorman, Marcela, editor.
II. Born Guiresse, Marianne, editor.

2021 618.97 + DDC 23 RDA

FACULTAD DE MEDICINA

Manual de Geriatría

Una mirada práctica e interdisciplinaria

Marcela Carrasco Gorman
Marianne Born Guiresse

EDICIONES UC

ÍNDICE

PRÓLOGO

El envejecimiento poblacional es un éxito del desarrollo e implica grandes desafíos, especialmente en países de nuestra región en que el proceso ha sido más rápido y con menos recursos económicos. Si bien las demandas son múltiples, una de las prioritarias es ofrecer una adecuada atención de salud a las personas mayores.

La mayoría de los países tienen implementado un sistema de salud adecuado para manejar enfermos agudos y jóvenes, con atenciones episódicas, pero no para personas frágiles con distintas necesidades.

Las personas mayores son pacientes complejos, heterogéneos, que pueden presentar múltiples comorbilidades, polifarmacia, tendencia a reagudizaciones y complicaciones, deterioro funcional y dependencia. Además, pueden presentar una clínica inespecífica o mal llamada "atípica", lo que muchas veces ocasiona dificultades diagnósticas. El conjunto de estos factores, hace necesario un abordaje de salud diferente en este grupo.

La geriatría, demostró que lo más relevante en el pronóstico de una persona mayor no es la edad cronológica, sino la capacidad funcional. Ella predice riesgo de discapacidad y expectativa de vida, determinando los recursos necesarios para su cuidado. Es a través de la valoración geriátrica integral, que se evalúa la capacidad física, mental y social, permitiendo pesquisar a tiempo factores de riesgo de dependencia, para implementar un plan de cuidados que busca una mayor sobrevida libre de discapacidad.

Para ser exitosos en este sentido, hay dos ejes fundamentales: por un lado se debe contar con los distintos niveles asistenciales para brindar una atención continuada, y por otro, formar el capital humano necesario para una atención de calidad. Las personas mayores, deben recibir una atención de salud con profesionales idóneos, capacitados, que atiendan en el lugar y nivel asistencial que le corresponda, ya sea de atención comunitaria, ambulatoria, hospitalaria o en residencias de larga estadía.

Este manual aborda de una manera práctica, en base a preguntas y respuestas desde una mirada interdisciplinaria, los cambios fisiológicos asociados al envejecimiento, los síndromes geriátricos, enfermedades frecuentes y las principales causas de años perdidos por discapacidad. Agradecemos a todos quienes colaboraron con esta iniciativa y confiamos que será un aporte para los distintos profesionales del equipo de salud que atienden a personas mayores.

Dra. Marcela Carrasco G.
Dra. Marianne Born G.
Dr. Pedro Paulo Marín L.

INTRODUCCIÓN GENERAL AL ENVEJECIMIENTO

EPIDEMIOLOGÍA DEL ENVEJECIMIENTO EN CHILE Y CARGA DE ENFERMEDAD

Agustín Salazar y Pedro Paulo Marín

La humanidad presenta un cambio en su composición etaria hacia un perfil más añoso, proceso denominado envejecimiento poblacional. Es un evento global que se vive aceleradamente en la región de América Latina y el Caribe –incluido Chile– y representa un éxito en el desarrollo de los países. La magnitud de este proceso ocurre a ritmos diferentes según determinantes tales como la organización político-económica, las migraciones y factores socioculturales.
En el ámbito de salud, se observa una transición epidemiológica hacia mayor prevalencia de enfermedades crónicas. El impacto de estas condiciones se puede comparar en términos de muerte prematura mediante los indicadores AVISA (años de vida saludable perdidos) y años de vida con discapacidad AVD.

El presente capítulo presenta claves para entender el envejecimiento poblacional, su impacto y características en nuestro país, así como algunas cifras sanitarias relevantes para la población mayor a través de los estudios de carga de enfermedad.

¿Cuáles son los principales indicadores epidemiológicos asociados al envejecimiento?

En el estudio demográfico se utilizan varios indicadores basados en números absolutos respecto a una edad cronológica, edad media (o promedio) poblacional, proporción respecto a la población total y la relación entre diferentes grupos. Así, el envejecimiento poblacional se puede definir como el cambio en la composición etaria hacia una mayor proporción de personas mayores (PM) en relación a personas más jóvenes[(1)].

En la Tabla 1 se presentan algunos de estos indicadores, los que se complementan en la Tabla Anexo 1 con conceptos adicionales de epidemiología, geriatría y gerontología[(2)].

Los principales procesos demográficos que explican el envejecimiento son la disminución de la fertilidad, la menor mortalidad y el aumento de la longevidad. En este sentido, el envejecimiento es el reflejo de las mejoras a niveles sanitarios, económicos y sociales que ha experimentado la humanidad[(3)].

A continuación, se presentan algunas cifras al año 2020 y proyecciones que dan cuenta de estos procesos.

TABLA 1 • INDICADORES ENVEJECIMIENTO POBLACIONAL, ORDEN ALFABÉTICO, INE, CHILE.

Nombre	Definición
Esperanza de vida al nacer (EVN)	Función que proviene de la tabla de vida que representa el promedio de años que se espera que viva un recién nacido bajo las condiciones de mortalidad de un período de tiempo determinado.
Índice de envejecimiento	Medida demográfica del envejecimiento, se calcula como el cociente entre la población de 65 años o más y los menores de 15 años, por cien y expresa el número de adultos mayores por cada 100 menores de 15 años.
Relación de sexos	Se refiere al número de hombres por cada cien mujeres.
Tasa de dependencia demográfica	Indicador de potencial dependencia económica que mide la población en edades teóricamente inactivas en relación con la población en edades teóricamente activas, independientemente de su situación en la fuerza de trabajo. Se calcula sumando la cantidad de personas entre 0-14 años (componente menores de edad) con la población de 65 años o más (componente adultos mayores) y dividiendo el resultado por la población de 15-64 años, multiplicado por 100.
Tasa de fecundidad	Función que hace referencia a la capacidad reproductiva de una población y corresponde al número de nacidos vivos que tiene una mujer durante su vida fértil.

Fuente: Instituto Nacional de Estadísticas (INE). (2017). Censo de población y vivienda: Estimaciones y Proyecciones de la Población de Chile 1992-2050 (Total País).

La **tasa de fecundidad** a nivel mundial continuará descendiendo hasta 2,2 nacidos vivos por cada mujer al año 2050, lo que supera ligeramente la tasa de reemplazo generacional (nivel necesario para que una población se mantenga en equilibrio entre los que nacen y los que mueren). Esto ocurre mundialmente (salvo África subsahariana), las poblaciones no crecerán e incluso algunas disminuirán su tamaño. Las migraciones irán cobrando por tanto un rol cada vez más relevante como factor del envejecimiento en algunas regiones[4].

Actualmente, se estima una **esperanza de vida al nacer (EVN)** de 72,3 años a nivel mundial, con diferencias de más de 38 años entre países, reflejando importantes inequidades en salud, especialmente en cuanto a indicadores de años de vida saludables remanentes[5]. La EV continuará aumentando, principalmente en países de bajos ingresos (por disminución en la mortalidad infantil), estimándose que al 2050 superará los 77,1 años al nacer, 18,4 años a los 65 años y 9 años a los 80 años. La EVN es 4,8 años mayor en mujeres que en hombres[6].

Hoy existen 727 millones de PM de 65 años o más, equivalentes al 9% de la población mundial (1 de cada 11 personas), lo que se duplicará para el 2050 llegando al 16% (1 de cada 6 personas)[7]. Esto tiene implicancias en todas las áreas de la sociedad, que deberán adaptarse a las necesidades de los mayores.

La *tasa de dependencia* aumentará desde 52 a 59 por cada 100 personas en edad activa para el 2050, a expensas del aumento de PM. En efecto, la *tasa de dependencia de mayores* (componente del indicador correspondiente a PM) aumentará desde un nivel actual de 16 a 28 en el 2050. Recientemente se han propuesto indicadores de dependencia que consideran los años de vida remanentes y los patrones de consumo de PM, permitiendo capturar con mayor exactitud la dependencia económica real en algunas poblaciones[8]. Estos indicadores son particularmente relevantes para planificar el soporte económico y social de quienes dejan la fuerza laboral.

El envejecimiento es femenino, especialmente en edades avanzadas, siendo actualmente un 55% de los mayores de 65 años y hasta el 62% de los mayores de 80 años. Esta diferencia está disminuyendo, observada a través de la **relación de sexos**, desde 52,3 hombres por cada 100 mujeres en mayores de 80 años en 1980, proyectándose para el 2050 serán 68,5 para el mismo grupo (59,8% serán mujeres).

Desde la perspectiva sanitaria, los mayores de 70 años concentran más de la mitad de las muertes por causas no transmisibles, cifra aún mayor en países no desarrollados donde supera el 90%.

¿Cómo se comporta el envejecimiento poblacional en Chile?

Chile se encuentra en una fase avanzada del proceso de transición demográfica y epidemiológica, lo que ha ocurrido desde la segunda mitad del siglo XX. Este fenómeno es explicable por el crecimiento económico, los avances médicos, las políticas de salud pública y el acceso a la salud, especialmente en el ámbito materno-infantil y las mejoras en las condiciones de vida tanto urbanas como rurales[9].

Si bien realizar un compendio estadístico escapa los alcances del presente capítulo, presentamos a continuación algunas cifras relevantes para analizar el envejecimiento en nuestro país (TABLA 2)[10].

Observamos una progresiva reducción en la tasa de fecundidad, la que ya se encuentra bajo el nivel de recambio poblacional y el aumento de la EVN, estimándose que para el 2050 superará los 85,4 años, reduciéndose la brecha entre hombres y mujeres de 6,1 años en 1992 a 4,6 años en el 2050.

La población en Chile se encuentra en crecimiento principalmente en edades mayores (FIGURA 1). Se estima que para el 2030, el grupo de 65 años y más superará al de 15 años y menos (índice de envejecimiento 100%) y para el 2050 las personas de 65 años y más serán 1 de cada 4 chilenos. Los mayores de 80 años son el grupo en mayor crecimiento, dadas sus características y necesidades especiales, este fenómeno resulta de especial interés[11].

TABLA 2 • INDICADORES ENVEJECIMIENTO POBLACIONAL EN CHILE, CIFRAS CENSALES Y PROYECCIÓN 2050, INE.

Indicador (unidad de medida)	Cifras según año censal y proyección			
	1992	**2002**	**2017**	**2050**
Población total (n)	13.737.062	15.691.701	18.419.192	21.626.079
Población 65 años o más (n)	860.372	1.246.206	2.070.796	5.418.239
Población 65 años o más respecto a población total (%)	6,3%	7,9%	11,2%	25,1%
Población 65 años o más: Relación de sexo (%)	70,7%	70,4%	74,3%	83,8%
Población 80 años o más respecto a población total (%)	1,1%	1,4%	2,7%	9,0%
Tasa de dependencia demográfica (%)	56,3%	52,5%	45,5%	64,6%
Tasa de dependencia de mayores (%)	9,8%	12,1%	16,4%	41,2%
Índice de envejecimiento (%)	21,1%	30,0%	56,1%	176,6%
Tasa de fecundidad (n)	2,54	1,97	1,61	1,67
Esperanza de vida al nacer: Ambos sexos (años)	74,1	76,9	80,2	85,4
Esperanza de vida al nacer: Hombres (años)	71,1	73,9	77,4	83,2
Esperanza de vida al nacer: Mujeres (años)	77,2	80,0	83,0	87,8

Fuente: Elaboración propia en base a datos censales 2017 y proyecciones, Instituto Nacional de Estadísticas (INE). Disponible en www.censo2017.cl

Se proyecta que la dependencia demográfica continuará en aumento, fundamentalmente por la contribución del grupo de 65 años y más.

En cuanto a la distribución a nivel nacional, todas las regiones han envejecido, siendo mayor en la región de Valparaíso, pasando desde un índice de envejecimiento de 58,6 personas de 60 años y más respecto a población menor de 15 años en el 2006 a un 131,2% el 2017, seguida por las regiones del Maule (121,4%), Ñuble (126,6%), Biobío (118,3%), La Araucanía (113,8%), O'Higgins (113,2%), Los Ríos (113,1%), Magallanes (108,8%) y Los Lagos (108,8%). Existen más hogares con personas mayores en contexto rural (47,9%) que urbano (41,0%)[(12)].

Estas cifras muestran la magnitud del cambio en la estructura etárea, relación de sexo, relación intergeneracional de dependencia y longevidad. Sin embargo, carecen de la sensibilidad para reflejar la heterogeneidad de los mayores en aspectos relevantes

FIGURA 1 • NÚMERO DE PERSONAS POR GRANDES GRUPOS DE EDAD SEGÚN CIFRAS CENSALES 1992 A 2017 Y PROYECCIÓN 2050, CHILE.

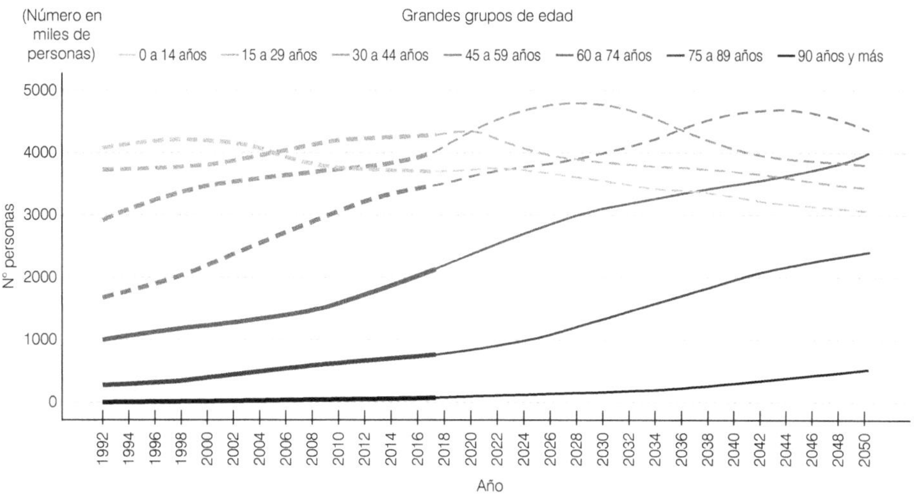

Fuente: Elaboración propia en base a cifras censales y proyecciones del Instituto Nacional de Estadísticas (INE), 2017.

tales como pobreza e ingresos, condiciones de vida y vivienda, estructura familiar y calidad de vida, entre otros. Algunos de estos datos se pueden encontrar en la serie de encuestas CASEN para el grupo de personas de 60 años y más[(13)].

- La pobreza medida por ingresos presenta una disminución sostenida, desde un 30,3% en el año 2006 hasta un 5,5% el año 2017, siendo menor comparada con el grupo de menores de 60 años. No obstante, el indicador de pobreza multidimensional posiciona en mayor precariedad a los mayores de 60 años, en especial por carencias en las dimensiones de escolaridad, seguridad social, estado de la vivienda, entorno y accesibilidad.
- Hay una tendencia a mayor participación del mercado laboral, desde 22,2% en 1990 a 31,8% en 2017, con diferencias significativas según sexo, siendo el 2017 un 47,8% en hombres y 19,6% de las mujeres.
- Más de la mitad están casados, apareciendo de manera prominente el grupo de viudez en un 20,9%, significativamente mayor en mujeres (29,5%) respecto a hombres (9,7%).
- Cada vez más familias poseen PM en sus hogares (46,3% en 1990 y 67% en 2017), aumentando también aquellas constituidas solo por mayores de 64 años (11,7% de los hogares en 2017).
- Cada vez son más las personas que llegan a los 60 años y más y saben leer y escribir (84,2% en 1990, 91,8% al 2017).

- En el ámbito sanitario, el 84,9% de los mayores de 60 años está afiliado al Fondo Nacional de Salud (FONASA), porcentaje que aumenta a mayor edad.
- Más del 85% es autovalente, porcentaje relativamente estable en los últimos años. La dependencia, en especial la severa, se concentra a mayor edad, alcanzando esta última el 15,7% de las personas de 80 años y más para el 2017.

En síntesis, el envejecimiento poblacional en Chile es un fenómeno aún más acelerado que el proceso global y presenta importantes desafíos para la plena integración de las personas mayores de manera equitativa a la sociedad. Algunos aspectos especialmente relevantes son continuar con la reducción del nivel de pobreza, especialmente multidimensional, y el fortalecimiento del sistema de salud para los mayores, con foco en reducir los niveles de dependencia y discapacidad.

¿Cuál es el impacto de la carga de enfermedad?

Los datos habituales usados en la evaluación del estado de salud, permiten conocer las principales causas de muerte, prevalencia e incidencia. Sin embargo, no permiten conocer el impacto de estas condiciones en la pérdida de salud.
Es así como surgen los **Estudios de Carga de Enfermedad** que utilizan indicadores sintéticos complejos que permiten cuantificar comparativamente la pérdida de salud (muerte y discapacidad) causada por enfermedades, lesiones y factores de riesgo, según edad, sexo y territorio[14].

Los indicadores más utilizados son los **Años de Vida Ajustados por Discapacidad** (AVISA, o DALYs en inglés) que resultan de la suma de los **Años de Vida Perdidos por Muerte prematura** (AVPM, o YLL en inglés) y los **Años de Vida vividos con Discapacidad** (AVD, o YLD en inglés)[15].

1. Tendencia mundial en carga de enfermedad: 1990-2019[16]

En los últimos 30 años, se observa una disminución en el número total de AVISA ajustados por edad, principalmente en los menores de 50 años. La mayor parte de los AVISA se concentran a mayores edades. Esto traduce mejoras sanitarias globales cuyo impacto y beneficio ha sido menos marcado en las personas mayores.

De las diez enfermedades que tuvieron el mayor aumento de AVISA, seis afectan principalmente a personas mayores: cardiopatía coronaria, diabetes, infarto cerebral, enfermedad renal crónica, cáncer pulmonar y pérdida auditiva. Las restantes ocurren en el espectro etario que va desde la adolescencia hasta el final de la vida: VIH/SIDA, otras enfermedades musculoesqueléticas, dolor lumbar bajo y trastornos depresivos. Concordantemente, se observa una marcada tendencia hacia una mayor proporción de AVD producto de enfermedades crónicas no transmisibles y lesiones,

TABLA 3 • PRINCIPALES CAUSAS DE AVISA A NIVEL MUNDIAL, 2019, EN PERSONAS DE 75 AÑOS Y MÁS.

1	Enfermedad Isquémica del Corazón	11	Cardiopatía hipertensiva	21	Artrosis
2	Infarto cerebral	12	Diarrea	22	Enfermedades orales
3	Enfermedad Obstructiva Crónica	13	Dolor lumbar bajo	23	Tuberculosis
4	Enfermedad de Alzheimer	14	Cáncer Colorrectal	24	Asma
5	Diabetes	15	Ceguera y pérdida visual	25	Accidentes de tránsito
6	Infecciones respiratorias bajas	16	Fibrilación auricular		
7	Cáncer pulmonar	17	Cáncer gástrico		
8	Caídas	18	Cáncer de próstata		
9	Enfermedad renal crónica	19	Cirrosis		
10	Pérdida auditiva relacionada a la edad	20	Enfermedad de Parkinson		

Fuente: GBD 2019 Diseases and Injuries Collaborators. (2020). Global burden of 369 diseases and injuries in 204 countries and territories, 1990-2019: a systematic analysis for the Global Burden of Disease Study 2019. Lancet (London, England), 396(10258), 1204-1222.

vale decir, que cada vez más una mayor proporción de los AVISA son causados por la discapacidad. En la TABLA 3 se muestran los principales AVISA a nivel mundial para mayores de 75 años.

En los grupos de 50-74 años y mayores de 75 años, los cambios más relevantes en el periodo fueron: disminución en los AVISA secundarios a cardiopatía coronaria, infarto cerebral, Enfermedad Pulmonar Obstructiva Crónica (EPOC), cirrosis y accidentes de tránsito, y aumento en los AVISA secundario a diabetes y enfermedad renal crónica. En el 2019, la cardiopatía coronaria y el infarto cerebral fueron las principales causas de AVISA en ambos grupos: las primeras 10 causas se sobreponen en gran medida, al igual que según sexo.

Estos resultados ponen en evidencia la magnitud del cambio epidemiológico asociado al envejecimiento poblacional, permitiendo identificar a su vez prioridades de acción en el ámbito de planificación sanitaria, tanto preventiva como curativa.

2. ¿Qué se sabe sobre la carga de enfermedad en Chile?

El primer estudio de carga de enfermedad en Chile se realizó en 1996, evidenciando que la primera causa de AVISA estuvo dada por enfermedades no transmisibles, concordante con la transición epidemiológica que vivía el país. Esto permitió poner énfasis en la planificación sanitaria en el rol predominante que empezaban a tomar este grupo de enfermedades.

El año 2007 se realizó el primer estudio de carga de enfermedad (causas específicas) y carga atribuible (factores de riesgo)[17]. Respecto a las enfermedades en el grupo de 75 años y más, se presentan las principales causas de AVISA en la Tabla 4.

Se observa que algunos de los problemas de salud que causan los mayores AVISA coinciden con las principales causas de muerte, como las enfermedades cardio y cerebro vasculares. No obstante, emergen otros como las demencias, las alteraciones sensoriales (cataratas, glaucoma y problemas auditivos), no visualizados mediante indicadores tradicionales de mortalidad.

Tabla 4 • Principales causas de AVISA, Chile, 2007, en personas de 75 años y más, según sexo.

	Ambos Sexos	Hombres	Mujeres
1	Enfermedades Cerebrovasculares	Enfermedades Cerebrovasculares	Enfermedades Cerebrovasculares
2	Enfermedad Isquémica del Corazón	Enfermedad Isquémica del Corazón	Alzheimer y otras demencias
3	Alzheimer y otras demencias	Cataratas	Cataratas
4	Cataratas	Alzheimer y otras demencias	Enfermedad Isquémica del Corazón
5	Diabetes tipo II	Diabetes tipo II	Diabetes tipo II
6	Enfermedad Hipertensiva del Corazón	Cáncer de Próstata	Enfermedad Hipertensiva del Corazón
7	Glaucoma	Enfermedad Hipertensiva del Corazón	Glaucoma
8	Infecciones Respiratorias Bajas	Enfermedad Obstructiva Crónica	Infecciones Respiratorias Bajas
9	Enfermedad Obstructiva Crónica	Infecciones Respiratorias Bajas	Trastornos de la audición de aparición en la adultez
10	Cáncer gástrico	Glaucoma	Enfermedad Obstructiva Crónica

11	Trastornos de la audición de aparición en la adultez	Cáncer gástrico	Artrosis
12	Cáncer de Próstata	Hiperplasia Benigna de la próstata	Insuficiencia Renal Crónica
13	Insuficiencia Renal Crónica	Trastornos de la audición de aparición en la adultez	Cáncer gástrico
14	Artrosis	Cáncer de tráquea, bronquio y pulmón	Edentulismo
15	Edentulismo	Cirrosis Hepática	Cáncer vesícula y vía biliar
16	Cáncer de tráquea, bronquio y pulmón	Insuficiencia Renal Crónica	Trastornos de las vías biliares y vesícula
17	Hiperplasia Benigna de la próstata	Enfermedad de Parkinson	Caídas
18	Trastornos de las vías biliares y vesícula	Artrosis	Cáncer de mama
19	Cáncer vesícula y vía biliar	Edentulismo	Cáncer de colon
20	Cirrosis Hepática	Trastornos de las vías biliares y vesícula	Trastornos de la conducción y disritmias
21	Enfermedad de Parkinson	Cáncer de colon	Cáncer de tráquea, bronquio y pulmón
22	Cáncer de colon	Trastornos de la conducción y disritmias	Enfermedad de Parkinson
23	Trastornos de la conducción y disritmias	Cáncer de esófago	Cirrosis hepática
24	Caídas	Cáncer de vesícula y vía biliar	Cáncer del cuerpo uterino
25	Infecciones del tracto urinario	Tuberculosis	Infecciones del tracto urinario

Fuente: Departamento de Salud Pública Escuela de Medicina Pontificia Universidad Católica de Chile. (2008). Informe Final Estudio de carga de enfermedad y carga atribuible, Chile 2007. Ministerio de Salud de Chile (MINSAL).

Estos resultados han sido utilizados en el contexto de la planificación sanitaria de las Garantías Explícitas en Salud (GES), permitiendo priorizar problemas de salud con mayor impacto en AVISA en población chilena. Se encuentra pendiente la actualización de estudios de carga de enfermedad en Chile para conocer la dinámica en los últimos veinte años, especialmente relevante para informar sobre las prioridades sanitarias de la población mayor.

Conclusiones

La humanidad se encuentra en expansión, experimentando un acelerado envejecimiento poblacional.

Para la preparación y adecuada atención de las personas mayores, se requieren estadísticas de calidad y desagregadas sobre su situación sociosanitaria.

A toda edad son eficientes los programas de promoción y prevención en salud, para lo cual se debe contar con equipos de salud capacitados, incluyendo reforzar la formación profesional en geriatría y gerontología.

Las acciones sociosanitarias se deben enfocar en la reducción de la mortalidad prematura y evitar la discapacidad, incluyendo la intervención geriátrica oportuna en aquellos sujetos frágiles.

¿Dónde profundizar?

- Estudios sobre Carga Global de Enfermedad de "The Lancet", disponibles en: www.thelancet.com/gbd
- Serie de la Encuesta de Caracterización Socioeconómica Nacional (CASEN), Ministerio de Desarrollo Social y Familia, disponibles en: observatorio.ministeriodesarrollosocial.gob.cl
- Cifras sanitarias oficiales de Chile del Departamento en Estadísticas e Información en Salud, Ministerio de Salud (DEIS - MINSAL), disponibles en: deis.minsal.cl
- Serie de la Encuesta Nacional de Salud (ENS), disponibles en: www.encuestas.uc.cl
- Serie de la Encuesta Nacional Calidad de Vida en la Vejez, Pontificia Universidad Católica de Chile y Caja Los Andes, disponibles en: adultomayor.uc.cl
- Asociación de Municipalidades de Chile. (2017). Los Adultos mayores en las comunas de Chile: actualidad y proyecciones.
- Organización Mundial de la Salud (OMS). (2015). Informe Mundial sobre el envejecimiento y la salud.
- Massad Torres, C., *et al.* (2013). Indicadores Sociodemográficos de las Personas Mayores a Nivel Territorial.
- Servicio Nacional del Adulto Mayor (SENAMA), *et al.* (2009). Las personas mayores en Chile: Situación, avances y desafíos del envejecimiento y la vejez.
- United Nations. (2002). Political Declaration and Madrid International Plan of Action on Ageing.

Referencias

1. Servicio Nacional del Adulto Mayor (SENAMA). (n.d.). Glosario gerontológico.
2. Instituto Nacional de Estadísticas (INE). (2017). Censo de población y vivienda: Estimaciones y Proyecciones de la Población de Chile 1992-2050 (Total País).
3. Organización Mundial de la Salud (OMS). (2015). Informe Mundial sobre el envejecimiento y la salud.
4. United Nations Department of Economic and Social Affairs Population Division. (2019). World Population Prospects 2019: Highlights.
5. Sadana, R., Blas, E., Budhwani, S., Koller, T., & Paraje, G. (2016). Healthy Ageing: Raising Awareness of Inequalities, Determinants, and What Could Be Done to Improve Health Equity. The Gerontologist, 56(Suppl 2), S178-S193.
6. United Nations Department of Economic and Social Affairs Population Division. (2019). World Population Prospects 2019: Volume II: Demographic Profiles.
7. United Nations Department of Economic and Social Affairs Population Division. (2020). World Population Ageing 2020 Highlights: Living arrangements of older persons.
8. Loichinger, E., *et al.* (2017). Quantifying Economic Dependency. European Journal of Population, 33(3), 351-380.
9. Jiménez De La Jara, J. (2009). Angelitos Salvados: Un recuento de las políticas de salud infantil en Chile en el siglo XX. A. Palet (ed.); Primera ed. Uqbar Editores.
10. Instituto Nacional de Estadísticas (INE). (2017). Censo de población y vivienda: Estimaciones y Proyecciones de la Población de Chile 1992-2050 (Total País).
11. Gonzalo Valdivia, C., & Angélica Domínguez De, L. (2012). Población de 80 y más años en chile: Una visión preliminar desde el punto de vista epidemiológico. Revista Médica Clínica Las Condes, 23(1), 5-12.
12. Ministerio de Desarrollo Social (MDS). (2020). Informe de Desarrollo Social 2020.
13. Ministerio de Desarrollo Social (MDS). (2017). Encuesta de Caracterización Socioeconómica Nacional (CASEN) 2006-2017.
14. World Health Organization (WHO). (2004). The global burden of disease: 2004 update.
15. Martinez, R., *et al.* (2019). Reflection on modern methods: years of life lost due to premature mortality-a versatile and comprehensive measure for monitoring non-communicable disease mortality. International Journal of Epidemiology, 48(4), 1367-1376.
16. GBD 2019 Diseases and Injuries Collaborators. (2020). Global burden of 369 diseases and injuries in 204 countries and territories, 1990-2019: a systematic analysis for the Global Burden of Disease Study 2019. Lancet (London, England), 396(10258), 1204-1222.
17. Departamento de Salud Pública Escuela de Medicina Pontificia Universidad Católica de Chile. (2008). Informe Final Estudio de carga de enfermedad y carga atribuible, Chile 2007. Ministerio de Salud de Chile (MINSAL).

ANEXOS

Tabla Anexo 1 • Conceptos de geriatría y gerontología, en orden alfabético, varios autores.

Concepto	Definición
Adulto mayor	Toda persona que ha cumplido los 60 años, sin diferencia entre hombres y mujeres (SENAMA). Se distinguen subgrupos "Jóvenes" (60 a 74 años), "Viejos" (75 a 84 años) y "Longevos" (85 años y más) (OMS).
Calidad de vida de la persona mayor	Concepto amplio que involucra de manera compleja la salud de la persona, su situación psicológica, nivel de independencia, relaciones sociales, creencias personales y relaciones, con aspectos relevantes del ambiente. En la medida en que las personas envejecen, su calidad de vida está determinada en gran medida por su capacidad para acceder a recursos y a la mantención de su autonomía e independencia (OMS).
Demografía	El estudio de las poblaciones, en especial referente a su tamaño y densidad, fertilidad, mortalidad, crecimiento, distribución etárea, migraciones y estadísticas vitales y la interacción de estas con las condiciones sociales y económicas (OMS).
Discapacidad, Invalidez y Dependencia	– Discapacidad: Cualquier restricción o pérdida de la capacidad para desarrollar una actividad en la manera o dentro del rango considerado normal para los seres humanos. Refleja la consecuencia del impedimento en términos del rendimiento funcional y actividades del individuo (OMS). Se considera que una persona tiene una discapacidad, aunque la tenga superada con el uso de ayudas técnicas externas (SENAMA). – Invalidez: Reducción de la capacidad funcional para llevar una vida cotidiana útil. La invalidez es el resultado no solo de impedimento físico y mental sino también de la inadaptación del individuo a ese impedimento (OMS). – Dependencia: Estado en el que se encuentran las personas que por razones ligadas a la falta o a la pérdida de autonomía física, psíquica o intelectual, tienen necesidad de asistencia y/o ayudas importantes a fin de realizar los actos corrientes de la vida diaria, y de modo particular los referentes al cuidado (SENAMA). Puede incluir la dependencia de apoyo social (OMS).
Envejecimiento poblacional	Modificación progresiva de la distribución por edad de los miembros de la población que da un peso cada vez más considerable a las edades avanzadas y correlativamente un peso cada vez más bajo a las edades jóvenes. La causa esencial del envejecimiento reside en el descenso de la natalidad y mortalidad infantil y el aumento de la esperanza de vida. Aumento proporcional del número de personas mayores. Es el resultado de la transición desde una población con alta fecundidad y baja esperanza de vida a una población con fecundidad y mortalidad bajas. El descenso del número de jóvenes implica que el peso relativo de los mayores aumenta considerablemente en el conjunto demográfico (SENAMA).

Epidemiología	El estudio de los factores que influencia la ocurrencia, distribución, prevención y control de las enfermedades, daños y otros eventos relacionados a la salud en una población determinada. La epidemiología usa la biología, la medicina clínica y las estadísticas en un esfuerzo para entender la etiología (causas) y curso de los problemas de salud y/o enfermedades. La meta final de un epidemiólogo no es solamente identificar la causa subyacente de la enfermedad, sino que aplicar estos resultados en la prevención y promoción de la salud (OMS).
Geriatría	Especialidad de la medicina que estudia la vejez y sus enfermedades. Estudio y práctica del cuidado médico de las personas mayores (SENAMA).
Gerontología	El estudio multidisciplinario de todos los aspectos del envejecimiento, incluyendo los factores de salud, biológicos, sociales, psicológicos, económicos y del comportamiento (OMS).
Transición demográfica	Se refiere a los cambios que experimentan las poblaciones desde niveles altos a bajos de mortalidad y fecundidad y cuya consecuencia más inmediata es el cambio en la estructura por edad de la población, que influye en la disminución del porcentaje de población joven y el aumento de la concentración porcentual en las edades más avanzadas, que ocurre en un plazo mayor (INE)
Transición epidemiológica	Expresa los cambios que se han dado a través del tiempo en la estructura de las defunciones por sexo y edad y en las causas de muerte en un país. El proceso de transición epidemiológica se manifiesta a través de la disminución porcentual de las muertes infecciosas, parasitarias y del aparato respiratorio (enfermedades transmisibles) y de las muertes perinatales. En cambio, surge la preponderancia porcentual de las muertes por enfermedades crónicas, degenerativas (tumores, cardiovasculares) y también de las causas externas, primordialmente a los adultos y en especial a los adultos mayores (INE)

Siglas: INE: Instituto Nacional de Estadísticas; OMS: Organización Mundial de la Salud; SENAMA: Servicio Nacional del Adulto Mayor.

Fuentes: SENAMA. (n.d.). Glosario gerontológico; Andrews, G., et al. (2004). Glosario de términos para cuidados comunitarios y servicios para personas mayores. OMS; INE. (2017). Censo de población y vivienda: Estimaciones y Proyecciones de la Población de Chile 1992-2050 (Total País).

BIOLOGÍA DEL ENVEJECIMIENTO Y GEROSCIENCIA

FELIPE SALECH

"Es notable que luego de la milagrosa hazaña de la morfogénesis, el metazoo complejo sea incapaz de realizar la simple tarea de mantener lo que ya está hecho".

WILLIAMS, 1957.

¿Qué es envejecer?

Desde una perspectiva biológica no existe una definición universal del proceso de envejecer, sin embargo, este es habitualmente descrito en la literatura como la serie de cambios que sufren los organismos vivos asociados al paso del tiempo, y que determinan un declive funcional y una mayor probabilidad de morir[1-3].

Esta descripción puede enriquecerse al reconocer algunos principios generales[2]. El envejecimiento es un fenómeno universal que, en distintos grados, afecta a todos los sujetos de una misma especie. Es progresivo, es decir, los cambios asociados al proceso de envejecer, una vez iniciados, se acumulan de manera progresiva. Desde una perspectiva biológica el envejecimiento es deletéreo, en cuanto a que estos cambios se asocian a una menor adaptabilidad al medio ambiente, con una mayor probabilidad de deterioro funcional y muerte. El envejecimiento es además un proceso intrínseco, es decir, los factores que originan el envejecimiento son propios de cada individuo, aunque pueden ser modulados por factores ambientales.

Prácticamente todas las funciones fisiológicas pierden eficacia en relación al envejecimiento, lo que se manifiesta a través de una pérdida de la capacidad de mantener estable el medio interno del individuo frente a estresores externos, fenómeno conocido como "homeoestenosis"[4].

Considerando que el envejecimiento perjudica la supervivencia y la fertilidad, siendo claramente negativo para la adaptación al medio de los individuos, es muy razonable preguntarse por qué y cómo se ha desarrollado este fenómeno.

¿Por qué envejecemos?

Desde una mirada evolutiva, se ha propuesto que los efectos deletéreos asociados al envejecimiento jugarían un rol importante en la evolución de las especies al limitar el uso de recursos por parte de individuos que ya cruzaron la edad reproductiva, y dejarlos disponibles para los individuos más jóvenes[5]. Esta idea, asociada a la observación de que las expectativas de vida de las diferentes especies tienen un comportamiento tipo "*clusters*", donde los individuos de una misma especie comparten expectativas de vida similares entre ellos pero muy diferenciables con los de otras especies[6], ha llevado a hipotetizar la existencia de un programa genético desarrollado específicamente para regular el proceso del envejecimiento, sin embargo, esto es algo difícil de demostrar.

Envejecer es un fenómeno de baja frecuencia en la naturaleza, donde la gran mayoría de los individuos de una determinada especie mueren muy cercano a haber alcanzado su madurez reproductiva[6]. A modo de ejemplo, se pueden mencionar estudios relacionados con la expectativa de vida del roedor *mus musculus*, ratón frecuentemente utilizado en la práctica experimental en laboratorios. Estudios de seguimiento de estos animales en vida silvestre muestran que cerca del 90% de ellos mueren antes del año de vida (25 a 30% de su expectativa de vida máxima) debido a razones ambientales que incluyen la escasez de alimentos, el frío y los depredadores[7]. Dado esto, serían muy pocos los organismos en la naturaleza que mueren en relación al propio envejecimiento, dándole poca fuerza para ser un motor significativo en la evolución de las especies, bajando así el peso a los argumentos a favor de que el envejecimiento sea un programa activamente desarrollado por selección natural[5].

Reconociendo argumentos como estos, hay teorías que integran la posibilidad de que existan programas genéticos que dirijan el proceso del envejecimiento con la noción de que es poco probable que estos programas hayan surgido por presiones de la selección natural[5, 8]. Una de estas es la teoría de la "Acumulación de mutaciones", propuesta por primera vez por Medawar en 1952, y que postula que las mutaciones que conducen a los efectos perjudiciales relacionados con la edad podrían acumularse durante generaciones sucesivas si sus efectos se observan solo después de la edad de máximo éxito reproductivo. Esta "sombra en la selección" permitiría que estas mutaciones escapen de la presión selectiva negativa y se acumulen en el tiempo. Una segunda teoría de este tipo, es la teoría del "Antagonismo pleiotrópico" propuesta por Williams en 1957, la que postula que es posible la selección de genes cuya expresión sea perjudicial para edades muy avanzadas, si la expresión de estos mismos produce algún beneficio adaptativo que facilite la supervivencia previo a la edad reproductiva. Si bien estas ideas son atractivas en lo teórico, hay poca evidencia empírica que sustente estos planteamientos.

Cualquiera de estas teorías requieren que los organismos vivan el tiempo suficiente como para expresar el fenotipo del envejecimiento. En esta línea, una observación realizada en múltiples especies, es que cuando los individuos son sometidos a un ambiente protegido que limita las causas de mortalidad habituales de la vida silvestre, estas extienden su expectativa de vida promedio de manera muy significativa, revelando el efecto de la "civilización" (tanto para humanos como para animales domesticados) en el reciente crecimiento de poblaciones envejecidas[7].

¿Qué mecanismos llevan a los organismos biológicos a envejecer?

En 1990 Medvedev publicó una revisión en la que intenta sistematizar una clasificación de las teorías del envejecimiento hasta entonces propuestas. En su búsqueda encuentra más de 300 "teorías del envejecimiento", sin embargo, ninguna de ellas por sí sola se podría calificar como "La teoría" del envejecimiento, siendo mas bien cada una de ellas "hipótesis" o "mecanismos" asociados al proceso[9].

Más recientemente Lopez-Otin toma la idea de los "*hallmarks* del cáncer" (una categorización que ayudó a conceptualizar la esencia del cáncer y sus mecanismos subyacentes) para sistematizar de una manera similar los mecanismos biológicos responsables del proceso del envejecimiento, los que fueron llamados "hallmarks del envejecimiento"[1].

Para ser considerado como tal, cada hallmark debía cumplir idealmente los siguientes criterios: 1) debía manifestarse durante el envejecimiento normal; 2) su agravación experimental debería acelerar el envejecimiento; y 3) su mejora experimental debería retrasar el proceso de envejecimiento normal y por lo tanto aumentar la esperanza de vida saludable. Este conjunto de requisitos ideales se cumple en diversos grados (no siempre todos) en cada uno de los hallmarks seleccionados[1].

Cada uno de los hallmarks del envejecimiento se exponen brevemente a continuación:

1. **Inestabilidad genómica:** Tanto agentes endógenos (ej. Radicales libres) como exógenos (ej. Radiación UV) pueden generar una gran variedad de lesiones en el ADN somático y mitocondrial. Si bien estas lesiones pueden repararse mediante diversos mecanismos, tales como P53 o PARP-1, este proceso consume mucha energía. El daño excesivo del ADN y/o la reparación insuficiente del ADN favorecen la inestabilidad en la expresión génica, llevan a las células a una pérdida de su balance energético, y se asocian al desarrollo de cambios asociados al envejecimiento[1].
2. **Acortamiento telomérico:** Los telómeros son los extremos distales de los cromosomas y su DNA es especialmente susceptible a recibir daño. La replicación del DNA en esta región es responsabilidad de la enzima Telomerasa, la cual no está presente en todas las células. Esto determina que luego de cada ciclo celular existe un acortamiento de los telómeros[10]. Este acortamiento ha sido directamente correlacionado con la pérdida de la capacidad replicativa de las células (senescencia celular) luego de varios pasajes en cultivo. El envejecimiento normal se acompaña de un acortamiento progresivo de los telómeros en múltiples tejidos, en diferentes especies. Por otro lado, condiciones que determinan una disfunción patológica de los telómeros (por ejemplo a través de telomerasas defectuosas) acelera el envejecimiento, y por el contrario, la estimulación en condiciones experimentales de la telomerasa puede retrasar el desarrollo del fenotipo envejecimiento en ratones[11].

3. **Alteraciones epigenéticas:** Las modificaciones epigenéticas corresponden a cambios heredables en la expresión génica que no dependen de variaciones en la secuencia de DNA. Entre los mecanismos epigenéticos se han descrito alteraciones en los patrones de metilación del DNA, modificaciones postraduccionales, procesos finamente regulados por una amplia variedad de enzimas[11]. Las sirtuinas corresponden a una familia de deacetilasas, y de ADP ribosyltransferasas que han sido extensamente estudiadas en relación a sus efectos antienvejecimiento. En mamíferos SIRT6 es una deacetilasa de histonas que participa de la regulación de la estabilidad genómica, la señalización de NF-kB y la homeostasis. Ratones transgénicos deficientes en SIRT6 exhiben un fenotipo de envejecimiento acelerado[12], mientras que la sobreexpresan SIRT6 experimentan un aumento en su expectativa de vida.
4. **Pérdida de la proteostasis:** Estresores endógenos y exógenos causan alteraciones en el plegamiento de proteínas, el que es fundamental para lograr una adecuada conformación espacial que les permita ejecutar de manera apropiada su función. Las proteínas mal plegadas pueden ser detectadas y replegadas por proteínas de choque térmico (HSP) o ser dirigidas a su destrucción por las vías ubiquitina-proteasoma o lisosomales (autofágicas). La acumulación de proteínas mal plegadas puede provocar su acumulación y agregación resultando en efectos proteotóxicos. Existe evidencia de que el envejecimiento se asocia con alteraciones de la proteostasis, y de que esta juega un rol central en patologías asociadas con la edad como la enfermedad de Parkinson[13]. También hay notables ejemplos de manipulaciones genéticas que mejoran la proteostasis, por ejemplo la manipulación de PERK tiene efectos en retrasar el envejecimiento en modelos animales[14].
5. **Disregulación sensado nutrientes:** Los ratones enanos deficientes de hormona del crecimiento (GH) fueron uno de los primeros modelos descritos en mamíferos de retraso en el desarrollo del fenotipo envejecimiento[15]. El estudio del mecanismo tras este fenómeno permitió determinar que este modelo animal, secundario al déficit de GH, tenía bajos niveles de IGF-1 y una menor actividad de la vía de transducción de señales río abajo, incluyendo FOXO y mTOR. La vía de señalización intracelular de IGF-1 es la misma que es activada por insulina, e informa a las células de la presencia de glucosa en el medio, y mTOR responde además a la presencia de aminoácidos. La restricción calórica sin malnutrición, es probablemente la intervención antienvejecimiento más potente conocida a la fecha, y es capaz de aumentar en forma dosis dependiente la sobrevida máxima en múltiples modelos animales incluyendo primates[16]. El estudio tras los mecanismos moleculares tras su efecto revelan, entre otros, una disminución en las actividades de las vías de IGF-1 y mTOR. Actualmente existe evidencia de que la inhibición farmacológica de la actividad de mTOR mediante rapamicina aumenta la expectativa de vida máxima y la expectativa de vida saludable en ratones[17].

6. **Disfunción mitocondrial:** El adecuado funcionamiento mitocrondrial es fundamental para preservar el balance energético de la célula, y limitar la producción de especies reactivas del oxígeno (ROS) responsables de la acumulación de daño en macromoléculas. La función mitocondrial se puede ver perturbada por mutaciones del DNA mitocondrial asociadas al envejecimiento, por reducción de la mitocondriogénesis, desestabilización de los complejos de la cadena de transporte de electrones (ETC), o por alteraciones de la mitofagia. La generación de ROS, por debajo de cierto umbral, inducen señales de supervivencia importantes para restaurar la homeostasis celular pero, a mayor nivel general daño celular que contribuyen al envejecimiento[18]. Los modelos animales con mutaciones en la ETC generan más ROS, acumulan daño celular a mayor velocidad y desarrollan características fenotípicas del envejecimiento más precozmente[19].
7. **Senescencia celular:** Senescencia corresponde a un estado celular caracterizado por arresto proliferativo, resistencia a la apoptosis y la secreción de factores al medio circundante conocidos como SASP (del inglés *Senescence Associated Secretory Phenotype*). En organismos jóvenes, la senescencia celular previene la proliferación de células dañadas, lo que teóricamente protege del cáncer y contribuye a la homeostasis tisular[20]. En relación al envejecimiento existe una acumulación progresiva de células senescentes especialmente en tejido colectivo. Existe evidencia experimental de que eliminar las células senescentes mediante drogas conocidas como senolíticos aumenta la expectativa de vida máxima, mejora el rendimiento físico y mejora la expectativa de vida saludable en ratones[21].
8. **Disfunción de las stem cells:** Las stem cells son un grupo de células que se mantienen en un estado indiferenciado y que como producto de su proliferación son capaces de entregar nuevas células con distintos fenotipos de diferenciación a distintos tipos de tejidos. Tienen además efectos en el medio que las circunda en relación a la liberación de factores circulantes. En relación al envejecimiento tanto el número como funcionalidad de las stem cells se ve afectado[6]. Los mecanismos tras estas alteraciones son el resultado de la integración de todos los mecanismos de envejecimiento previamente descritos: inestabilidad genómica, alteraciones epigenéticas, senescencia, entre otras, y en ese sentido intervenciones antienvejecimiento como rapamicina (inhibidor de mTOR) ha mostrado aumentar la proliferación de este tipo de células en nichos como la epidermis y el intestino[1].
9. **Alteraciones de la comunicación intercelular:** Datos experimentales desarrollados en modelos animales basados en una técnica experimental llamada parabiosis heterocrónica –donde dos animales de distinta edad comparten sus sistemas circulatorios– muestran que factores circulantes en el plasma de sujetos jóvenes pueden mejorar la capacidad regenerativa de tejidos de sujetos viejos en respuesta a lesiones, y recuperar la pérdida de capacidad proliferativa fisiológica perdida en relación al envejecimiento en distintos tejidos incluyendo el cerebro[22].

El análisis comparativo de los plasmas entre sujetos jóvenes, viejos y sometidos a parabiosis ha permitido aislar algunos de estos factores circulantes, entre los que se encuentra GDF11 y CCL11[23].

Considerando que conocemos algunos de sus mecanismos: ¿es posible manipular el envejecimiento?

La biología del envejecimiento es un campo de desarrollo explosivo en los últimos años. Actualmente es ampliamente aceptado que el envejecimiento de los mamíferos es maleable, y que su desarrollo se puede retrasar con intervenciones dietéticas, genéticas o farmacológicas. Más interesante aún es que este retraso puede prevenir el desarrollo de enfermedades asociadas al envejecimiento[24].

Como revisamos previamente en relación a los *hallmarks* del envejecimiento, intervenciones nutricionales como la restricción calórica sin malnutrición han demostrado en múltiples modelos animales aumentar la expectativa de vida máxima y retrasar el desarrollo de enfermedades crónicas asociadas al envejecimiento, extendiendo así la expectativa de vida saludable (Healthspan). De manera similar intervenciones farmacológicas como la inhibición de mTOR mediante rapamicina o sus análogos –conocidos como Rapalogs– y la reducción de células senescentes mediante el uso de senolíticos han demostrado aumentar estos desenlaces[21, 25].

Más allá de la extensión de la expectativa de vida, la parabiosis heterocrónica nos entrega evidencia experimental de que el fenotipo del envejecimiento no es necesariamente irreversible y que algunas de sus características, en este caso la capacidad regenerativa de algunos tejidos se comportan más como una inhibición que como una pérdida, y en este sentido pueden recuperarse a un estado similar al juvenil, cambiando radicalmente nuestra comprensión del proceso biológico de envejecer[22].

Si las intervenciones antienvejecimiento extienden la expectativa de vida saludable ¿cuál es la relación entre el envejecimiento y las enfermedades crónicas asociadas a la edad?

Es bien sabido que el envejecimiento es el principal factor de riesgo para la mayoría de enfermedades que limitan la expectativa de vida saludable[24], por lo que resulta razonable proponer que este proporciona un sustrato común para el desarrollo de enfermedades, y que su estudio nos puede dar claves importantes para el manejo integral del sujeto enfermo con multi-morbilidad. La revisión de los hallmarks del envejecimiento muestra que muchos de estos mecanismos son compartidos por las enfermedades crónicas asociadas a la edad.

La Gerosciencia es un campo interdisciplinario, de reciente desarrollo, centrado en la comprensión de las relaciones entre los procesos de envejecimiento y las enfermedades crónicas relacionadas con la edad[26]. Acuñado por investigadores del

National Institute of Aging (NIA), Estados Unidos, se está posicionando como una estrategia que nos permite abordar el problema de cómo lograr que el aumento de la expectativa de vida que estamos experimentando sea a expensas de un aumento de la expectativa de vida saludable (del inglés *healthspan*) mediante el enfrentamiento de las enfermedades crónicas asociadas al envejecimiento no como entidades aisladas sino como patologías que se desarrollan en un escenario global de envejecimiento.

De esta manera se espera en el futuro que el resultado clínico más relevante de las intervenciones anti-envejecimiento no sea la extensión de la expectativa de vida máxima, sino el retraso en el desarrollo de patologías asociadas a la edad impactando directamente en los sistemas sanitarios y en la calidad de vida de las personas mayores.

Puntos clave

- A pesar de ser un fenómeno biológico prácticamente universal, el envejecimiento sigue siendo un desafío para nuestra comprensión.
- La Gerosciencia es el campo del conocimiento dedicado al estudio de la interacción entre el envejecimiento y el desarrollo de patologías asociado a la edad, campo de especial importancia, pues al entregar un sustrato fisiológico que facilita el desarrollo de estas, el envejecimiento *per se* se transforma en el principal factor de riesgo para la mayoría de las enfermedades crónicas no transmisibles.
- Actualmente existen intervenciones genéticas, nutricionales y farmacológicas probadas en modelos animales, que permiten manipular los mecanismos biológicos del envejecimiento, y disminuyen el desarrollo de patologías asociadas a este, extendiendo así la expectativa de vida saludable.
- Fomentar el desarrollo de la medicina translacional en envejecimiento permitiría acelerar el traspaso de este conocimiento a la práctica clínica, inversión que permitiría enfrentar de manera más eficiente la mayor carga de morbilidad asociada al proceso de envejecimiento poblacional.

¿Dónde profundizar?

- Geroscience: The intersection of basic aging biology, chronic disease, and health. National Institutes of Health / National Institute on Aging US: http://www.nia.nih.gov/research/dab/geroscience-intersection-basic-aging-biology-chronic-disease-and-health
- The Buck Institute for advancing the frontiers of research on aging. https://www.buckinstitute.org/
- Alkahest is a biopharmaceutical company targeting age-related diseases with transformative therapies derived from a deep understanding of the aging process. https://www.alkahest.com/

FIGURA 1 • EL ENVEJECIMIENTO ES EL PRINCIPAL FACTOR DE RIESGO PARA LA MAYORÍA DE ENFERMEDADES QUE LIMITAN LA EXPECTATIVA DE VIDA SALUDABLE (SOLO ALGUNAS DE ELLAS SON EXPUESTAS EN ESTE ESQUEMA), PUES PROPORCIONA UN SUSTRATO COMÚN PARA EL DESARROLLO DE ESTAS. POR ESTA RAZÓN EL ESTUDIO DE LOS MECANISMOS FISIOLÓGICOS TRAS EL ENVEJECIMIENTO ES IMPORTANTE, PUES NOS PUEDE DAR CLAVES IMPORTANTES PARA EL MANEJO INTEGRAL DE SUJETOS ENFERMOS CON PATOLOGÍAS QUE INTERACTÚAN ENTRE SÍ SOBRE UN BASAL ENVEJECIDO.

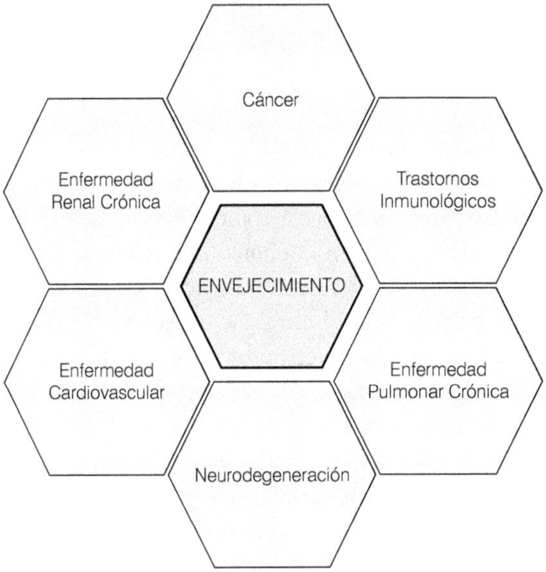

REFERENCIAS

1. López-Otín C, Blasco MA, Partridge L, Serrano M, Kroemer G. The Hallmarks of Aging. Cell [Internet]. 2013 Jun 6 [cited 2018 May 26]; 153(6):1194-217. Available from: http://www.ncbi.nlm.nih.gov/pubmed/23746838
2. Viña J, Borrás C, Miquel J. Theories of ageing. In: IUBMB Life [Internet]. John Wiley & Sons, Ltd; 2007 [cited 2020 Dec 2]. p. 249-54. Available from: https://iubmb.onlinelibrary.wiley.com/doi/full/10.1080/15216540601178067
3. Kirkwood BR, Sterne JAC, Kirkwood BR. Essential medical statistics. Blackwell Science; 2003. 501 p.
4. Felipe Salech M, Rafael Jara L, Luis Michea A. Cambios fisiológicos asociados al envejecimiento. Rev Médica Clínica Las Condes. 2012 Jan 1; 23(1):19-29.

5. Kirkwood TBL, Austad SN. Why do we age? [Internet]. Vol. 408, Nature. Nature; 2000 [cited 2020 Dec 2]. p. 233-8. Available from: https://pubmed.ncbi.nlm.nih.gov/11089980/
6. Rando TA. Stem cells, ageing and the quest for immortality [Internet]. Vol. 441, Nature. Nature Publishing Group; 2006 [cited 2020 Dec 2]. p. 1080-6. Available from: https://pubmed.ncbi.nlm.nih.gov/16810243/
7. Hayflick L. The future of ageing [Internet]. Vol. 408, Nature. Nature; 2000 [cited 2020 Dec 2]. p. 267-9. Available from: https://pubmed.ncbi.nlm.nih.gov/11089985/
8. Kirkwood TBL. Understanding the odd science of aging [Internet]. Vol. 120, Cell. Cell Press; 2005 [cited 2020 Dec 2]. p. 437-47. Available from: https://pubmed.ncbi.nlm.nih.gov/15734677/
9. Rattan SIS. Theories of biological aging: Genes, proteins, and free radicals. Free Radic Res [Internet]. 2006 Dec [cited 2020 Dec 2]; 40(12):1230-8. Available from: https://pubmed.ncbi.nlm.nih.gov/17090411/
10. Deng Y, Chan SS, Chang S. Telomere dysfunction and tumour suppression: The senescence connection [Internet]. Vol. 8, Nature Reviews Cancer. Nat Rev Cancer; 2008 [cited 2020 Dec 2]. p. 450-8. Available from: https://pubmed.ncbi.nlm.nih.gov/18500246/
11. Rando TA, Chang HY. Aging, rejuvenation, and epigenetic reprogramming: Resetting the aging clock [Internet]. Vol. 148, Cell. Cell; 2012 [cited 2020 Dec 2]. p. 46-57. Available from: https://pubmed.ncbi.nlm.nih.gov/22265401/
12. Mostoslavsky R, Chua KF, Lombard DB, Pang WW, Fischer MR, Gellon L, *et al*. Genomic instability and aging-like phenotype in the absence of mammalian SIRT6. Cell [Internet]. 2006 Jan 27 [cited 2020 Dec 2]; 124(2):315-29. Available from: https://pubmed.ncbi.nlm.nih.gov/16439206/
13. Martínez G, Duran-Aniotz C, Cabral-Miranda F, Vivar JP, Hetz C. Endoplasmic reticulum proteostasis impairment in aging. Aging Cell [Internet]. 2017 Aug 1 [cited 2020 Dec 2]; 16(4):615-23. Available from: http://doi.wiley.com/10.1111/acel.12599
14. Wang L, Ryoo HD, Qi Y, Jasper H. PERK Limits Drosophila Lifespan by Promoting Intestinal Stem Cell Proliferation in Response to ER Stress. PLoS Genet [Internet]. 2015 May 1 [cited 2020 Dec 2]; 11(5). Available from: https://pubmed.ncbi.nlm.nih.gov/25945494/
15. Russell SJ, Kahn CR. Endocrine regulation of ageing [Internet]. Vol. 8, Nature Reviews Molecular Cell Biology. Nat Rev Mol Cell Biol; 2007 [cited 2020 Dec 2]. p. 681-91. Available from: https://pubmed.ncbi.nlm.nih.gov/17684529/
16. Balasubramanian P, Howell PR, Anderson RM. Aging and Caloric Restriction Research: A Biological Perspective With Translational Potential [Internet]. Vol. 21, EBioMedicine. Elsevier B.V.; 2017 [cited 2020 Dec 2]. p. 37-44. Available from: https://pubmed.ncbi.nlm.nih.gov/28648985/
17. Harrison DE, Strong R, Sharp ZD, Nelson JF, Astle CM, Flurkey K, *et al*. Rapamycin fed late in life extends lifespan in genetically heterogeneous mice. Nature [Internet]. 2009 Jul 16 [cited 2020 Dec 2]; 460(7253):392–5. Available from: /pmc/articles/PMC2786175/?report=abstract

18. Sun N, Youle RJ, Finkel T. The Mitochondrial Basis of Aging [Internet]. Vol. 61, Molecular Cell. Cell Press; 2016 [cited 2020 Dec 2]. p. 654-66. Available from: https://pubmed.ncbi.nlm.nih.gov/26942670/
19. Trifunovic A, Wredenberg A, Falkenberg M, Spelbrink JN, Rovio AT, Bruder CE, *et al.* Premature ageing in mice expressing defective mitochondrial DNA polymerase. Nature [Internet]. 2004 May 27 [cited 2020 Dec 2]; 429(6990):417-23. Available from: https://pubmed.ncbi.nlm.nih.gov/15164064/
20. Paez Ribes M, González Gualda E, Doherty GJ, Muñoz Espín D. Targeting senescent cells in translational medicine. EMBO Mol Med [Internet]. 2019 Dec [cited 2020 Dec 2]; 11(12). Available from: https://pubmed.ncbi.nlm.nih.gov/31746100/
21. Xu M, Pirtskhalava T, Farr JN, Weigand BM, Palmer AK, Weivoda MM, *et al.* Senolytics improve physical function and increase lifespan in old age. Nat Med [Internet]. 2018 Aug 1 [cited 2020 Dec 2]; 24(8):1246-56. Available from: https://pubmed.ncbi.nlm.nih.gov/29988130/
22. Eggel A, Wyss-Coray T. A revival of parabiosis in biomedical research [Internet]. Vol. 144, Swiss Medical Weekly. EMH Swiss Medical Publishers Ltd.; 2014 [cited 2020 Dec 2]. Available from: https://pubmed.ncbi.nlm.nih.gov/24496774/
23. Villeda SA, Luo J, Mosher KI, Zou B, Britschgi M, Bieri G, *et al.* The ageing systemic milieu negatively regulates neurogenesis and cognitive function. Nature [Internet]. 2011 Sep 1 [cited 2020 Dec 2]; 477(7362):90-6. Available from: https://pubmed.ncbi.nlm.nih.gov/21886162/
24. Kennedy BK, Berger SL, Brunet A, Campisi J, Cuervo AM, Epel ES, *et al.* Geroscience: Linking Aging to Chronic Disease. Cell [Internet]. 2014 Nov 6 [cited 2018 May 26]; 159(4):709-13. Available from: http://www.ncbi.nlm.nih.gov/pubmed/25417146
25. Kirkland JL. Translating the Science of Aging into Therapeutic Interventions. Cold Spring Harb Perspect Med [Internet]. 2016 Mar 1 [cited 2019 Apr 1]; 6(3):a025908. Available from: http://www.ncbi.nlm.nih.gov/pubmed/26931808
26. Burch JB, Augustine AD, Frieden LA, Hadley E, Howcroft TK, Johnson R, *et al.* Advances in Geroscience: Impact on Healthspan and Chronic Disease. Journals Gerontol Ser A Biol Sci Med Sci. 2014 Jun; 69(Suppl 1):S1-3.

CAMBIOS FISIOLÓGICOS DEL ENVEJECIMIENTO Y SUS IMPLICANCIAS CLÍNICAS

Marianne Born y Ángela Milano

¿Qué es el envejecimiento?

El envejecimiento es un proceso multifactorial inevitable y extremadamente complejo que se define como la serie de modificaciones morfológicas que origina el paso del tiempo sobre los seres vivos. Se caracteriza por la disminución progresiva de las reservas fisiológicas del organismo y de su capacidad de adaptación ante los cambios. Este concepto es llamado Homeostenosis, lo cual los hace ser más vulnerables a desarrollar enfermedades. En esencia, el proceso de envejecimiento es universal ya que afecta a todos los seres vivos, es intrínseco afectando a todos los órganos y sistemas de los individuos, progresivo en el tiempo y deletéreo[1].

Es el resultado de interacciones complejas entre factores genéticos y ambientales (estilos de vida, dieta, ejercicio, hábitos tóxicos, situación social, etc.) lo que explica por qué dos personas de la misma edad pueden tener envejecimientos tan heterogéneos y diferir notablemente en términos de apariencia física y estado fisiológico.

¿Cuáles son los cambios fisiológicos que ocurren con el envejecimiento?

En este capítulo revisaremos los cambios más relevantes de algunos sistemas de nuestro organismo.

¿Cuáles son los cambios que se presentan en la composición corporal de la persona mayor?

En las personas mayores (PM) el agua corporal total disminuye entre un 10-15%, fundamentalmente a expensas del compartimento del agua intracelular. Hay un aumento y redistribución de la grasa corporal en aproximadamente un 25-30%[2], que se deposita mayormente en la región abdominal y visceral; por otra parte se observa una disminución de la masa muscular magra. Estos puntos cobran especial relevancia frente al uso de medicamentos que pueden disminuir su volumen de distribución como es el caso de los fármacos hidrofílicos, que los lleva a tener un *peak* de concentración plasmática más elevado y una ventana terapéutica más estrecha en comparación con las personas jóvenes, o por el contrario aumentar su volumen de distribución como es el caso de fármacos lipofílicos, los cuales prolongan su tiempo de eliminación, aumentando el riesgo de acumularse[3].

¿Cuáles son los cambios del Sistema Cardiovascular?

Las PM experimentan una carga desproporcionada de enfermedad cardiovascular derivada de los cambios globales en el envejecimiento.

Existen cambios específicos en la estructura y composición de las paredes arteriales: aumento del depósito de colágeno, disminución de la elastina, depósito de calcio y aumento en tono del músculo liso, entre otros, lo que genera engrosamiento y favorece la rigidez arterial, con el consiguiente aumento de la resistencia periférica total. Esto, asociado a una disminución de Óxido Nítrico (que genera mayor vasoconstricción) produce un aumento de la postcarga cardiaca, contribuyendo así a la hipertensión sistólica característica de la PM[4,5,6].

Respecto a la función ventricular, se produce una hipertrofia de los miocitos, un aumento del colágeno intersticial y amiloide, llevando a una hipertrofia concéntrica en respuesta a la elevación de la postcarga, lo que genera un aumento del tiempo de contracción sistólica[6]. La relajación ventricular se retrasa en el momento de la apertura de la válvula mitral, lo que contribuye a distintos grados de disfunción diastólica (alteración de la relajación activa). Esta disfunción diastólica y la mayor dependencia del sístole auricular explican en parte por qué la fibrilación auricular puede ser mal tolerada y suele precipitar insuficiencia cardiaca en las PM.

La fracción de eyección ventricular izquierda (FEVI) se mantiene inalterada en el envejecimiento normal[2,4].

A nivel auricular, hay una disminución progresiva en el número de células marcapasos lo que se manifiesta como una disminución de la automaticidad intrínseca, asociado a una fibrosis progresiva del sistema de conducción, lo que predispone al desarrollo de fibrilación auricular y trastornos de conducción[4, 7]. La degeneración normal del nodo sinusal y la reducción de la capacidad de respuesta a la estimulación simpática (menor número de receptores beta-adrenérgicos) y parasimpática, hacen que las frecuencias cardiacas en reposo sean menores en la PM, al igual que la frecuencia cardiaca máxima alcanzada con el ejercicio o frente a estresores, disminuyendo su capacidad aeróbica[1,4,6].

La esclerosis de la válvula aórtica y mitral son frecuentes. Existe un mayor riesgo de progresión a estenosis e insuficiencia aórtica y, en general, el deterioro de la estructura y función valvular son contribuyentes al aumento de la postcarga y de la remodelación de la pared ventricular[8]. Por su parte la calcificación del anillo mitral también los predispone a desarrollar problemas de conducción cardiaca.

El sistema venoso actúa como reservorio y contiene el 70% del volumen de sangre circulante. Las venas se endurecen progresivamente, lo que asociado a las alteraciones antes descritas y a una disminución de la sensibilidad de los barorreceptores, hacen a la PM particularmente susceptible a cambios abruptos del volumen intravascular o a cambios generados al adquirir la posición erguida, llevándolos a una disminución significativa de la presión arterial (hipotensión ortostática) con eventuales caídas o síncopes[6].

¿Cuáles son los cambios del Sistema Respiratorio?

Existe una serie de cambios estructurales y funcionales que afectan el aparato respiratorio. Dentro de ellos hay que destacar la disminución de la distensibilidad del tórax con un incremento del diámetro anteroposterior y de la cifosis dorsal, producto de una reducción de la masa ósea vertebral, costal y al depósito de minerales en los cartílagos condrocostales, generando una mayor rigidez de la caja torácica. Además, existe una disminución de la masa y fuerza de los músculos respiratorios, tanto del diafragma como de los músculos intercostales. Todos esos cambios se traducen en aumento de la capacidad residual funcional y del volumen residual (generando hiperinsuflación) y por otro lado, una disminución de la capacidad vital forzada y de la capacidad inspiratoria[9,10]. El deterioro del VEF1 (volumen espiratorio forzado en el primer segundo) se estima en 25-30 ml/año comenzando a los 35-40 años hasta 60 ml/año luego de los 70 años[10]. El deterioro del VEF1 se acelera luego de la menopausia en las mujeres.

Las vías respiratorias sufren una disminución de la secreción mucosa con una menor función humidificadora y depuradora de secreciones (aclaramiento mucociliar enlentecido y menos efectivo). Esto, asociado a un menor reflejo tusígeno[1] y a una menor producción de IgA por los conductos respiratorios, los predispone a mayor incidencia de infecciones virales.

El tejido pulmonar por su parte sufre una disminución de la elasticidad (capacidad de retracción elástica) y dilatación de los conductos alveolares (por alteración de red de fibras colágenas) con desaparición de sus tabiques, resultando en una disminución de la superficie de intercambio gaseoso, asociado a cambios en la circulación pulmonar y disminución de la relación ventilación/perfusión (V'/Q'). Todo lo anterior se traduce en alteraciones del intercambio gaseoso: disminución de la PaO2 y aumento de la gradiente alveolo-arterial de O2 (A-a)[9]. El efecto de la alteración V'/Q' es más marcado en la posición supina por lo que pueden mejorar la saturación al adquirir la posición sentada.

Por su parte, la PCO2 se mantiene estable, por lo que en caso de alteración, esta no puede ser atribuida al envejecimiento. Los estudios de difusión de monóxido de carbono encuentran que la capacidad de difusión disminuye aproximadamente un 5% por década.

Como consecuencia de lo expuesto anteriormente, la PM tiene una pobre respuesta ventilatoria a estímulos como hipoxemia e hipercapnia lo que lo hace especialmente vulnerable a cursar con insuficiencia respiratoria frente a situaciones de estrés (neumonía, insuficiencia cardíaca, etc.)[6,10].

¿Cuáles son los cambios del Sistema Renal?

Con el envejecimiento se produce una disminución progresiva de la masa renal (de un 25-30% desde los 30 a los 80 años) principalmente a nivel cortical. Ocurre una reducción de glomérulos funcionales debido a una mayor prevalencia de nefroesclerosis (arteriosclerosis, glomeruloesclerosis y atrofia tubular con fibrosis intersticial) y, por otro lado, se produce hipertrofia compensatoria de las nefronas restantes[11]. También ocurre disminución del flujo plasmático renal hasta en un 40%[7] y por su parte la membrana glomerular basal altera su permeabilidad con el secundario aumento de microalbuminuria y proteinuria, incluso en ausencia de HTA, DM2 o IRC[6].

La Tasa de Filtración Glomerular (TFG) disminuye en aproximadamente 8 ml /min /1.73 m^2 por década desde la cuarta década de vida en adelante [2, 6, 12]. La creatinina sérica es usada comúnmente como marcador de la función renal pero su producción está influenciada principalmente por el estado nutricional, consumo de proteínas, actividad física y masa muscular del paciente. Varios de estos factores pueden verse mermados en las PM lo que en consecuencia lleva a una disminución de la producción de creatinina, y sumado a un aumento de la secreción tubular de la misma, puede mantener su nivel sérico estable a pesar de que la TFG esté realmente disminuida[3]. Es relevante destacar que debemos utilizar fórmulas para ayudarnos a estimar de manera más certera la TFG. Las estimaciones de la función renal basadas en cistatina C pueden ser útiles cuando es necesaria una evaluación más precisa en la PM.

La implicancia clínica de estimar de manera fidedigna la función renal es, entre otras cosas, el de ajustar las dosis de medicamentos que tengan eliminación renal (ya que en los casos de aclaramiento renal disminuido, aumentan su vida media) además de tener precaución con el uso de medicamentos antiinflamatorios no esteroidales y medios de contraste, los cuales pueden generar injurias a nivel renal[3,11].

Por otro lado, disminuyen las concentraciones basales de renina, angiotensina II y de aldosterona[4,7], disminuye la homeostasis del sodio y se alteran los mecanismos de la sed. En condiciones normales, no se desarrollan alteraciones hidroelectrolíticas, pero las PM cursan con una mala adaptación frente a situaciones de estrés, donde no actúan correctamente los mecanismos de concentración/dilución urinaria y es fácil que se produzcan situaciones de hipernatremia/hiponatremia (por ejemplo, en falta de disponibilidad de agua para ingesta o sobrecarga aguda de sodio).

Existe una reducción de la capacidad de excretar cargas de potasio y una mayor sensibilidad frente al consumo de fármacos que disminuyen aún más la secreción de aldosterona o a inhibidores de enzima convertidora de angiotensina (entre otros) lo que puede gatillar hiperkalemia[7,12].

Estas alteraciones funcionales y estructurales en etapas avanzadas producen menor síntesis de eritropoyetina y déficit de hidroxilación de vitamina D.

¿Cuáles son los cambios del Sistema Nervioso Central?

A medida que envejecemos, dentro de los cambios macroscópicos podemos destacar que ocurre una reducción de peso y volumen cerebral (aproximadamente 7 cm^3 por año a partir de los 65 años) con mayor reducción en los lóbulos frontales y temporales. Podemos encontrar dilatación ventricular, adelgazamiento cortical y acumulación de hiperintensidades de sustancia blanca, entre otros, y dentro de los cambios celulares se incluye poda sináptica, pérdida axonal, cambios mitocondriales, y cambios en el número y la activación glial[13]. En PM cognitivamente sanas pueden presentar como hallazgo acumulación de lipofuscina, placas de amiloide y ovillos neurofibrilares.

La pérdida de masa cerebral es a expensas principalmente de materia gris. Así mismo existe una disminución del flujo sanguíneo cerebral (de 5 a 20%) lo que deteriora los mecanismos para mantener un flujo de sangre adecuado frente a variaciones de presión arterial.

Por otra parte, ocurre una menor síntesis de neurotransmisores centrales como catecolaminas, serotonina y acetilcolina, pudiendo existir también una disminución de dopamina y de sus receptores en la sustancia nigra y estriado, con efectos secundarios sobre el estado de ánimo, la memoria y función motora[6,7].

La memoria episódica y de trabajo, la velocidad de procesamiento de la información, el razonamiento, además de la función ejecutiva son los dominios cognitivos más afectados en el envejecimiento normal[13,14], lo cual no debiera tener un impacto clínico.

A nivel del Sistema Nervioso Periférico se pierden fibras motoras, sensoriales y autónomas. Así mismo disminuye la velocidad de conducción del impulso nervioso lo que lleva a la denervación y atrofia muscular y a una alteración propioceptiva en las extremidades inferiores (tanto de vibración, tacto discriminativo y equilibrio)[2,4,6].

En el Sistema Nervioso Autónomo disminuye el tono parasimpático y aumenta el tono simpático. Esta mayor actividad del sistema nervioso simpático contribuye al aumento de la resistencia vascular sistémica. A pesar de esto, el envejecimiento se asocia con una respuesta disminuida a la estimulación b-adrenérgica. Hay una capacidad reducida de los barorreceptores del arco aórtico y del seno carotídeo para censar los cambios en la presión arterial. Esta combinación de disfunción autonómica y barorrefleja compromete la homeostasis hemodinámica, lo que se asocia a un aumento de la hipotensión postural y postprandial, como es evidente en pacientes de edad avanzada que toman diuréticos o tienen una ingesta reducida de líquidos[4,6].

¿Cuáles son los cambios del Sistema Gastrointestinal (GI)?

Los cambios que ocurren con el paso de los años en el sistema GI son más bien modestos y no se asocian a desnutrición.

Con el envejecimiento ocurre retracción gingival producto de procesos inflamatorios crónicos, la osteoporosis favorece pérdida de piezas dentales, existe disminución de la producción de saliva por las glándulas parótidas y una alteración de la fuerza y coordinación de la lengua, todo lo cual afecta el proceso de masticación, formación del bolo alimenticio y por ende la alimentación[1,4,6,15].

Con la edad, se afecta la actividad peristáltica del esófago lo que lleva a una deglución menos eficiente, a una progresión más lenta del bolo alimenticio y una disminución del tono del esfínter esofágico inferior, lo que llamamos presbiesófago[1]. Secundario a aquello hay predisposición a desarrollar reflujo gastroesofágico y esofagitis[2,6].

A nivel gástrico, su vaciamiento se encuentra enlentecido, hay una disminución de la síntesis de prostaglandinas, disminuyen las células parietales, la secreción de enzimas digestivas (pepsina) y ácido clorhídrico, con leve aumento en su pH, además de una disminución de producción de factor intrínseco, cosas necesarias para la absorción de vitamina B12 y otros nutrientes[1,3,15].

El intestino delgado sufre cambios anatómicos moderados, que incluyen atrofia de sus vellosidades y engrosamiento de la mucosa. La absorción de varios micronutrientes (por ejemplo, xilosa, ácido fólico, B12, cobre) puede disminuir con la edad. En particular, la eficiencia de la absorción de calcio intestinal se reduce debido a la disminución de la secreción ácida, de los receptores de vitamina D a nivel local y a la disminución de los niveles circulantes de 25 (OH) vitamina D común en las PM.

El intestino grueso sufre cambios estructurales y funcionales que generan un enlentecimiento del tránsito colónico, favoreciendo el estreñimiento (lo que los predispone a cursar con constipación secundaria a algunas drogas, como opioides). Los cambios en la musculatura de su pared, asociado al aumento de la presión abdominal necesaria para la excreción de heces, junto a una dieta baja en fibra, predisponen a la aparición de enfermedad diverticular, la cual es la enfermedad colónica más común al envejecer[4,5].

La masa hepática disminuye con el envejecimiento alrededor de un 25-35%, al igual que su perfusión sanguínea en un 40%. A pesar de que varias funciones hepáticas disminuyen, las pruebas de función hepática de laboratorio se ven mínimamente afectadas. Cabe destacar el descenso lineal de la albúmina sérica con el paso de los años, lo que cobra especial relevancia en el uso de drogas con alto poder de unión a proteínas, las cuales pueden aumentar su concentración libre[13].

Existen alteraciones en las reacciones de fase 1 (oxidación y reducción) y del metabolismo de drogas a través del citocromo P450, el cual disminuye con la edad, lo que explica que el aclaramiento metabólico de algunos medicamentos es de 20 a 40% más lento, aumentando su vida media. Las cantidades más bajas de antagonistas de la vitamina K necesarias para anticoagularlos son consistentes con la disminución de la síntesis de factores de coagulación dependientes de la vitamina K relacionada con la edad.

Por su parte, el envejecimiento del páncreas exocrino no altera mayormente su función.

¿Cuáles son los cambios del Sistema Musculoesquelético?

El *peak* de masa ósea ocurre entre los 25 y 30 años, posteriormente comienza a disminuir al ritmo de 0.5% al año(16).

La pérdida de masa ósea es una consecuencia inevitable del envejecimiento. La fisiología de la pérdida ósea en mujeres y hombres mayores se explica en gran medida por los efectos de la deficiencia de esteroides sexuales gonadales; a esto se suma el hiperparatiroidismo y la deficiencia de vitamina D. En el caso de las mujeres, el cese de la actividad ovárica en la post menopausia, genera una deficiencia de esteroides sexuales relativamente brusca que produce un desbalance entre la formación y resorción ósea.En los hombres, la baja de estrógenos y andrógenos producto del envejecimiento es más paulatina, con lo que la fisiología y el equilibrio de la activación osteoclástica es menos marcada(17). El descenso más pronunciado de masa ósea comienza a ocurrir entre los 65-69 años en las mujeres y entre los 74-79 años en los hombres(16).

Este aumento de la actividad osteoclástica y disminución de la actividad osteoblástica, hacen que se afecte principalmente la densidad del hueso trabecular (30-40% menos densidad a los 80 años) lo que predispone inicialmente a osteopenia y luego a osteoporosis.

La acelerada pérdida de hueso trabecular lleva a fracturas vertebrales y de extremo distal del radio desde la séptima década de la vida. Desde los 65 a 70 años, se incrementan marcadamente las fracturas, condicionadas por aumento de la porosidad cortical, con fracturas diafisiarias de antebrazo y húmero y posteriormente de cadera(17).

Hay una pérdida de masa muscular (hasta un 30% en la octava década de vida)(6), la cual no es uniforme, siendo mayor en extremidades inferiores que en los brazos. Está relacionada con la pérdida de fibras musculares tipo II (de contracción rápida), lo que resulta en una reducción significativa en el consumo de oxígeno y de la fuerza de contracción.

La atrofia fisiológica asociada o no a mioesteatosis, es un determinante significativo de la tasa de caídas en PM, enlentecimiento, inestabilidad de la marcha, pérdida de la independencia y aparición de discapacidad(2,6). Por su parte, la sarcopenia es una enfermedad y se define como la presencia de baja masa muscular asociada con baja función muscular, fuerza y rendimiento relacionado a la edad(18).

A nivel articular hay cambios en la estructura de las fibras de colágeno, lo que contribuye a la pérdida de elasticidad y mayor desgaste de las cápsulas articulares, favoreciendo la artrosis y rigidez articular con disminución de los rangos articulares[2].

A nivel postural ocurren varios cambios: existe un aumento de la cifosis dorsal y pérdida de la lordosis lumbar, hay un desplazamiento de la cabeza hacia adelante, inclinación del tronco, menor flexión de las rodillas y aumento de la base de sustentación. Para compensar estos cambios ocurre un aumento en el ángulo de flexión de la cadera. Al estar en postura erguida, de pie, el centro de gravedad se desplaza. Habitualmente este centro se ubica frente a la segunda vértebra sacra y en estos casos se desplaza hacia adelante. Todo lo anterior impacta negativamente en la marcha, aumenta el riesgo de caídas, discapacidad y disminuye la calidad de vida[19].

¿Cuáles son los cambios del Sistema Inmunohematológico?

La inmunosenescencia es un fenómeno que se caracteriza por una disminución de la función del sistema inmune asociado al envejecimiento (en ausencia de comorbilidad). No es simplemente un estado global de inmunidad reducida sino una disregulación de la respuesta inmune en múltiples niveles, que lo predispone, entre otras cosas, a una mayor susceptibilidad a procesos infecciosos y una recuperación más ineficaz y tardía frente a ellos.

Tanto la respuesta inmune innata como la adquirida se afectan con el paso de los años, aunque la respuesta adquirida se afecta en mayor medida.

Respecto a la inmunidad innata, se ven afectadas las barreras epiteliales como la integridad de la piel, reflejo de la tos, *clearance* mucociliar y acidez gástrica. A nivel celular vemos merma en la capacidad fagocítica de macrófagos, función de neutrófilos polimorfonucleares, células *natural killer* y células dendríticas, además de una disregulación de las respuestas inflamatorias desencadenadas por patrones moleculares patógeno-asociados vía *Toll-Like receptors*. A pesar de que hay una respuesta disminuida frente a los estímulos, existe un estado de inflamación crónico leve en las PM, cuya causa no está clara pero probablemente juega un papel en el desarrollo de enfermedades crónicas (inflamación vascular por ejemplo)[20].

Por su parte, la respuesta inmune adquirida (respuesta celular citotóxica y humoral) se encuentra también reducida, secundario a una importante involución tímica y sus precursores. Existe una disminución de los linfocitos T, de su diversidad y su capacidad proliferativa, entre otras alteraciones. La capacidad de las células B para responder a los antígenos y producir anticuerpos se ve disminuida al igual que el número de precursores de células B en la médula ósea, como el de células B periféricas. Por su parte, los niveles de inmunoglobulina no cambian con el envejecimiento y, de hecho, pueden aumentar. Está descrito además una menor efectividad de respuesta frente a las vacunas, con menor producción de anticuerpos frente a la presentación de antígenos[21].

Existe una predisposición a la aparición de enfermedades autoinmunes, desarrollo de cáncer, aumento de reactivación de infecciones virales o por micobacterias y a adquirir nuevas infecciones exógenas[6].

La anemia no es un hallazgo propio del envejecimiento, aunque sí aumenta en incidencia con la edad. Existe una disminución de la reserva hematopoyética por lo que frente a insultos agudos la médula ósea no es capaz de responder de forma efectiva y rápida[5]. Por otra parte, existe un estado de hipercoagulabilidad que puede aumentar la aparición de eventos trombóticos. Las plaquetas no alteran su recuento en condiciones de normalidad.

Respecto a los cambios en los órganos de los sentidos (visión y audición), piel y sistema genitourinario, se verán en detalle en capítulos posteriores.

Puntos clave

- Con el envejecimiento se generan cambios progresivos que se asocian a una mayor susceptibilidad de desarrollar enfermedades y a la pérdida de reservas fisiológicas necesarias para hacer frente a los desafíos y mantener la homeostasis.
- En la PM hay mayor riesgo de desarrollar hipertensión sistólica producto de los cambios estructurales del sistema cardiovascular y hay una menor respuesta aeróbica al ejercicio.
- La función renal disminuye, por lo que siempre se deben aplicar fórmulas para estimar la TFG y existe mayor riesgo de nefrotoxicidad asociada a drogas.
- La sarcopenia y la osteoporosis se encuentran entre las principales causas de discapacidad de las PM.
- Las reservas funcionales de médula ósea se reducen, con una respuesta tardía a pérdidas de sangre o hipoxia.

¿Dónde profundizar?

- Skloot G. The Effects of Aging on Lung Structure and Function. Clin Geriatr Med 33 (2017) 447-457.
- Von Bernhardi R, Eugenín-von Bernhard L. Envejecimiento en paciente neurológico. Cuadernos de neurología UC, 2019; Vol 1; 40-62.

Referencias

1. Torres González M. Fisiología del envejecimiento. En: Guillén Llera F, Pérez del Molino Martín J, Petidier Torregossa R (editores). Síndromes y cuidados en el paciente geriátrico. 2ª Edición. España: Elsevier Masson; 2008. p. 31-45.
2. Homeier D. Aging: Physiology, disease, and abuse. Clin Geriatr Med 30 (2014) 671-686.
3. Andres T, *et al.* Geriatric Pharmacology, An Update. Anesthesiology Clin 37 (2019) 475-492.
4. Aalami OO, Fang TD, Song HM, Nacamuli RP. Physiological features of aging persons. Archives of Surgery. Vol 138, OCT 2003: 1068-1076.
5. Paneni F, Diaz Cañestro C, Libby P, Lüscher TF, Camici GG. The Aging Cardiovascular System: Understanding It at the Cellular and Clinical Levels. Journal of the American College of Cardiology. VOL. 69, NO. 15, 2017: 1952-67.
6. Navaratnarajah A, Jackson SHD. The physiology of ageing. Medicine (2016), http://dx.doi.org/10.1016/ j.mpmed.2016.10.008.
7. Felipe Salech M, Rafael Jara L, Luis Michea A. Cambios fisiológicos asociados al envejecimiento. Rev. Med.clin.condes 2012; 23(1) 19-29.
8. Karavidas *et al.* Aging and the cardiovascular system. Hellenic J Cardiol (2010) vol. 51 (5) pp. 421-7.
9. Maguire SL, Slater BMJ. Physiology of ageing. Anaesthesia and Intensive Care Medicine. 2013.14:7; 311-312.
10. Sharma G, Goodwin J. Effect of aging on respiratory system physiology and immunology. Clinical Interventions in Aging 2006: 1(3)253-260.
11. Denic A, *et al.* Structural and functional changes with the aging kidney. Adv Chronic Kidney Dis. 2016 January; 23(1):19-28. doi:10.1053/j.ackd.2015.08.004
12. González AO. Envejecimiento y función renal. Mecanismos de predicción y progresión. Nefrol Sup Ext. 2011; 2(5):119-30.
13. Von Bernhardi R, Eugenín-von Bernhard L. Envejecimiento en paciente neurológico. Cuadernos de neurología UC, 2019; Vol 1; 40-62.
14. Cabeza R, Nyberg L, Park D (Eds). Cognitive Neuroscience of Aging: Linking Cognitive and Cerebral Aging. Oxford University Press, New York 2004.
15. Dharmarajan TS. The physiology of aging. In: Geriatric Gastroenterology. 2012. pp 17-31.
16. Barnsley J *et al.* Pathophysiology and treatment of osteoporosis: challenges of clinical practice in older people. Aging Clinical and Experimental Research. Published online: 20 March 2021. https://doi.org/10.1007/s40520-021-01817-y
17. Arriagada M, Arinoviche R. Guías de diagnóstico, prevención y tratamiento de la osteoporosis. Sociedad Chilena de Reumatología, Sociedad Chilena de Osteología y Metabolismo Mineral. Edición 2018. p: 20. Disponible en: http://schomm.cl/SCHOMM_Guias2018_Final.pdf
18. Cruz-Jentoft AJ, Baeyens JP, Bauer JM *et al.* (2010) Sarcopenia: European consensus on definition and diagnosis report of the European Working Group on Sarcopenia in Older People. Age Ageing 39:412-423.

19. Cruz-Jimenez M. Normal Changes in Gait and Mobility Problems in the Elderly. Phys Med Rehabil Clin N Am. 2017 Nov; 28(4):713-725. doi: 10.1016/j.pmr.2017.06.005.
20. High Kevin P. 310 Infections in Older Adults. Mandell B, Douglas and Bennett's Principles and Practice of Infectious Diseases, 9th Edition, 2019. p 3704-3712.
21. De la Cruz-Pérez C, *et al.* Vaccination against pneumococcus and influenza in old age: Evidence-based geriatrics. J Lat Am Geriat Med. 2020; 6(1):35-40.

PRINCIPIOS DE LA ATENCIÓN DE LA PERSONA MAYOR

OBJETIVOS DE SALUD Y PLAN DE CUIDADOS EN LA PERSONA MAYOR

Jorge Browne y Marcela Carrasco

Para establecer los objetivos de salud y el plan de cuidados más adecuado para cada persona mayor (PM) es necesario responder las preguntas contenidas en este capítulo. En él, se describen los distintos estados de salud de las PM, estrategias para su identificación e implementación de planes de cuidado que respondan a las necesidades de cada persona.

Respecto al estado de salud ¿se puede hablar de las personas mayores como un grupo homogéneo?

Uno de los desafíos en el cuidado de las PM radica en comprender la diversidad en su estado de salud. Los cambios fisiológicos asociados al envejecimiento ocurren en momentos y a velocidades distintas en cada persona. Además, la carga de comorbilidades es desigual y se agregan otros problemas asociados al envejecimiento que no son catalogados como enfermedades sino como síndromes por su origen multifactorial.

La prevalencia de múltiples enfermedades crónicas (multimorbilidad) que afectan negativamente el estado de salud aumentan con la edad. Más aún, es frecuente que estos factores convivan en una misma PM, por ejemplo, en Reino Unido 95% de aquellos diagnosticados con demencia vive con una o más comorbilidades[1]. En consecuencia, al comparar diferencias entre grupos etarios, aquellos grupos con edades más avanzadas probablemente tendrán peores resultados en salud (ej. mortalidad luego de ingreso a UCI). Sin embargo, los promedios grupales esconden la gran heterogeneidad que existe dentro de cada grupo etario. Estudios basados en encuestas poblacionales frecuentemente describen que una proporción significativa de PM vive con un buen estado de salud, incluso en aquellos sobre 85 años[2]. En Chile la Encuesta de Calidad de Vida en la Vejez (2016) muestra que un 60% de los hombres y 43% de las mujeres mayores a 65 años considera su estado de salud bueno o excelente. Otra forma de verlo es en el nivel de dependencia, donde la inmensa mayoría de personas de 60 y más años en Chile son autovalentes (86%) y solo el 4% presenta dependencia severa. Es más, un 61% de los mayores a 85 años se mantiene autovalente[3]. En consecuencia, el estado de salud de las PM es mejor entendido como un proceso complejo que requiere de estrategias adicionales para su correcta interpretación.

¿Qué estrategias permiten interpretar el estado de salud de las personas mayores?

Como ya vimos, el uso aislado de factores epidemiológicos, como edad y género, son insuficientes para la adecuada interpretación del estado de salud. Actualmente se ha demostrado que la incorporación de elementos, tales como la velocidad de marcha y autopercepción de salud, mejoran significativamente la predicción de mortalidad en PM[4]. Por esto en la práctica geriátrica se usan estrategias complementarias para la evaluación del estado de salud, entre las que destacan la evaluación de capacidad funcional y el cálculo de pronóstico de vida.

- **Evaluación de la capacidad funcional**: es una herramienta útil para definir el estado de salud de las PM y sus metas de tratamiento[5]. La Organización Mundial de la Salud (OMS) define capacidad intrínseca como el conjunto de atributos de salud físicos y mentales a los cuales un individuo puede recurrir[6]. Estos atributos incluyen características musculo esqueléticas, sensoriales, cognitivas y nutricionales que se conjugan en un individuo y que interaccionan con el ambiente. La forma más habitual de referirse a capacidad funcional se basa en la capacidad de realizar actividades de la vida diaria de diferente nivel de complejidad. Además, se han incluido otros factores que complementan la evaluación que no necesariamente son atributos de salud, tales como por ejemplo vivir solo y el estado de fragilidad[7]. También, debido a su alto índice predictivo, frecuentemente se incluyen medidas de desempeño físico para caracterizar la capacidad musculo esquelética (ej. dinamometría de mano o velocidad de marcha) y de capacidad cognitiva (ej. *Mini-Cog test*). En Chile, el Examen de Medicina Preventiva del Adulto Mayor (EMPAM) realizado en atención primaria incluye un diagnóstico funcional mediante la evaluación de factores musculo esqueléticos, cognitivos y nutricionales, sin embargo, no aborda un plan de manejo para los déficits encontrados. Recientemente la OMS ha propuesto el Programa de Cuidados Integrados para Personas Mayores (ICOPE por sus siglas en inglés) que incluye una evaluación estructurada de los componentes de la capacidad funcional y estrategias de manejo de sus déficits.
- **La evaluación del pronóstico de vida** se refiere a la estimación de la expectativa de vida de una persona. Abordar el estado de salud usando el pronóstico de vida es útil para evaluar los riesgos y beneficios tanto al momento de iniciar nuevos tratamientos, como para identificar los objetivos terapéuticos de cada individuo. Todos los potenciales tratamientos o intervenciones electivas tienen un tiempo de retraso (*lag time)* entre que este se inicia y que la persona perciba sus efectos positivos. Por ejemplo, se requieren al menos 10 años para beneficiarse del

tamizaje de cáncer de colon, pero solo 1 mes para el tratamiento de depresión. Existen múltiples estrategias para estimar el pronóstico de vida, incluyendo el juicio clínico, uso de evidencia para enfermedades particulares (ej. EPOC) y los índices predictivos[8]. Los índices predictivos han sido creados mediante estudios longitudinales que han permitido identificar los factores que mejor predicen la mortalidad de las personas en distintos contextos. Una herramienta útil es el uso de e-prognosis que reúne una serie de índices predictivos de fácil evaluación e interpretación.

Desde nuestra perspectiva, es tan importante la información de capacidad funcional y pronóstico de vida en la toma de decisiones para poder ajustar el plan de cuidados a las necesidades individuales, que creemos que la ausencia de estandarización y las dificultades técnicas no deben limitar su uso. Más bien, en aquellos contextos donde existen limitaciones que dificultan una evaluación funcional y de pronóstico, se pueden usar instrumentos de tamizaje breves que permiten seleccionar aquellos pacientes que con más probabilidad se beneficiarían de una evaluación geriátrica integral (ej. G8)[9]. Por el contrario, en aquellos contextos donde sí se puede realizar una evaluación funcional y de pronóstico de vida sugerimos incluir la evaluación dirigida de autovalencia para realizar actividades de la vida diaria, rendimiento muscular, estado nutricional y cognitivo, estado de fragilidad, características sociales y pronóstico de vida. Los instrumentos y datos recolectados para abordar estas áreas están descritos en profundidad en el capítulo de Valoración Geriátrica Integral (VGI).

¿Cómo se identifican los objetivos de salud y un adecuado plan de cuidados en personas mayores?

El objetivo central de la salud en PM es preservar su funcionalidad. Para ello, clasificar a una PM según su capacidad funcional y grado de fragilidad puede ser de gran utilidad. Así podemos reconocer (i) personas robustas con capacidad funcional conservada, (ii) personas frágiles o con deterioro inicial de capacidad funcional y, (iii) personas con discapacidad o con deterioro avanzado de su capacidad funcional (FIGURA 1). La condición de fragilidad y capacidad funcional son dos términos independientes que no debieran intercambiarse, sin embargo, frecuentemente aquellos con deterioro inicial de capacidades (cognitivas, músculo esqueléticas, nutricionales) también son frágiles, razón por la que se incluyen ambos conceptos en la figura antes mencionada.

Tradicionalmente el envejecimiento ha sido representado como un proceso lineal donde hay un progresivo deterioro que lleva a la discapacidad y, finalmente, la muerte. Sin embargo, estudios longitudinales han cuestionado esta representación lineal describiendo que las PM frecuentemente se recuperan de periodos de discapacidad[10]. Por lo tanto, cuando se enfrenta a una PM, es fundamental identificar los factores potencialmente reversibles, que influyen en su estado de salud. En suma, la capacidad funcional debe considerarse un estado dinámico que puede migrar tanto al deterioro como a la recuperación dependiendo de las intervenciones que se hagan.

Las metas de tratamiento y el plan de cuidados dependerán del grupo de estado de salud en que se encuentra la persona. En las personas robustas, con el fin de prolongar la autovalencia, un enfoque de prevención y tratamiento de enfermedades crónicas podría ser el más adecuado. Este grupo tiene una mayor expectativa de vida por lo que se beneficiarán de metas terapéuticas estrictas. En el otro extremo están las personas con discapacidad o con deterioro avanzado de su capacidad funcional, donde posiblemente tendrán mayor beneficio el abordaje de síndromes geriátricos y un enfoque en optimizar la calidad de vida, más que prolongar la sobrevida. Finalmente, el grupo de personas frágiles o con deterioro inicial de capacidad funcional representa un desafío al momento de definir el plan terapéutico. Se estima que este grupo representaría un 10 a 15% de la población de PM y, al igual que las personas robustas, frecuentemente no tienen limitaciones para las actividades de la vida diaria. Sin embargo, al compararlos con los robustos se ha descrito que este grupo tiene mayor riesgo de presentar efectos adversos a terapias, hospitalización, y discapacidad o muerte luego de una enfermedad aguda. Como veremos en el capítulo correspondiente hoy existe un intenso interés por tratar e incluso revertir las pérdidas de capacidades y el estado de fragilidad. Por tanto, este grupo es el que más se beneficia de una VGI donde se identifiquen y aborden las pérdidas de capacidades (músculo esqueléticas, nutricionales, sensoriales y cognitivas) y establezcan metas terapéuticas individualizadas con el fin de mejorarles el pronóstico.

El abordaje de metas terapéuticas y plan de cuidados diferenciado según grados de funcionalidad o pronóstico, reconociendo la heterogeneidad de la salud en PM, está siendo progresivamente incorporado en algunas guías clínicas. Un ejemplo de ello es la guía de la *American Diabetes Association*[11]. Aunque aún esto ocurre de forma aislada y parcial, representa un cambio positivo que va en el sentido correcto.

Brechas de evidencia y medicina centrada en la persona

Es frecuente que al plantear un plan de cuidados en las PM existan brechas de evidencia que dificulten la interpretación de los riesgos y beneficios de un determinado tratamiento. Esto es especialmente relevante para personas frágiles o discapacitados que comúnmente son excluidos de los estudios clínicos. En estas circunstancias pudieran existir diversas alternativas terapéuticas válidas. Para seleccionar la mejor de ellas se ha sugerido **considerar los valores y preferencias de cada persona por uno u otro tratamiento**. Esto no significa necesariamente exponer las alternativas y que el paciente tome la decisión de qué tratamiento escoger. Por el contrario, se han propuesto modelos de comunicación que intentan recoger y priorizar los valores en salud de cada persona que posteriormente servirán para guiar la elección de la mejor alternativa terapéutica. Por ejemplo, para la persona A puede ser más relevante disminuir la carga de los tratamientos (económica o psicológica) que aumentar la expectativa de vida, pero para la persona B puede ser justo lo contrario. Los equipos de salud requieren entrenamiento específico en estos modelos de comunicación, nosotros destacamos el modelo propuesto por *American College of Physicians* que contiene un curso gratuito online.

Estos modelos se engloban dentro del concepto denominado **medicina basada en la persona**. A la fecha no existe una definición ni modelo de implementación único sobre medicina basada en la persona, sin embargo, frecuentemente reconocen la necesidad de rescatar los valores de cada persona, enfocar esfuerzos a resultados que son relevantes para ellos, y coordinar los cuidados de manera de evitar su fragmentación entre niveles asistenciales. Usando estos conceptos el *Institute of Medicine* ha propuesto una guía para desarrollar sistemas de salud amigables con las PM, donde destaca la necesidad de reconocer los valores de las personas y abordar áreas frecuentemente relevantes para ellos en todos los niveles asistenciales (fármacos, movilidad y cognición).

Puntos clave

- El estado de salud de las personas mayores es heterogéneo.
- Para evaluar el estado de salud de una PM se requiere conocer su capacidad funcional y pronóstico de vida.
- El plan de cuidado debe individualizarse a cada PM considerando una valoración integral.

¿Dónde profundizar?

- **Eprognosis**: www.eprognosis.com
- **Curso de comunicación**: https://www.acponline.org/clinical-information/clinical-resources-products/patient-priorities-care
- **Institute for Health Improvement, sistemas de salud amigables para el envejecimiento:** www.ihi.org/Engage/Initiatives/Age-Friendly-Health-Systems/Documents/IHIAgeFriendlyHealthSystems_GuidetoUsing4MsCare.pdf

Referencias

1. Browne J, Edwards DA, Rhodes KM, Brimicombe DJ, Payne RA. Association of comorbidity and health service usage among patients with dementia in the UK: A population-based study. *BMJ Open*. 2017;7(3). doi:10.1136/bmjopen-2016-012546
2. Lowsky DJ, Olshansky SJ, Bhattacharya J, Goldman DP. Heterogeneity in healthy aging. *Journals Gerontol - Ser A Sci Med Sci*. 2014;69(6):640-649. doi:10.1093/gerona/glt162

3. Villalobos Dintrans, Pablo. "Panorama de la dependencia en Chile: Avances y desafíos". Revista Médica de Chile 147, no. 1 (2019): 83-90.
4. Ganna A, Ingelsson E. 5 year mortality predictors in 498 103 UK Biobank participants: A prospective population-based study. *Lancet*. 2015;386(9993):533-540. doi:10.1016/S0140-6736(15)60175-1
5. High KP, Zieman S, Gurwitz J, *et al*. Use of Functional Assessment to Define Therapeutic Goals and Treatment. *J Am Geriatr Soc*. 2019;67(9):1782-1790. doi:10.1111/jgs.15975
6. Organización Mundial de la Salud. Informe mundial sobre el envejecimiento y la salud 2015. Disponible en https://apps.who.int/iris/bitstream/handle/10665/186466/9789240694873_spa.pdf?sequence=1 (Acceso el 1 Nov 2020).
7. Beaton K, Mcevoy C, Grimmer K. Identifying indicators of early functional decline in community-dwelling older people: A review. *Geriatr Gerontol Int*. 2015;15(2):133-140. doi:10.1111/ggi.12379
8. Glare PA, Sinclair CT. Palliative medicine review: Prognostication. *J Palliat Med*. 2008; 11(1):84-103. doi:10.1089/jpm.2008.9992
9. Takahashi, M., Takahashi, M., Komine, K., Yamada, H., Kasahara, Y., Chikamatsu, S., Okita, A., Ito, S., Ouchi, K., Okada, Y., Imai, H., Saijo, K., Shirota, H., Takahashi, S., Mori, T., Shimodaira, H., & Ishioka, C. (2017). The G8 screening tool enhances prognostic value to ECOG performance status in elderly cancer patients: A retrospective, single institutional study. PLoS ONE, 12(6), 1-14. https://doi.org/10.1371/journal.pone.0179694
10. Gill TM. Disentangling the disabling process: insights from the precipitating events project. Gerontologist. 2014 Aug; 54(4):533-49. doi: 10.1093/geront/gnu067. PMID: 25035454; PMCID: PMC4155452.Beard JR, de Carvalho IA, Sadana R *et al*. The World report on ageing and health: a policy framework for healthy ageing. Lancet 2016; 387: 2145-2154.
11. American Diabetes Association. Older Adults: *Standards of Medical Care in Diabetes-2019*. Diabetes Care. 2019 Jan; 42(Suppl 1):S139-S147. doi: 10.2337/dc19-S012. PMID: 30559238.

VALORACIÓN GERIÁTRICA INTEGRAL

Daniela Meza y Marianne Born

¿En qué consiste la VGI?

Cuando nos enfrentamos a la atención de una persona mayor (PM) debemos tener un enfoque diagnóstico, clínico y terapéutico particular dado que este grupo poblacional es altamente heterogéneo, por lo que debemos tener en cuenta la presencia de cambios fisiológicos y anatómicos asociados a la edad, la existencia de presentaciones atípicas de algunas enfermedades y la presencia de fragilidad, la cual conlleva un aumento de vulnerabilidad ante agresiones externas e internas.

La Valoración Geriátrica Integral (VGI) constituye la herramienta principal de la atención a la PM. Comprende un proceso diagnóstico dinámico y estructurado que permite identificar y cuantificar los problemas, necesidades y capacidades de la persona, tanto en la esfera clínica, como funcional, mental y social. Todas estas áreas interactúan entre sí, de forma que los cambios en cada una de ellas repercuten sobre las demás[1].

Se puede llevar a cabo por un equipo interdisciplinario que diseñará un plan individualizado de recomendaciones y cuidados para la corrección de los problemas detectados y la obtención de los objetivos programados. Este plan es flexible y podrá ser modificado en función de la consecución de dichos objetivos, la situación clínica y la evolución que presente el paciente[2].

¿Cuáles son los objetivos de la VGI?

Los objetivos de la VGI son:

- Conocer la situación basal de la PM.
- Mejorar la precisión diagnóstica.
- Evaluar la repercusión funcional de la/las enfermedad/es.
- Diseñar planes de cuidados y tratamiento.
- Seguimiento de la respuesta al tratamiento.
- Ofrecer el nivel asistencial más adecuado.
- Optimizar el uso de recursos sanitarios y sociales.

Los beneficios del uso de la VGI en el medio hospitalario y unidades de media estancia incluyen el aumento de la sobrevida[3], la optimización y mantención de la capacidad funcional y una mayor probabilidad de volver al domicilio tras el alta hospitalaria (menor institucionalización)[4]. Además, ofrece mejoría del estado afectivo y cognitivo[5], una revisión y eventual reducción del número de fármacos en uso[6], menos ingresos a hospitales y residencias, con mayor uso de los servicios domiciliarios.

En definitiva, sus ventajas repercutirán directamente en la mejoría de la calidad de vida de la PM, intentando reducir el impacto de las enfermedades crónicas, minimizando el grado de pérdida de funcionalidad e incapacidad y disminuyendo al máximo el periodo de vida dependiente, sin olvidar la reducción de los costos de la asistencia global[7,8].

¿Cómo realizar la VGI?

Para facilitar la recogida de información, agilizar su transmisión entre profesionales y homogenizar criterios, la VGI se ayuda de instrumentos o escalas estandarizadas, que permiten cuantificar de forma objetiva, válida, reproducible y fiable los datos relativos a las diferentes esferas evaluadas.

1. Evaluación Biomédica

Anamnesis, exploración y pruebas complementarias.

En la PM la anamnesis requiere una disposición especial, siendo a veces necesaria la participación del familiar o cuidador para completar la historia clínica.

Se debe asegurar un espacio tranquilo, con buena iluminación, minimizando las distracciones. Llamar a la PM por su nombre, evitando infantilismos. Usar un tono de voz grave (los sonidos agudos no son bien discriminados por las PM), hablar lento y con buena modulación, ubicarse frente al paciente y manteniendo el contacto visual, son estrategias que favorecen una comunicación efectiva.

Debemos recoger los antecedentes personales y familiares, sus diagnósticos previos, síndromes geriátricos, hospitalizaciones, cirugías y tratamientos farmacológicos de uso habitual con sus dosis y reacciones adversas si es que hubiesen presentado. Se recomienda solicitar a las PM traer desde su hogar "todos los fármacos" y sus cajas, lo que usen de manera regular u ocasional, tengan o no prescripción médica. Esta medida nos permitirá corroborar el consumo real de principios activos utilizados ya que es habitual encontrarnos con fármacos automedicados.

Al caracterizar el cuadro actual, que motiva la consulta, podemos utilizar referencias temporales como eventos festivos para ayudar a la PM a localizar temporalmente el inicio de los síntomas (por ejemplo: "Antes o después de Navidad") y las variaciones

CUADRO N° 1 • ELABORACIÓN PROPIA. ADAPTADA DESDE: TRATADO DE MEDICINA GERIÁTRICA. FUNDAMENTOS DE LA ATENCIÓN SANITARIA A LOS MAYORES, 2.ª ED., DE PEDRO ABIZANDA SOLER Y LEOCADIO RODRÍGUEZ MAÑA (TRATADO DE MEDICINA GERIÁTRICA, 2ND EDITION, 20200615, P. IV).

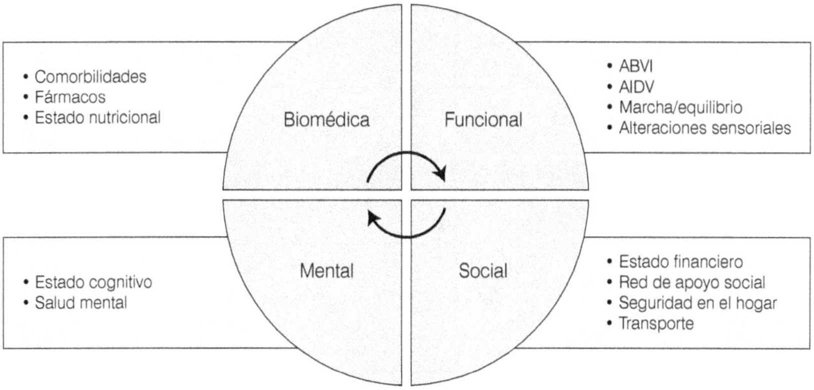

que han tenido en el tiempo. Si tiene dificultad para representar las molestias, use ejemplos dicotómicos para ayudar a definir, intensidad, duración, síntomas asociados u otros aspectos del cuadro. Considerar el tiempo necesario para que la PM logre darle la información que necesita, no olvidar cuantificar el impacto en la vida diaria que tiene la molestia, como cambio en la rutina, evitar salidas habituales, alteración del sueño o alimentación.

La evaluación física de la PM debe hacerse con la misma metodología que en el resto de los pacientes, comprendiendo los cambios normales relacionados con el envejecimiento y poniendo especial atención en los sistemas que se ven afectados con mayor frecuencia.

Entregamos a continuación una guía de evaluación considerando las alteraciones más frecuentes encontradas, de manera de ser realizadas de manera rápida y fácil:

Aspecto	Evaluación	Implementos	Conducta frente a falla
Visión	Buscar dirigidamente déficit visual y cataratas.	Linterna de examen Cartilla de Snellen	Derive a oftalmólogo para confirmación y tratamiento.
Audición	Test del susurro. Buscar y evacuar (de ser posible) tapón de cerumen.	Otoscopio	Lavado de Oídos. Derivar a ORL para audiometría (Patología GES).

Aspecto	Evaluación	Implementos	Conducta frente a falla
Dentadura y Masticación	Preguntar por uso de prótesis dental y su funcionamiento. Evaluar posibles lesiones en la mucosa oral (no olvidar retirar prótesis).	No requiere	Derive a evaluación dental si es necesario.
Movilidad EESS	Evaluar capacidad de tocar con ambas manos la nuca, tomar una cuchara y llevarla a la boca.	Cuchara	Evalúe rangos articulares, reflejos, fuerza muscular, sensibilidad y movimientos anormales (temblor). Actúe según hallazgos.
Movilidad EEII	Observar dificultad para ponerse de pie y el desplazarse 3 metros de ida y vuelta.	No requiere	Evaluación completa marcha y equilibrio. (ver anexos)
Continencia urinaria	Preguntar por pérdidas involuntarias de orina.	No requiere	Buscar posibles causas y tratar (reversibles: infección, fármacos, diabetes descompensada, impactación fecal).
Nutrición	Registrar peso y talla en cada visita.	Pesa y podómetro	Pérdidas no intencionales deben ser investigadas. Peso: >2 kilos Altura: >2 cm
Hipotensión ortostática	Medir presión arterial con manguito braquial sedente y luego de 3 minutos de pie.	Esfigmomanómetro	Diferencial > a 20 mmHg en PAS o > a 10 mmHg en PAD. Busque causas reversibles.
Alteraciones ritmo cardiaco	Evaluar pulso radial, frecuencia y ritmo. Evalúe ruidos cardiacos y presencia de soplos	Fonendoscopio	Solicitar ECG, Holter de ritmo o ecocardiograma de ser necesario.
Función Cognitiva	Orientación: ¿Dónde estamos? ¿Qué día/mes/año es? Memoria: MIS, lista de tres palabras.	Calendario Cartilla MIS	Realizar test de evaluación neurocognitiva de tamizaje más amplios o derive a especialidad.
Depresión	Pregunta única:- ¿Se ha sentido triste o deprimido las últimas 2 semanas?	No requiere	Derivar para evaluación completa o utilice herramientas de tamizaje y diagnóstico más amplias.

A continuación, se procederá a solicitar las pruebas complementarias necesarias y justificadas según la anamnesis y los hallazgos exploratorios. Considere comenzar por pruebas poco invasivas y seguras como exámenes de laboratorio e imágenes como radiografía de tórax, Ecografía abdominal y Electrocardiograma. Siempre debemos evaluar la real necesidad de realizar pruebas invasivas como estudios endoscópicos o contrastados, teniendo en cuenta los riesgos de dichas pruebas en la PM debido a su preparación (colonoscopia) o técnica (Contraste que puede afectar función renal), los diferentes límites de normalidad y las dificultades técnicas (posicionamiento y duración) etc.

2. Valoración funcional

Nos informa sobre la capacidad que tiene el paciente para llevar a cabo su vida habitual y mantener su autonomía en el medio. Es necesario conocer la situación funcional basal y, si se ha producido algún cambio, desde cuándo y con qué se relaciona. Además, debemos valorar la marcha y los órganos de los sentidos.

a) **Actividades Básicas de la Vida Diaria (ABVD):** miden los niveles más elementales de función. Se trata de las actividades más básicas, elementales y por tanto son las últimas en alterarse. Los dos índices más utilizados en nuestro entorno son el índice de Katz y el de Barthel[(9)] (ver Anexo)
b) **Actividades Instrumentales de la Vida Diaria (AIVD):** son actividades más complejas e implican la capacidad previa de hacer las ABVD. La escala más difundida es la de Lawton y Brody (ver Anexo)[(10)].
c) **Actividades Avanzadas de la vida diaria (AAVD):** son aquellas que se basan en conductas intencionales que involucran las funciones físicas, mentales y sociales que le permiten a el individuo desempeñar múltiples roles sociales y mantener una buena salud mental y calidad de vida. Como trabajar, planear viajes o eventos, participar en grupos comunitarios, conducir un vehículo[(11)].
   También conocidas como actividades complejas, requieren que las funciones, físicas, cognitivas, sociales y psicológicas estén intactas para su desarrollo, involucran actividades de participación social, productividad y actividades de ocio.
d) **Movilidad:** es otro punto fundamental que depende de la coordinación, del equilibrio y de los sistemas nervioso y osteoarticular. Investigue la capacidad de la PM para desplazarse por su hogar y los alrededores, subir y bajar escaleras y la presencia del antecedente de caídas. Herramientas para evaluación son la escala de Tinetti que incluye la valoración del equilibrio y de la marcha e indica el riesgo de caídas y el *test Get Up and Go* ("Levántese y ande") que cronometra el tiempo que tarda el paciente en levantarse de una silla con apoyabrazos, andar tres metros, girar y volver a sentarse (ver Anexo), entre otras pruebas de tamizaje fáciles de realizar en la consulta ambulatoria (ver capítulo de caídas)[(12)].
e) **Valoración sensorial:** incluye la evaluación de la agudeza visual y auditiva. Las causas más frecuentes de déficit visual en la PM son las cataratas, la degeneración

macular asociada a la edad, la retinopatía diabética y el glaucoma. Las causas de hipoacusia son más complejas e incluyen la presbiacusia, la exposición al ruido, las enfermedades sistémicas, los tapones de cerumen, los fármacos y el tabaco. Tanto el tratamiento quirúrgico de cataratas, la Hipoacusia Bilateral y los vicios de refracción en mayores de 65 años, son patologías GES por lo que frente a la sospecha se debe realizar la notificación para comenzar su estudio y manejo.

3. Valoración mental

Incluye tres áreas: cognitiva, afectiva y sueño.

- **Función cognitiva:** La memoria es el dominio cognitivo que más frecuentemente afectado en las PM. Podemos evaluarlo durante la entrevista preguntando por olvidos frecuentes, pérdida de objetos o desorientación; incluyendo el inicio y el curso de estos, interrogando tanto al paciente como al cuidador principal. Algunas herramientas recomendadas para tamizaje de deterioro cognitivo son:
  - *Minimental State Examination* de Folstein (MMSE) de 30 puntos o el modificado de 19 puntos
  - MoCA
  - MIS
  - El test del reloj

  En aquellos pacientes cuyo tamizaje resulte positivo, es importante completar la evaluación neuropsicológica en profundidad y valorar el impacto de estos hallazgos en la funcionalidad para poder realizar el diagnóstico de demencia. Por otra parte, la valoración de la presencia de sintomatología psico-conductual como agitación, inquietud psicomotora, inversión del ciclo sueño-vigilia, ideas delirantes y alucinaciones, se deben evaluar mediante la observación del propio paciente e interrogando a la familia. Una escala útil es el *Neuropsychiatric Inventory* de Cummings (NPI) (Ver Anexo) que podrá identificarlas y registrar los cambios frente a las intervenciones terapéuticas posteriores.
- **Función afectiva:** Las alteraciones del ánimo se diagnostican basándose en la clínica y guiándose con los criterios diagnósticos de la DSM-V, sin olvidar que las PM pueden presentar sintomatología depresiva larvada, atípica y con síntomas somáticos. Existen cuestionarios útiles en su detección como la *Geriatric Depression Scale* de Yesavage (GDS) (Ver Anexo). Tanto la depresión como la ansiedad deben ser buscados y tratados activamente en la PM, siempre considerando adecuar las opciones terapéuticas a las particularidades de este grupo etario, como ajuste farmacológico según función renal y posibles efectos adversos.
- **Sueño**: se debe interrogar al paciente sobre el patrón habitual de sueño. Se deberá evaluar la presencia y características de insomnio y posibles causas modificables. Recuerde considerar la disminución de las necesidades de sueño en la PM, 5-6 horas pueden ser suficientes. Utilice educación sobre medidas de higiene del

sueño como primera medida SIEMPRE. Recordar que los inductores de sueño o relajantes musculares son fármacos potencialmente de riesgo en las PM por lo que no se deben utilizar (para mayor información ver capítulo de sueño).

4. Valoración Social

Entre los datos que se deben recabar destacan el estado civil, número de hijos, relaciones intrafamiliares y condiciones de la vivienda (incluyendo el piso, escaleras y si cuenta con ascensor). Debemos además recopilar información respecto al soporte social, las ayudas públicas y privadas que recibe y la carga que impone el cuidado la PM sobre el núcleo familiar. Identificar quienes son los apoyos significativos, si puede recibir ayuda en su hogar o trasladarse temporalmente a otro domicilio de ser necesario. No olvidar recabar información sobre los ingresos/apoyo económico con el que cuenta realmente.

Principales Síndromes Geriátricos a identificar en VGI:

- Trastorno de ánimo
- Alteraciones del sueño
- Quejas de memoria / Trastorno Cognitivo
- Trastorno de la marcha / Síndrome de caídas
- Fragilidad / Sarcopenia
- Inmovilismo
- Trastorno deglución
- Baja de peso
- Déficit visual / auditivo
- Incontinencia urinaria o fecal / Constipación
- Polifarmacia / Uso de fármacos potencialmente inadecuados

¿Cómo construimos un plan de intervención?

Las PM pueden tener varios problemas de salud con etiologías diferentes, coexistiendo varias patologías y síndromes geriátricos que explican el mismo complejo semiológico. Por este motivo, la VGI deberá ir ligada al manejo organizado e individualizado de los problemas encontrados utilizando un formato de historia por problemas. En ella, se enumerarán los hallazgos/problemas fundamentales y la estrategia diagnóstica y terapéutica para cada uno de ellos, tanto a corto como a largo plazo, modificando las intervenciones según los resultados obtenidos.

Identifique y considere siempre la voluntad de la PM al construir un plan de intervención, privilegiando la solución de los problemas identificados que son más significativos y tienen un mayor impacto en su calidad de vida. Tome acuerdos sobre tratamientos, cambios de alimentación y recomendaciones de seguridad. Se debe respetar y valorar la identidad espiritual de la PM sin denostar o ridiculizar sus creencias[13].

En función de los problemas se planteará un manejo individualizado, incluyendo pruebas complementarias cuando sean necesarias, prescripciones farmacológicas, dietéticas o protésicas; valoración por otros especialistas, tratamientos quirúrgicos, rehabilitación kinesiológica, ayudas técnicas (Anteojos, audífonos, prótesis dental, carro de marcha, etc), terapia ocupacional y cognitiva.

Cuando uno de estos problemas sea irresoluble se deberá explicar con claridad a la PM y sus cuidadores para poder centrar la atención en las medidas que estén disponibles, con el fin de asegurar el máximo confort y paralelamente se recomienda generar en conjunto directrices anticipadas.

Puntos clave

- La VIG es una herramienta diagnóstica, interdisciplinaria y multidimensional que nos permite identificar los recursos y problemas de la PM, poniéndolos a disposición del equipo de salud para la creación de un plan de intervención individualizado.
- Utilizar escalas de medición validadas en la PM, nos permite cuantificar de manera objetivas, comparable y reevaluable, lo que favorece la comunicación y valoración de resultados.
- La VGI puede ser modificada para adaptarse a los distintos escenarios de la atención clínica.
- Existe evidencia suficiente para justificar su uso en la atención especializada de la PM.

¿Dónde profundizar?

Instructivos adjuntos:
- Cartilla de Snellen: https://www.provisu.ch/images/PDF/Snellenchart_es.pdf
- Instructivo de Aplicación del control anual de salud del adulto mayor. https://www.minsal.cl/portal/url/item/ab1f81f43ef0c2a6e04001011e011907.pdf

Referencias

1. Stuck, A. E., Siu, A. L., Wieland, G. D., Rubenstein, L. Z., & Adams, J. (1993). Comprehensive geriatric assessment: a meta-analysis of controlled trials. The Lancet, 342(8878), 1032-1036.
2. Elsawy, B., & Higgins, K. E. (2011). The geriatric assessment. American family physician, 83(1), 48-56.
3. Effectiveness of in-hospital geriatric co-management: a systematic review and meta-analysis. Van Grootven B, Flamaing J, Dierckx de CasterléB, Dubois C, Fagard K, Herregods MC, Hornikx M, Laenen A, Meuris B, Rex S, Tournoy J, Milisen K, Deschodt M Age Ageing. 2017; 46(6):903.

4. Barnes DE, Palmer RM, Kresevic DM, Fortinsky RH, Kowal J, Chen M-M, Landefeld CS. Acute care for Elder unit produced shorter hospital stay at lower cost thwith amaintaining patients functional status. Health Affairs 2012; 31(6):1227-36.
5. Goldberg SE, Bradshaw LE, Kearney FC, Russell C, Whittamore KH, Foster PER, *et al.* Care in specialist medical and mental health unit compared with standard care for older people with cognitive impairment admitted to general hospital: randomized controlled trial. BMJ 2013; 347: doi 10.1136/bmj.f4132
6. Sergi, G., Rui, M.D., Sarti, S. *et al.* Polypharmacy in the Elderly. Drugs Aging 28, 509-518 (2011). https://doi.org/10.2165/11592010-000000000-00000
7. The influence of outpatient comprehensive geriatric assessment on survival: a meta-analysis. AU Kuo HK, Scandrett KG, Dave J, Mitchell SL SO Arch Gerontol Geriatr. 2004; 39(3):245.
8. Comprehensive geriatric assessment for older adults admitted to hospital. AU Ellis G, Gardner M, Tsiachristas A, Langhorne P, Burke O, Harwood RH, Conroy SP, Kircher T, Somme D, Saltvedt I, Wald H, O'Neill D, Robinson D, Shepperd S SO Cochrane Database S.
9. Shah S. Vanclay F, Cooper B. Improving the sensitivity of the Barthel Index for stroke rehabilitation. J Clin Epidemiol 1989: 42: 703-709.
10. Lawton MP, Brody EM. Assessment of older people: self-maintaining and instrumental activities of daily living. Gerontologist 1969; 9:179-86.
11. De Vriendt P, Gorus E, Cornelis E, Velghe A, Petrovic M, Mets T. The advanced activities of daily living: a tool allowing the evaluation of subtle functional decline in mild cognitive impairment. J Nutr Health Aging 2013; 17:64-71.
12. The timed "Up & Go": a test of basic functional mobility for frail elderly persons. AU Podsiadlo D, Richardson S SO J Am Geriatric Soc. 1991; 39(2):142.,
13. Reuben, D. B. (2009). Medical care for the final years of life: "When you're 83, it's not going to be 20 years". Jama, 302(24), 2686-2694.

ANEXOS

Índice de Barthel

Actividad	Descripción	Puntaje
Comer	Incapaz	0
	Necesita ayuda para cortar, extender mantequilla, usar condimentos, etc.	5
	Independiente (la comida está al alcance de la mano)	10
Trasladarse entre silla y cama	Incapaz, no se mantiene sentado.	0
	Necesida ayuda importante (1persona entrenada o dos persona), puede mantenerse sentado.	5
	Necesita algo de ayuda (una pequeña ayuda o ayuda verbal)	10
	Independiente.	15
Aseo personal	Necesita ayuda con aseo personal.	0
	Independiente para lavarse cara, manos, dientes, peinarse y afeitarse.	5
Uso del retrete	Dependiente.	0
	Necesida algo de ayuda, pero puede hacerlo solo.	5
	Independiente (entrar, salir, limpiarse, vestirse)	10
Bañarse o ducharse	Dependiente	0
	Independiente para ducharse o bañarse.	5
Desplazarse	Inmovil	0
	Independiente en silla de ruedas en 50 metros.	5
	Anda con una pequeña ayuda de una persona (fisica o verbal)	10
	Independiente al menos 50 metros, usando cualquier tipo de muleta menos andador.	15
Subir y bajar escaleras	Incapaz.	0
	Necesita ayuda fíca o verbal, puede usar cualquier tipo de muleta.	5
	Independiente para subir y bajar.	10

Actividad	Descripción	Puntaje
Vestirse y desvestirse	Dependiente.	0
	Necesita ayuda, pero puede hacer aproximadamente la mitad sin ayuda.	5
	Independiente, incluyendo botones, cremalleras y cordone, etc.	10
Control de heces	Incontinente (o necesita que le administren enema)	0
	Accidente occasional (uno a la semana)	5
	Continente.	10
Control de orina	Incontinente o sondado, incapaz de cambiarse la bolsa.	0
	Accidente ocacional (Máximo/24 horas)	5
	Continente durante al menos 7 dias.	10

Resultado	Grado de dependencia
<20	Total
20 – 35	Grave
40 – 55	Moderado
>60	Leve
100	Independiente

Adaptado de manual de Geriatría para Medicos. Minsal 2019.

Escala de Lawton: Actividades instrumentales de la vida diaria

ACTIVIDAD		Sí 1 Punto	No 0 punto
1)	CAPACIDAD PARA USAR EL TELÉFONO		
	Si: Lo opera con iniciativa propia, marca sin problemas.		
	Si: Marca solo ciertos numeros bien conocidos.		
	Si: Contesta el teléfono pero no llama.		
	No: No usa el teléfono.		
2)	TRANSPORTE		
	Sí: Se transporta solo/a.		
	Sí: Se transporta solo/a, únicamente en taxi pero no puede usar otros recursos.		
	Sí: Viaja en transporte colectivo acompañado.		
	No: Viaja en taxi o auto acompañado.		
	No: No sale.		
3)	MEDICACIÓN		
	Sí: Es capaz de tomarla a su hors y dosis correctas.		
	No: Se hace responsible solo si le preparan por adelantado.		
	No: Es incapaz de hacerse cargo.		
4)	FINANZAS		
	Sí: Maneja sus asuntos independientemente.		
	No: Sólo puede manejar lo necesario para pequeñas compras.		
	No: es incapaz de manejar dinero.		
5)	COMPRAS		
	Sí: Vigila sus necesidades independientemente.		
	No: Hace independientemente solo pequeñas compras.		
	No: Necesita compañia para cualquier compra		
	No: Incapaz de cualquier compra.		
6)	COCINA		
	Sí: Planea, prepara y sirve los alimentos correctamente.		
	No: Prepara los alimentos solo si se le prove lo necesario.		
	No: Calienta, sirve y prepara pero no lleva una dieta adecuada.		
	No: Necesita que le preparen los alimentos.		

7)	CUIDADO DEL HOGAR		
	Sí: Mantiene la casa solo o con ayuda minima.		
	Sí: Efectúa diariamente trabajo ligero eficientemente.		
	Sí: Efectúa trabajo ligero diariamente sin eficiencia.		
	No: Necesita ayuda en todas las actividades.		
	No: No participa.		
8)	LAVANDERÍA		
	Sí: Se ocupa de su ropa independientemente.		
	Sí: Lava solo pequeñas cosas.		
	No: todo se lo tienen que lavar		
	Total (n/8)		

Vergara, I., Bilbao, A., Orive, M. *et al.* Validation of the Spanish version of the Lawton IADL Scale for its application in elderly people. Health Qual Life Outcomes 10, 130 (2012). https://doi.org/10.1186/1477-7525-10-130.

M. Powell Lawton, PhD, Elaine M. Brody, ACSW, Assessment of Older People: Self-Maintaining and Instrumental Activities of Daily Living, The Gerontologist, Volume 9, Issue 3_Part_1, Autumn 1969, Pages 179-186, https://doi.org/10.1093/geront/9.3_Part_1.179

Escala de depresión de Yesavage

Pregunta	Sí	No
En general, está satisfecho/a con su vida?	0	1
Ha abandonado muchas de sus tareas habituales y aficciones?	1	0
Siente que su vida está vacía?	1	0
Se siente con frecuencia aburrido/a?	1	0
Se encuentra de buen humor la mayor parte del tiempo?	0	1
Teme que algo malo pueda ocurrirle?	1	0
Se siente feliz la mayor parte del tiempo?	0	1
Con frecuencia se siente desamparado/a, desprotegido/a?	1	0
Prefiere usted quedarse en casa, más que salir y hacer cosas nuevas?	1	0
Cree que tiene más problemas de memoria que la mayoría de la gente?	1	0
En estos momentos, piensa que es estupendo estar vivo/a?	0	1
Actualmente se siente un/a inútil?	1	0
Se siente lleno/a de energía?	0	1
Se siente sin esperanza en este momento?	1	0
Piensa que la mayoría de la gente está en mejor situación que usted?	1	0

Resultado: /15.
Interpretación: Normal: 0 - 4 puntos.
Presencia de síntomas depresivos: 5 puntos o más.

Jerome A. Yesavage MD & Javaid I. Sheikh MD (1986) 9/Geriatric Depression Scale (GDS), Clinical Gerontologist, 5:1-2, 165-173, DOI: 10.1300/J018v05n01_09

Escala de Tinetti para el equilibrio

Con el paciente sentado en una silla dura sin brazos.

Equilibrio sentado	Se recuesta o resbala de la silla	0
	Estable y seguro	1
Se levanta	Incapaz sin ayuda	0
	Capaz pero usa los brazos	1
	Capaz sin usar los brazos	2
Intenta levantarse	Incapaz sin ayuda	0
	Capaz pero requiere más de un intento	1
	Capaz de un solo intento	2
Equilibrio inmediato de pie (15 seg)	Inestable (vacila, se balancea)	0
	Estable con bastón o se agarra	1
	Estable sin apoyo	2
Equilibrio de pie	Inestable	0
	Estable con bastón o abre los pies	1
	Estable sin apoyo y talones cerrados	2
Tocado (de pie, se le empuja levemente por el esternón 3 veces)	Comienza a caer	0
	Vacila se agarra	1
	Estable	2
Ojos cerrados (de pie)	Inestable	0
	Estable	1
Giro de 360 °	Pasos discontinuos	0
	Pasos continuos	1
	Inestable	2
	Estable3	
Sentándose	Inseguro, mide mal la distancia y cae en la silla	0
	Usa las manos	1
	Seguro	2

Puntuación total del equilibrio (máx. 16 Puntos).

Escala de Tinetti para la marcha

Con el paciente caminando a su paso usual y con la ayuda habitual (bastón o andador).

Inicio de la marcha	Cualquier vacilación o varios intentos por empezar	0
	Sin vacilación	1
Longitud y altura del paso	A) BALANCEO DEL PIE DERECHO	
	No sobrepasa el pie izquierdo	0
	Sobrepasa el pie izquierdo	1
	No se levanta completamente del piso	0
	Se levanta completamente del piso	1
	B) BALANCEO DEL PIE IZQUIERDO	
	No sobrepasa el pie derecho	0
	Sobrepasa el pie derecho	1
	No se levanta completamente del piso	0
	Se levanta completamente del piso	1
Simetría del paso	Longitud del paso derecho desigual al izquierdo	0
	Pasos derechos e izquierdos iguales	1
Continuidad de los pasos	Discontinuidad de los pasos	0
	Continuidad de los pasos	1
Pasos	Desviación marcada	0
	Desviación moderada o usa ayuda	1
	En línea recta sin ayuda	2
Tronco	Marcado balanceo o usa ayuda	0
	Sin balanceo pero flexiona rodillas o la espalda o abre los brazos	1
	Sin balanceo, sin flexión, sin ayuda	2
Posición al caminar	Talones separados	0
	Talones casi se tocan alcaminar	1

Puntuación total de la marcha (máx. 12). Puntuación total general (máx. 28)

Interpretación: A mayor puntuación mejor funcionamiento. La máxima puntuación para la marcha es 12,para el equilibrio es 16. La suma de ambas puntuaciones proporciona el riesgo de caídas. A mayor puntuación=menor riesgo

Menos de 19 = riesgo alto de caídas

De 19 a 24 = riesgo de caídas

Tinetti, M.E.; Williams, T. Frankin; Mayewski, R. (1986). "Fall risk index for elderly patients based on number of chronic disabilities". American Journal of Medicine 80 (3): 429-434. PMID 3953620.

Get Up and Go Test

Instrucciones:

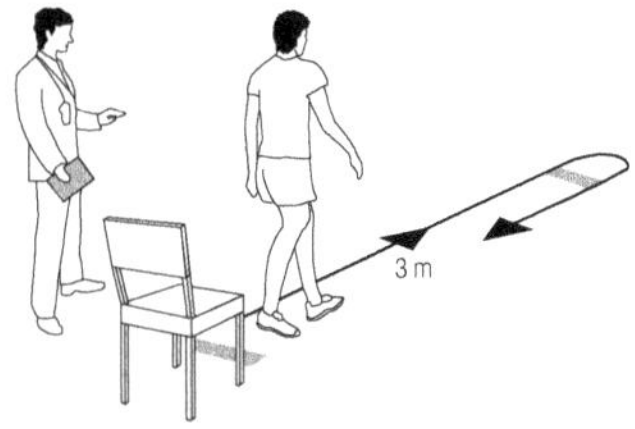

- El paciente se sienta en una silla con brazos
- Se le indica que se levante (inicio prueba y de cronometraje), camina 3 metros y vuelve a sentarse en la silla inicial (fin de cronometraje)
- Puntajes de corte utilizados en el EMPAM :

– Normal: ≤ 10 segundos
– Riesgo leve de caída: 11 a 20 segundos
– Alto riesgo de caída: > 20 segundos

Ministerio de Salud. Orientación Técnica para la Atención de Salud de las Personas Adultas Mayores en la Atención Primaria. 2014. pp. 55-56.

MMSE: *Mini Mental State Examinator* Modificado

Identificación	Nombre:	
	Edad:	
	Ocupación:	
	Escolaridad:	
	Fecha:	
	Evaluador:	
Area a evaluar	PREGUNTAS	PUNTAJE
Orientación	• Día/Fecha/Mes/Estación/Año	/5
Fijación	• Repita estas 3 palabras:	/3
	Árbol/Mesa/Avión	
	• Número de repeticiones	
Concentración y cálculo	• Voy a decirle unos números y quiero que los repita al revés 1 – 3 – 5 – 7 – 9	
		9 – 7 – 5 – 3 – 1 N° dígitos correctos:
Lenguaje y	• Le voy a dar un papel, tómelo con la mano derecha, dóblelo y colóquelo sobre sus piernas.	Ninguna acción ____
		Papel mano D° ____
		Dobla con ambas manos ____
		Coloca sobre piernas ____
		Total ____
Memoria	Recuerda las Palabras	/3
Construccion	Por favor copie este dibujo	/1

Puntaje total: 19
Interpretacion: Mayor o igual a 14: NORMAL.

Sandra Reyes de Beaman, Peter E. Beaman, Carmen Garcia-Peña, Miguel Angel Villa, Julieta Heres, Alejandro Córdova & Carol Jagger (2004) Validation of a Modified Version of the Mini-Mental State Examination (MMSE) in Spanish, Aging, Neuropsychology, and Cognition, 11:1, 1-11, DOI: 10.1076/anec.11.1.1.293

Inventario neuropsiquiátrico de Cumings

Trastorno	Presencia	Frecuencia	Gravedad	Total
Delirios		0 1 2 3 4	1 2 3	
Alucinaciones		0 1 2 3 4	1 2 3	
Agitación		0 1 2 3 4	1 2 3	
Depresión/disforia		0 1 2 3 4	1 2 3	
Ansiedad		0 1 2 3 4	1 2 3	
Euforia/júbilo		0 1 2 3 4	1 2 3	
Apatía/indiferencia		0 1 2 3 4	1 2 3	
Desinhibición		0 1 2 3 4	1 2 3	
Irritabilidad/labilidad		0 1 2 3 4	1 2 3	
Conducta motora sin finalidad		0 1 2 3 4	1 2 3	
Trastorno conducta alimentaria		0 1 2 3 4	1 2 3	
Trastorno del sueño		0 1 2 3 4	1 2 3	

Significado de los valores
Frecuencia:
0 = Ausente
1 = Ocasionalmente (menos de una vez por semana)
2 = A menudo (alrededor de una vez por semana)
3 = Frecuentemente (varias veces por semana, pero no a diario)
4 = Muy frecuentemente (a diario o continuamente)
Gravedad:
1 = Leve (provoca poca molestia al paciente)
2 = Moderada (más molesto para el paciente, pero puede ser redirigido por el cuidador)
3 = Grave (muy molesto para el paciente, y difícil de redirigir)
El rendimiento psicométrico del Inventario Neuropsiquiátrico (Neuropsychiatric Inventory, NPI) es muy elevado para la valoración de los síntomas no cognitivos en los pacientes con demencia, y permite realizar un seguimiento de la eficacia de los tratamientos sobre esos aspectos

Neuropsychiatric Inventory. Propiedades psicométricas de su adaptación al español. Revista de Neurología (España) 1999;29(1):15-19

ATENCIÓN AMBULATORIA

Jorge Browne y Marcela Carrasco

En la atención ambulatoria frecuentemente las PM acuden con una motivación particular que se acompaña de otras necesidades que deben ser abordadas. Proveer un plan de cuidados integral que responda a todas esas necesidades requiere habilidades y conocimientos sobre cómo organizar la consulta y sobrepasar las barreras de comunicación.

¿Por qué la evaluación ambulatoria es distinta a la de adultos jóvenes?

Las PM enferman de un modo particular, en ellas las manifestaciones de una enfermedad pueden ser sutiles y con presentaciones que parecen atípicas cuando son comparadas a la semiología descrita en textos clásicos de medicina. A esto se suman otros factores que frecuentemente conviven entre sí como multimorbilidad, fragilidad, polifarmacia, efectos adversos a medicamentos y deterioro funcional. Esto los hace un grupo especial que requiere un sistema de atención que aborde esta complejidad.

Por tanto, al momento de realizar la evaluación clínica se sugiere considerar:

- Entender la preocupación del paciente y el **motivo de consulta:** es recomendable preguntarle directamente a la PM: "¿En qué puedo ayudarle?, ¿Qué le preocupa de su salud?, ¿Desde cuándo no se siente bien?". En caso de que el paciente presente deterioro cognitivo o no nos brinde suficiente información, con su autorización, se debe interrogar al acompañante para completar la historia: "¿Está de acuerdo con que ahora le pregunte a su hija(o) o acompañante, para entender mejor?". Esto permite mantener un vínculo de respeto con el paciente y no centrarse solo en información del acompañante.
- Indagar sobre la **situación funcional** en forma eficiente: el uso de preguntas tales como "¿Necesita ayuda para bañarse, vestirse o comer?, ¿Usted maneja sus medicamentos?, ¿Sale solo fuera de su casa?, ¿Vive solo?, ¿Tiene alguien que le ayude en las cosas del día a día?" permiten aproximarse de manera rápida a las capacidades y soporte social de una persona. Estas preguntas no reemplazan la evaluación Valoración Geriátrica Integral (VGI) formal, pero orientan.
- En cuanto a la **historia previa o anamnesis remota:** es útil preguntar primero por los **medicamentos** que usa, incluyendo los recetados y los automedicados.

Sobre este último punto, preguntar dirigidamente por medicamentos para dormir, vitaminas y laxantes que usualmente no son reportados. Todos ellos consignarlos en forma detallada, con dosis y horarios. Con estos datos ya nos podemos orientar sobre las patologías crónicas que tiene. Luego, resumir y contrapreguntar: "entonces usted es hipertenso, diabético y tiene hipotiroidismo, ¿alguna otra enfermedad?". Después preguntar por antecedentes quirúrgicos, alergias, inmunizaciones y hábitos (tabaco, alcohol y/o drogas).

- Luego debe realizarse el **examen físico completo** poniendo especial énfasis en el motivo de consulta y algunos puntos relevantes en PM. Observar cómo camina el paciente y si puede pararse sin ayuda. No olvidar tomar la presión al final del examen físico y luego repetir de pie buscando hipotensión ortostática. Controlar el peso en cada consulta. En personas postradas o con deterioro cognitivo, observar la piel buscando signos de inmovilidad, úlceras por presión o equimosis (por eventuales caídas o maltrato). Hacer valoración de fragilidad formal, si no es en la primera consulta, dejarla programada para el próximo control.
- Identificar también las **necesidades de la familia o cuidador**. Las familias siguen siendo el pilar fundamental en el cuidado de las PM, por lo que hay que indagar en sus necesidades y preocupaciones. Muchas veces los cuidados del paciente pueden ser muy demandantes y exigentes, sobrecargando al cuidador en tiempo y energía. Esta sobrecarga es un factor de riesgo de depresión y también de maltrato, por lo que es importante indagar las necesidades de los cuidadores y buscar recursos de apoyo en el cuidado cuando sea necesario. En este punto los equipos multidisciplinarios son de gran ayuda.

¿Cómo organizar una consulta ambulatoria?

Las necesidades en salud percibidas mediante la aplicación de una VGI y la necesidad de organizar a los distintos proveedores requiere de muchas acciones que difícilmente podrán completarse en una sola consulta. Para organizar el tiempo de manera eficiente existen distintas alternativas. En primer lugar, algunos clínicos –además de llenar datos epidemiológicos importantes como alergias y comorbilidades– hacen un tamizaje de los síndromes geriátricos en la primera consulta. La *American Geriatric Society* sugiere incluir en este tamizaje: estado funcional, movilidad, nutrición, visión, audición, función cognitiva y síntomas depresivos[3]. Por otro lado, algunos clínicos prefieren un uso escalonado donde, por ejemplo, tienen una primera consulta enfocada en motivo de consulta y luego se abordan otras áreas de la VGI y síndromes geriátricos. No existe solo un método correcto, por el contrario, el más adecuado dependerá de las condiciones de la consulta (ej. tiempo) y premura del motivo de consulta (ej. presencia de enfermedad aguda). Sin embargo, creemos que en todo plan de cuidados de una PM se debe, al menos, tener una idea objetiva de sus capacidades funcionales, cognitivas y soporte social, aunque esto se realice mediante preguntas simples como se dijo previamente. De esta forma, se podrá programar el siguiente control para profundizar en los detalles y áreas no exploradas.

Como resultado de evaluación ambulatoria pueden surgir **múltiples problemas o planes que deben ser abordados**. La presencia de **múltiples comorbilidades y síndromes geriátricos hace necesario priorizar las estrategias terapéuticas**. Esta priorización debe **considerar:**

I. Gravedad de la enfermedad o síndrome.
II. Barreras y facilitadores para el abordaje de cada opción terapéutica (ej. disponibilidad de recursos).
III. Valores y preferencias de las personas.

Respecto al último punto, incluir los valores y preferencias de las personas en la priorización de problemas puede mejorar la adherencia a sus tratamientos. En la década de los noventa en la Universidad de Stanford, se creó un programa que se denominó "Tomando Control de su Salud". Este programa entregaba herramientas al paciente con el fin de empoderarse en el manejo de sus enfermedades crónicas. Como resultado las personas aumentaban su auto-eficacia en la resolución de problemas en salud logrando un mejor control de sus patologías crónicas(4). Por el contrario, actualmente en la consulta ambulatoria es frecuente encontrar una predisposición a excluir a las PM en las decisiones sobre su tratamiento. Para poder avanzar hacia un modelo menos paternalista, se requiere ir progresivamente educando a los pacientes y al equipo de salud.

¿Cómo optimizar la comunicación con las personas mayores y sus familias?

La adecuada comunicación en una consulta ambulatoria debe considerar barreras de comunicación frecuentes en este grupo que incluyen: déficits sensoriales, baja literalidad, brechas culturales y deterioro cognitivo. Es importante recordar que subestimar las capacidades, incluyendo la de comunicación, solo basándose en la edad, es una forma de discriminación (edadismo). Por tanto, estas barreras de comunicación no deben generalizarse a toda la población mayor. En las consultas ambulatorias las PM frecuentemente están acompañadas de familiares y/o cuidadores que participan activamente en las consultas. Dicha participación puede contribuir a la entrega de información útil, pertinente y ayudar en la adherencia a tratamiento. Sin embargo, una excesiva participación por parte de cuidadores y/o familiares puede limitar la expresión de las personas mayores. Por eso recomendamos siempre dirigir la comunicación al paciente, adaptando su contenido y forma a las capacidades de este, y de manera secundaria dirigirse a sus acompañantes. En caso de que ellos interfieran mucho o no dejan que el paciente hable, dejar parte de la entrevista con el paciente solo y luego hacer el cierre con la familia.

Para superar estas barreras comunicacionales sugerimos:

1. Verificar que la persona comprendió el mensaje e información entregada. Preguntas tales como: "¿me podría explicar con sus palabras lo que conversamos?" pueden ayudar a pesquisar barreras sensoriales, culturales y cognitivas de comunicación.
2. Preguntar la lateralidad por la que escucha mejor y posicionarse en ella, hablar claro y pausadamente evitando el ruido ambiental (ej. conversaciones paralelas). Los tonos elevados no ayudan a lograr una mejor comunicación.
3. Adaptar el lenguaje según el grado de escolaridad de la persona y evitar el lenguaje técnico.
4. Proveer indicaciones farmacológicas y no farmacológicas por escrito con letra clara, de buen tamaño o impresa.
5. En la receta hacer la conciliación de fármacos, incluyendo todo lo que debe tomar, consignando horarios y recomendaciones especiales, así como anotar lo que debe suspender.
6. Adaptar la cantidad y complejidad de las indicaciones a las capacidades del paciente, su apoyo social y contexto cultural.
7. Dar espacio para preguntas abiertas al paciente y su cuidador, al finalizar la consulta con el fin de aclarar dudas en las indicaciones.

Preferencias y valores al final de la vida ¿cómo realizarlas y en qué momento?

Una de las ventajas de la atención de las PM desde la geriatría o como médico de cabecera en el caso de atención primaria de salud (APS), es que uno logra conocer y seguir a los pacientes por un tiempo prolongado, generando una relación de confianza. La confianza médico-paciente y la estabilidad clínica de las PM en la atención ambulatoria abren oportunidades para anticiparse a escenarios futuros y explorar los valores y preferencias de la persona frente a ellos.

Las **voluntades anticipadas** se definen como una declaración mediante la cual una persona mayor de edad, con capacidad mental suficiente y libremente, expone las instrucciones que se deben tener en cuenta respecto a la atención en salud que desea recibir en situaciones en las cuales no pueda ya expresar personalmente su voluntad[5]. Esta declaración de intereses puede ser representada por una persona previamente elegida por el paciente o puede ser plasmada en un documento. Existen sinnúmero de documentos propuestos, sin embargo la mayoría de ellos contiene las preferencias sobre (i) orden de no reanimación y (ii) medidas de sostén vital (ventilación mecánica, alimentación asistida, etc.)[6]. A la fecha en Chile no existe una ley que regule estas directrices, sin embargo el promover la conversación sobre las preferencias y valores del paciente tienen gran valor en informar a la familia y a su médico, además de ser una guía en el plan de cuidados futuros. Este tema se revisa en mayor profundidad en otro capítulo.

Puntos clave

- La atención de salud integrada y continuada busca que el equipo de salud trabaje con un objetivo común independiente del nivel asistencial en que el paciente se encuentre.
- La coordinación del equipo en un mismo nivel es integración horizontal y entre niveles asistenciales es integración vertical o continuidad de cuidados.
- El objetivo de salud debe ser registrado y estar disponible para el equipo en los distintos niveles asistenciales.
- La atención ambulatoria busca entregar un plan de cuidados integral y priorizado que responda a las múltiples necesidades detectadas.

Referencias

1. Informe mundial sobre el envejecimiento y la salud. Organización Mundial de la Salud, 2015. ISBN 978 92 4 356504 0
2. Clarfield AM, Bergman H, Kane R. Fragmentation of care for frail older people-an international problem. Experience from three countries: Israel, Canada, and the United States. J Am Geriatr Soc. 2001;49(12):1714-1721. doi:10.1046/j.1532-5415.2001.49285.
3. Harper G, Lyons W, Potter J. Geriatrics Review Syllabus (10th edition) 2019. American Geriatric Society. Outpatient Care Systems.
4. Lorig K. Chronic Disease Self-Management Program: Insights from the eye of the storm. Front Public Heal. 2015; 2(APR): 2014-2016. doi:10.3389/fpubh.2014.00253
5. Astete C. Sobre las Voluntades Anticipadas. Boletín Acad Chil Med. 2015; LII:431-439.
6. Chavez P. Temas éticos en el cuidado de los adultos mayores. In: Beca JP, Astete C, eds. Bioética Clínica. Mediterráneo; 2012:434-447.

MODELOS GERIÁTRICOS DE ATENCIÓN HOSPITALARIA

Juan Carlos Rodríguez y Rocío Quilodrán

Introducción

Las personas mayores (PM) frecuentemente requieren hospitalizaciones debido a neumonía, infección urinaria, insuficiencia cardiaca, traumatismos secundarios a caídas, efectos adversos a fármacos, etc. Aquellas frágiles y con múltiples comorbilidades tienen mayor riesgo de requerir hospitalizaciones y estadías más largas. Se estima que más de un tercio de las camas hospitalarias son ocupadas por PM y que casi la mitad de los gastos hospitalarios son destinados a ellos, debido en parte a la alta tasa de complicaciones que pueden sufrir.

A continuación, se describen principios generales que permiten optimizar la atención hospitalaria de las PM y disminuir las complicaciones asociadas a estas. Posteriormente, describiremos dos modelos de atención hospitalaria de PM (unidades geriátricas agudas y ortogeriatría) en los cuales se cuenta con experiencia y evidencia que respaldan mejor resultado en la salud y calidad de vida de estos pacientes.

¿Cuáles son los principios generales de la atención hospitalaria en PM?

- **Prevención de discapacidades asociadas al hospital.** La hospitalización es responsable de aproximadamente la mitad de todas las discapacidades adquiridas por las PM, un fenómeno conocido como discapacidad asociada al hospital (DAH)[1]. De las PM que adquieren DAH, hasta el 41% morirá dentro de un año después del alta y el 30% permanecerá discapacitado. Esto es sumamente importante dado que el estado funcional es el principal determinante de la calidad de vida de las PM. Muchos factores modificables contribuyen a la incidencia de DAH, incluida la movilidad reducida, la dependencia forzada y el poco apoyo para mantener la independencia, entre otros. Común a todos estos factores es la falta de actividad física. El 16% de las PM hospitalizadas nunca camina durante su estadía. Las consecuencias de dicha inactividad son sustanciales, los recuentos bajos de pasos se asocian con DAH y un mayor riesgo de mortalidad hasta dos años posterior al alta. Por lo tanto, aumentar la actividad física del paciente es una alta prioridad para la prevención de DAH. Para esto se debe intentar evitar uso de catéteres (centrales, venosos centrales y urinarios), infusiones continuas de medicamentos, favorecer acceso a terapia kinésica y ocupacional, disponer de ayudas técnicas y espacios seguros para la movilización, evitar el uso de psicofármacos sedantes, favorecer el sueño y estimular al paciente a mantener actividad física y su independencia funcional durante y posterior al alta hospitalaria.

- **Establecer el estado funcional previo al episodio agudo.** Permite estimar el riesgo de la PM a sufrir complicaciones (aquellos con más dependencia tienen mayor riesgo de complicaciones, incluyendo DAH), focalizar el trabajo rehabilitador del equipo interdisciplinario especialmente en aquellas funciones afectadas por la patología aguda, estimar el nivel de asistencia que requerirá la PM en la hospitalización, iniciar y organizar un programa de rehabilitación a largo plazo, etc. La funcionalidad se puede estimar de forma rápida por el equipo con cuestionarios aplicados al paciente o a su cuidador (índice de Barthel para actividades básicas y Lawton para actividades instrumentales de la vida diaria, por ejemplo). Estos cuestionarios permiten además ver la trayectoria funcional entre el estado basal (dos semanas previo a la hospitalización), al ingreso, al alta y en los controles posteriores.
- **Detección de síndromes geriátricos (SG).** La hospitalización es una oportunidad para detectar y abordar los SG. El énfasis que se pondrá en cada uno de ellos depende de las características de cada PM y el motivo de la hospitalización. En general, es importante indagar sobre el estado cognitivo y asegurar una adecuada comprensión del paciente sobre su salud actual, alternativas terapéuticas propuestas y futura adherencia a estas. Se pueden utilizar herramientas de screening como el Mini-COG, MoCA o Mini-Mental. Sin embargo, estos resultados deben ser confirmados posteriormente ya que la hospitalización puede afectar el desempeño del paciente, especialmente si está cursando con *delirium*. Otros SG importantes a intervenir son la desnutrición que puede retrasar la recuperación y las caídas ya que pueden ser una grave complicación en el hospital.
- **Favorecer un sueño adecuado y reparador.** Las PM hospitalizadas sufren de privación de sueño lo cual se ha asociado a presión arterial elevada, hiperglucemia, aumento del estado inflamatorio, somnolencia diurna y especialmente a *delirium*. Las PM que sufren falta de sueño en el hospital presentan un alto riesgo de sufrir insomnio crónico, el cual a su vez está asociado a mayor riesgo de depresión, caídas, institucionalización, peor calidad de vida e incluso mayor mortalidad (ver capítulo correspondiente). Algunos factores contribuyentes a un sueño inadecuado en el hospital son el elevado ruido ambiental, iluminación inadecuada, interrupciones nocturnas del equipo de salud (controles clínicos, toma de exámenes, administración de medicamentos), uso de fármacos que alteran la fisiología del sueño (benzodiacepinas, opioides, inótropos, diuréticos, antipsicóticos, antidepresivos, anticonvulsivantes etc.) y un inadecuado manejo

de los síntomas (dolor, nicturia). La implementación de protocolos con múltiples componentes que mitiguen estos factores permite no solo mejorar el sueño, sino también los resultados clínicos de los PM hospitalizados.

- **Preferencias del paciente y directrices anticipadas.** Existe variabilidad entre las PM y sus familias respecto a qué es más importante para ellos y cómo quieren llevar a cabo el cuidado de su salud. Se debe identificar precozmente las preferencias de cada PM y coordinar el trabajo del equipo multidisciplinario para lograrlos. Además, se deben anticipar posibles conductas terapéuticas y disposición del paciente a seguirlas (uso de sondas, procedimientos invasivos, cirugías, ingreso a cuidados intensivos, ventilación mecánica, etc). Algunos pacientes ya habrán manifestado sus preferencias con directrices anticipadas de manejo que se deben corroborar y respetar. No se debe asumir una preferencia determinada, el equipo puede estimar erróneamente la disposición del paciente o cuidadores a cuidados más avanzados. Se debe registrar la discusión y decisiones acordadas en la ficha clínica y en el informe de alta para guiar conductas posteriores, entendiendo que estas decisiones son un proceso dinámico, influido por múltiples factores y que pueden variar en el tiempo.
- **Programar el alta desde el ingreso.** Es recomendable estimar precozmente el tiempo necesario para cumplir los objetivos terapéuticos en el hospital y las necesidades del paciente al alta. Incorporar precozmente al paciente y cuidadores en este proceso permite identificar dificultades y plantear soluciones lo cual acorta las estadías y previene reingresos. El informe de alta debe ser sucinto, con un lenguaje comprensible para el paciente y su cuidador evitando siglas y jerga biomédica. Debe incluir:
  - Descripción breve del motivo de ingreso y evolución durante la estadía hospitalaria.
  - Resultados de los principales test diagnósticos.
  - Condición del paciente al alta en los cuatro pilares de la valoración geriátrica integral (biomédica, mental, funcional y social).
  - Claras indicaciones de régimen, actividad física, fármacos (conciliación, dosis, duración, propósito, aquellos que debe suspender) y rehabilitaciones en curso.
  - Registro de educación realizada, proporcionalidad terapéutica acordada y exámenes pendientes.
  - Controles posteriores (dónde, con quién y por qué).
  - Forma de contacto para consultar dudas y dónde acudir en caso de emergencias.

¿Qué modelos de atención hospitalaria se han desarrollado para las PM?

- **Unidad geriátrica aguda (UGA):** La UGA corresponde a una unidad hospitalaria diseñada especialmente para satisfacer las necesidades de las PM con foco no solo en resolver la patología aguda que motivó la hospitalización, sino también la recuperación y fortalecimiento de la funcionalidad física y mental de los pacientes. Un pilar fundamental de la UGA es el trabajo transdisciplinario de un equipo de salud con experiencia en PM (geriatras, enfermeras, terapeutas ocupacionales, kinesiólogos, fonoaudiólogos, psicólogos, técnicos de enfermería, etc.) que busca preservar la independencia de los pacientes con un plan de acción individualizado. La UGA cuenta con adaptaciones arquitectónicas y espacios físicos que facilitan la actividad física e independencia de los pacientes en las actividades de la vida diaria. La implementación de las UGAs ha demostrado disminuir el deterioro funcional al alta y aumentar la chance de volver a su domicilio posterior a la hospitalización, mejorar la satisfacción de los usuarios, reducir las complicaciones hospitalarias, disminuir los costos de atención, prevenir la adquisición de DAH y los reingresos[2].

- **Ortogeriatría**: Las fracturas de cadera son un problema frecuente y devastador en las PM. Su ocurrencia se asocia a mayor morbilidad, dependencia funcional, institucionalización y mortalidad. Hasta dos tercios de las PM hospitalizadas por fractura de cadera tienen complicaciones durante su estadía, siendo frecuentes *delirium*, infecciones y anemia con necesidad de transfusión. La mortalidad intrahospitalaria es de casi 5%, siendo un factor de riesgo para ello el retraso en la intervención quirúrgica. Estas complicaciones hacen perentorio un manejo multidisciplinario, liderado en conjunto por el traumatólogo y geriatra (ortogeriatría) con el fin de dar un manejo integral al paciente cuidando tanto los aspectos médicos como quirúrgicos. A continuación, se mencionan aspectos relativos a la atención hospitalaria de los pacientes con fractura de cadera, sin embargo, es importante tener en cuenta que el impacto funcional y vital de este modelo de atención implica considerar también la prevención y rehabilitación posterior de las fracturas[3,4,5].
  - **Evaluación preoperatoria:** Considera recabar información sobre la causa de la fractura, buscar síndrome de caídas e identificar los factores a corregir, las comorbilidades, uso de medicamentos (en especial hipnóticos para evitar deprivación por suspensión brusca), valoración de síndromes geriátricos (funcionalidad y estado cognitivo basal), además de consultar por red de apoyo que permita coordinar los cuidados posteriores al alta. Un acucioso examen físico es fundamental para detectar otras fracturas o complicaciones asociadas. El laboratorio de ingreso debiese incluir hemograma, función renal y estudio de causas de osteoporosis (TSH, PTH, nivel Vitamina D). Además, se debe solicitar un electrocardiograma de ingreso con medición del intervalo QT para ajuste de fármacos con riesgo de prolongación. Dentro de las indicaciones iniciales debe considerarse: analgesia (se sugiere uso de paracetamol y metamizol, evitando uso de opioides), mantener fármacos críticos (levotiroxina, corticoterapia, beta bloqueadores, hipnóticos) y tromboprofilaxis en caso de

una cirugía diferida más de 24 h. En aquellos pacientes que consultan luego de 36 o más horas posteriores a la caída, se sugiere realizar una ecografía doppler de ambas extremidades inferiores para descartar trombosis venosa profunda.

- **Evaluación postoperatoria:** Se debe considerar la posibilidad de descompensación de patologías crónicas (insuficiencia cardíaca, renal, arritmias) y la aparición de complicaciones agudas (deshidratación, infección, *delirium*, constipación, retención urinaria, úlceras por presión y trombosis venosa). Se debe estimular la movilización kinésica precoz, el apoyo analgésico y el soporte nutricional con especial énfasis en la correcta ingesta calórica y proteica para evitar la desnutrición y sarcopenia por la hospitalización. Se sugiere hidratación y analgesia endovenosa las primeras 24 horas posteriores a la intervención, inicio precoz de tromboprofilaxis, evitar uso de fármacos que promuevan el *delirium*, evitar las contenciones físicas, favorecer la compañía de familiares, retiro precoz de las medidas invasivas innecesarias (como sondas o vías), favorecer el sueño, vigilar el tránsito intestinal y manejo preventivo de fecalomas o retención urinaria. A partir del segundo día y si la evolución clínica lo permite se sugiere paso a fármacos e ingesta adecuada de líquidos (1.5 L) por vía oral, favorecer progresión kinésica y programar un alta precoz.
- **Consideraciones al alta:** Se deben anticipar posibles dificultades para los cuidados en domicilio que retrasen el alta: necesidad de calzado adecuado, uso de órtesis (bastones, andador), presencia de cuidador o familiar en domicilio, coordinar la mantención de atención kinésica ambulatoria, la presencia de peldaños o desniveles de riesgo en casa, etc. Un factor relevante en el documento de alta es la conciliación de fármacos, teniendo especial precaución en las dosis y fecha de término de medicamentos analgésicos, tromboprofilaxis, continuación o suspensión de medicamentos de uso previo, necesidad de suplementación de calcio, vitamina D y estudio de causa de osteoporosis[3]. Además, se debe coordinar el seguimiento y cuidado posterior en el nivel asistencial correspondiente a fin de mantener una continuidad en el manejo.

Conclusiones

Las PM tienen características particulares que requieren un manejo hospitalario multidisciplinario e individualizado. La correcta implementación de estrategias terapéuticas hospitalarias adaptadas a las PM permite mejores resultados en salud, disminuyendo la discapacidad asociada al hospital (DAH) y otras complicaciones. Las unidades geriátricas agudas y la ortogeriatría son ejemplos de niveles especializados para la atención de PM en el hospital con resultados satisfactorios. Su implementación en los diversos centros hospitalarios es una gran oportunidad aún no cubierta a nivel nacional. A corto plazo esperamos saber más sobre innovadores modelos de atención geriátricos que ya se están implementando en otros servicios hospitalarios como urgencias y cuidados intensivos.

Recomendaciones clínicas

- Implementar unidades geriátricas agudas con foco en el manejo de la patología aguda y la preservación de la funcionalidad.
- Implementar equipos de ortogeriatría, liderados por traumatólogos y geriatras, para mejorar los resultados y reducir las complicaciones de los pacientes hospitalizados por fractura de cadera.
- Promover la actividad física e independencia funcional en las actividades de la vida diaria.
- Favorecer el sueño y prevenir el *delirium* con protocolos multicomponente durante la estadía hospitalaria.
- Incorporar precozmente al paciente y cuidadores en el proceso de alta para favorecer estadías cortas y disminuir reingresos.

Puntos clave

- Se debe establecer precozmente los objetivos terapéuticos de la hospitalización considerando las preferencias y funcionalidad del paciente.
- El trabajo transdisciplinario del equipo de salud con experiencia en PM facilita el logro de los objetivos terapéuticos.
- Es clave prevenir la adquisición de discapacidades asociadas a la hospitalización (DAH).
- La hospitalización es una oportunidad para la detección y manejo de los síndromes geriátricos.
- Se debe asegurar una adecuada transición del cuidado a los otros niveles de atención.

¿Dónde profundizar?

- Covinsky KE, Pierluissi E, Johnston CB. Hospitalization-associated disability: "She was probably able to ambulate, but I'm not sure". Jama. 2011 Oct 26;306(16):1782-93.
- Lems WF, Dreinhöfer KE, Bischoff- Ferrari H, et al. EULAR/EFORT recommendations for management of patients older than 50 years with a fragility fracture and prevention of subsequent fractures. Ann Rheum Dis 2016;0:1-9. doi:10.1136/annrheumdis-2016-210289

Referencias

1. Covinsky KE, Pierluissi E, Johnston CB. Hospitalization-associated disability: "She was probably able to ambulate, but I'm not sure". Jama. 2011 Oct 26; 306(16):1782-93.
2. Baztán JJ, Suárez-García FM, López-Arrieta J, Rodríguez-Mañas L, Rodríguez-Artalejo F. Effectiveness of acute geriatric units on functional decline, living at home, and case fatality among older patients admitted to hospital for acute medical disorders: meta-analysis. Bmj. 2009 Jan 23;338:b50.
3. Roberts KC, Brox WT. AAOS clinical practice guideline: management of hip fractures in the elderly. JAAOS-Journal of the American Academy of Orthopaedic Surgeons. 2015 Feb 1; 23(2):138-40.
4. Zamora T, Klaber I, Urrutia J. Hip fracture in the elderly. Clinical Medicine Insights. Geriatrics. 2017; 10:10.
5. Bengoa F, Carrasco M, Amenábar PP, Schweitzer D, Botello E, Klaber I. Optimización perioperatoria del paciente anciano con fractura osteoporótica de cadera. Revista médica de Chile. 2017 Nov; 145(11):1437-46.

MODELOS GERIÁTRICOS DE ATENCIÓN NO HOSPITALARIOS

Magdalena Brahm

¿En qué consisten y cuáles son los modelos/sistemas de atención ambulatoria?

Los sistemas de atención geriátricas intentan promover, restaurar o mantener la funcionalidad de las personas mayores (PM). Existe la necesidad de contar con una estructura asistencial que contemple las necesidades de las PM en los distintos niveles asistenciales.

Estos modelos de atención geriátrica han demostrado eficacia y eficiencia basándose en:

1. lo precoz e intenso de las intervenciones
2. la priorización de los problemas
3. el trabajo interdisciplinario
4. la integración de los cuidados hospitalarios y comunitarios[1].

Dentro de estos modelos destacan aquellos que promueven la atención comunitaria con fin de mejorar la calidad de vida de PM y/o realizar intervenciones más costo-efectivas (hospitalización domiciliaria, establecimientos de larga estadía, centros de día, etc.).

En el caso de Chile, la mayoría de las PM se encuentran adscritas al sistema público de salud (81-93% según la Región), donde también se concentra la mayor prevalencia de enfermedades crónicas[2].

Este texto abordará aspectos relevantes de los niveles asistenciales geriátricos no hospitalarios de la red pública chilena; enfatizando algunos de estos, que clasificaremos como modelos de atención extrahospitalaria y de atención intermedia.

TABLA 1 • RESUMEN DE PRINCIPALES NIVELES Y ACTIVIDADES ASISTENCIALES EN GERIATRÍA EN CHILE.

– Atención extrahospitalaria de salud (atención ambulatoria):
• Consulta especialidad ambulatoria (ej. Instituto Nacional de Geriatría – INGER). • Atención primaria de salud: - Examen médico preventivo adulto mayor (EMPAM). - Programas de salud en atención primaria (ej. morbilidad, salud cardiovascular, enfermedades respiratorias, tuberculosis, salud mental, vacunación, etc.). • Atención domiciliaria: - Visitas geriátricas preventivas. - Visitas programa de pacientes según patología (ej. dependencia severa o cuidados paliativos). - Programa apoyo cuidadores. • Otros: - Consulta neuropsicogeriátrica. - Clínica de memoria.
– Atención intermedia de salud:
• Hospitalización domiciliaria. • Establecimientos de larga estadía para adultos mayores (ELEAM). • Centros de día: - Hospital de día geriátrico. - Centro para personas con demencia. - Cuidados transicionales o alta segura.

Fuente: Elaboración propia.

Atención extrahospitalaria de salud (atención ambulatoria)

1. Consulta especialidad ambulatoria

Esta consulta se centra en el estado funcional de los pacientes, siendo eje central la valoración geriátrica integral (VGI). La VGI cuenta con evidencia contundente de sus beneficios en reducir hospitalizaciones, institucionalizaciones y mortalidad[3]. Adicionalmente, la atención ambulatoria preventiva, que involucre geriatría, tiene efecto positivo sobre la funcionalidad, disminución de la institucionalización y de la utilización de los servicios de salud, además de tener impacto sobre la mortalidad[3].

En ese sentido, la Organización Mundial de la Salud (OMS) afirma que existe evidencia que demuestra que los servicios geriátricos especializados ofrecen una mayor calidad, con hospitalizaciones más cortas y menores costos que la atención hospitalaria y tradicional[1].

2. Atención primaria de salud en Chile

2.1. *Examen médico preventivo del adulto mayor (EMPAM)*

El EMPAM corresponde a una evaluación anual que se realiza a todos los adultos de 65 años o más en los centros de atención primaria. Este considera mediciones antropométricas, antecedentes médicos, vacunaciones, terapia farmacológica, evaluación funcional (EFAM), riesgo de caídas, identificación de redes, sospecha de maltrato, exámenes anuales, adicciones y un plan de acción. El EFAM es una parte crucial del EMPAM, que permite evaluar funcionalidad. Cuenta con dos partes. La parte A permite detectar si la PM es autovalente (≥43 puntos) o con riesgo de dependencia (≤42 puntos). La parte B se aplica a todos los autovalentes de la parte A, para ver si estos presentan riesgo (≤45 puntos) o son autovalentes sin riesgo (≥43 puntos)[4]. El EFAM considera aspectos funcionales para actividades de la vida diaria, cognición, tamizaje de depresión y actividades funcionales de Pfeffer para informantes/cuidadores de pacientes con Mini-mental Examination (MMSE) abreviado ≤ 13 puntos. No debe aplicarse a las PM que a simple vista están discapacitados, como por ejemplo a quienes usan silla de ruedas, a quienes sufren secuelas importantes de accidente vascular o personas ciegas. A este grupo se aplica solo Índice de Barthel para evaluar nivel de dependencia[5].

2.2. *Programas de salud en atención primaria*

Estos corresponden a programas específicos que benefician a las PM. Dentro de ellos destacan: consulta de morbilidad (atendidos dentro de 24 horas), programa de salud cardiovascular, enfermedades respiratorias, tuberculosis, salud mental, vacunación y el programa de alimentación complementaria para el adulto mayor (PACAM)[5].

El PACAM está enfocado a prevenir y recuperar la nutrición en PM y una vez ingresado al programa no existe condición de egreso del mismo. Se destina a beneficiarios de Fondo Nacional de Salud Chileno (FONASA) o del Programa de Reparación y Atención Integral en Salud y Derechos Humanos (PRAIS) que pertenezcan a Instituciones de Salud Previsional (Isapre), de acuerdo a los siguientes grupos[6]:

- De 70 años y más.
- Entre 60 y 70 años que se encuentren o hayan terminado tratamiento antituberculoso.
- Entre 60 y 70 años, que se encuentren en establecimientos de larga estadía que cuente con la autorización de la SEREMI de salud correspondiente.
- Entre 65 y 70 años que pertenezcan o hayan pertenecido al programa Chile solidario, ingreso ético familiar o programa vínculos, aun cuando pertenezcan a Isapre.

- Entre 65 y 70 años que, de acuerdo al EMPAM, estén clasificados como autovalentes con riesgo, riesgo de dependencia o dependientes.

3. Atención domiciliaria

3.1. *Visitas geriátricas preventivas*

Las visitas domiciliarias preventivas son modelos de atención que incluyen manejo de medicamentos, evaluación de enfermería, seguridad de domicilio para prevención de caídas, kinesioterapia, terapia ocupacional y educación (3). Estas visitas han demostrado que en PM sanas permiten disminuir la mortalidad, mantener su capacidad funcional y de autocuidado[7]. Adicionalmente permiten disminuir significativamente la institucionalización[8]. En países como Dinamarca, Reino Unido y Australia, estas se agrupan en tres subgrupos: 1) Estrategias preventivas de valoración de población, 2) Actividades de promoción en salud y 3) Mantenimiento de la autonomía personal[9]. En Chile no existen visitas domiciliarias exclusivamente preventivas para la PM.

3.2. *Visitas del programa de pacientes según patología*

La atención en domicilio de pacientes busca entregar una atención integral de personas frágiles que presenten algún compromiso funcional. La evidencia internacional considera que los cuidados paliativos (oncológicos o no oncológicos) que son realizados en domicilios por equipos especializados, son una medida eficaz dado que mejora la calidad de vida y la satisfacción familiar[10]. En la actualidad, la atención primaria en Chile cuenta con un programa de atención domiciliaria para pacientes que tengan dependencia severa y de personas con cuidados paliativos oncológicos.

Existen varias revisiones sistemáticas y meta-análisis que valoran la eficiencia de las intervenciones basadas en patologías y basados en los cuidados de soporte[9]. Estas se consideran clave para la reducción de la institucionalización y serían costo-efectivas[1]. En relación a la evidencia chilena, en 2017 se evaluó el programa de dependencia severa y con la información disponible no fue posible determinar si es costo-efectivo ni su nivel de aceptación por los usuarios[11]. Con respecto al programa de cuidados paliativos oncológicos, no se cuenta con evaluación, pero se estima que 30% de los pacientes que requieren cuidados paliativos, pueden estar en condición postrada y requieren atención domiciliaria[12].

4. Programa apoyo cuidadores

Este programa contempla apoyo a los cuidadores, considerando tanto educación y apoyo en el cuidado, con el fin de promover el autocuidado y evitar el síndrome del cuidador. La evidencia ha demostrado que incorporar a los cuidadores en la atención de las PM beneficia tanto a cuidadores como a los pacientes, aumentando la satisfacción y el compromiso con el cuidado[13]. Sin embargo, el sistema chileno aún tiene grandes desafíos al respecto. A modo de ejemplo, la evaluación del programa de personas con dependencia severa, planteó como problema la falta de apoyo a cuidadores (en su mayoría eran mujeres) y el estrés de los cuidadores[11].

5. Otros

5.1. *Consulta neuropsicogeriátrica*

Los pacientes cuentan con esta consulta para abordar trastornos de ansiedad, ánimo y cognitivos leves a moderados. Adicionalmente, se cuenta además de una subunidad de rehabilitación con talleres de estimulación cognitiva, manejo no farmacológico de trastornos conductuales y neurolingüística[14]. La evidencia sobre este modelo de atención de la geriatría es difícil de evaluar, dado la heterogeneidad de las intervenciones que se realizan. Aún no se cuenta con evidencia clara y se requieren más estudios. En Chile, como en otras partes del mundo, se entregan las prestaciones de consulta médica de especialidad de psicogeriatría, neurología y geriatría[9,15].

5.2. *Clínica de memoria*

Consiste en un programa implementado para evaluación y rehabilitación neuropsicológica, enfocado más a los trastornos de memoria o a las demencias. Internacionalmente este modelo existe desde 1980 y son reconocidos sus beneficios en identificación, estudios y manejo de los pacientes con alteraciones cognitivas y/o demencias[16]. En Chile, el Plan Nacional de Demencia 2017 contempla la implementación de clínicas de memoria como una de las formas de desarrollar un sistema de diagnóstico de demencia[17].

Atención intermedia de salud

1. Hospitalización domiciliaria

Se considera una opción a los cuidados agudos hospitalarios, que contempla un tratamiento activo por parte de los profesionales de salud por un tiempo limitado y no debe ser confundido con los controles domiciliarios[18]. Esta atención está dirigida a patologías agudas, permaneciendo el paciente bajo "responsabilidad del hospital". Existe evidencia para considerarlo como una medida que garantice la calidad asistencial, con beneficios claros para los pacientes y con una mejoría de la gestión de los recursos sanitarios[9]. Sin embargo, los estudios de costo-efectividad muestran resultados dispares al compararlo a la hospitalización convencional en unidades de agudos[10]. Distinto es el caso de las personas con manejo paliativo en general, los cuales se consideran pacientes con una sobrevida estimada menor a 6 meses y existe evidencia contundente como fue mencionado previamente[3]. En Chile existen algunos hospitales públicos que lo han implementado, sin embargo, en la actualidad no hay homogeneidad en sus protocolos de ingreso y no poseen procesos estandarizados.

2. Establecimientos de larga estadía para PM (ELEAM)

Se trata de establecimientos o centros destinados a la atención de personas cuya condición física o mental demanda cuidados permanentes, sin requerir atención médica y de enfermería continua, tales como hogares de ancianos, asilos, casas de reposo u hospicios[19]. La heterogeneidad de las prestaciones cubiertas en los establecimientos hacen que su comparación con los cuidados comunitarios sea muy compleja y la evidencia actual es poco clara (20). A nivel internacional la oferta de plazas han ido aumentando en forma exponencial durante las últimas décadas[9].

Actualmente en Chile, el Servicio Nacional del Adulto Mayor (SENAMA) cuenta con 12 establecimientos a lo largo de todo el país con un total de 728 cupos, de los cuales 168 son para la Región Metropolitana[21]. Adicionalmente la red cuenta con residencias privadas o fundaciones sin fines de lucro. Solo en la Región Metropolitana existen 352 establecimientos autorizados con su resolución al día[22]. Esta acreditación es clave para garantizar la calidad asistencial del desempeño del ELEAM. En ese sentido, existen condiciones propias de las instituciones de larga estancia que son consideradas indicadores de calidad en su desempeño[23,24]; por ejemplo:

- Establecer políticas escritas para evitar el maltrato, abuso o negligencia.
- Poseer un equipo calificado entre los cuidadores, profesionales y en la dirección de la institución.
- La existencia de una cartera de servicios que describa la población a atender.
- Que exista una política de ingresos que asegure la idoneidad del centro.
- Elaboración de registros, procedimientos y protocolos que aborden los aspectos más significativos relacionados con calidad asistencial (ej. caídas, prevención de úlceras por presión, etc.).
- Mantener un adecuado uso de fármacos y evitar errores en su administración.
- Manejo de la incontinencia urinaria o fecal, tratamiento de los casos que sufren dolor de diversas causas, evitar y manejar adecuadamente las úlceras por presión, evitar caídas, etc.
- Promover la actividad física y evitar la inmovilidad, así como sus consecuencias.
- Prevenir, detectar y manejar rasgos depresivos o cuadros depresivos propiamente tales.
- Presentar buenas condiciones laborales para el personal y evitar su recambio frecuente.
- Promover actividades formativas para el personal.
- La existencia de un plan de coordinación con atención primaria de salud o algún centro de salud de referencia, con política escrita de derivaciones.

- Contar con facilidades para visitas por parte de familiares o cuidadores.
- Una estructura física adaptada que promueva la funcionalidad, seguridad, comunicación, intimidad y bienestar de las PM.

3. Centros de día

3.1. *Hospital de día geriátricos*

Consiste en un nivel asistencial que articula el hospital y los cuidados domiciliarios, proporcionando una valoración multidisciplinaria y tratamiento diurno o durante parte del día, para mantener la independencia nocturna[3]. Su objetivo es la recuperación y mantención de la funcionalidad y manejo de los síndromes geriátricos[8]. Se ha comparado la atención de día con la atención convencional, pero ofrece pocas ventajas sobre otros niveles asistenciales geriátricos, por lo que podría ser comparable. Sin embargo, favorecen el descanso del cuidador y se facilita mantener por más tiempo a las personas en su entorno habitual, disminuyendo la institucionalización[9]. En 2015 una revisión sistemática concluyó que los hospitales de día parecían efectivos al compararlos con cuidados no multidisciplinarios, pero con evidencia de baja calidad[25].

3.2. *Centros para personas con demencia*

Se enfoca en la atención de PM con demencia y compromiso de su funcionalidad, con el objetivo de lograr mayor autonomía y control del entorno[3]. La literatura muestra que estos modelos asistenciales, similar a lo que sucede con los centros de día, podrían disminuir la sobrecarga del cuidador y ser costo-efectivas respecto a los cuidados convencionales de pacientes[25]. Sin embargo, un meta-análisis de la *Cochrane Database of Systematic Reviews*, con evidencia de baja calidad, concluyó que los centros de día no muestran diferencias con respecto a la sobrecarga de los cuidadores[25].

4. Cuidados transicionales o alta segura

Los cuidados transicionales, no son considerados un modelo de atención estructural, pero sí son parte clave de las intervenciones funcionales para coordinar la red asistencial geriátrica[3]. Errores en esta parte de la atención se asocian a alza en costos en salud y rehospitalizaciones[18].

Puntos clave

- Existen múltiples modelos geriátricos a todo nivel asistencial.
- Los modelos de atención geriátrica han demostrado eficacia y eficiencia.

- Estos modelos promueven la atención más comunitaria con fin de mejorar la calidad de vida de PM.
- Lo oportuno de las intervenciones, la priorización, el trabajo interdisciplinario y la integración de los cuidados son claves.
- Es importante la revisión de la literatura con fin de adoptar medidas costo-efectivas y mantener el sistema en constante perfeccionamiento.

¿Dónde profundizar?

- Sociedad Española de Geriatría y Gerontología (SEGG). Tratado de Geriatría para residentes: Capítulo 6 - Niveles Asistenciales [Internet]. Vol. 39. 2009. 820 p. Available from: http://content.wkhealth.com/linkback/openurl?sid=WKPTLP:landingpage&an=00152193-200908000-00016
- Patterson L. Making our health and care systems fit for an ageing population: David Oliver, Catherine Foot, Richard Humphries. King's Fund March 2014. Vol. 43, Age and Ageing. 2014. p. 731.

Referencias

1. Sociedad Española de Medicina Geriátrica. Actualización en el Posicionamiento de la Asistencia Sanitaria al anciano. 2017; 1-13. Disponible en: http://www.semeg.es/uploads/archivos/Actualizacion-posicionamiento-SEMEG-atencion-sanitaria-anciano.pdf
2. Wallace SP. Equidad en la atención médica del adulto mayor en Chile: Papel de la previsión. Rev la CEPAL [Internet]. 26 de noviembre de 2002;2002(78):125-38. Disponible en: https://www.un-ilibrary.org/economic-and-social-development/equidad-en-la-atencion-medica-del-adulto-mayor-en-chile-papel-de-la-prevision_7996daa2-es
3. Ministerio de Salud Chile (MINSAL). Actualización Manual de Geriatría para Médicos 2019 [Internet]. 2019. 444 p. Disponible en: https://www.minsal.cl/wp-content/uploads/2019/08/2019.08.13_MANUAL-DE-GERIATRIA-PARA-MEDICOS.pdf
4. Ministerio de Salud Chile (MINSAL). Control De Salud Anual Del Adulto Mayor Empam [Internet]. Minsal. 2008. Disponible en: http://www.minsal.cl/sites/default/files/files/PDF Examen de Medicina Preventiva del Adulto Mayor.pdf
5. Ministerio de Salud Chile (MINSAL). Orientaciones para la implementación del modelo de atención integral de salud familiar y comunitaria [Internet]. Disponible en: https://www.minsal.cl/portal/url/item/e7b24eef3e5cb5d1e0400101650128e9.pdf
6. Ministerio de Salud Chile (MINSAL). Norma técnica de los programas alimentarios. 2016.
7. Brugerolles ME, Mena C.. Beneficio de la visita domiciliaria para los adultos mayores. The benefit of the home visit for elderly adult. 2009.
8. Black DA. The geriatric day hospital. Age Ageing. 2005; 34(5):427-9.

9. Guillén, Francisco; Pérez, Jesús; Petidier R. Síndromes y cuidados en el paciente geriátrico (2a ed.) [Internet]. Síndromes y cuidados en el paciente geriátrico, 2008, ISBN 978-84-458-1799-5, págs. 547-556. Masson; 2008 [citado 15 de junio de 2020]. 525–526 p. Disponible en: https://dialnet.unirioja.es/servlet/articulo?codigo=5842172
10. Sociedad Española de Geriatría y Gerontología (SEGG). Tratado de Geriatría para residentes: Capítulo 6 - Niveles Asistenciales [Internet]. Vol. 39. 2009. 820 p. Disponible en: http://content.wkhealth.com/linkback/openurl?sid=WKPTLP:landingpage&an=00152193-200908000-00016
11. Ferrer-Lues M, Campos J, Monreal V. Informe final de evaluación. Evaluación programas gubernamentales (EPG) programa de atención domiciliaria a personas con dependencia severa. Ministerio de Salud Subsecretaría de redes asistenciales enero-julio 2017. 2017.
12. Ministerio de Salud Chile (MINSAL). Alivio del Dolor por cáncer avanzado y Cuidados Paliativos. [Internet]. 2011 [citado 4 de febrero de 2020]. Disponible en: https://www.minsal.cl/portal/url/item/72213ed52c2723d1e04001011f011398.pdf
13. Janse B, Huijsman R, de Kuyper RDM, Fabbricotti IN. The effects of an integrated care intervention for the frail elderly on informal caregivers: a quasi-experimental study. BMC Geriatr [Internet]. 1 de diciembre de 2014 [citado 4 de febrero de 2020];14(1):58. Disponible en: http://bmcgeriatr.biomedcentral.com/articles/10.1186/1471-2318-14-58
14. Sunkel R. Unidad de Neuropsicogeriatría. En: Congreso Nacional de Geriatría y Gerontología de Chile. 2015.
15. Instituto Nacional de Geriatría - Ministerio de Salud (MINSAL). Modelo de Atención Geriátrico Integral - INGER - Instituto Nacional de Geriatría - Chile [Internet]. [citado 4 de enero de 2020]. Disponible en: https://www.ingerchile.cl/index.php/quienes-somos/modelo-de-atención-geriátrico-integral
16. Jolley D, Benbow SM, Grizzell M. Memory clinics. Vol. 82, Postgraduate Medical Journal. BMJ Publishing Group; 2006. p. 199-206.
17. Ministerio de Salud Chile (MINSAL). Plan Nacional De Demencia. Atención Primaria. 2017; 60.
18. Courtney MD, Edwards HE, Chang AM, Parker AW, Finlayson K, Hamilton K. A randomised controlled trial to prevent hospital readmissions and loss of functional ability in high risk older adults: A study protocol. BMC Health Serv Res. 2011; 11.
19. Ministerio de Salud; Subsecretaría de Salud Pública. Aprueba Reglamento de Establecimiento de Larga Estadía Para Adultos Mayores. 2010; Disponible en: www.leychile.cl-documentogeneradoel08-Abr-2014
20. Wysocki A, Butler M, Kane RL, Kane RA, Shippee T, Sainfort F. Long-Term Services and Supports for Older Adults: A Review of Home and Community-Based Services Versus Institutional Care. J Aging Soc Policy. 3 de julio de 2015; 27(3):255-79.
21. Servicio Nacional del Adulto Mayor (SENAMA). Listado de Establecimientos de Larga Estadía para Adultos Mayores (ELEAM) [Internet]. [citado 4 de febrero de 2020]. Disponible en: http://www.senama.gob.cl/establecimientos-de-larga-estadia-para-adultos-mayores-eleam

22. SENAMA. Catastro de Establecimientos de Larga Estadía para Adultos Mayores [National Service for the Elderly-Chile cadastre of Long-Term establishments for older adults]. 2013.
23. Azócar M, Mohor C, Rioja R, Vargas M. Estándares de Calidad para Establecimientos de Larga Estadía para Adultos Mayores. Protocolos SENAMA 2016 [Internet]. 2016. 1-395 p. Disponible en: http://www.senama.gob.cl/storage/docs/Estandares_Calidad-ELEAM.pdf
24. Sociedad de Geriatría y Gerontología de Chile. Residencias Adultos Mayores: ¿Cómo se seleccionan? – Sociedad de Geriatría y Gerontología de Chile [Internet]. 2020 [citado 28 de mayo de 2020]. Disponible en: https://www.socgeriatria.cl/site/?p=520
25. Brown L, Forster A, Young J, Crocker T, Benham A, Langhorne P. Medical day hospital care for older people versus alternative forms of care. Vol. 2015, Cochrane Database of Systematic Reviews. John Wiley and Sons Ltd; 2015.

COMUNICACIÓN, PLANIFICACIÓN DE CUIDADOS Y OBJETIVOS TERAPÉUTICOS

Ofelia Leiva

La planificación de los cuidados es un tema fundamental a la hora de manejar pacientes adultos mayores. La Sociedad Americana de Geriatría enfatiza en sus guías de manejo de personas mayores (PM) con multimorbilidad, la aproximación centrada en la persona que se basa en las preferencias del paciente[1].

Sabemos que la funcionalidad de las PM va disminuyendo en forma progresiva a lo largo de los años. La presencia de comorbilidades, tales como diabetes, artrosis, cáncer o demencia, entre otras, afectan el pronóstico, deterioran la calidad de vida, aumenta la polifarmacia y la necesidad de cuidadores[2].

Mantener una buena comunicación médico-paciente, médico-familia es trascendental para dar una buena atención de salud centrada en los pacientes. Además de mejorar la relación entre los pacientes y sus médicos, la comunicación oportuna y realizada con las técnicas adecuadas ha demostrado que mejora los resultados, tales como mejoría de la calidad de vida, disminución de depresión, mejor adherencia e incluso mejoría de la sobrevida[3]. Esto es aún más importante en PM con multimorbilidad, deterioro de la funcionalidad, con demencia o con diagnóstico de enfermedades como el cáncer.

¿Estamos comunicando adecuadamente y realizando planificación del cuidado?

Iniciar conversaciones de preferencias al final de la vida o acerca de qué decisiones tomar en caso de que las cosas no anden bien, no es fácil. Nadie enseñó a los médicos a tener este tipo de conversaciones. Por otro lado, la familia evita hablar de estos temas, "hay que pensar positivo", "seguro te vas a poner bien, no te preocupes", principalmente para proteger al paciente, porque no desean que sufra o no quieren que se deprima. Esto solo genera que el paciente se aísle y no pueda plantear sus preocupaciones ni a su familia ni al equipo de salud. Por lo anterior, ocurre que "siempre es demasiado pronto, hasta cuando ya es demasiado tarde".

Lamentablemente, según datos norteamericanos, hoy estas discusiones de planificación son infrecuentes, tardías y limitadas. **Infrecuentes,** menos de 1/3 de los pacientes con diagnóstico de etapa de fin de vida informó una discusión de los objetivos del cuidado (ni precozmente ni avanzada la enfermedad). **Tardías**, en pacientes con cáncer avanzado (que es el área donde más se planifica cuidados al final de la vida) la primera discusión de objetivos del cuidado de fin de vida ocurrió 33 días antes de la muerte de los pacientes, la mayoría en el hospital. **Limitadas**, las conversaciones a menudo abordan temas como la opción de reanimación cardiopulmonar, ingresos a unidades de cuidados intensivos o procedimientos invasivos y no elementos claves como la calidad de vida[4-5-6].

En el estudio SUPPORT, se evidencia que los médicos y los sustitutos a menudo desconocen las preferencias de los pacientes gravemente enfermos. La atención brindada a los pacientes a menudo no es consistente con sus preferencias y a menudo se asocia con otros factores además de las preferencias o pronósticos[7].

¿Qué es la planificación del cuidado y objetivos terapéuticos?

Son las **conversaciones que tenemos con nuestros pacientes** y en algunas ocasiones con sus familias en donde **se evalúan las preferencias del paciente y estas se conectan con el pronóstico y opciones terapéuticas acordes a este pronóstico**. En general y por definición deberían realizarse ANTES de tener que tomar una decisión médica urgente. Es un proceso en el cual los pacientes consideran opciones para las decisiones de salud futuras e identifican sus deseos. El objetivo de la planificación es que los pacientes reciban **manejo médico alineado a sus preferencias**[1]. Esto puede ocurrir en diferentes escenarios (hospital, ambulatorio, etc.)[8].

Para realizar una buena y efectiva planificación del cuidado, necesitamos por sobre todo una buena comunicación capacitando a los médicos y proveedores de los cuidados de salud. Proporcionar las técnicas y habilidades para poder conversar acerca del futuro y pronóstico del paciente. Sabemos que en este sentido navegamos en un espacio de alta incertidumbre y eso frecuentemente no es cómodo para los médicos que tienen la labor de planificar[6]. Es frecuente que se evite conversar del tema y no se aborde a tiempo. El riesgo de esto, es que al llegar el momento (ej. el paciente se hospitaliza o tengamos que tomar decisiones acerca del manejo) la toma de decisiones sea bajo presión y muchas veces es la familia la que termina con la responsabilidad de decidir por el paciente. Y lo que es más significativo, no necesariamente la decisión está alineada con los deseos del paciente.

Hablar de pronóstico y cultivar la conciencia pronóstica es clave. Esto facilita y favorece la toma de decisiones, la calidad de vida del paciente y de su familia[9]. Hoy sabemos que la mayoría de los pacientes desea recibir una información completa acerca de su diagnóstico, pronóstico y tomar decisiones en forma compartida con su equipo médico. Por lo que parece prioritario, por una parte, conocer las necesidades y preferencias de información de los pacientes y, si el paciente desea recibir esta información, poder entregarla de manera adecuada[10].

¿Cuánta información desea o necesita saber mi paciente?

Con respecto a las preferencias de información, cada paciente es diferente y sus necesidades de información también lo son. Es importante que el médico tenga en cuenta que dado que cada persona es diferente, tendrán una agenda y preocupaciones variables, por lo cual debemos indagar en la agenda de cada paciente. Si acostumbramos a hacer las mismas preguntas y tocar los mismos temas con todos nuestros pacientes, con seguridad no todos los pacientes saldrán tan satisfechos de haber podido expresar sus preocupaciones.

Hoy sabemos que el 80% de los pacientes manifiestan que en caso de padecer una enfermedad grave les gustaría tener con su médico una conversación sobre los cuidados al final de la vida. Solo el 7% ha tenido esta conversación(11).

Existen datos que muestran que el nivel de educación, estado funcional y país de origen influyen en el tipo de toma de decisiones. En general, países desarrollados o en vías de desarrollo tienden a ser menos pasivos en la toma de decisiones(12), esto quiere decir que prefieren que otros tomen las decisiones por ellos.

¿Cómo inicio la conversación con los pacientes?

Se sugiere realizar al paciente preguntas abiertas:

- ¿Cuánta información maneja de su enfermedad?
- ¿Cuánta información desea manejar de su enfermedad?
- ¿Necesita todos los detalles, o prefiere una visión más global?

Esto nos permite abrir la conversación y saber en qué punto está situado el paciente. Otro punto importante a la hora de evaluar las preferencias de información, es preguntar a los pacientes si desean recibir solos la información importante o prefieren estar acompañados. Sabemos que en Chile y Latinoamérica la familia es muy importante. Es frecuente que en las PM, sean los hijos u otros familiares los que se responsabilizan de la toma de decisiones. Si el paciente está de acuerdo con que los responsables de la toma de decisiones sean su familia, entonces no hay problema. Pero debemos estar seguros de que el paciente, si es competente, ha dado esa responsabilidad a terceros. Muchas veces es útil preguntar quién tomaría las decisiones en caso que el paciente pierda la capacidad de poder hacerlo. Esto último es clave en patologías como la demencia, en donde tendrán que ser otros los que decidan por ellos.

¿En qué momento deberíamos comenzar a planificar el cuidado con nuestros pacientes?

Actualmente, los datos existentes en cuanto a la planificación precoz del cuidado, principalmente en el área oncológica, demuestran una asociación muy consistente entre el retraso de la planificación y malos resultados al final de la vida. Un número importante de evidencia demuestra que las discusiones tempranas sobre los objetivos del cuidado de enfermedades graves (no solo cáncer) muestran resultados beneficiosos para los pacientes, sin efectos adversos asociados[13].

Existe también evidencia que en las PM con enfermedad cardiaca y multimorbilidad, la planificación del cuidado debería iniciarse al diagnóstico y anualmente, cuando se presente alguna exacerbación, deterioro clínico, funcional o necesidad de apoyo más invasivo[2].

Por lo anterior, es recomendable que los médicos que atienden a PM que presenten enfermedades graves, puedan iniciar la planificación de los cuidados de manera temprana. Idealmente en forma ambulatoria, cuando la enfermedad o sus síntomas estén controlados.

Si aún no hemos iniciado las conversaciones y no sabemos si es un buen momento para tenerlas, utilizar la pregunta sorpresa puede ayudar: –¿Te sorprendería si el paciente falleciera en los próximos 12 meses?–. Si la respuesta es no, quiere decir que el paciente necesita iniciar estas conversaciones lo antes posible[14-15].

Además se puede evaluar el riesgo del paciente de fallecer en los próximos meses, existen variados *score* pronósticos en geriatría que pueden ayudar a su estimación. Si esta estimación acorta la expectativa de vida, entonces también es momento de tener estas conversaciones.

Otro punto importante es valorar la funcionalidad y deterioro progresivo del paciente, si su funcionalidad se ha visto perjudicada o sabemos que puede ir deteriorándose con el tiempo, debemos plantearnos tener estas conversaciones pronto, independiente del pronóstico en términos de tiempo.

¿Cuáles son los beneficios de la planificación precoz de los objetivos del cuidado?

Las conversaciones tempranas acerca de los objetivos del cuidado y preferencias del paciente ayudan a tener una mejor atención médica de las patologías centrada en el paciente, así como una mayor sensación de control por parte del paciente, mejor calidad de vida y satisfacción del paciente y de su familia, menor cantidad de hospitalizaciones, menor cantidad de muertes en el hospital o procedimientos invasivos al final de la vida y disminución del estrés y ansiedad en los familiares posterior al fallecimiento del paciente[1-4-5-6].

¿Cómo debo iniciar estas conversaciones de planificación?

La mayoría de las conversaciones sobre objetivos del cuidado comparten una estructura similar:

1. Opciones médicas y pronóstico (donde el experto es el médico).
2. Preferencias y valores del paciente (donde el experto es el paciente).
3. Síntesis y recomendación (donde se planifican opciones médicas en función de las preferencias del paciente)[16] (FIGURA 1).

FIGURA 1

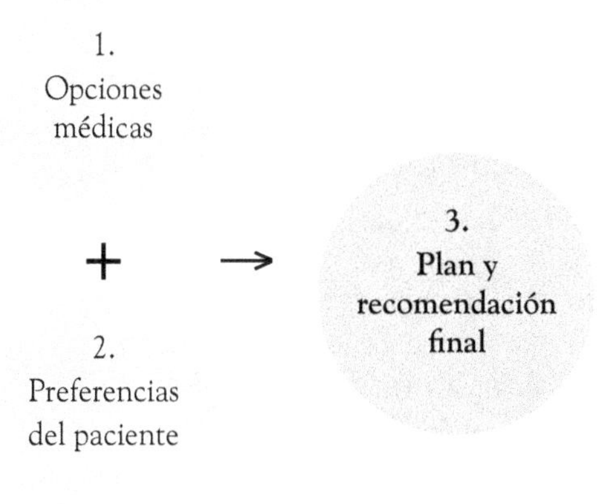

En el primer punto es clave evaluar cuáles son las opciones médicas reales que es posible ofrecer a nuestro paciente. Por ejemplo, en el caso de un paciente con demencia debemos evaluar cuál es su condición actual, estado funcional, comorbilidades asociadas, otros síndromes geriátricos asociados, etc. En esta etapa debemos obtener información de la ficha clínica, escalas pronósticas o de funcionalidad, idealmente del tratante si la hubiese o de los diferentes especialistas que puedan aportarnos información para poder estimar cuál es el pronóstico de nuestro paciente. De acuerdo a este pronóstico vamos a decidir qué opciones terapéuticas son razonables de ofrecer y cuáles no. No es recomendable ofrecerle todas las opciones médicas existentes al paciente, porque claramente él no conoce cuáles son los riesgos y potenciales daños asociados a todas estas intervenciones.

En el punto dos, debemos conocer a nuestro paciente, entender cuáles son sus preferencias y a qué cosas no está dispuesto a someterse. Son preocupaciones frecuentes con respecto a la enfermedad el temor a sentir dolor, a perder la independencia, a ser una carga para el resto de la familia, etc. Entender cuáles son sus preocupaciones, nos va a orientar mejor a cuáles son los límites a la hora de hacer la recomendación. En el mismo caso del paciente con demencia, si aún es capaz de conectarse, es muy bueno tener este tipo de conversaciones, ya que habitualmente sienten mucho temor de ser una carga para su familia y esto definitivamente va a ayudar al médico y a sus familiares a la hora de tomar decisiones cuando la enfermedad esté más avanzada.

Finalmente, debemos recoger lo que nos manifiesta el paciente y cruzarlo con las opciones que antes habíamos pensado, basándose ahora en lo que el paciente necesita. Es así como, por ejemplo, si su mayor preocupación es ser dependiente y con esto ser una carga para su familia, entonces se puede acordar en que en caso de que la situación empeore y se vuelva dependiente, se intentará no realizar procedimientos que puedan prolongar esta etapa. Al hacer referencia en nuestra recomendación a lo que el paciente desea, ya no estamos imponiendo un manejo, sino que estamos involucrando directamente a la persona. Esto hace que el paciente sienta algo de control de la situación y sin duda esto ayuda a llegar más fácil a acuerdos con él y su familia.

¿Qué hacemos ahora con toda la información, y con los acuerdos a los que hemos llegado?

Es sumamente importante documentar claramente las conversaciones de planificación del cuidado. Esto debería ser igual que un procedimiento invasivo, se debe anotar en la ficha clínica o electrónica (dependiendo del centro). En esta documentación debe quedar escrito cuáles son las preferencias del paciente (si es necesario se pueden usar sus propias palabras) y a las conclusiones que se llegaron luego de la conversación. Hoy en día en Chile las voluntades anticipadas no son legales. Sin embargo, la documentación en la ficha clínica puede ayudar a realizar un manejo mucho más centrado en las preferencias del paciente.

Por último, es importante señalar que las discusiones de la planificación del cuidado son un proceso, por lo cual muchas veces vamos a necesitar más de una sesión para lograr llegar a una conclusión y recomendación. Sea como sea, si sabemos lo importante que esto es en la atención de salud de nuestros pacientes, podremos entender que es necesario y urgente comenzar a realizarlo lo antes posible.

Puntos clave

Planificación de los objetivos del cuidado en el adulto mayor

- ¿Quién se beneficia?
  - Todos los pacientes
- ¿En qué momento debo iniciar estas conversaciones?
  - Lo más precoz posible.
  - Si el paciente tiene pronóstico menor a 1 año o su funcionalidad se irá deteriorando con tiempo, es más urgente iniciar pronto
- ¿Por qué es importante?
  - Centra la atención en el paciente
  - Mejora calidad de vida del paciente y de su familia
  - Existe mejor adecuación de la terapia acorde a las preferencias del paciente

- ¿Qué debo hacer?
  1. Debo conocer las preferencias de información del paciente y si desea incorporar a su familia o cuidadores a la conversación
  2. Evaluar las opciones terapéuticas del paciente de acuerdo a su pronóstico.
  3. Debo conocer las preferencias del paciente con preguntas tales como: ¿Qué es importante para ud.?, ¿Qué le preocupa del futuro con respecto a su enfermedad?, ¿Qué cosas no está dispuesto a hacer?, etc.
  4. Realizar síntesis y recomendación de acuerdo a las opciones terapéuticas y pronóstico del paciente
  5. Documentar en la ficha clínica o donde corresponda para que quede registro.

Referencias

1. Guiding principles for the care of older adults with multimorbidity: an approach for clinicians: American Society Expert Panel on the care of older adults with multimorbidity. J Am Geriatr Soc 2012;60 (10): E1-25.
2. Hillary D. Lum. Advance care planning and goals of care communication in older adults with cardiovascular disease and multi-morbility. Clin Geriatr Med 2016.
3. Temel. Early palliative care for patients with metastasic Non-Small-Cell Lung Cancer. NEJM 2010; 363:733-742).
4. Mack. End-of-life discussions, Goal Attainment, and Distress at the End of life: Predictors and Outcomes of Receipt of Care Consistent With Preferences. J Clin Oncol 2010: 28:1203-1208.
5. Wright. Associations between End-of-life discussions, Patient Mental Health, Medical Care Near Death, and Caregiver Bereavement Adjustment. JAMA 2008; 300(14):1665-1673
6. Detering. The impact of advance care planning on end of life care in elderly patients: randomized controlled trial. BMJ 2010;340:c1345
7. Communication and Decision-Making in Seriously Ill Patients: Findings of the SUPPORT Project. Kenneth E. Covinsky J Am Geriatr SOC 48:S187-S193,2000.
8. John J You, CMAJ 2014
9. Vicky Jackson MD, Juliet Jacobsen. The cultivation of prognostic awareness through the provision of early palliative care in ambulatory setting: A communication guide. JPM vol 16, n 8, 2013.
10. ¿Cuánta información desean recibir y cómo prefieren tomar sus decisiones pacientes con cáncer avanzado atendidos en una Unidad del Programa Nacional de Dolor y Cuidados Paliativos en Chile? Alejandra Palma. Rev Med Chile 2014; 142: 48-54).
11. Survey of californians by the california Heathcare Foundation 2012
12. Sriram Yennurajalingam. Decisional control preferences among patients with advanced cancer: An international multicenter cross-sectional survey Palliative Medicine 2018, Vol. 32(4)870-880).

13. Rachelle E, Bernacki, MD Communication About Serious Illness Care Goals A Review and Synthesis of Best Practices. JAMA InternMed.2014; 174(12).
14. Lynn & Adamnson. Living Well at the end of Life. Adapting health Care to serious Chronic Illness in Old Age. RAND 2003
15. Morrinson & Meier. Autonomy Reconsidered NEJM 2002; 346:1087-1089.
16. Jacobsen. "I'd Recommend..." How to incorporate your Recommendation into shared dicision making for patients with serious illness. JPSM 2018:55 (1224-1230).

SÍNDROMES GERIÁTRICOS

FRAGILIDAD Y SARCOPENIA

Stefany Bórquez y Marcela Carrasco

¿Qué es la fragilidad?

La fragilidad es un síndrome clínico asociado al envejecimiento que representa uno de los mayores desafíos de salud pública. Se caracteriza por la disminución de funciones fisiológicas en distintos sistemas, lo cual genera una reserva disminuida frente a estresores (enfermedad aguda, intervención quirúrgica, trauma, entre otros), aumentando la susceptibilidad y vulnerabilidad de una persona que la predispone al desarrollo de resultados negativos en salud, tales como la dependencia e incluso la muerte[1,2]. Es una entidad continua y dinámica: una persona puede pasar de un estado robusto a frágil frente a un evento mayor (por ejemplo, una hospitalización prolongada), pero también es potencialmente reversible, ya sea de manera espontánea o a través de intervenciones específicas.

Aunque es frecuente que coexistan e interactúen, la fragilidad no debe confundirse con discapacidad ni con multimorbilidad, ya que son tres conceptos diferentes[3]. La fragilidad precede a la discapacidad (pudiendo coexistir posteriormente) y la multimorbilidad es menos dinámica. A pesar de la asociación, hasta un 25% de las personas mayores (PM) frágiles no presentan comorbilidad ni discapacidad y no todas las PM desarrollan fragilidad, incluso en edades avanzadas[4].

¿Cuáles son sus factores de riesgo?

Esta condición clínica puede ocurrir en cualquier etapa de la vida, pero es más frecuente a medida que aumenta la edad. Se han descrito diversos factores de riesgo para el desarrollo de fragilidad, entre ellos destacan: edad avanzada, sexo femenino, malnutrición, obesidad, sedentarismo, polifarmacia, tabaquismo, consumo abusivo de alcohol, aislamiento social/soledad, bajo nivel socioeconómico, bajo nivel de educación y pertenecer a una minoría étnica[4].

¿Por qué se produce la fragilidad?

Si bien aún es un tema en investigación, la información actual plantea que la fragilidad sería la expresión de la desregulación de los sistemas de respuesta frente al estrés, tales como los sistemas endocrino (aumento de cortisol, disminución de hormona del crecimiento, factor de crecimiento insulínico 1, sulfato de deshidroepiandrosterona y vitamina D), sistema inmune (exposición crónica a mediadores inflamatorios) y sistema metabólico (alteración del metabolismo de la glucosa). A esto se suman los cambios relacionados a la edad (pérdida de masa y fuerza muscular, cambios mitocondriales), predisposición genética, exposiciones ambientales y el efecto de enfermedades crónicas[(1,5)].

¿Cuáles son los modelos conceptuales?

En la actualidad existen principalmente dos modelos conceptuales que intentan explicar la fragilidad, sustentando las bases para el diagnóstico de esta condición en la práctica clínica.

- **Fragilidad física o fenotipo de fragilidad**, también llamado *Cardiovascular Health Study Index*: descrito por L. Fried y sus colaboradores en el año 2001[2], utilizando la cohorte del *Cardiovascular Health Study*, estudio que reclutó a más de 5.000 estadounidenses de ambos sexos, de 65 años o más. Se construyó una hipótesis en torno a la identificación de ciertas manifestaciones clínicas (fenotipo) que contribuirían al desarrollo de la fragilidad y permitirían identificar el síndrome; este fenotipo se detalla en la TABLA 1. Los criterios más prevalentes son la debilidad y la lentitud. Por otra parte, se ha descrito que el primer síntoma de la fragilidad física en aparecer es la fatiga, mientras que el último es la baja de peso. Una vez manifestado este último síntoma, sería más difícil revertir el estado de fragilidad y la pérdida de funcionalidad[(6)].
- **Fragilidad por acumulación de déficits** (índice de fragilidad y escala de fragilidad clínica)[7]: grupo de trabajo liderado por K. Rockwood, basado en la cohorte del *Canadian Study of Health and Aging* (1991), estudio que reclutó a más de 9.000 personas en Canadá, de ambos sexos y de 65 años o más. Este enfoque identifica a PM frágiles a través de la presencia y severidad de comorbilidades, limitación de funcionalidad y signos físicos, dentro de una lista de 70 déficits. El índice resulta de la división del número de déficits presentes *versus* los déficits evaluados (al menos 30), generando un espectro de fragilidad entre 0 (robusto) y 1 (máxima fragilidad). A pesar de que no fue concebida como una variable dicotómica, se ha propuesto un valor de corte en 0,25 para definir fragilidad[(8)]. Debido a la dificultad en su implementación práctica, posteriormente se construyó una escala basada en el juicio clínico (*Clinical Frailty Scale*[7]), la que presenta una buena correlación con respecto al índice anterior, fácil de usar y que predice mortalidad.

TABLA 1 • FENOTIPO DE FRAGILIDAD.

Baja de peso	Pérdida del 5% del peso basal o 4,5 kg o más en el último año, de manera involuntaria.
Debilidad	Resultado de la prueba de fuerza de agarre con dinamómetro en el percentil 20 más bajo, ajustado por sexo e índice de masa corporal.
Fatiga/agotamiento	Autorreporte a través de dos preguntas: "¿Cuán a menudo en la última semana sintió que todo lo que hacía era un esfuerzo?" y "¿Cuán a menudo en la última semana sintió que no podía ponerse en marcha o seguir adelante?". La respuesta a estas preguntas puede ser: 0 (nunca o raramente, menos de un día); 1 (muy pocas o algunas veces, 1 o 2 días); 2 (varias veces, 3 o 4 días) o 3 (la mayor parte del tiempo).
	Si la respuesta es 2 o 3, se considera presente este criterio.
Baja actividad física	Resultado del cálculo de gasto energético secundario a actividad física (basado en el autorreporte) en el percentil 20 más bajo, ajustado por sexo (hombres <383 kcal/semana, mujeres <270 kcal/semana).
Lentitud de la marcha	Resultado del tiempo de caminata de 4,5 metros en el percentil 20 más bajo, ajustado por sexo y talla.
0 puntos: Robustez; 1-2 puntos: Prefragilidad; 3-5 puntos: Fragilidad	

Fuente: Fried *et al*[2].

La escala modificada muestra ilustraciones del 1 al 9, describiendo a la persona como robusta o muy en forma (1), viviendo con fragilidad muy leve (4), viviendo con fragilidad muy severa (8) y enfermo terminal (9), cuyo pronóstico y estado basal de fragilidad se encuentran supeditados a la patología de base[9]. Se han desarrollado herramientas para facilitar el uso de este instrumento por personas con menos experiencia o entrenamiento, como un algoritmo o árbol de decisión[10] y una aplicación para teléfonos inteligentes ("*Clinical Frailty Scale*", disponible en tiendas virtuales para dispositivos Android y iPhone).

¿Cuál es la prevalencia de la fragilidad?

La prevalencia de fragilidad va a depender del instrumento que se utilice para su diagnóstico. En Europa, se estima una prevalencia de fragilidad física de un 15% en personas de 65 años o más[11] y de 25% en personas de 85 años o más[12], ambos grupos viviendo en la comunidad. En Chile, existen datos de la cohorte ALEXANDROS que reclutó a más de 2.000 personas de 60 años o más (67% sexo femenino), residentes en

Santiago de Chile. Según la definición de fenotipo de fragilidad, la prevalencia total de fragilidad en la cohorte fue de 13,9%, siendo mayor en mujeres que en hombres (16,4% *versus* 8,7%) y aumentando la prevalencia con la edad (13,3% en 60-69 años *versus* 24,3% en 80 años o más)[13].

¿A qué eventos adversos se asocia?

La fragilidad se ha asociado a diversas consecuencias negativas, tales como el aumento de la mortalidad, hospitalización, institucionalización y peor calidad de vida. Además, las personas con fragilidad tienen más riesgo de deterioro funcional, dependencia, caídas, fracturas, deterioro cognitivo y aislamiento. La fragilidad aumenta la ocurrencia de eventos adversos en distintos escenarios y enfermedades, incluyendo pacientes con enfermedad renal crónica, aquellos hospitalizados en unidades de cuidados intensivos, pacientes sometidos a cirugías (general, de trasplante renal o cardiovascular) y aquellos con patologías oncológicas, incluso después de ajustar los resultados por comorbilidades. Dado lo anterior, se ha visto que la fragilidad conlleva un aumento del uso de recursos y costos en salud[1,4].

¿Cómo se hace el diagnóstico de fragilidad?

Debido a la alta prevalencia, su asociación con desenlaces adversos y potencial reversibilidad, es importante realizar el tamizaje y diagnóstico de fragilidad para desarrollar un plan de intervención y modificar sus consecuencias. Como recomendación de la *International Conference on Frailty and Sarcopenia Research* (ICFSR)[6], se sugiere realizar tamizaje de fragilidad en toda persona de 65 años o más, especialmente en atención primaria.

Existen distintos instrumentos para pesquisar fragilidad, entre los que destacan la ***Clinical Frailty Scale***[7], la escala **FRAIL**[14] (Tabla 2) y la escala de fragilidad de Edmonton[15].

Tabla 2 • Escala FRAIL.

F (Fatiga)	Presencia de fatiga autorreportada
R (Resistencia)	Incapacidad para subir un piso de escaleras
A (Ambulación)	Incapacidad para caminar una cuadra
I (Illnesses: enfermedades)	Presencia de más de 5 patologías
L (Loss of weight: baja de peso)	Pérdida de peso mayor al 5% del basal en 6 meses
0 puntos: Robustez; 1-2 puntos: Prefragilidad; 3-5 puntos: Fragilidad	

Fuente: van Kan *et al*[14].

Independiente del método de tamizaje utilizado, de salir positivo se recomienda realizar una valoración geriátrica integral para confirmar el diagnóstico de fragilidad e intervenir los factores de riesgo identificados. Además, se recomienda profundizar en el diagnóstico diferencial de las posibles causas que comparten síntomas y signos con esta. Por ejemplo, en caso de fatiga o debilidad, se debe investigar la presencia de depresión, síndrome de apnea obstructiva del sueño, hipotensión ortostática, insuficiencia cardiaca o respiratoria, anemia o trastornos endocrinológicos (hipo e hipertiroidismo, insuficiencia suprarrenal), enfermedad de Parkinson o accidentes vasculares, neoplasias y eventos secundarios a polifarmacia. Si existe baja de peso, será importante evaluar el apetito y la ingesta, problemas de salud oral, disfagia, acceso a alimentos, consumo de alcohol, uso de medicamentos anorexígenos, neoplasias, entre otros. Como estudio de laboratorio inicial, se sugiere realizar hemograma y velocidad de eritrosedimentación (VHS), perfil bioquímico (proteínas totales, albúmina, glicemia, calcemia), función renal, hormona estimulante de tiroides (TSH) y niveles de vitaminas D y B12[1,6].

¿Cuáles son las intervenciones de manejo recomendadas?

Si se concluye que no hay otra causa que explique los síntomas y se hace el diagnóstico definitivo de fragilidad, se sugiere trazar un plan de manejo integral e interdisciplinario, incluyendo personal de enfermería, kinesiología, nutrición, terapia ocupacional y trabajo social. Este debe ser centrado en el paciente, evaluando constantemente necesidades de cuidado no cubiertas. El objetivo de las intervenciones es mejorar la calidad de vida, el estatus funcional y la salud global de la persona, tanto a corto como a largo plazo.

Dependiendo del grado de fragilidad, se deben establecer metas de cuidado y expectativas de recuperación ajustados para cada individuo, intentando mantener la continuidad del cuidado entre los distintos niveles asistenciales. Además, es importante tomar en cuenta las preferencias del paciente y su familia en las decisiones sobre el tratamiento. La importancia de la detección temprana y un manejo adecuado radica en que incluso en estadios más precoces o leves de fragilidad, existe el potencial para revertir esta condición[6].

La evidencia apoya la efectividad de intervenciones en tres ejes para manejar pacientes con fragilidad en el ámbito ambulatorio: ejercicio, nutrición y valoración geriátrica integral. No obstante, la calidad y certeza de la evidencia aún es baja, debido a problemas metodológicos de los estudios[6,16]. A continuación, se detallan recomendaciones sobre estas intervenciones:

- Actividad física: se recomienda realizar un programa de actividad física multicomponente, que incluya ejercicios aeróbicos, de equilibrio y resistencia[6]. Esta ha demostrado ser efectiva y mejorar la fuerza muscular, equilibrio, marcha, funcionalidad y disminuir caídas[17,18,19], incluso en PM con fragilidad severa con adherencia parcial al programa[20]. No está claro la intensidad ni frecuencia óptima, pero en general debe ser persistente en el tiempo. El ejercicio grupal también sería beneficioso[21]. Se han desarrollado programas específicos de ejercicio enfocados en fragilidad, uno de ellos es *VIVIFRAIL*, el cual ofrece un esquema individualizado según el grado de fragilidad de la persona, con instrucciones simples para realizar en casa[22].

- Nutrición: en PM con baja de peso, es necesario evaluar factores que pudiesen estar contribuyendo a esta, tales como uso de fármacos anorexígenos, presencia de trastorno de la deglución, problemas dentales y dificultad en el acceso a la alimentación (para más información, ver capítulo: Baja de peso). En caso de existir déficit de vitamina D, se sugiere corregir y luego indicar una dosis de mantención de 800-1000 UI al día. También es importante una adecuada ingesta de proteínas (1,0-1,5 g de proteínas/kg/día), de fuentes enriquecidas en aminoácidos esenciales (principalmente leucina) y distribuidas uniformemente durante el día[23]. Solo se recomienda suplementación calórico-proteica en personas con desnutrición o baja de peso. En Chile existe el Programa de Alimentación Complementaria del Adulto Mayor (PACAM) para el apoyo nutricional de toda persona de 70 años y más que sea beneficiaria del Fondo Nacional de Salud (FONASA).
- Terapia ocupacional: su objetivo es el de mejorar la funcionalidad en actividades de la vida diaria, potenciar la participación social y la movilidad y evaluar la necesidad de adaptaciones en el hogar y entorno[24]. En Chile, si la PM requiere ayudas técnicas, el acceso a estas está garantizado a través del programa GES (Garantías Explícitas en Salud).
- En presencia de multimorbilidad, se recomienda revisar cada medicamento en uso, evaluar efectos adversos e interacciones y la necesidad de continuar cada terapia según la etapa de fragilidad y preferencias del paciente, con el objetivo de reducir la polifarmacia y ajustarse al plan de cuidados centrado en la persona[6].
- Mantención de salud oral en óptimas condiciones: las PM frágiles tienen mayor probabilidad de presentar edentulismo, menor fuerza de mordida y boca seca, lo que impacta en la adecuada nutrición y salud mental[6].
- Actualmente no existen tratamientos farmacológicos para la fragilidad[6].

En caso de pacientes con fragilidad severa, es necesario conversar con el paciente y su familia sobre el diagnóstico y pronóstico de esta condición, incluyendo la posibilidad de manejo en conjunto con el equipo de cuidados paliativos y/o atención domiciliaria, teniendo como objetivo el control de síntomas para así mejorar la calidad de vida del paciente y sus cuidadores.

¿Qué es la sarcopenia?

La sarcopenia es un trastorno del músculo esquelético generalizado y progresivo, que aumenta el riesgo de mortalidad y eventos adversos como caídas, fracturas y discapacidad física. El diagnóstico operacional más reciente de sarcopenia[25] establece que la fuerza muscular es la característica principal de esta condición clínica, definiéndose así tres categorías:

1. Sarcopenia probable: disminución de fuerza muscular, evaluada en prueba de fuerza de agarre (dinamómetro, punto de corte para mujeres <16 kg y hombres <27 kg) o prueba de *chair-stand* (tiempo para levantarse de una silla 5 veces, punto de corte >15 segundos).
2. Sarcopenia confirmada: disminución de fuerza muscular junto a disminución de cantidad o calidad muscular, evaluada como: masa muscular esquelética apendicular por DXA (absorciometría de rayos X de energía dual, punto de corte en Chile[26] para mujeres $<5{,}8$ kg/m^2 y hombres $<7{,}2$ kg/m^2), masa muscular esquelética de cuerpo completo o masa muscular esquelética apendicular medida por bioimpedanciometría, o área de musculatura lumbar en corte transversal por escáner o resonancia magnética. En caso de no contar con los métodos de diagnóstico previamente mencionados, se puede utilizar como sustituto la medición de circunferencia de pantorrilla, cuyo valor de corte para baja masa muscular es <31 cm.
3. Sarcopenia severa: disminución de fuerza muscular junto a disminución de cantidad o calidad muscular y bajo rendimiento físico, medido por: velocidad de la marcha ($\leq 0{,}8$ m/s), batería corta de rendimiento físico (Short Physical Performance Battery, SPPB, puntaje de corte ≤ 8), prueba Timed-Up-and-Go (TUG, punto de corte ≥ 20 segundos) o tiempo de caminata 400 metros (punto de corte ≥ 6 minutos o imposibilidad de completar la prueba).

En Chile, datos de prevalencia pertenecientes a la cohorte ALEXANDROS (mencionada previamente) muestran que de 1.006 personas mayores de 60 años o más sin discapacidad (68,3% mujeres), el 19,1% presenta sarcopenia (según criterios EWGSOP 2010), sin diferencia entre sexos (19,4% hombres y 18,9% mujeres) y que aumenta con la edad (13,3% en 65 a 70 años *versus* 38,5% en 80 años o más)[(27)]. Según los nuevos criterios EWGSOP 2018, la prevalencia en esta misma población disminuye a un 10,5%, con un 14% en hombres y 9% mujeres, manteniéndose la tendencia del aumento de prevalencia con la edad, observándose un 3,1% en personas de 60 a 69 años *versus* un 20,7% en 80 años o más[(28)].

¿Cómo enfrentamos la sarcopenia?

El algoritmo de la *European Working Group on Sarcopenia in Older People 2* (EWGSOP 2[25]) describe cuatro pasos para el manejo de la sarcopenia, los cuales son: encontrar el paciente (sospecha clínica), evaluar (fuerza muscular), confirmar (cantidad o calidad muscular) y determinar severidad (rendimiento físico). No obstante, en la práctica clínica basta con el diagnóstico de sarcopenia probable para la evaluación de causas secundarias e iniciar intervenciones.

La sarcopenia se relaciona con la fragilidad física, por lo que se recomiendan las mismas intervenciones para su manejo, siendo fundamental la realización de actividad física (entrenamiento basado en resistencia), asegurar una ingesta óptima de proteínas y la corrección de niveles insuficientes de vitamina D[(6,25,29)].

Puntos clave

- La fragilidad se caracteriza por el declive del funcionamiento fisiológico de los sistemas biológicos, lo que genera una reserva y resistencia disminuida frente a estresores, aumentando la susceptibilidad y vulnerabilidad de una persona que la predispone al desarrollo de resultados negativos en salud. Es una entidad continua y dinámica.
- En la actualidad existen dos principales modelos conceptuales que intentan explicar la fragilidad: fragilidad física o fenotipo de fragilidad y fragilidad por acumulación de déficits.
- Se sugiere realizar tamizaje en toda persona de 65 años o más. Existen distintos instrumentos para esto, dentro de los recomendados están la *Clinical Frailty Scale* y la escala FRAIL.
- Una vez hecho el diagnóstico de fragilidad, se sugiere trazar un plan de manejo integral e interdisciplinario, centrado en el paciente, con el objetivo de mejorar la calidad de vida, el estatus funcional y la salud global, a corto y largo plazo. Dentro de las intervenciones terapéuticas se encuentran la realización de actividad física multicomponente, mantención de una nutrición y salud oral adecuadas, garantizar una ingesta mínima de proteínas, corrección de niveles insuficientes y suplementación de vitamina D y reducir la polifarmacia.
- La sarcopenia es un trastorno del músculo esquelético generalizado y progresivo, que aumenta el riesgo de mortalidad y eventos adversos. El diagnóstico operacional la clasifica en sarcopenia probable, sarcopenia confirmada y sarcopenia severa, basado en la disminución de fuerza muscular, cantidad o calidad muscular y bajo rendimiento físico. Las intervenciones se basan en las mismas recomendaciones que aquellas para el manejo de la fragilidad.

¿Dónde profundizar?

- **Fragilidad:**
  - Guía internacional para la práctica clínica sobre la identificación y manejo de la fragilidad física de la International Conference on Frailty and Sarcopenia Research, año 2019. Disponible en: J Nutr Health Aging. 2019; 23(9): 771-787
  - Guía de buena práctica clínica en Geriatría: Fragilidad y Nutrición en el Anciano, de la Sociedad Española de Geriatría y Gerontología, año 2014. Disponible en: https://www.segg.es/media/descargas/GBPCG_Fragilidad_y_nutricion_en_el_anciano.pdf
- **Sarcopenia**
  - Guía internacional para la práctica clínica sobre el tamizaje, diagnóstico y manejo de sarcopenia, de la International Conference on Frailty and Sarcopenia Research, año 2018. Disponible en: J Nutr Health Aging. 2018; 22(10): 1148-1161 .

Referencias

1. Walston JD. Frailty. En: Schmader KE, Givens JG (ed). UpToDate [Internet]. Waltham (MA): UpToDate Inc; 2020 [actualizado 11 marzo 2020, citado 10 abril 2020]. Disponible en: https://www.uptodate.com/contents/frailty
2. Fried LP, Tangen CM, Walston J, Newman AB, Hirsch C, Gottdiener J, *et al*. Frailty in older adults: evidence for a phenotype. J Gerontol A Biol Sci Med Sci. 2010; 56(3): M146-M157
3. World Health Organization & World Bank. World report on disability 2011 [Internet]. Malta: World Health Organization; 2011 [citado 10 abril 2020]. Disponible en: https://apps.who.int/iris/handle/10665/44575
4. Hoogendijk EO, Afilalo J, Ensrud KE, Kowal P, Onder G, Fried LP. Frailty: implications for clinical practice and public health. The Lancet. 2019; 394(10206): 1365-1375.
5. Clegg A, Young J, Iliffe S, Rikkert MO, Rockwood K. Frailty in elderly people. The Lancet. 2013; 381(9868): 752-762.
6. Dent E, Morley JE, Cruz-Jentoft AJ, Woodhouse L, Rodríguez-Mañas L, Fried LP, *et al*. Physical frailty: ICFSR International Clinical Practice Guidelines for Identification and Management. J Nutr Health Aging. 2019; 23(9): 771-787.
7. Rockwood K, Song X, MacKnight C, Bergman H, Hogan DB, McDowell I, *et al*. A global clinical measure of fitness and frailty in elderly people. CMAJ. 2005; 173(5): 489-495.
8. Rockwood K, Andrew M, Mitnitski A. A comparison of two approaches to measuring frailty in elderly people. J Gerontol A Biol Sci Med Sci. 2007; 62(7): 738-743.
9. Rockwood K, Theou O. Using the Clinical Frailty Scale in Allocating Scarce Health Care Resources. Can Geriatr J. 2020; 23(3): 254-259.

10. Theou O, Pérez-Zepeda MU, van der Valk AM, Searle SD, Howlett SE, Rockwood K. A classification tree to assist with routine scoring of the Clinical Frailty Scale. Age Ageing. 2021; Feb 19. doi: 10.1093/ageing/afab006. [Epub ahead of print]
11. O'Caoimh R, Galluzzo L, Rodriguez-Laso A, Van der Heyden J, Ranhoff AH, Lamprini-Koula M, *et al.* Prevalence of frailty at population level in European ADVANTAGE Joint Action Member States: a systematic review and meta-analysis. Ann Ist Super Sanita. 2018; 54(3): 226-38.
12. Collard RM, Boter H, Schoevers RA, Oude Voshaar RC. Prevalence of frailty in community-dwelling older persons: a systematic review. J Am Geriatr Soc. 2012; 60(8): 1487-92.
13. Albala C, Lera L, Sanchez H, Angel B, Márquez C, Arroyo P, et al. Frequency of frailty and its association with cognitive status and survival in older Chileans. Clin Interv Aging. 2017; 12: 995.
14. Van Kan GA, Rolland YM, Morley JE, Vellas B. Frailty: toward a clinical definition. J Am Med Dir Assoc. 2008; 9(2): 71-72.
15. Rolfson DB, Majumdar SR, Tsuyuki RT, Tahir A, Rockwood K. Validity and reliability of the Edmonton Frail Scale. Age Ageing. 2006; 35(5): 526-9.
16. Dent E, Martin FC, Bergman H, Woo J, Romero-Ortuno R, Walston JD. Management of frailty: opportunities, challenges, and future directions. The Lancet. 2019; 394(10206): 1376-1386.
17. de Labra C, Guimaraes-Pinheiro C, Maseda A, Lorenzo T, Millán-Calenti JC. Effects of physical exercise interventions in frail older adults: a systematic review of randomized controlled trials. BMC Geriatr. 2015; 15(1): 154.
18. Giné-Garriga M, Roqué-Fíguls M, Coll-Planas L, Sitja-Rabert M, Salvà A. Physical exercise interventions for improving performance-based measures of physical function in community-dwelling, frail older adults: a systematic review and meta-analysis. Arch Phys Med Rehabil. 2014; 95(4): 753-769.
19. Cadore EL, Rodríguez-Mañas L, Sinclair A, Izquierdo M. Effects of different exercise interventions on risk of falls, gait ability, and balance in physically frail older adults: a systematic review. Rejuvenation Res. 2013; 16(2): 105-114.
20. Miller ME, Rejeski WJ, Reboussin BA, Ten Have TR, Ettinger WH. Physical activity, functional limitations, and disability in older adults. J Am Geriatr Soc. 2000; 48(10): 1264-1272.
21. Apóstolo J, Cooke R, Bobrowicz-Campos E, Santana S, Marcucci M, Cano A, *et al.* Effectiveness of interventions to prevent pre-frailty and frailty progression in older adults: a systematic review. JBI Database System Rev Implement Rep. 2018; 16(1): 140.
22. Izquierdo M. Prescripción de ejercicio físico. El programa Vivifrail como modelo. Nutr Hosp. 2019; 36(Spec No2): 50-56.
23. Schoufour JD, Overdevest E, Weijs PJ, Tieland M. Dietary protein, exercise, and frailty domains. Nutrients. 2019; 11(10): 2399.

24. De Coninck L, Bekkering GE, Bouckaert L, Declercq A, Graff MJ, Aertgeerts B. Home- and community-based occupational therapy improves functioning in frail older people: A systematic review. J Am Geriatr Soc. 2017; 65(8): 1863-1869.
25. Cruz-Jentoft AJ, Bahat G, Bauer J, Boirie Y, Bruyère O, Cederholm T, *et al.* Sarcopenia: revised European consensus on definition and diagnosis. Age Ageing. 2019; 48(1): 16-31.
26. Lera L, Angel B, Sanchez H, Picrin Y, Hormazabal MJ, Quiero A, *et al.* Validation of cut points of skeletal muscle mass index for identifying sarcopenia in Chilean older people. Nutr Hosp. 2014; 31(3): 1187.
27. Lera L, Albala C, Sanchez H, Angel B, Hormazabal MJ, Marquez C, *et al.* Prevalence of sarcopenia in community-dwelling Chilean elders according to an adapted version of the European Working Group on Sarcopenia in Older People (EWGSOP) criteria. J Frailty Aging. 2017; 6(1): 12-17.
28. Albala C. Sarcopenia: Actualización diagnóstica. Presentado en: XII Congreso Sociedad Chilena de Osteoporosis y Metabolismo Mineral; 10-11 mayo 2019; Santiago, Chile.
29. Dent E, Morley JE, Cruz-Jentoft AJ, Arai H, Kritchevsky SB, Guralnik J, *et al.* International clinical practice guidelines for sarcopenia (ICFSR): screening, diagnosis and management. J Nutr Health Aging. 2018; 22(10): 1148-1161.

SÍNDROME DE CAÍDAS

Alejandro Ceriani y Rubén Soto

¿En qué consisten las caídas?

Una caída es uno de los eventos más comunes que amenazan la independencia de las personas mayores (PM) y se define como el desplazamiento del cuerpo en forma inadvertida y súbita hacia un plano inferior, con o sin pérdida del estado de conciencia o lesión. La OMS, la define como la consecuencia de cualquier acontecimiento que precipite al paciente al suelo en contra de su voluntad(1).

Las caídas corresponden a un síndrome geriátrico, generalmente producidas por la presencia de alteraciones de múltiples dominios que comprometen la capacidad compensatoria de la PM.

¿Cuál es la importancia de las caídas?

Son un problema muy importante y de tal magnitud, que se estima que se cae una PM por segundo, y fallece, secundaria a una caída, una PM cada 20 minutos solo en Estados Unidos. De acuerdo a reportes del *Center for Disease Control and Prevention* (CDC), más de uno de cada cuatro PM de 65 años reportan una caída anualmente. La incidencia de caídas es incluso más frecuente entre aquellos mayores de 80 años y los que viven en Establecimientos de Larga Estancia (ELEAM), llegando incluso al 50% al año(2).

La mayoría de las caídas resultan en una lesión menor, mientras que un 5% a 10% de estas tienen como consecuencia una fractura, una lesión grave de tejidos blandos o un traumatismo encefalocraneano(1).

El impacto de una caída es particularmente relevante en el desarrollo de una fractura de cadera, considerando que el 90% de estas se producen en PM y que el 95% de las fracturas de caderas son consecuencia de una caída(1,3).

De aquellas PM que caen, la mitad no son capaces de levantarse sin ayuda. Este período prolongado de tiempo en el suelo se denomina "*long lie*" y está asociado a un declive en el estatus funcional(3).

Otra complicación frecuente y subdiagnosticada es el síndrome de temor a caer (STAC), que es más común en personas con antecedentes de caídas previas, que viven solas, con deterioro cognitivo, depresión o alteraciones de la marcha y equilibrio. Su aparición posterior a una fractura de cadera se ha asociado con un aumento en el riesgo de institucionalización y muerte[1,4].

¿Qué cambios asociados al envejecimiento pueden aumentar el riesgo de caídas?

La aproximación clínica para la prevención de caídas requiere conocer los cambios propios del envejecimiento que afectan el control postural y aumentan el riesgo de caídas, entre los que destacan[2,4]:

- Alteración en la sensibilidad propioceptiva de extremidades inferiores.
- Alteración de la función vestibular, por pérdida de células laberínticas, células ganglionares vestibulares y fibras nerviosas.
- Alteraciones en el sistema nervioso central, con pérdida de neuronas y alteración de neurotransmisores (dopamina) en ganglios basales.
- Declinación de la sensibilidad de barorreceptores al estímulo de hipotensión, reducción del contenido de agua corporal total y reducción en la secreción de aldosterona, que aumentan el riesgo de ortostatismo.
- Alteraciones a nivel muscular, manifestadas por:
  - Mayor contracción de músculos antagonistas, con un retardo en el inicio del movimiento.
  - Disminución de rangos articulares en extremidades inferiores.
  - Infiltración grasa a nivel de fibras musculares, con disminución de la performance física.
- Déficit visual, manifestado por disminución de la agudeza visual, percepción de profundidad, contraste y adaptación a la oscuridad.

¿Cuáles son los factores de riesgo para presentar caídas?

En las PM, las caídas generalmente se producen por una compleja interacción entre factores de riesgo intrínsecos (o específicos de la persona) y extrínsecos (o ambientales). No obstante, el objetivo primordial de la evaluación es lograr diferenciar aquellos factores potencialmente modificables de los no modificables[1].

Factores intrínsecos

- **Sarcopenia:** La debilidad muscular de extremidades inferiores es uno de los principales predictores de caídas.
- **Historia de caídas:** Una historia previa de caídas aumenta considerablemente el riesgo de caídas futuras.

- **Fractura de cadera previa:** Pacientes que ya tuvieron una fractura de cadera tienen un riesgo aumentado de presentar una nueva fractura de cadera. Entre 481 participantes del Estudio Framingham que presentaron una fractura de cadera, un 14.8% tuvo una segunda fractura durante un seguimiento a 4 años[5].
- **Alteraciones de la marcha y equilibrio:** Las alteraciones de la marcha y del equilibrio han sido identificadas en múltiples revisiones como el factor de riesgo potencialmente modificable más potente para presentar caídas. Hasta el 35% de los mayores de 75 años tienen trastornos de la marcha.
- **Hipotensión arterial:** La regulación estricta de la presión arterial sistémica es un contribuyente importante en el mantenimiento de la postura bípeda. La hipotensión postural (ortostatismo) puede producir alteración de la perfusión cerebral, lo que aumenta el riesgo de caídas.
- **Enfermedades crónicas:** Una serie de enfermedades crónicas se asocian con aumento del riesgo de caídas, entre las que destacan la enfermedad de Parkinson, el dolor crónico musculoesquelético, la artrosis de rodilla, enfermedades cerebro y cardiovasculares, diabetes, déficit visual y auditivo, entre otros.
- **Deterioro cognitivo:** Una revisión sistemática demostró que el deterioro cognitivo global y específicamente la alteración de funciones ejecutivas, se asocian con un aumento considerable en el riesgo de caídas[11-13].
- **Fármacos:** La medicación en uso es uno de los principales factores de riesgo modificables de caídas. Debe considerarse el tipo de medicamento, el número de fármacos en uso, las dosis empleadas y la poca adherencia al tratamiento. Algunos fármacos de riesgo son:
  - Drogas psicotrópicas: En un metaanálisis de 22 estudios que evaluaban el riesgo de caídas de diferentes fármacos, se encontró lo siguiente[14-17]:
    - Neurolépticos (OR 1.59, 95% IC 1.37-1.83).
    - Antidepresivos (OR 1.68, 95% IC 1.47-1.91): El uso de inhibidores selectivos de recaptura de serotonina (IRSS) no tendría ventajas comparativas frente a antidepresivos tricíclicos en relación a las caídas.
    - Hipnóticos (OR 1.47, 95% IC 1.35-1.62).
    - Benzodiacepinas (OR 1.57, 95% IC 1.43-1.72). Cabe destacar que el uso de un hipnótico Z (Zopiclona o Zolpidem), no proporciona una ventaja comparativa en el riesgo de caídas y fracturas.
  - Antihipertensivos: Vasodilatadores se asocian a un mayor riesgo de caídas (OR 1.24, 95% IC 1.01-1.50).
  - Otras drogas: Amiodarona, fármacos antimuscarínicos para la incontinencia urinaria, antihistamínicos de primera generación, relajantes musculares, opioides, insulina, entre otros, podrían aumentar el riesgo a caer.
- **Alcohol:** Bebedores problema tienen un riesgo 2 veces mayor de caídas comparado con personas que no beben.

- **Niveles de vitamina D:** En personas mayores de 65 años, bajos niveles de vitamina D (<10 ng/mL) se asociaron a mayor riesgo de sarcopenia. Las concentraciones menores a 20 ng/mL también están asociadas a peor rendimiento físico y mayor deterioro funcional[18,19].

Factores extrínsecos

- **Factores ambientales:** Entre los que destacan una mala iluminación, inadecuada disposición del mobiliario y la falta de adaptaciones en el baño, cocina y escaleras.
- **Calzado:** El calzado de mayor riesgo es el que tiene tacos y menor superficie de contacto con el suelo. También aumentan el riesgo de caídas utilizar pantuflas y andar descalzo o con calcetines.
- **Institucionalización:** Las caídas son más frecuentes en pacientes hospitalizados o que viven en residencias y están asociadas a mayor morbimortalidad que aquellas que ocurren en la comunidad. Las barandas se han asociado en algunos reportes con un aumento de daños físicos y muerte.

¿A quién estudiar?

El CDC, bajo su iniciativa STEADI (*Stopping Elderly Accidents, Deaths & Injuries*), ha publicado un algoritmo para la evaluación del riesgo de caídas (**Imagen 1**), que incluye una herramienta validada de autoevaluación del riesgo de caídas (para visualizarlo, remítase al ***Link* 1**, al final de este capítulo). Del mismo modo, la American Geriatrics Society (AGS) y la British Geriatrics Society (BGS), han aunado criterios de evaluación[2,3,6].

Para las PM que han presentado una caída, que están preocupados, tienen miedo a caer o se sienten inestables mientras están de pie o al caminar, es recomendable evaluar la marcha, fuerza y balance.

Indicaciones de evaluación multifactorial del riesgo de caídas[2,3]:

- Si la PM ha tenido dos o más caídas.
- Si presenta alteración franca del equilibrio y marcha en la evaluación.
- Antecedente de una caída con injuria o que requirió atención de urgencias y/o hospitalización producto de la caída.

¿Cómo realizamos la evaluación clínica?

Una Valoración Geriátrica Integral (VGI) exhaustiva, permitirá determinar a los pacientes con alto riesgo de caídas. Además de indagar en la presencia de factores de riesgo, es importante consignar el antecedente de caídas previas, la actividad que la persona estaba realizando al momento de caer, si hubo síntomas prodrómicos y dónde, cuándo y cómo ocurrió la caída[4].

El examen físico debe ser completo y cuidadoso, considerando la presión arterial y el pulso, con el paciente en decúbito y en bipedestación, para evaluar si existe ortostatismo. El examen segmentario, debiera incluir un examen cardiológico y neurológico completo y considerar la evaluación de pies y calzado[4].

Junto a esto, debe evaluarse la función muscular mediante diferentes pruebas como la Velocidad de la Marcha, el *Short Physical Performance Battery* (SPPB), *Up and Go test, 4-Stage Balance test, 30-Second Chair Stand Test* (prueba de sentarse y levantarse de una silla en 30 segundos), test de estancia unipodal, entre otros (TABLA 1) (*LINK* 2).

TABLA 1 • PRINCIPALES PRUEBAS PARA EVALUAR MARCHA, FUERZA Y BALANCE.

Test	Descripción	Valor de referencia
Velocidad de la marcha	Se puede medir en un corredor de 6 metros. Se le pide al sujeto que camine a velocidad normal y se mide la velocidad entre el segundo metro y el quinto, excluyendo el primer y último metro con el fin de evitar el efecto de aceleración y desaceleración.	Una velocidad menor a 1 m/s es sugerente de fragilidad y cuando disminuye bajo 0,8 m/s se asocia a un alto riesgo de caídas y dependencia[22].
Short Physical Performance Battery (SPPB)	Esta prueba evalúa la función del tren inferior. Mide balance con pies juntos, en semi tándem y tándem, velocidad de la marcha y tiempo para levantarse de una silla 5 veces.	Un puntaje menor a 9 predice de forma independiente el deterioro en actividades básicas de la vida diaria y movilidad reducida entre 1 a 6 años de seguimiento. Sus componentes de forma independiente también son predictores de caídas[1].
30-*Second Chair Stand*	Esta prueba evalúa la fuerza y resistencia de las piernas. Consiste en levantarse y sentarse en una silla sin apoya brazos y con las manos cruzadas sobre los hombros opuestos, durante 30 segundos.	El puntaje de corte que indica un mayor riesgo de caídas, varía según la edad y el género[3]: Edad: Hombre: Mujer: 60-64 < 14 < 12 65-69 < 12 < 11 70-74 < 12 < 10 75-79 < 11 < 10 80-84 < 10 < 9 85-89 < 8 < 8 90-94 < 7 < 4

Test	Descripción	Valor de referencia
Timed Up and Go (TUG)	Esta prueba puede ser utilizada para evaluar las características y velocidad de la marcha. Consiste en levantarse de una silla sin ayuda de los brazos, caminar tres metros, girar, devolverse y sentarse nuevamente.	• Puntajes de corte utilizados en el EMPAM (21): • Normal: ≤ 10 seg. • Riesgo leve de caída: 11 a 20 seg. • Alto riesgo de caída: > 20 seg.
Estación unipodal	Esta prueba consiste en pararse con los brazos cruzados sobre el tórax, apoyando las manos en los hombros, luego levantar una pierna hasta llegar a la posición de flexión de rodilla y cadera a 90 grados.	Puntajes de corte utilizados en el EMPAM, para detectar el riesgo de caídas[21]: • Normal: ≥ 5 segundos. • Alterado: < 4 segundos.

* EMPAM: Examen de Medicina Preventiva del Adulto Mayor.

Desde el punto de vista de los exámenes, no hay una evaluación diagnóstica estándar a realizar en un paciente con historia de caídas o alto riesgo de caer. El laboratorio general debe incluir hemoglobina, BUN, creatinina y glicemia, que pueden ayudar a excluir anemia, deshidratación o diabetes descompensada. No hay evidencia que respalde el uso rutinario de monitoreo con holter de ritmo en individuos que han caído y la decisión de realizar un ecocardiograma, imagen cerebral o estudios radiográficos debieran ser guiados por los hallazgos en la evaluación.

¿Cómo se previenen las caídas?

Múltiples estudios de intervenciones preventivas se han realizado, incluyendo programas para optimizar fuerza y equilibrio, programas educacionales, optimización de la medicación y modificaciones ambientales en casas e instituciones. Algunas intervenciones han apuntado a factores de riesgo específicos, otras a múltiples factores en pacientes de alto riesgo (intervención multifactorial) o intervenciones comunitarias.

Las guías de práctica clínica para la prevención de caídas en PM de la AGS y BGS, están enfocadas en intervenciones para corregir los principales factores de riesgo, acompañados de un adecuado programa de ejercicio físico. Todas estas intervenciones debieran ser adecuadas al nivel educacional y cognitivo del paciente, considerando el lugar de la evaluación (nivel ambulatorio, ELEAM u hospital)[2,4].

Las intervenciones más ampliamente utilizadas en aquellos que viven en la comunidad, incluyen[1,2,4,6]:

- **Prescripción de ejercicios:** Una revisión Cochrane del año 2019 evaluó la eficacia del ejercicio físico como intervención única para prevenir caídas en el escenario comunitario. Las modalidades que incorporaron más de un tipo de ejercicio (por ejemplo, entrenamiento de la marcha, equilibrio, fuerza o resistencia) fueron efectivos en reducir el riesgo de caídas. Entre los programas de ejercicios multicomponente, iniciativas como ViviFrail y Otago, han demostrado efectividad en reducir la incidencia de caídas, entre otros outcomes (LINK 3 Y 4).
  La AGS y BGS recomiendan ajustar la prescripción de ejercicio físico según el estatus funcional y comorbilidades de la PM y debieran ser prescritos por profesionales de salud calificados.
  Finalmente, otras disciplinas como el Tai Chi también pueden prevenir las caídas, aunque no hay certeza sobre el efecto de ejercicios de fuerza (sin ejercicios funcionales y de equilibrio), del baile ni de la caminata, en disminuir la tasa de caídas.
- **Modificaciones ambientales en domicilio:** Cuando se incluye dentro de una intervención multifactorial y son realizadas por un profesional de la salud como terapeutas ocupacionales, han demostrado reducir el riesgo de caídas entre PM con alto riesgo de caer. Algunas iniciativas realizadas en Estados Unidos como *The Community Aging in Place, Advancing Better Living for Elders* (CAPABLE), que es un programa estructurado que se entrega a personas mayores en su domicilio, con objeto de disminuir el riesgo de caídas, proporcionar una movilidad segura y mejorar la capacidad de cumplir con seguridad las tareas diarias, han dado buenos resultados a pesar de los costos de implementación.
- **Descontinuar o reducir el uso de fármacos psicotrópicos:** Una disminución gradual de las dosis de fármacos psicotrópicos se ha asociado a una disminución del riesgo de caídas.
- **Manejo de hipotensión ortostática y de trastornos del ritmo:** La evaluación y tratamiento de la hipotensión postural debiera estar incluida dentro de una intervención multifactorial e incluir la optimización de fluidos, revisión y ajuste de polifarmacia y cambios conductuales que han demostrado un efecto significativo, pero modesto en la reducción del riesgo de caídas.
- **Manejo de problemas de pies y calzado:** Se recomienda instruir a los pacientes a utilizar zapatos con alta superficie de contacto, con cobertura completa en el talón y suelas planas, delgadas y firmes. Evitar el uso de pantuflas, taco alto y andar descalzo.
- **Suplementación de Vitamina D:** Un metaanálisis Cochrane concluyó que la suplementación con vitamina D no redujo el riesgo de caídas entre personas mayores viviendo en la comunidad, pero sí reduce discretamente el riesgo en personas con bajos niveles de vitamina D[20].
- **Educación**: Es muy importante realizar educación a personas mayores con el fin de identificar y corregir factores ambientales que aumenten el riesgo de caer. Sin

IMAGEN 1 • ALGORITMO DE TAMIZAJE DEL RIESGO DE CAÍDAS Y EVALUACIÓN E INTERVENCIONES EN PERSONAS MAYORES.

Partir aquí

1 TAMIZAJE del riesgo de caídas anualmente o cada vez que el paciente presente una caída.

Herramientas de tamizaje del riesgo de caída:

1) **"Mantenga su independencia": cuestionario de 12 preguntas** (Riesgo: si score ≥ 4 puntos o caídas en el último año)
2) **Tres preguntas claves** (Riesgo: en caso de cualquier respuesta SÍ)
    1) ¿Se siente inestable cuando está de pie o caminando?
    2) ¿Está preocupado por caerse?
    3) ¿Se ha caído durante el último año?

En caso de riesgo...

2 EVALUAR factores de riesgo modificables e historia de caídas

1) Evaluar marcha, fuerza y balance (ej. Timed Up and Go, 4 Stage Balance Test, 30 Second Chair Stand, SPPB)
2) Identificar medicamentos que aumentan el riesgo de caídas (ej. Criterios de Beers)
3) Preguntar por potenciales riesgos en el hogar (ej. alfombras sueltas, piso resbaladizo)
4) Medidas de Presión Arterial (en decúbito y bipedestación)
5) Evaluación de pies y calzado
6) Identificar comorbilidades (ej. Depresión, osteoporosis, etc)

3 INTERVENIR para reducir factores de riesgo identificados, usando estrategias efectivas.

1) Pobre fuerza, marcha y balance observada:
    - Referir a un programa de ejercicios basado en la evidencia o a un programa de prevención de caídas.
2) Medicamentos: Suspender, cambiar o reducir dosis de medicamentos que aumentan el riesgo de caídas.
3) Riesgos del hogar: Referir a terapeuta ocupacional para evaluar seguridad en el domicilio.
4) Hipotensión Ortostática:
    - Ajuste de medicamentos, establecer apropiados objetivos de presión arterial, adecuada hidratación, considerar medias compresivas, educar en la importancia de ejercicios.
5) Déficit visual:
    - Referir a oftalmólogo si corresponde, ajustar medicamentos que afectan la visión (ej. Anticolinérgicos), considerar primera cirugía de cataratas.
6) Alteraciones en los pies y el calzado:
    - Educar sobre calzado adecuado. Referir a podólogo si corresponde.
7) Deficiencia de vitamina D: Recomendar suplementación diaria de Vitamina D.
8) Comorbilidades: Optimizar tratamiento de condiciones identificadas.

SEGUIMIENTO del paciente en 30 - 90 días:

- Discutir formas de mejorar la receptividad al plan de cuidados, ajuste de tratamiento y evaluar barreras potenciales en el manejo.

* Adaptado al español, de la iniciativa STEADI (3).

embargo, la educación por sí sola no debiera ser la estrategia única de abordaje en pacientes de riesgo.

En residentes que se encuentran en ELEAM, es razonable asumir que todos tienen alto riesgo de caer. Se recomiendan intervenciones multifactoriales realizados por equipos interprofesionales, enfocadas en los factores de riesgo, junto a programas de ejercicio físico que deben ser individualizados. Si bien el beneficio es discreto, la suplementación con Vitamina D en dosis iguales o mayores a 1000 UI al día es recomendable para todos los residentes que son independientes en transferencias, con riesgo de caídas[2].

Puntos clave

- Una caída es uno de los eventos más comunes que amenazan la independencia de las PM.
- En las PM, las caídas generalmente se producen por una compleja interacción entre factores de riesgo intrínsecos (o específicos de la persona) y extrínsecos (o ambientales). El objetivo primordial es diferenciar factores potencialmente modificables de los no modificables.
- En aquellos que han presentado una caída, que tienen miedo a caer o se sienten inestables, es recomendable que la marcha, fuerza y balance sean evaluadas.
- Si ha tenido dos o más caídas, alteración del equilibrio y marcha en la evaluación, una caída con injuria o que requirió atención en urgencias, una evaluación del riesgo de caídas multifactorial debería ser efectuada.
- Las guías de práctica clínica de la AGS y BGS, están enfocadas en intervenciones multifactoriales para corregir los principales factores de riesgo, acompañados de un adecuado programa de ejercicio físico.

¿Dónde profundizar?

- Herramienta validada de autoevaluación del riesgo de caída, "Mantenga su independencia", en español: https://www.cdc.gov/steadi/pdf/StayIndependent-Esp-508.pdf
- Videos de algunas pruebas funcionales: https://www.cdc.gov/steadi/materials.html
- Programa de prescripción de ejercicio físico del programa ViviFrail, en español: http://vivifrail.com/es/documentacion/
- Videos de ejercicios segmentarios del programa Otago: https://betterhealthwhileaging.net/otago-exercises-fall-prevention-videos/

Referencias

1. Guía de Diagnóstico, Prevención y Tratamiento de la Osteoporosis. Sociedad Chilena de Osteología y Metabolismo Mineral; 2018.
2. Harper G, Lyons W, Potter J. Geriatrics review syllabus (GRS10): Falls. 10th ed. American Geriatrics Society; 2019.
3. Make STEADI Part of Your Medical Practice | STEADI - Older Adult Fall Prevention CDC Injury Center [Internet]. Cdc.gov. 2020 [cited 23 April 2020]. Available from: https://www.cdc.gov/steadi/index.html.
4. Fillit H, Rockwood K, Young J. Brocklehurst's Textbook of Geriatric Medicine and Gerontology: falls. 8th ed. 2017.
5. Berry SD, Samelson EJ, Hannan MT, *et al.* Second hip fracture in older men and women: the Framingham Study. Arch Intern Med 2007; 167:1971.
6. Summary of the Updated American Geriatrics Society/British Geriatrics Society clinical practice guideline for prevention of falls in older persons. J Am Geriatr Soc 2011; 59:148-57.
7. Sherrington C, Gillespie LD, Robertson MC, Gillespie WJ, Gates S, Clemson LM, Lamb SE. Exercise for preventing falls in older people living in the community. Cochrane Database of Systematic Reviews 2019.
8. Vieira ER, Palmer RC, Chaves PH. Prevention of falls in older people living in the community. BMJ 2016; 353:i1419.
9. Gill TM, Murphy TE, Gahbauer EA, Allore HG. The course of disability before and after a serious fall injury. JAMA Intern Med 2013; 173:1780.
10. Muir SW, Gopaul K, Montero Odasso MM. The role of cognitive impairment in fall risk among older adults: a systematic review and meta-analysis. Age Ageing 2012; 41:299.
11. Muir SW, Gopaul K, Montero Odasso MM. The role of cognitive impairment in fall risk among older adults: a systematic review and meta-analysis. Age Ageing 2012; 41:299.
12. Guo Z, Wills P, Viitanen M, et al. Cognitive impairment, drug use, and the risk of hip fracture in persons over 75 years old: a community-based prospective study. Am J Epidemiol 1998; 148:887.
13. Srikanth V, Beare R, Blizzard L, *et al.* Cerebral white matter lesions, gait, and the risk of incident falls: a prospective population-based study. Stroke 2009; 40:175.
14. Cumming RG, Miller JP, Kelsey JL, *et al.* Medications and multiple falls in elderly people: the St Louis OASIS study. Age Ageing 1991; 20:455.
15. Berry SD, Quach L, Procter-Gray E, *et al.* Poor adherence to medications may be associated with falls. J Gerontol A Biol Sci Med Sci 2010; 65:553.
16. Woolcott JC, Richardson KJ, Wiens MO, *et al.* Meta-analysis of the impact of 9 medication classes on falls in elderly persons. Arch Intern Med 2009; 169:1952.
17. Myers AH, Baker SP, Van Natta ML, *et al.* Risk factors associated with falls and injuries among elderly institutionalized persons. Am J Epidemiol 1991; 133:1179.
18. Wicherts IS, van Schoor NM, Boeke AJ, *et al.* Vitamin D status predicts physical performance and its decline in older persons. J Clin Endocrinol Metab 2007; 92:2058.

19. Visser M, Deeg DJ, Lips P. Longitudinal Aging Study Amsterdam. Low vitamina D and high parathyroid hormone levels as determinants of loss of muscle strength and muscle mass (sarcopenia): the Longitudinal Aging Study Amsterdam. J Clin Endocrinol Metab 2003; 88:5766.
20 Gillespie LD, Robertson MC, Gillespie WJ, Sherrington C, Gates S, Clemson LM, Lamb SE. Interventions for preventing falls in older people living in the community. Cochrane Database of Systematic Reviews 2012.
21. Ministerio de Salud. Orientación Técnica para la Atención de Salud de las Personas Adultas Mayores en la Atención Primaria. 2014 p. 55,56.
22. Ministerio de Salud. Manual de Geriatría para Médicos: Factores pronósticos y desenlaces clínicos relevantes en adultos mayores. 2018 p. 69.

INCONTINENCIA URINARIA

Homero Gac y Andrés Pavlovic

¿En qué consiste la incontinencia urinaria y qué importancia tiene?

La incontinencia urinaria (IU) es el escape involuntario de orina, independiente de la cantidad[1]. La prevalencia aumenta con la edad, afectando un 15 a 30% de los mayores de 65 años, llegando a 60-70% de las personas mayores (PM) institucionalizadas[2]. Es más frecuente en mujeres (razón 2:1), lo que tiende a igualarse después de los 80 años. La IU repercute negativamente en la calidad de vida, nivel de socialización, bienestar emocional y social, llegando a ser un factor de riesgo de institucionalización[2]. Se interrelaciona con otras condiciones de salud y síndromes geriátricos: dermatitis, celulitis, infección del tracto urinario (ITU), lesiones por presión, sobrecarga del cuidador, caídas, fracturas, trastornos del sueño, depresión, ansiedad y disfunción sexual[3].

Es un problema subreportado, subdiagnosticado y subtratado, el cual no es preguntado en la consulta habitual (por vergüenza, falta de conocimiento de tratamientos disponibles, o es asumido como parte del envejecimiento), y muchas veces es minimizado por el paciente[4].

Existen múltiples tipos de clasificaciones, dentro de las más utilizadas están: transitoria vs persistente, límite fijado arbitrariamente al mes de iniciado los síntomas, no necesariamente todos los días; causas extra urológicas/vesicales vs propias de la función vesical; según su cuadro clínico[5,6].

- **Causas de IU transitorias (agudas):**
  - *Delirium*
  - Restricción de movilidad
  - Rebalse: causas prostáticas, neurológicas, fármacos, fecaloma.
  - Inflamación-infección: vaginitis, uretritis, ITU.
  - Poliuria: Diabetes/Hiperglicemia (por solutos), hipercalcemia, cafeína, reabsorción de edemas.
- **Causas de IU persistente (> 1 mes de evolución)**, se clasifican según el mecanismo:
  a. **Causas extra urológicas/vesicales** (independientes de la vejiga y de la función del esfínter uretral)
     - Fármacos

- Aumento de solutos: hiperglicemia o hipercalcemia
- Inmovilidad severa
- Deficiencia estrogénica
- Enfermedades psiquiátricas (por ingesta de agua sin restricción)
- Exceso de ingesta de líquidos

b. Propias de la función vesical.

Clasificación según su cuadro clínico[2,5,6]:

- **IU de esfuerzo (estrés)** (IUE): Fuga involuntaria de orina que ocurre con aumentos de la presión intraabdominal (valsalva, estornudos, tos, risas) en ausencia de una contracción de la vejiga. En general presentan volúmenes bajos de orina.
- **IU de urgencia** (IUU): Estos pacientes experimentan la necesidad de orinar inmediatamente precedida o acompañada de una fuga involuntaria de orina. La cantidad de orina varía desde pocas gotas hasta una cantidad abundante. "Vejiga hiperactiva" es un término que describe un síndrome de urgencia urinaria con o sin incontinencia, que a menudo se acompaña de nicturia y aumento de la frecuencia urinaria. Se cree que es el resultado de la hiperactividad del detrusor, lo que lleva a contracciones musculares del detrusor desinhibidas (involuntarias) durante el llenado de la vejiga.
- **IU mixta:** Combinación de las dos anteriores, se recomienda definir cuál de las dos predomina.
- **IU de rebalse**: Escape urinario continuo o goteo en el contexto de un vaciado incompleto de la vejiga. Los síntomas asociados pueden incluir flujo urinario débil o intermitente, latencia, polaquiruria y nicturia. Cuando la vejiga está muy llena, se pueden producir fugas de estrés o se pueden desencadenar contracciones de la vejiga de baja amplitud, lo que produce síntomas similares a la incontinencia de urgencia. Se produce por la falta de actividad del detrusor o la obstrucción de la salida de la vejiga.
- **IU funcional:** Ocurre cuando la persona no es capaz de llegar al baño. Se produce por causas externas al tracto urinario, por ejemplo: incapacidad de ir al baño secundario a trastornos cognitivos y/o físicos, resistencia psicológica y/o obstáculos ambientales. Es un diagnóstico de exclusión.

¿Cuáles son los factores de riesgo?

Personas con comorbilidades, polifarmacia y deterioro funcional, físico o cognitivo[2,3]. Existe diferencia a nivel de género en relación a los factores de riesgo: obesidad, diabetes *mellitus* (DM), deterioro cognitivo, terapia hormonal y trauma vaginal o prolapso están asociados a IU en mujeres[4,5]; en hombres los factores de riesgo son: mala autopercepción de salud, limitación en actividades diarias, accidentes cerebrovasculares, DM, tratamiento quirúrgico de la hipertrofia y del cáncer prostático[2,6].

¿Cómo se diagnostica?

Dado la alta prevalencia, el bajo nivel de autorreporte, las múltiples consecuencias negativas y las opciones terapéuticas disponibles, esta patología debe ser evaluada regularmente[2,5]. A las PM, especialmente a las mujeres, se les debe preguntar dirigidamente sobre episodios o síntomas de IU dentro del último año[5]. Existen algunos *scores* validados, dentro de los cuales se sugiere el "3 preguntas de incontinencia" (ver ANEXO 1)[8,9]. En caso de presentar síntomas compatibles con IU, se debe hacer una clasificación general (transitoria o persistente), luego buscar el tipo clínico predominante, conocer las condiciones co-mórbidas y cognitivas del paciente, anticipar el cumplimiento del tratamiento, incentivar la terapia no farmacológica y predecir

TABLA 1 • FACTORES A CONSIDERAR EN LA ANAMNESIS DE UNA IU.

Hábitos	Tabaquismo e ingesta de alcohol
	Ingesta de líquidos en general y de bebidas con efecto diurético (cerveza) o estimulantes (cafeína)
Fármacos	Diuréticos, inductores del sueño, anticolinérgicos, antihistamínicos, antipsicóticos, antidepresivos, relajantes musculares, bloqueadores alfa, agonistas alfa, bloqueadores de los canales de calcio, opioides.
Antecedentes médicos	Patología osteomuscular lumbar (discopatías) Tos crónica Constipación Enfermedades neurológicas Enfermedades endocrinológicas Insuficiencia renal o cardiaca Enfermedades urológicas Radioterapia pélvica
Antecedentes quirúrgicos	Carcinoma colorrectal. Histerectomía y otras cirugías ginecológicas Prostatectomía y otras urológicas
Antecedentes obstétricos y ginecológicos	Número de partos y características de estos Prolapso
Actividad física	
Trastornos asociados	Incontinencia anal Disfunción sexual Dispareunia, sequedad o prurito vaginal

Adaptado de "Urogynecology and Reconstructive Pelvic Surgery 4th Edition" Capítulo 9 "Evaluation of urinary incontinence and pelvic organ prolapse: history, physical examination, and office tests" Mark D. Walters.

el costo general del tratamiento. Es importante hacer parte a la persona en las decisiones para mejorar la adherencia a la terapia. La TABLA 1 describe los factores a considerar al realizar una anamnesis dirigida.

¿Cómo se estudia?

Al igual que todos los síndromes geriátricos, la IU requiere una evaluación multidimensional[3]. Evaluar la presencia de comorbilidades (insuficiencia cardiaca, EPOC, SAHOS, DM, enfermedades músculo esqueléticas y enfermedades neurológicas: Enf. Parkinson, trastornos cognitivos, ACV), movilidad (uso de ayudas técnicas), funcionalidad, accesibilidad al baño y uso de medicamentos incluyendo su relación con el inicio o empeoramiento de la IU (opioides, antagonistas de los canales de calcio, anticolinérgicos, colinérgicos, diuréticos y psicotrópicos). Se debe preguntar específicamente sobre las molestias asociadas a la IU y el impacto de esta en la calidad de vida, funcionalidad, aspecto social, emocional, sexualidad, autoestima, autopercepción de salud y gastos.

La historia clínica debe incluir tiempo de evolución, frecuencia, volumen de orina, momentos en los que ocurre, gatillantes y factores atenuantes. Cantidad y tipo de líquidos que ingiere, éxito o falla en algún tratamiento previo y estrategia actual. La revisión por sistemas debe incluir la presencia de incontinencia fecal o constipación[4,5,6].

Las "banderas rojas" o síntomas y signos de alerta son: comienzo abrupto, dolor pélvico, alteraciones neurológicas (anestesia en silla de montar) y hematuria. En la TABLA 2 se explican los criterios para realizar la derivación a otras especialidades[5].

TABLA 2 • CRITERIOS DE DERIVACIÓN A ESPECIALIDAD.

Diagnóstico incierto e incapacidad para desarrollar un manejo razonable basado en la evaluación básica
Falta de respuesta a un ensayo terapéutico básico
Residuo post miccional anormal
Hematuria sin infección
Antecedentes de cirugía previa contra la incontinencia, cirugías y/o radioterapia pélvica
Antecedentes de cirugías y/o radioterapia pélvica
Prolapso
La presencia de otras condiciones comórbidas:
– Incontinencia asociada a ITU recurrente
– Sospecha de cáncer prostático
– Enfermedades neurológicas (esclerosis múltiple, lesiones medulares, presencia de síntomas parkinsonianos)

Adaptado de "Urogynecology and Reconstructive Pelvic Surgery 4th Edition" Capítulo 9 "Evaluation of urinary incontinence and pelvic organ prolapse: history, physical examination, and office tests" Mark D. Walters.

1. Examen físico

El examen físico general debe ser enfocado según la anamnesis, la palpación abdominal no es sensible ni específica para detectar globo vesical, pero siempre debe realizarse. Se debe efectuar un tacto rectal para comprobar tono, integridad y respuesta motora del esfínter anal externo. El tacto rectal además sirve para detectar masas, fecaloma y, en el hombre, permite chequear tamaño y alteraciones prostáticas.

El examen neurológico (incluida la marcha) es especialmente importante en personas con enfermedad neurológica conocida, IU de inicio reciente o empeoramiento súbito de la misma, o en aquellos con síntomas neurológicos. Deben evaluarse la sensibilidad y los reflejos de la zona lumbosacra, tono, fuerza y movilidad de las extremidades inferiores.

En hombres se debe evaluar la presencia de fimosis, parafimosis y balanitis. En mujeres, resulta útil la exploración ginecológica, por lo que se sugiere evaluación por especialidad o matrona.

2. Test adicionales

Inicialmente se debe solicitar un **diario miccional**, que corresponde al registro de la medición de frecuencia, severidad de los síntomas y permite realizar una cuantificación del volumen de orina, apósitos usados e ingesta de líquido, en un intervalo de tiempo (3 a 7 días). Se puede utilizar para monitorear también respuesta a tratamiento. No todos podrán completar un diario miccional, y su uso será limitado en pacientes con problemas cognitivos significativos, muy frágiles, movilidad reducida, dificultades funcionales o incapacidad para escribir[10].

El **análisis de laboratorio de orina**, se reserva principalmente para descartar hematuria (bandera roja) y glucosuria (una DM mal controlada puede exacerbar una IU). En el caso de una IU crónica, si una mujer no tiene clínica de ITU, la presencia de bacterias en el urocultivo representa una bacteriuria asintomática, esta entidad no se asocia a IU y no debe tratarse con antibióticos. Si fuera una IU aguda, podría considerarse como síntoma de ITU y tratarse según el protocolo local.

La **medición del residuo postmiccional (RPM)** no es un examen de rutina y se sugiere cuando hay síntomas de incontinencia por rebalse, retención urinaria previa, diabetes de larga data, ITU a repetición, constipación severa, enfermedad neurológica conocida, antígeno prostático específico alto, prolapso uterino o con cirugía previa de IU. Puede utilizarse en pacientes en los que se le ha realizado una prueba de retiro de catéter urinario. No existe un punto de corte estandarizado para definir un RPM alterado, pero en general se aceptan valores sobre los 150-200 cc como patológicos[2].

La **evaluación urodinámica** tampoco es de rutina. Se considerará solo si la causa de la IU es poco clara, su resultado puede tener injerencia en el manejo o cuando el tratamiento empírico falla y se considera la resolución quirúrgica.

El uso de imágenes (ecografía y resonancia nuclear magnética) está sugerido en los casos donde haya sospecha de compromiso pélvico subyacente.

¿Cómo se trata?

Manejo general

El tratamiento conservador de la IU debe ser considerado el pilar, utilizando un plan individualizado para abordar las necesidades específicas de la persona y sus cuidadores[11,12]. El tratamiento debe ser escalonado, inicialmente corrigiendo los factores gatillantes (edema, ajustar cantidad y horarios de ingesta) y contribuyentes (distancia al baño), realizando cambios en el estilo de vida, terapia conductual y eventualmente fármacos, procedimientos mínimamente invasivos o cirugía. No todos los pasos son necesarios o adecuados, algunas personas pueden querer someterse directamente a alguna terapia específica[12].

- Pérdida de peso: disminuye significativamente la IUE en personas obesas, sobre todo en mujeres entre 60-70 años. En caso de PM en este rango debe considerarse que los beneficios de bajar de peso, en especial con dietas restrictivas, es incierto.
- Corrección de factores asociados: adecuar el consumo de líquidos, suspensión de cafeína, disminuir el consumo de bebidas carbonatadas y tabaco, manejo de la constipación y actividad física.
- Entrenamiento vesical y de los músculos del piso pélvico (EMPP): son parte del tratamiento efectivo para la IUU, IUE y la IU mixta, y son usados a menudo combinados. Por su parte, requieren un estado cognitivo adecuado para lograr aprender los ejercicios. Los EMPP son usados para mejorar la función del piso pélvico y para mejorar la estabilidad uretral. Evidencia de alta calidad muestra que son una efectiva estrategia de primera línea para el tratamiento de la IUE en mujeres; además se han visto efectos beneficiosos en IU mixta, y podrían contribuir en inhibir contracciones vesicales. El entrenamiento vesical se basa en dos principios: micción frecuente para mantener la vejiga con un volumen bajo y la supresión de la urgencia miccional usando mecanismos de control a nivel del SNC y del piso pélvico. Debe ser considerado como tratamiento de primera línea en cualquier tipo de IU[10].
- Biofeedback: el biofeedback o biorretroalimentación, es una de las formas de enseñar la contracción de la musculatura del piso pélvico al paciente. Este método proporciona retroalimentación visual y auditiva a la contracción de los músculos correctamente. El paciente puede controlar la presión intraabdominal y los registros electromiográficos vaginales continuamente como señales visuales y auditivas. La técnica lleva tiempo, y el éxito de la terapia depende de la motivación y la capacidad tanto del instructor como del paciente. Puede mejorar la respuesta al reentrenamiento vesical, el aprendizaje y efectividad de los EMPP,

pero este beneficio no ha sido probado. Se indica en personas que no muestran mejoría tras 4 semanas de EMPP convencionales[10].

- "Vaciamiento frecuente" ("*prompt voiding*"): en caso de personas con trastornos cognitivos o físicos severos el objetivo está en mantener al paciente seco. Un método demostrado es aquel en que el paciente es preguntado por deseos de orinar o directamente estimulado a orinar a intervalos regulares y frecuentes. Aquellos que tendrán mayor éxito son los que son capaces de responder a su nombre, transferirse con mínima a moderada asistencia, orinar al menos 4 veces durante el día y son capaces de seguir la instrucción de ir al baño al menos el 75% de las veces durante los primeros 3 días[13].
- Apósitos absorbentes: ampliamente utilizados, siempre deben ir acompañado de un manejo holístico y nunca deben considerarse como tratamiento único.

Tratamientos específicos

1. IU urgencia

El tratamiento farmacológico solo debe ser iniciado una vez que se han intentado de forma adecuada las terapias no farmacológicas por al menos 3 meses. Una vez iniciada la terapia farmacológica se deben mantener las medidas conservadoras.

Para hombres y mujeres con IUU o mixta, los fármacos antimuscarínicos suelen ser el tratamiento de primera línea. Estas drogas son relativamente efectivas, con una disminución de los episodios de incontinencia en un 40%[14]. Funcionan a través de la disminución de la excreción basal de acetilcolina desde el urotelio y así aumentan la capacidad vesical; no frenan las contracciones no inhibidas del detrusor. No existen diferencias sustanciales en la eficacia, pero presentan diferencias en el perfil de efectos adversos, costos, metabolismo, interacciones medicamentosas y posología[14,15]. Los efectos adversos de los anticolinérgicos limitan su tolerancia y seguridad. El mayor problema es el deterioro cognitivo. Otros efectos adversos incluyen xerostomía, visión borrosa, somnolencia, mareos y constipación (las formulaciones de liberación prolongada presentan menos efectos adversos). Están contraindicados en pacientes con glaucoma de ángulo estrecho, vaciamiento gástrico disfuncional y retención urinaria. Todos los anticolinérgicos, excepto el trospio, son metabolizados por el citocromo P450, con mayor riesgo de interacciones medicamentosas.

Algunos de estos fármacos son:

- Oxibutinina: dosis bajas, inicialmente 2,5 mg dos o tres veces al día. La efectividad máxima se logra después de dos semanas de tratamiento.
- Tolterodina: 1 a 2 mg dos veces al día. Menos efectos adversos (en especial a nivel cognitivo).

- Trospio: dosis de inicio 15-30 mg una vez al día (dependiendo del perfil del paciente). No superar los 30 mg dos veces al día. Presenta menores tasas de efectos adversos. Clearance renal, debe ajustarse.
- Darifenacina: al igual que el trospio es de liberación prolongada, se recomienda 7,5 mg día.
- Solifenacina: al igual que los dos anteriores es de liberación prolongada. Dosis de inicio y mantención 5 mg día.

En casos refractarios y severos podrían considerarse algunos tratamientos invasivos: toxina botulínica intravesical, Estimulación Percutánea del Nervio Tibial (EPNT) y la cistoplastía[16]. La EPNT consiste en la estimulación distal del nervio que comparte el mismo origen o raíz nerviosa que provee innervación a la vejiga. El procedimiento implica la aplicación de una aguja fina similar a las utilizadas en acupuntura, sobre el área de piel superior al tobillo. Estudios han demostrado que aproximadamente dos de cada tres pacientes que hacen EPNT para el tratamiento de la incontinencia de urgencia por vejiga hiperactiva, experimentan una mejora significativa.

2. IU esfuerzo

Incluye los ejercicios de piso pélvico (Kegel), con buena adherencia presentan tasas de hasta un 70% de éxito a las 6 semanas y 50% a los 5 años. Se pueden asociar biofeedback para estimular los músculos más débiles[16].

Es posible también apoyar farmacológicamente con estrógenos tópicos (0,5 mg de estradiol 0,1% diario en crema vaginal por 1 a 2 semanas, luego bisemanal, hasta por 3 meses)[17].

Por otra parte, la duloxetina, un antidepresivo inhibidor de la recaptación de noradrenalina y serotonina, está aprobado en algunos países de Europa como tratamiento de la IUE (en EE.UU. no hay medicamentos aprobados para la IUE). Actuaría estimulando la motoneurona del nervio pudendo.

La cirugía ofrece la mayor tasa de curación, y es la opción en caso de falla de las medidas previas. La cirugía puede curar la incontinencia en 4 de cada 5 mujeres, pero la tasa de mejoría cae un 50% a los 10 años.

3. IU por rebalse

Fármacos:

- Bloqueadores alfa adrenérgicos, relajan la musculatura a nivel de la uretra/próstata, son efectivos a corto plazo (beneficio clínico en 2 a 3 días). Doxazosina (pacientes hipertensos se benefician de esta), terazosina, tamsulosina 0,4 mg día (es más selectiva y la más usada en general). Dentro de los efectos adversos más frecuentes se encuentran: hipotensión ortostática (con primeras dosis más frecuentemente), cefalea, mareos y rinitis.

- Inhibidor 5a reductasa, disminuyen el tamaño de la próstata (antiandrogénico). Finasteride y dutasteride.

Cirugía prostática, vesical o uretral según diagnóstico.
Cateterismo intermitente.

4. Catéter urinario permanente

Cuando todas las medidas terapéuticas fallan o el paciente no tolera el cateterismo intermitente (que presenta menores riesgos si la técnica es bien realizada), así como en situaciones especiales en pacientes terminales, se pueden usar los catéteres permanentes o los recolectores externos. Su uso aumenta la morbilidad, la colonización bacteriana, ITU, litiasis vesical y daño uretral.

En usuarios de catéter a permanencia, el cambio cada 30 días, en ausencia de disfunción, parece razonable. No deben cambiarse de rutina.

Puntos clave

- La Incontinencia Urinaria es un problema frecuente y subreportado.
- Es necesaria una evaluación multidimensional.
- La caracterización clínica de la incontinencia es fundamental para un tratamiento adecuado.
- En caso de comienzo abrupto sin causa evidente ITU, dolor pélvico, alteraciones neurológicas asociadas o hematuria, se debe realizar una evaluación por la especialidad que corresponda a la brevedad.
- El tratamiento conservador es el pilar del tratamiento y siempre debe ser realizado al inicio en un paciente con incontinencia urinaria.

¿Dónde profundizar?

- https://www.yourpelvicfloor.org/es/folletos/

Referencias

1. Abrams P, Cardozo L, Fall M, Griffiths D, Rosier P, Ulmsten U, *et al.* The standardisation of terminology in lower urinary tract function: report from the standardisation sub-committee of the International Continence Society. Urology 2003; 61:37-49.

2. Markland AD, Vaughan CP, Johnson TM, Burgio KL, Goode P. Incontinence. Med Clin North Am 2011;95:539-54.
3. Aharony L, De Cock J, Nuotio MS, Pedone C, Rifel J, Vande Walle N, Velghe A, Vella A, Verdejo-Bravo C (2017) Consensus documents on the detection and diagnosis of urinary incontinence in older people. Eur Geriatr Med 8(3):202-209.
4. Wood LN, Anger JT. Urinary incontinence in women. BMJ Br Med J. 2014; 349:1-11.
5. Urogynecology and Reconstructive Pelvic Surgery 4th Edition. Capítulo 9 "Evaluation of urinary incontinence and pelvic organ prolapse: history, physical examination, and office tests" Mark D. Walters and Mikey Karram.
6. Culligan PJ, Heit M. Urinary incontinence in women: evaluation and management. Am Fam Physician 2000; 62:2433-44,2447,2452
7. Gammack JK. Urinary incontinence in the frail elder. Clin Geriatr Med 2004; 20:453-466.
8. Brown, J.S., Bradley, C.S., Subak, L.L., Richter, H.E., Kraus, S.R., Brubaker, L. (2006). The Sensitivity and Specificity of a Simple Test To Distinguish between Urge and Stress Urinary Incontinence. Annals of Internal Medicine, 144(10), 715.
9. Treszezamsky AD, *et al.* Society of Gynecologic Surgeons Fellows' Pelvic Research Network (2013) Spanish translation and validation of four short pelvic floor disorders questionnaires. Int Urogynecol J 24(4):655–670. doi:10.1007/s00192-012-1894-9).
10. Abrams, P, Cardozo, L, Wagg, A, Wein, A. (Eds) Incontinence 6th Edition (2017). ICI-ICS. International Continence Society, Bristol UK, ISBN: 978-0956960733.
11. Quentin J. (2020). Urinary incontinence in men. En O'Leary M. (Ed.) "UpToDate" Recuperado el 2 de marzo de 2020, desde https://www-uptodate-com.pucdechile.idm.oclc.org/contents/urinary-incontinence-in-men?search=incontinence%20in%20men&source=search_result&selectedTitle=1~150&usage_type=default&display_rank=1
12. National Institute for Health and Care Excellence. Urinary incontinence and pelvic organ prolapse in women: management. NICE guideline [NG123]. 2019 [5th April 2019]; Disponible en: https://www.nice.org.uk/guidance/NG123
13. Marín P.P., Gac H., Carrasco M. Manual de Geriatría y Gerontología, tercera edición. Santiago de Chile, Ediciones Universidad Católica de Chile, 2006.
14. Lucas MG *et al.* Guidelines on Urinary Incontinence, 2012. http://www.uroweb.org/gls/pdf/18_Urinary_Incontinence_LR.pdf
15. Aharony L *et al.* Consensus document on the management of urinary incontinence in older people. Eur Geriatr Med 8(3):210-215
16. Abrams, P, Cardozo, L, Wagg, A, Wein, A. (Eds) Incontinence 6th Edition (2017). ICI-ICS. International Continence Society, Bristol UK, ISBN: 978-0956960733.
17. Rahn DD, Ward RM, Sanses TV, *et al.* Society of Gynecologic Surgeons Systematic Review Group. Vaginal estrogen use in postmenopausal women with pelvic floor disorders: systematic review and practice guidelines. Int Urogynecol J. 2015; 26(1):3-13.

ANEXO 1

Cuestionario 3 preguntas de incontinencia (3PI)
1. ¿En los últimos 3 meses, se la ha salido o ha goteado orina (aunque haya sido poca cantidad)?
[ ] No Ha terminado el cuestionario. Gracias
[ ] Por favor, conteste las preguntas 2 y 3.
2. ¿En los últimos 3 meses, se le ha salido o ha goteado orina… (Marque todas las respuestas que se apliquen a usted)
[ ] a) … cuando tose estornuda, levanta algún objeto pesado (hace fuerza) y/o hace ejercicio (actividad física)?
[ ] b) … cuando ha sentido la necesidad de orinar (con urgencia) pero no ha alcanzado a llegar al baño suficientemente rápido?
[ ] c) … sin hacer actividad física (ni toser, ni estornudar, ni hacer fuerza) ni sentir urgencia de orinar?
3. ¿En los últimos 3 meses, la mayoría de las veces que se le ha salido o ha goteado la orina ha sido… (Marque una sola respuesta)
[ ] a) … cuando tose estornuda, levanta algún objeto pesado (hace fuerza) y/o hace ejercicio (actividad física)?
[ ] b) …cuando ha sentido la necesidad de orinar (con urgencia) pero no ha alcanzado a llegar al baño suficientemente rápido?
[ ] c) …sin hacer actividad física (ni toser, ni estornudar, ni hacer fuerza) ni sentir urgencia de orinar?
[ ] d) … más o menos con la misma frecuencia con actividad física (toser, estornudar, hacer fuerza) o al urgencia de orinar
La primera pregunta establece que la incontinencia ha ocurrido en los últimos 3 meses. La segunda pregunta familiariza a las mujeres con los tipos de incontinencia: esfuerzo (asociado con actividad física), urgencia (asociado con la sensación urgente o la necesidad de vaciar la vejiga), u otro (ocurre sin actividad o necesidad de vaciar la vejiga). La tercera pregunta determina la categoría de incontinencia: esfuerzo, urgencia, otra o mixta (esfuerzo y urgencia por igual). (Brown, J. S., Bradley, C. S., Subak, L. L., Richter, H. E., Kraus, S. R., … Brubaker, L. (2006). The Sensitivity and Specificity of a Simple Test To Distinguish between Urge and Stress Urinary Incontinence. Annals of Internal Medicine, 144(10), 715. doi:10.7326/0003-4819-144-10-200605160-00005)

Treszezamsky AD *et al.*, Society of Gynecologic Surgeons Fellows' Pelvic Research Network (2013) Spanish translation and validation of four short pelvic floor disorders questionnaires. Int Urogynecol J 24(4):655–670. doi:10.1007/s00192-012-1894-9.

DELIRIUM

Marcela Carrasco y Marianne Born

¿Cómo se define *Delirium* y cuál es su importancia?

El *delirium* es un estado de confusión, de inicio agudo y curso fluctuante, caracterizado por la incapacidad de mantener la atención, acompañado de alteración del nivel de conciencia o pensamiento desorganizado[1].

Es un problema muy frecuente especialmente en personas mayores (PM) hospitalizadas, afecta a cerca del 23% de las PM en unidades de baja complejidad, de las cuales la mitad ingresa con *delirium* y el otro 50% lo desarrolla durante la hospitalización. La prevalencia en pacientes quirúrgicos supera el 20% en personas de alto riesgo o cirugías mayores; post accidentes vasculares afecta a cerca del 25%; en pacientes en unidades de cuidados paliativos cerca del 35%; en unidades de cuidados intensivos la prevalencia promedio es 32% y hasta 50-70% en el caso de pacientes ventilados. Sigue siendo un problema relevante tras el alta hospitalaria, tanto en unidades de rehabilitación funcional, establecimientos de larga estadía (4-38%) o en el domicilio, siendo menor al 2%[2-4].

La importancia no solo deriva de su alta frecuencia sino también de sus negativas consecuencias. Se ha demostrado que aumenta el riesgo de muerte, institucionalización y de demencia, así como de empeoramiento de la demencia ya existente. Además se asocia a deterioro funcional, infecciones nosocomiales, prolonga estadías hospitalarias, favorece las caídas intrahospitalarias y se asocia a mayores costos[4,5]. Los factores asociados a peor pronóstico son mayor edad, *delirium* hipoactivo y *delirium* severo o prolongado. Así es como el *delirium* es un certero marcador de estado, cuya prevalencia orienta al grado de complejidad de los pacientes atendidos[6].

La evolución del paciente con *delirium* es muy variada, tanto en duración como en severidad de la enfermedad. La mayoría es transitorio durando algunos días, pero existe el *delirium* persistente que dura más de 6 meses.

A pesar de su importancia, aún es una condición severamente sub-diagnosticada, cerca del 50%, por el equipo tratante. No es raro encontrar ausencia de medidas básicas de prevención, y aun cuando el problema haya sido identificado, un manejo parcial, tardío o inadecuado[4].

¿Cuáles son los factores de riesgo para cursar con *delirium*?

El *delirium* es un síndrome geriátrico y como tal es multifactorial, se estima que al menos 50% tienen más de una causa y un tercio puede estar asociado a fármacos. Se distinguen factores predisponentes que son condiciones de riesgo y los factores precipitantes que son causantes agudos que lo desencadenan. Mientras más factores predisponentes tenga un sujeto o más frágil sea, requiere una injuria menor para desarrollar *delirium*. Por ejemplo, en una PM con demencia basta una infección urinaria baja o un cambio de medicamento; a la inversa, si es una persona robusta, requiere una injuria o precipitante de mayor severidad como un shock séptico o la suma de varios[4,7] (VER TABLA 1).

Existen muchos fármacos que pueden desencadenar *delirium*, entre ellos destacan aquellos con efecto anticolinérgico, antihistamínicos, opioides, corticoides, benzodiacepinas e inductores de sueño[4]. Los más frecuentes se detallan en la TABLA 2.

¿Cuál es la fisiopatología del *delirium*?

Dado que existen múltiples factores etiológicos del *delirium*, se cree que hay múltiples mecanismos neurobiológicos que interactúan para producir el síndrome.

Una hipótesis vincula el *delirium* a una insuficiencia de energía, dada por hipoxia, hipoperfusión o hipoglucemia a nivel cerebral que afecta el metabolismo neuronal. Por otra parte, la teoría de la neuroinflamación se basa en que la infección, trauma o cirugías generan mediadores proinflamatorios (citokinas) que cruzan la barrera hematoencefálica activando la microglia, la cual amplifica la cascada inflamatoria a nivel central afectando astrocitos y neuronas, lo que favorece la disfunción neuronal, neurodegeneración y apoptosis. Otro mecanismo involucrado, sería el cambio en la síntesis, función o disponibilidad de neurotransmisores. Destaca entre ellos la deficiencia de acetilcolina (ACh) y de melatonina, existiendo por otra parte un exceso de dopamina (lo que estaría más asociado a la hiperactividad motora), exceso de norepinefrina, glutamato, y por último cambios variables en los niveles de serotonina, histamina y GABA[10]. Por último, defectos en la integración y procesamiento de la red neuronal también se han implicado en la etiopatogenia del *delirium*[4].

¿Cómo se diagnostica?

El diagnóstico del *delirium* es clínico, cumpliendo los criterios del DSM-V[11]. Para un correcto diagnóstico es fundamental conocer el basal del paciente y así poder distinguir el cambio.

Los síntomas clínicos centrales incluyen la aparición aguda (usualmente en horas o días) y fluctuante del estado mental, caracterizado por confusión, incapacidad de

TABLA 1.

Factores de riesgo o predisponentes de *delirium*
• Edad avanzada (mayor de 65 años) • Deterioro cognitivo preexistente / demencia • Fragilidad • Déficit visual y/o auditivo no corregido (sin apoyo sensorial) • Deterioro funcional • Depresión • Abuso de alcohol • Uso de drogas, opioides y benzodiacepinas • Múltiples comorbilidades • Bajo nivel educacional • Desnutrición • Antecedente de *delirium* previo
Factores precipitantes de *delirium*
Relacionados a la enfermedad al ingreso
• Ingreso por urgencia • Cirugía mayor / anestesia • Severidad de la enfermedad: Infección y sepsis, Trauma, Fracturas, Accidente cerebrovascular, entre otras. • Deshidratación • Alteración hidroelectrolítica • Alteraciones metabólicas • Hipoxia, anemia o estados de baja perfusión • Insuficiencia de órganos (insuficiencia renal, insuficiencia hepática, cardiaca) • Exacerbación de patología crónica • Ventilación invasiva por más de 96 horas
Relacionados a factores de la estadía hospitalaria
• Dolor • Infección • Ileo - fecaloma - retención urinaria • Polifarmacia • Deprivación de sueño • Factores ambientales adversos • Aislamiento social • Sedación profunda • Desorientación temporal / día-noche • Drogas y medicamentos de riesgo (ver TABLA 2) • Restricción física / inmovilidad / instrumentalización invasiva (sondas, vías, etc.)

TABLA 2 • FÁRMACOS DE RIESGO DE *DELIRIUM*.[4,8,9]

Antidepresivos: especialmente tricíclicos (amitriptilina, imipramina, clomipramina), mirtazapina, venlafaxina, paroxetina, trazodona en dosis altas
Antihistamínicos: especialmente de primera generación (doxilamina, difenhidramina, clorfenamina, hidroxicina), loratadina, ciproheptadina
Anticolinérgicos: atropina, oxibutinina, benzatropina, pargeverina (antiespasmódicos)
Benzodiacepinas: especialmente de vida media larga (diazepam, bromazepam)
Antagonistas H2 histamina: ranitidina, famotidina, cimetidina
Opioides
Antipsicóticos: especialmente de baja potencia y típicos (clorpromazina, tioridazina)
Corticoides
Hipnóticos no benzodiacepínicos: zolpidem, zopiclona, eszopiclona, zaleplon
Antibióticos: quinolonas
Anticonvulsivantes: fenitoína, fenobarbital, primidona, barbitúricos
Antiparkinsonianos: levodopa, carbidopa, amantadina, agonistas dopaminérgicos

mantener la atención, fluctuación del nivel de conciencia y alteraciones cognitivas, las cuales pueden incluir ansiedad, desorientación, ideas delirantes y alucinaciones. Además, suelen presentar cambios en la psicomotricidad que van desde la hipoactividad a la hiperactividad o lentitud en las respuestas. También es frecuente la alteración del ciclo sueño vigilia que puede ser pródromo del cuadro.

Se recomienda hacer **tamizaje** a todas las PM hospitalizadas[12], especialmente en los pacientes con factores de riesgo o en aquellos en que hay precipitantes claros. Para ello existen múltiples herramientas de tamizaje, útiles para distintos escenarios clínicos. La más utilizada y validada es el *Confusion Assessment Method* (CAM)[13]. Este se basa en responder 4 preguntas: ¿Cambió el estado mental del paciente en forma aguda y fluctuante? ¿Está inatento? ¿Tiene pensamiento desorganizado? ¿Tiene un nivel de conciencia alterado? Para que sea un tamizaje positivo debe tener presente los primeros dos elementos y el tercero o cuarto. Tiene versiones para pacientes en cuidados intensivos (CAM-ICU)[14], otras más breves como b-CAM y 3DCAM. Otra herramienta es el 4AT[15], toma cerca de 2 minutos y evalúa 4 ítems (alerta, orientación, atención y el cambio agudo y fluctuante) y no requiere mayor entrenamiento. Una herramienta pensada en su aplicación por enfermería es el NUDESC[16], sin preguntas específicas sino que basándose en la conducta del paciente durante el turno. También existe una pregunta única: "Está la persona más confusa o somnolienta que lo habitual?". Otras escalas de mayor duración y detalle evalúan las características neuropsicológicas en mayor profundidad y la severidad.

Independiente de la herramienta a utilizar, lo importante es realizar un tamizaje sistemático para un diagnóstico y manejo oportuno[4].

El diagnóstico diferencial del *delirium* son las demencias, depresión y cuadros psicóticos. Para ello, como se dijo anteriormente, es de gran ayuda conocer el basal del paciente y el cambio en el nivel de conciencia, característica propia del *delirium*.

¿Cómo realizamos la evaluación clínica inicial del paciente con *delirium*?

Es importante destacar que el *delirium* es una emergencia médica y requiere una evaluación rápida pero exhaustiva del paciente, orientada a la búsqueda de el o los factores precipitantes. En este sentido, la historia clínica es fundamental, tanto la obtenida del paciente como la de un informante cercano que pueda corroborar antecedentes y aportar información del funcionamiento basal del sujeto e inicio del cuadro. En la anamnesis es importante identificar el momento preciso del cambio del nivel cognitivo, la presencia de fiebre, dolor, síntomas gastrointestinales o respiratorios, disnea o fatiga, falta de ingesta de líquidos y antecedentes de caídas en días previos. También es relevante identificar cambios recientes en dosis o tipo de medicamentos, uso de fármacos de riesgo (anticoagulantes, anticonvulsivantes, hipoglicemiantes, litio, sedantes) y consumo de sustancias lícitas o ilícitas que puedan gatillar *delirium* por su uso o deprivación (alcohol, benzodiacepinas, tabaco, entre otros).

En el examen inicial, son básicos objetivar los signos vitales, saturación y glicemia capilar con el fin de descartar precozmente una hipoglicemia y/o hiperglicemia. El examen físico completo, ayudará a identificar focos de descompensación, infecciones (no olvidar buscar celulitis y abscesos perianales), fecalomas, signos de globo vesical y buscar dirigidamente signos meníngeos.

Respecto a los exámenes de laboratorio, siempre se debe tener un tamizaje general mínimo. Se recomienda comenzar el estudio con un Hemograma, Orina completa, Electrolitos plasmáticos, Calcemia, Glicemia, Función renal, hepática y tiroidea y amonemia según necesidad. Tamizaje toxicológico y niveles plasmáticos de medicamentos si corresponde; así como cultivos y PCR en caso de infección o estudios más dirigidos según los hallazgos previos. Electrocardiograma de rutina y Radiografía de tórax. En las imágenes del sistema nervioso central, se recomienda siempre que exista focalidad neurológica de reciente aparición, antecedente de caídas, uso de anticoagulantes, sospecha de encefalitis o bien en casos de *delirium* inexplicado por otros factores.

En caso que la evaluación de primera línea no oriente a la causa o si la sintomatología parece desproporcionada al evento identificado, es imprescindible ir completando el estudio buscando causantes menos frecuentes, como por ejemplo mediante un electroencefalograma en búsqueda de un status convulsivo o estudio de líquido cefalorraquídeo en caso de fiebre y cefalea, signos meníngeos o sospecha de encefalitis o hemorragia subaracnoidea[4].

¿Se puede prevenir el *delirium*?

Sí, hay evidencia de buena calidad que las intervenciones multicomponentes pueden reducir el riesgo de *delirium* incidente en población de alto riesgo, y actualmente su implementación es recomendada. El modelo original fue HELP (*Hospital Elder Life Program*)[17], que demostró reducir la incidencia de *delirium* de manera costo-efectiva (OR, 0.60, [CI, 0.39-0.92]) con un NNT de 19, reduciendo un 5% el riesgo absoluto de *delirium*. La intervención consiste en actuar sobre seis factores de riesgo de *delirium*: déficit cognitivo, deprivación de sueño, inmovilización, déficit visual y auditivo, deshidratación y revisión de fármacos en uso. Este protocolo ha sido replicado y adaptado a distintas realidades incorporando otros elementos en las guías actuales como la prevención de constipación, hipoxia, dolor e infección, aplicándose en pacientes médicos, quirúrgicos, e incluso en personas con demencia, manteniendo su efectividad en reducción de *delirium*[12,18]. Las estrategias preventivas requieren un compromiso de los equipos y liderazgo para su efectividad.

También se ha demostrado beneficio de la interconsulta precoz a geriatría en pacientes operados de cirugía de cadera para su prevención[19].

Las estrategias farmacológicas de prevención usando antipsicóticos, anticolinesterásicos y melatonina no han demostrado beneficio y no son recomendadas actualmente[4,12].

Estrategias de prevención de *delirium*

Intervenciones multicomponentes:

- Detección precoz de grupos de riesgo (>65 años, demencia, fractura cadera, severidad enfermedad)
- Tamizaje diario de *delirium*
- Orientación ambiental (apoyo sensorial, audífonos, lentes, dentaduras, reloj, música, compañía de familiares)
- Mantener hidratación normal
- Regular adecuada evacuación (urinaria y fecal)
- Restablecer dieta normal precozmente
- Corregir trastornos metabólicos
- Optimizar función cardiorrespiratoria (evitar hipoxia)
- Tratamiento efectivo del dolor
- Detección precoz de infección
- Movilización precoz y diaria
- Evitar antipsicóticos y benzodiacepinas
- Favorecer un sueño nocturno ininterrumpido (ofrecer tapones oídos)
- Retiro precoz de catéteres invasivos
- Evitar restricción física

Intervenciones en Unidades de Pacientes Críticos (UPC):
A lo anterior se agrega:

- Sedación liviana
- Evitar benzodiazepinas
- Identificación precoz de grupos de alto riesgo (>65 años, demencia, sepsis, alta gravedad, shock, ventilación mecánica)

¿Cómo tratamos el *delirium*? ¿Existe tratamiento no farmacológico?

Sí, este se sustenta en los mismos principios del manejo preventivo no farmacológico, manteniendo las intervenciones multicomponente en aquellos casos en que no se logre evitar la aparición de *delirium*, las cuales son consideradas parte fundamental de la buena práctica clínica[20].

El paciente delirioso está en riesgo de sufrir complicaciones secundarias a la inmovilización y a la confusión, especialmente de deterioro funcional que puede ser irreversible. Las estrategias interdisciplinarias deben enfocarse en mantener la hidratación y una adecuada nutrición, favorecer la movilidad para evitar las úlceras por presión y caídas, retiro de catéteres de manera precoz, evitar el desarrollo de incontinencia y minimizar el riesgo de neumonías por aspiración. Dentro de las intervenciones multicomponente, la educación al personal de salud sobre el manejo del *delirium* ha demostrado beneficios[21].

Es importante en esta etapa también educar al paciente sobre lo que le está sucediendo al igual que al cuidador o familiares e involucrarlos en el cuidado, ya que esta situación puede ser muy estresante para su entorno y el apoyo de ellos es importante en el manejo y su recuperación, incluso después del alta. La familia y los equipos tratantes deben estar preparados para las nuevas demandas de cuidado que pueden surgir al momento del alta hospitalaria.

¿Cuándo utilizaremos tratamientos farmacológicos?

La terapia farmacológica debe reservarse en casos de agitación psicomotora, alteraciones senso-perceptuales o síntomas psicóticos disruptivos, para el paciente o su entorno. Los medicamentos más usados y estudiados en este contexto son los antipsicóticos, con los que se busca el control sintomatológico del *delirium*. Sin embargo, deben usarse con precaución, dado que pueden prolongar el *delirium*, generar efectos adversos relevantes como transformar a un paciente hiperactivo en uno soporoso con otros riesgos potenciales (aspiración o caídas). Desafortunadamente la evidencia disponible para guiar el tratamiento farmacológico tiene limitaciones metodológicas significativas y actualmente se basan en recomendación de expertos[4,12,20].

Recientemente, algunos meta-análisis evaluaron el uso de antipsicóticos como medida farmacológica preventiva en pacientes adultos postoperados y como tratamiento del *delirium* en pacientes hospitalizados en unidades de baja complejidad (unidades no críticas), en los cuales no se demostró reducción de la incidencia, duración ni severidad del *delirium*, concluyendo que la evidencia actual disponible no avala su uso y que se requieren estudios con metodologías más rigurosas y outcomes estandarizados. Sin embargo, su uso no aumenta la mortalidad[22,23].

Respecto al uso de antipsicóticos como tratamiento del *delirium* en unidades de paciente crítico (UCI), tampoco se han encontrado efectos significativos respecto a outcomes primarios (días sin *delirium* o coma) ni secundarios (duración o tipo de *delirium*) al comparar entre antipsicóticos de primera y segunda generación v/s placebo, concluyendo que actualmente hay evidencia insuficiente para recomendar su uso rutinario[24,25].

Sin embargo, y basados en esta evidencia limitada, los antipsicóticos de alta potencia son considerados el tratamiento de elección para el manejo de la agitación en *delirium* dado su bajo efecto anticolinérgico y mínimos riesgos de hipotensión y depresión respiratoria. Aunque no se ha demostrado que un antipsicótico sea más efectivo que otro[26], en general haloperidol es usado de primera línea, considerando el menor costo y la mayor experiencia con este.

Debemos recordar que cada uno de los antipsicóticos tiene un perfil de efectos colaterales que se deben conocer previo a su uso. El haloperidol, principalmente en dosis altas (>3mg/día), presenta más riesgo de extrapiramidalismo y distonías, pero a dosis bajas sería similar a antipsicóticos de segunda generación[26]. En pacientes con parkinsonismo o demencia por cuerpos de Lewy se prefiere usar quetiapina, por su mínimo efecto extrapiramidal. La olanzapina se ha asociado a un peor perfil metabólico y mayor riesgo de resistencia insulínica, lo que la hace menos beneficiosa en pacientes diabéticos. Los neurolépticos en general pueden inducir síndrome neuroléptico maligno, acatisia, prolongar el intervalo QT, lo que es un factor de riesgo para desarrollar arritmias malignas e incluso muerte súbita, especialmente en pacientes con cardiopatías, trastornos hidroelectrolíticos o con uso concomitante de otras drogas que prolonguen el QT, por lo que deberíamos contar con un electrocardiograma previo a su uso y descontinuarlos si se produce un aumento mayor al 25% del QTc basal o más de 500 msec[10].

La recomendación estándar es iniciar con dosis bajas de haloperidol (0,5-1 mg) e ir titulando cada 30 a 60 minutos hasta lograr el efecto deseado en el control de agitación y/o psicosis. Este medicamento puede ser administrado por vía oral, intramuscular o endovenosa, según necesidad, y la administración endovenosa se debe utilizar solo si se cuenta con monitorización cardiaca. Su inicio de acción es de 30 a 60 minutos después de la administración parenteral y más prolongada si es administrado oralmente, por lo que no se debe esperar una respuesta inmediata. Si el cuadro de agitación es muy severo se puede iniciar a dosis un poco mayores (1 a 2 mg), sin embargo hay que recordar que debemos utilizar siempre la mínima dosis posible y en pacientes mayores frágiles no es aconsejable usar dosis mayores de 2 mg en 24 horas. Se debe revisar diariamente la indicación de uso de antipsicóticos e ir disminuyendo su dosis hasta suspenderlos cuando la situación esté controlada. De ser necesario su uso luego de haber sido dado de alta, se requiere un control precoz y seguimiento estrecho para evitar su uso prolongado.

Las benzodiacepinas tienen un rol limitado en el manejo del *delirium*, su indicación se restringe al *delirium* por deprivación de benzodiacepinas de uso crónico o alcohol, o cuando los neurolépticos están contraindicados. Ellas tienen un inicio de acción más rápido comparado con antipsicóticos, por ejemplo el Lorazepam en 5 minutos por vía parenteral, pero pueden empeorar la confusión y la sedación.

Estudios y meta-análisis recientes, en pacientes hospitalizadas en UCI, sugieren que el uso de Dexmedetomidina es eficiente como agente sedante y reduciría la incidencia de *delirium* en comparación con placebo, sedantes estándar y opioides, pero con aumento significativo de bradicardia e hipotensión(27,28).

La melatonina y los agonistas de su receptor, han sido fármacos ampliamente estudiados, son seguros y fisiopatológicamente promueven un sueño natural ayudando al ciclo sueño vigilia, lo cual podría ser beneficioso en la prevención y el manejo de todos los tipos de *delirium*, sin mayores efectos adversos, aunque su evidencia es variada y controversial(29).

Los inhibidores de colinesterasa (como Donepezilo o Rivastigmina) no tienen un rol en el tratamiento, prevención, ni manejo del *delirium* y su uso en este contexto se ha asociado a mayor riesgo de mortalidad(30).

En el *delirium* hipoactivo, no existe una recomendación formal de manejo farmacológico, y la evidencia existente al respecto también es insuficiente. En casos extremos con características de catatonía (en ausencia de agitación y psicosis) se podría considerar el uso de agentes estimulantes (metilfenidato, modafinilo) con precaución(10).

El paciente con *delirium* en la etapa final de su vida, situación denominada *delirium* terminal, requiere unas palabras. Es una condición frecuente en cuidados paliativos, que causa mucho estrés a la familia y al paciente. Es importante, incluso en esta condición paliativa revisar las posibles causas reversibles y frecuentes tales como deshidratación, dolor o el efecto colateral de otro medicamento. El tratamiento del *delirium* hiperactivo puede requerir antipsicóticos como haloperidol y puede asociarse el uso de benzodiacepinas como lorazepam(31) en busca de mayor sedación.

En la Tabla 3 se detallan las recomendaciones de antipsicóticos, su perfil de seguridad y los esquemas de administración.

TABLA 3 • TERAPIA FARMACOLÓGICA PARA *DELIRIUM* HIPERACTIVO SUGERIDA.

Agente	Mecanismo de acción	Dosis inicial y máxima	Beneficios	Efectos adversos	Comentarios
Haloperidol	Antipsicótico de primera generación (típico)	DI: 0.25-0.5mg vo, ev, im, cada 6-8-12 horas o prn. DMáx: 3 mg día	Poco sedante, escaso efecto en hemodinámico	Alto riesgo de síntomas extrapiramida-les (especialmente si > 3 mg/día). Torsade de pointes.	Usualmente agente de elección. Su uso EV solo debe ser bajo monitorización cardiaca.
Risperidona	Antipsicótico de segunda generación (atípico)	DI: 0.25-0.5 mg vo-ev, cada 8- 12 horas o prn. DMáx: 3 mg día	Poco sedante, escaso efecto hemodinámico. Similar efectividad a Haloperidol.	Síntomas extrapiramidales (especialmente a dosis > 3 mg/d).	Estudios randomizados pequeños.
Olanzapina	Antipsicótico de segunda generación (atípico)	DI: 2.5-5 mg vo-sl, cada 12-24 horas. DMáx: 20 mg día	Menos efectos extrapiramidales que Haloperidol.	Más sedante que haloperidol. Empeora perfil metabólico.	Estudios randomizados pequeños.
Quetiapina	Antipsicótico de segunda generación (atípico)	DI: 12.5-25 mg vo, cada 12-24 horas. DMáx: 50-100 mg día	Menos efectos extrapiramidales que Haloperidol.	Más sedante, menos efectividad antipsicótica, hipotensión	Estudios randomizados pequeños.
Lorazepam	Benzodiazepina	DI: 0.25-0.5 mg vo-ev, cada 8-12 horas o prn. DMáx: 2 mg día	Importante efecto sedante. De uso en casos seleccionados.	Más agitación paradojal y depresión respiratoria que haloperidol	Uso en casos específicos: deprivación de alcohol, Parkinson, demencia por cuerpos de Lewy, historia de SNM.

Ev: vía endovenosa; vo: vía oral; sl: sublingual; prn: según necesidad; IM: intramuscular; SNM: síndrome neuroléptico maligno; DI: dosis inicial; DMáx: dosis máxima.

Puntos clave

- El *delirium* es subdiagnosticado y tiene consecuencias negativas para el paciente, aumentando su morbimortalidad.
- Se recomienda evaluar los factores de riesgo al ingreso del hospital y prevenirlo mediante intervenciones multicomponente enfocadas en manejar los factores de riesgo encontrados.

- Realizar el diagnóstico precoz mediante tamizaje sistemático de la población de riesgo.
- Al realizar el diagnóstico es de suma importancia identificar y tratar las posibles causas subyacentes, optimizar el manejo no farmacológico e involucrar a la familia.
- En caso de agitación severa que ponga en riesgo al paciente o su entorno, utilizar antipsicóticos de alta potencia, en la mínima dosis efectiva y titulando cuidadosamente.

¿Dónde profundizar?

- Scottish Intercollegiate Guidelines Network (SIGN). Risk reduction and management of delirium. Edinburgh: SIGN; 2019. (SIGN publication no. 157). [March 2019]. Available from URL: http://www.sign.ac.uk

Referencias

1. Inouye SK. Delirium in older persons. The New England journal of medicine. Mar 16 2006; 354(11):1157-1165.
2. Siddiqi N, House AO, Holmes JD. Occurrence and outcome of delirium in medical inpatients: a systematic literature review. Age and ageing. Jul 2006; 35(4):350-364.
3. Gibb, K. *et al.* The consistent burden in published estimates of delirium occurrence in medical inpatients over four decades: a systematic review and meta-analysis study. Age Ageing 49, 352-360 (2020).
4. Wilson, J.E., Mart, M.F., Cunningham, C. *et al.* Delirium. Nat Rev Dis Primers 6, 90 (2020). https://doi.org/10.1038/s41572-020-00223-4
5. Witlox J, Eurelings LS, de Jonghe JF, Kalisvaart KJ, Eikelenboom P, van Gool WA. Delirium in elderly patients and the risk of postdischarge mortality, institutionalization, and dementia: a meta-analysis. JAMA: the Journal of the American Medical Association. Jul 28 2010; 304(4):443-451.
6. Gonzalez M, Carrasco M. Delirium: a marker of health status in the geriatric patient. Revista española de geriatría y gerontología. 2008; 43 Suppl 3:38-41.
7. Oh E, Fong T, Hshieh T, Inouye S. JAMA. 2017; 318(12):1161-1174. doi:10.1001/jama.2017.12067
8. Marcantonio ER. Delirium in hospitalized older adults. N Engl J Med 2017;377(15):1456-66.
9. American Geriatrics Society 2019 Updated AGS Beers Criteria® for Potentially Inappropriate Medication Use in Older Adults. J Am Geriatr Soc 00:1- 21, 2019. DOI: 10.1111/jgs.15767
10. Maldonado J. Acute Brain Failure Pathophysiology, Diagnosis, Management, and Sequelae of Delirium. Crit Care Clin 33 (2017) 461-519 http://dx.doi.org/10.1016/j.ccc.2017.03.013
11. American Psychiatric Association. Diagnostic and statistical manual of mental disorders, 5th edn (DSM-V) (American Psychiatric Association Publishing, 2013).

12. National Institute for Health and Care Excellence (NICE). Delirium: prevention, diagnosis and management. NICE https://www.nice.org.uk/guidance/cg103 (2019).
13. Inouye SK, van Dyck CH, Alessi CA, Balkin S, Siegal AP, Horwitz RI. Clarifying confusion: the confusion assessment method. A new method for detection of delirium. Annals of internal medicine. Dec 15 1990; 113(12):941-948.
14. Ely, E. W. *et al.* Evaluation of delirium in critically ill patients: validation of the confusion assessment method for the intensive care unit (CAM-ICU). Crit. Care Med. 29, 1370-1379 (2001).
15. Bellelli, G. *et al.* Validation of the 4AT, a new instrument for rapid delirium screening: a study in hospitalised older people. Age Ageing 43, 496-502 (2014).
16. Gaudreau, J. D., Gagnon, P., Harel, F., Tremblay, A. & Roy, M.A. Fast, systematic, and continuous delirium assessment in hospitalized patients: the nursing delirium screening scale. J. Pain Symptom Manage. 29, 368-375 (2005).
17. Inouye SK, Bogardus ST, Jr., Charpentier PA, *et al.* A multicomponent intervention to prevent delirium in hospitalized older patients. The New England journal of medicine. Mar 4 1999;340(9):669-676.
18. Ludolph, P. *et al.* Non-pharmacologic multicomponent interventions preventing delirium in hospitalized people. J. Am. Geriatr. Soc. https://doi.org/10.1111/ jgs.16565 (2020).
19. Marcantonio ER, Flacker JM, Wright RJ, Resnick NM. Reducing delirium after hip fracture: a randomized trial. Journal of the American Geriatrics Society. May 2001;49(5): 516-522.
20. Scottish Intercollegiate Guidelines Network (SIGN). Risk reduction and management of delirium. Edinburgh: SIGN; 2019. (SIGN publication no. 157). [March 2019]. Available from URL: http://www.sign.ac.uk
21. Lee, S. Y. et al. Developing delirium best practice: a systematic review of education interventions for healthcare professionals working in inpatient settings. Eur. Geriatr. Med. 11, 1-32 (2020)
22. Neufeld *et al.* Antipsychotic Medication for Prevention and Treatment of Delirium in Hospitalized Adults: A Systematic Review and Meta-Analysis. J Am Geriatr Soc 64:705-714, 2016. DOI: 10.1111/jgs.14076
23. Burry L, Mehta S, Perreault Marc M, Luxenberg Jay S, Siddiqi N, Hutton B, *et al.* Antipsychotics for treatment of delirium in hospitalised non-ICU patients. Cochrane Database of Systematic Reviews 2018, Issue 6.
24. Girard, T. D. *et al.* Haloperidol and ziprasidone for treatment of delirium in critical illness. N. Engl. J. Med. 379, 2506-2516 (2018).
25. Nikooie, R. *et al.* Antipsychotics for treating delirium in hospitalized adults: a systematic review. Ann. Intern. Med. 171, 485-495 (2019).
26. Kishi T, Hirota T, Matsunaga S, Iwata N. Antipsychotic medications for the treatment of delirium: a systematic review and meta-analysis of randomised controlled trials. Journal of Neurology, Neurosurgery & Psychiatry 2016; 87(7):767-74.

27. Flükiger *et al*. Dexmedetomidine in prevention and treatment of postoperative and intensive care unit delirium: a systematic review and meta-analysis. Ann. Intensive Care (2018) 8:92
28. Shehabi, Y. *et al*. Early sedation with dexmedetomidine in critically ill ventilated patients. N. Engl. J. Med. 380, 2506-2517 (2019).
29. Siddiqi N *et al*. Interventions for preventing delirium in hospitalised non-ICU patients. Cochrane Database Syst Rev. 2016 Mar 11;3:CD005563. doi: 10.1002/14651858.CD005563.
30. Van Eijk MM, Roes KC, Honing ML, *et al*. Effect of rivastigmine as an adjunct to usual care with haloperidol on duration of delirium and mortality in critically ill patients: a multicentre, double-blind, placebo-controlled randomised trial. Lancet. Nov 27 2010; 376(9755):1829-1837.
31. Hui D *et al*. Effect of Lorazepam With Haloperidol vs Haloperidol Alone on Agitated Delirium in Patients With Advanced Cancer Receiving Palliative Care: A Randomized Clinical Trial. JAMA. 2017; 318(11):1047-1056. doi:10.1001/jama.2017.11468

PATOLOGÍAS DEL SUEÑO

Juan Carlos Rodríguez y Carolina Aguirre

Los problemas del sueño no son parte normal del envejecimiento. Algunos de los cambios fisiológicos que ocurren en las PM son una tendencia a dormir un poco menos (6 a 7 horas), a acostarse y despertarse más temprano, a tener una mayor proporción de etapas de sueño más ligero (N1 y N2) y una menor proporción de etapas de sueño más profundo (N3 y REM). Algunas PM van a requerir una siesta corta durante las tardes (sueño bifásico). Dado que muchas PM no reportan sus problemas del sueño, se debe realizar una evaluación dirigida como parte de la Valoración Geriátrica Integral.

Insomnio

El insomnio es la dificultad para iniciar el sueño, mantener un sueño continuo a lo largo de la noche o despertar precozmente en la mañana asociado a consecuencias diurnas (poca concentración, irritabilidad, fatiga, preocupación por el sueño) que ocurre como mínimo tres noches por semana durante tres o más meses.

¿A quiénes y cómo afecta?

La prevalencia de insomnio tiende a ser mayor en PM de sexo femenino y con comorbilidades, pudiendo alcanzar hasta un 60% en aquellas con múltiples patologías. Las consecuencias del insomnio en PM incluyen mayor riesgo de caídas, deterioro físico y mental, peor calidad de vida, mayor institucionalización y mayor mortalidad.

¿Cómo se manifiesta?

Pocas PM reportan espontáneamente quejas relacionadas al dormir. Se debe preguntar sobre la satisfacción con el sueño y las consecuencias relacionadas al insomnio. Se deben abordar los factores predisponentes de insomnio (comorbilidades, antecedentes familiares, bajo nivel socioeconómico), factores precipitantes (eventos que puedan interrumpir el sueño como hospitalizaciones, pérdida de un ser querido, cambio de residencia) y factores perpetuantes del insomnio (conductas compensatorias como tomar siestas, acostarse más temprano, levantarse más tarde).

¿Cómo se diagnostica?

El diagnóstico se realiza mediante la entrevista clínica. Se recomienda usar diarios de sueño para capturar prospectivamente información relevante. El índice de gravedad del insomnio es un cuestionario validado en PM pero el recuerdo retrospectivo del sueño puede ser difícil para algunos.

¿Cuál es el tratamiento?

La **terapia cognitivo conductual** para el insomnio (TCCi) es el tratamiento más eficaz y seguro para tratar el insomnio y debe ser la primera opción en PM. La TCCi es una terapia psicológica acotada que busca: 1) aumentar el sueño en respuesta al estímulo de la cama y dormitorio (**control de estímulo**); 2) restringir el tiempo en la cama solo a las horas nocturnas de sueño para aumentar el impulso homeostático para dormir (**restricción de sueño**) y 3) reducir creencias y conductas que afectan negativamente el sueño (**terapia cognitiva**). Habitualmente la TCCi se entrega en 4 a 6 sesiones semanales (una por semana, de 30 a 60 minutos cada sesión, de forma grupal o individual).

Junto a la TCCi se debe educar a los pacientes respecto a las conductas que facilitan y aquellas que dificultan un buen dormir (higiene del sueño). Dentro de las conductas que facilitan un buen dormir están la realización de actividad física matinal, la exposición a la luz solar durante el día, mantener una rutina ordenada a lo largo del día que incluya horarios regulares para levantarse, alimentarse ordenadamente a lo largo del día, incorporar actividades relajantes en las horas previas a dormir como leer, escuchar música tranquila o realizar ejercicios de relajación. Algunas conductas que dificultan un buen dormir son el consumo excesivo de estimulantes (café, té, chocolate, mate) y alcohol, especialmente después de las 15:00 h, la exposición a pantallas en las últimas horas del día como la televisión, teléfonos celulares u otros dispositivos electrónicos, la ingesta de alimentos muy condimentados o en gran volumen antes de acostarse y alimentarse en la cama, conducta muy frecuente de observar en PM.

Se debe **evitar el uso de hipnóticos** (benzodiacepínicos y no-benzodiacepínicos) en PM dado el alto riesgo de interacciones farmacológicas, dependencia y sus graves efectos adversos (caídas, *delirium*, deterioro cognitivo). Pueden ser indicados cautelosamente en insomnio agudo por un corto plazo (uno a dos meses) prefiriendo siempre aquellos de vida media corta. Otras alternativas farmacológicas que tienen menos evidencia científica en PM son la **melatonina y los antidepresivos sedantes** (Tabla 1).

TABLA 1 • FARMACOTERAPIA PARA EL INSOMNIO EN PM.

Fármaco	Dosis recomendada	Vida Media (horas)	Efectos Adversos
Benzodiacepinas			Somnolencia, mareos, fatiga, caídas, deterioro cognitivo, *delirium*
Alprazolam	0,25 a 2 mg	10-26 h	
Clonazepam	0,5 a 2 mg	17-60 h	
Lorazepam	0,5 a 2 mg	10-14 h	
No-Benzodiacepinas			
Zopiclona	3,75 a 7,5 mg	7 h	Somnolencia, mareos, fatiga, caídas, deterioro cognitivo, *delirium*, conductas complejas asociadas al dormir (comer, sonambulismo)
Eszopiclona	1 a 2 mg	6 h	
Zolpidem	5 mg	1.5 a 4.5 h	
Antidepresivos			
Trazodona	25 a 150 mg	5 a 10 h	Somnolencia, mareos, fatiga, hipotensión, ortostatismo, boca seca, constipación, baja de peso
Melatonina			
Liberación inmediata	3 a 6 mg	0.5 a 1 h	Somnolencia y cefalea (infrecuentes)
Liberación prolongada	2 mg	1.5 a 4.5 h	

Síndrome de Piernas Inquietas (SPI)

El SPI es un trastorno neurológico sensitivo-motor crónico caracterizado por la presencia de una sensación molesta en las extremidades inferiores que se produce al dejarlas inmóviles, usualmente a la hora de dormir. Es una causa frecuente de insomnio de conciliación y de trastornos del ritmo circadiano en PM, por lo cual debe tenerse en consideración al evaluar un trastorno del sueño en este grupo etario.

¿A quiénes y cómo afecta?

Se han estimado prevalencias de hasta un 10% de la población, pero al evaluar SPIs clínicamente relevantes, cuyos síntomas tienen un impacto moderado a grave en la calidad de vida del paciente, esta cifra alcanza solo el 3%. Afecta más frecuentemente a mujeres y su prevalencia va en aumento con la edad, estabilizándose en la sexta década de vida, llegando a un 19% en mayores de 80 años. El SPI además es especialmente frecuente en situaciones que producen un déficit de fierro, como el embarazo o la insuficiencia renal crónica. Se cree que esto se debe a que el fierro está involucrado en el metabolismo dopaminérgico, clave en la fisiopatología del SPI.

¿Cómo se manifiesta?

Los pacientes describen una necesidad imperiosa de mover las piernas al dejarlas en reposo, particularmente en las primeras horas de oscuridad (Ritmo circadiano). El paciente es capaz de controlar esta compulsión por un tiempo, pero finalmente termina moviéndose y con esto aliviando la molestia. La necesidad de mover las piernas genera incapacidad de conciliar el sueño, ya que el estar acostado en la cama gatilla rápidamente el síntoma. Los pacientes también describen esta molestia en viajes prolongados o al tener que mantenerse sentados por mucho tiempo, como es el caso de una reunión, ir al cine o salir a cenar.

¿Cómo se diagnostica?

El diagnóstico es clínico y se basa en la presencia de cuatro criterios diagnósticos (Tabla 2). Los cuatro criterios deben estar presentes para efectuar el diagnóstico; sin embargo, son poco específicos, por lo cual existen criterios de apoyo como la presencia de un trastorno del sueño (usualmente insomnio de conciliación o retraso de fase del sueño), presencia de movimiento periódico de extremidades durante el sueño (hasta en un 80% de los pacientes con SPI, su diagnóstico es polisomnográfico) o antecedente familiar de SPI.

Tabla 2 • Criterios diagnósticos del Síndrome de Piernas Inquietas (SPI).

1. Necesidad imperiosa de mover las piernas con sensación de dolor o malestar
2. Los síntomas aparecen y se agravan con la inactividad, sentado o acostado
3. Los síntomas desaparecen o mejoran con el movimiento
4. Ritmo circadiano, de predominio al atardecer y anochecer

¿Cuál es el tratamiento?

Dado que su fisiopatología involucra una disminución del tono dopaminérgico en la médula espinal e insuficientes depósitos de fierro cerebrales, estos son los dos pilares del tratamiento. Se utilizan agonistas dopaminérgicos como el pramipexol y parches de rotigotina, aunque hoy en día se han comenzado a preferir medicamentos como gabapentina (400 mg a 1600 mg) y pregabalina (75 mg a 300 mg), dado el riesgo de desarrollo del fenómeno de "aumento" con los dopaminérgicos. El fenómeno de "aumento" consiste en un agravamiento de los síntomas, esta vez secundario a la misma terapia dopaminérgica utilizada. Asociado a lo anterior deben evaluarse los depósitos de fierro, buscando niveles de ferritina plasmática sobre 75 mg/dL ya sea con suplementación oral o endovenosa.

Trastorno de conducta del sueño REM (TCSR)

El TCSR es una parasomnia del estadio REM caracterizada por conductas motoras anormales durante el sueño REM, debido a una pérdida de la atonía fisiológica propia de esta etapa. Las parasomnias son conductas, eventos físicos o sensaciones indeseadas que se producen al entrar al sueño, durante las transiciones entre las distintas etapas de sueño o durante el paso a la vigilia. En el caso del TCSR, los síntomas aparecen durante el estadio REM en relación a la actividad onírica propia del REM, tratándose de contenido usualmente negativo, con sueños que los pacientes describen como "pesadillas". Cabe mencionar que durante el estadio REM se produce una inhibición selectiva sobre las motoneuronas espinales a fin de evitar movimientos correlacionados con el contenido onírico, siendo este el sitio donde probablemente se genera esta patología.

El TCSR puede clasificarse en una forma idiopática y una secundaria. Esta última se asocia a enfermedades neurodegenerativas como Enfermedad de Parkinson, demencia por cuerpos de Lewy y Atrofia Multisistémica (alfasinucleinopatías), además de enfermedades autoinmunes, lesiones estructurales cerebrales o por uso de ciertos medicamentos antidepresivos y antihipertensivos como betabloqueadores liposolubles. La forma idiopática, en cambio, no se asocia a otro trastorno del sistema nervioso central conocido, pero sí se sabe que la mayor parte de estos pacientes desarrollarán con el tiempo una enfermedad neurodegenerativa del grupo antes descrito, considerándose actualmente un cuadro prodrómico de estas patologías.

¿A quiénes y cómo afecta?

El TCSR afecta a personas mayores de 50 años, de preferencia hombres, habitualmente entre los 60 y 75 años de edad. Su prevalencia es desconocida, pero se estima cercana al 1% de este grupo etario.

¿Cómo se manifiesta?

La descripción del cuadro se obtiene con mayor frecuencia del compañero de cama del paciente, quien describe que cuando el paciente está durmiendo comienza a actuar lo que está soñando, presentando conductas motoras vigorosas y violentas, asociadas a gritos y golpes. Cuando los pacientes son despertados por sus parejas relatan haber estado soñando que los atacaban, perseguían, peleas o discusiones, muchas veces coincidiendo con la conducta motora que presentaron.

¿Cómo se diagnostica?

En base a una correcta historia clínica y un polisomnograma con registro de video, audio y electrodos de electromiografía adicionales en la musculatura flexora de los dedos. En este estudio se aprecia que al entrar en etapa REM se pierde la atonía fisiológica de esta etapa, apreciándose anormal aumento del tono en la electromiografía del mentón y de las extremidades. Asimismo, en ocasiones es posible detectar conducta motora concordante con lo descrito en la historia clínica durante el registro de video.

¿Cuál es el tratamiento?

En primer lugar el tratamiento consiste en medidas generales buscando mejorar la seguridad del entorno del dormir para evitar accidentes y caídas. A lo anterior se puede asociar tratamiento sintomático con clonazepam en dosis de 0.5 a 4 mg. Se debe sopesar el riesgo de usar benzodiacepinas en este tipo de pacientes ante el perjuicio de sus funciones cognitivas con el beneficio de evitar estas conductas motoras al dormir.

Síndrome de Apnea - Hipopnea Obstructiva del Sueño (SAHOS)

El SAHOS corresponde a un trastorno respiratorio caracterizado por episodios frecuentes de reducción (hipopneas) o ausencia (apneas) de flujo en la vía aérea debido a pausas respiratorias durante el sueño. Como consecuencia los individuos pueden presentar hipoxia, hipercarbia, arritmias y microdespertares durante el sueño. Por su importancia en personas mayores se detalla en otro capítulo.

Conclusiones

Las patologías del sueño son frecuentes en PM, pero no forman parte del envejecimiento fisiológico. Dado que muchas PM no reportan espontáneamente sus síntomas, se debe explorar dirigidamente la cantidad y calidad del sueño. La historia clínica del paciente y del compañero de cama permite plantear el diagnóstico en muchos casos, como por ejemplo en la apnea del sueño, el síndrome de piernas inquietas y el trastorno conductual del sueño REM. Se debe tener en cuenta que las manifestaciones clínicas de los trastornos del sueño pueden ser menos evidentes en PM, especialmente en aquellos frágiles con limitada actividad física o con deterioro cognitivo. El tratamiento de las patologías del sueño es importante dada su asociación a múltiples enfermedades crónicas, enfermedades neurodegenerativas, deterioro cognitivo, peor calidad de vida y mayor mortalidad. Se debe hacer énfasis en implementar las medidas generales de tratamiento y monitorizar de cerca la adherencia, respuesta clínica y aparición de efectos adversos de las terapias específicas de cada patología. Es importante recordar que se desaconseja el uso de hipnóticos en PM por los importantes y frecuentes riesgos asociados a su uso.

Recomendaciones clínicas

- La primera línea terapéutica para el insomnio en PM es la Terapia Cognitivo Conductual.
- Se desaconseja el uso crónico de hipnóticos en PM por los importantes y frecuentes riesgos asociados a su uso.
- La presión positiva de la vía aérea impacta significativamente la salud física y mental de las PM con apnea obstructiva del sueño.
- Pregabalina y gabapentina son alternativas terapéuticas seguras y efectivas en PM con Síndrome de Piernas Inquietas.
- En pacientes con Trastorno de Conducta del Sueño REM es muy importante enfatizar medidas de seguridad para evitar lesiones y caídas durante el sueño.

Puntos clave

- Los cambios fisiológicos del sueño asociados al envejecimiento no conllevan a un mal dormir.
- Las patologías del sueño son frecuentes y poco exploradas en PM.
- Las manifestaciones clínicas de las patologías del sueño pueden variar considerablemente en PM.
- El Síndrome de Piernas Inquietas es un diagnóstico a tener en cuenta al evaluar los trastornos del sueño en PM dada su alta prevalencia en este grupo.
- El Trastorno de Conducta del Sueño REM debe buscarse dirigidamente en la historia clínica, ya que puede ser un síntoma prodrómico de enfermedades neurodegenerativas.

¿Dónde profundizar?

- Para obtener información más detallada sobre estas y otras patologías del sueño los invitamos a visitar la página de la Academia Americana de Medicina del Sueño que ofrece gratuitamente guías de práctica clínica en Medicina del Sueño: https://aasm.org/clinical-resources/practice-standards/practice-guidelines/

Referencias

1. Rodríguez, J.C., Dzierzewski, J.M. and Alessi, C.A., 2015. Sleep problems in the elderly. The Medical clinics of North America, 99(2), p. 431.
2. Wang, G., Goebel, J.R., Li, C., Hallman, H.G., Gilford, T.M. and Li, W., 2019. Therapeutic effects of CPAP on cognitive impairments associated with OSA. Journal of neurology, pp. 1-6.
3. Sociedad Española del Sueño, Sociedad Española de Neurología. Síndrome de Piernas Inquietas o Enfermedad de Willis-Ekbom. Recomendaciones diagnósticas y terapéuticas del Grupo de Estudio de la Sociedad Española de Neurología y Sociedad Española del Sueño. Madrid: Luzán, 5.
4. Iranzo, A., 2018. Parasomnias and sleep-related movement disorders in older adults. Sleep medicine clinics, 13(1), pp. 51-61.
5. Garcia-Borreguero, D., Kohnen, R., Silber, M.H., Winkelman, J.W., Earley, C.J., Högl, B., Manconi, M., Montplaisir, J., Inoue, Y. and Allen, R.P., 2013. The long-term treatment of restless legs syndrome/Willis–Ekbom disease: evidence-based guidelines and clinical consensus best practice guidance: a report from the International Restless Legs Syndrome Study Group. Sleep medicine, 14(7), pp. 675-684.

MALNUTRICIÓN EN PERSONAS MAYORES

Lorena Salinas y María José Valenzuela

¿En qué consiste?

El proceso de envejecimiento se asocia a importantes cambios biológicos, cognitivos, psicológicos y sociales, con un grado variable de decrecimiento en cada una de estas áreas, lo que genera como consecuencia menor capacidad funcional, mayor vulnerabilidad al estrés y la presencia de síndromes geriátricos: la desnutrición es uno de ellos[1].

La desnutrición es comprendida como un estado secundario a la falta de ingesta o de absorción de nutrientes que altera la composición corporal, principalmente de déficit de masa libre de grasa, que disminuye las funciones físicas y mentales y genera consecuencias negativas en el caso de comorbilidades. La desnutrición puede ser secundaria a ayuno, hambruna, estrés agudo, enfermedad avanzada, en especial en mayores de 80 años o a la combinación de estos factores[2]. Esto convierte a la población de personas mayores (PM) en un grupo altamente susceptible de presentar alteraciones nutricionales, con el consecuente impacto negativo en riesgo de mayor morbimortalidad y menor calidad de vida[3]. Es un factor de riesgo para la dependencia[4].

Diferentes series describen una prevalencia de desnutrición en las PM cercana al 50%, variando significativamente según las características de la población estudiada (sistema de salud, nivel económico, educación, entre otros) y el instrumento utilizado. Datos de una revisión sistemática y metaanálisis de la aplicación del Mini Nutritional Assessment (MNA) en PM, estiman su prevalencia en 4% para los que viven en la comunidad, en institucionalizados 9,9% y en centros de rehabilitación hasta 32,5%. Sin embargo, muchos autores han documentado que esta condición está infradiagnosticada, existiendo estados de desnutrición subclínicos que pueden pasar inadvertidos[4].

Cabe mencionar un fenómeno muy relevante y que afecta a todas las personas a partir de los 40 años, denominado **sarcopenia**, la cual se define como la pérdida sustancial en la masa y función muscular, la cual ocurre como una consecuencia natural de envejecer. Esta condición progresa rápidamente después de los 60 años y se asocia a consecuencias tales como menor capacidad funcional, menor nivel de independencia, riesgo de caídas, fracturas, deterioro de la calidad de vida y fragilidad[5].

También existe la **obesidad sarcopénica,** que es la presencia de sarcopenia (baja masa magra) en combinación con obesidad, condición que está en aumento en los adultos mayores[6]. Los diferentes grados de exceso de tejido adiposo (grasa) y un índice de masa corporal estático ocultan comúnmente la sarcopenia en las PM agravado por la inactividad.

La obesidad, la inactividad, sarcopenia y el envejecimiento se asocian a consecuencias negativas para la salud, incrementando el riesgo de patologías cardiovasculares y metabólicas, como diabetes *mellitus* tipo 2 y otras condiciones tales como la artrosis, artritis y trastornos del ánimo.

Si bien los niveles de índice de masa corporal son más laxos para este grupo etario, la evidencia actual describe que la obesidad se asocia a deterioro funcional progresivo, pérdida de masa muscular e incremento de tejido adiposo, ambos fenómenos interdependientes[7].

¿Cuáles son los factores de riesgo?

La malnutrición es un fenómeno multifactorial y complejo, secundario a la interacción de factores internos o propios del individuo y a factores externos relativos al medio ambiente. En el primer grupo, destaca una menor ingesta asociada o no a enfermedad aguda o crónica, la que incrementa a su vez los requerimientos de energía. La disminución en el consumo de alimentos puede ser originado en la pérdida de las capacidades sensoriales (gusto, tacto y olfato), salud oral deficitaria, alteraciones de la masticación y deglución (por ejemplo: la menor producción de saliva), cambios en tracto gastrointestinal (saciedad precoz), efectos secundarios a los tratamientos farmacológicos y limitaciones cognitivas. Todos estos factores pueden ser agravados en mayor o menor medida por el tipo de comorbilidades asociadas[8].

Desde el punto de vista ambiental: influyen la calidad de los alimentos, las condiciones asociadas a la alimentación y la calidad del cuidado del adulto mayor (ambiente hospitalario o institucionalizado)[8,9].

Existen múltiples consecuencias fisiológicas de la malnutrición que a su vez actúan perpetuando y empeorando la condición[9] (FIGURA 1).

La obesidad es una enfermedad compleja y multifactorial causada por un desequilibrio entre los ingresos y egresos de energía que lleva a un balance calórico positivo, el cual se acentúa con la edad como resultado de una menor tasa metabólica, relacionada a la sarcopenia y a factores neuro-hormonales propios del envejecimiento, produciendo una ganancia promedio de 1 kg al año o 5% del IMC anual[10,11]. Por otra parte, existe un menor gasto de energía asociado a la inmovilidad o sedentarismo en este grupo etario, que acentúa la pérdida de masa muscular y la funcionalidad, generando un círculo vicioso, que da cuenta de al menos el 50% de la pérdida del gasto energético total en las PM[12]. Datos de la ENS 2003 demostraron que el 95,7% de los adultos mayores presentaba vida sedentaria[13].

FIGURA 1.

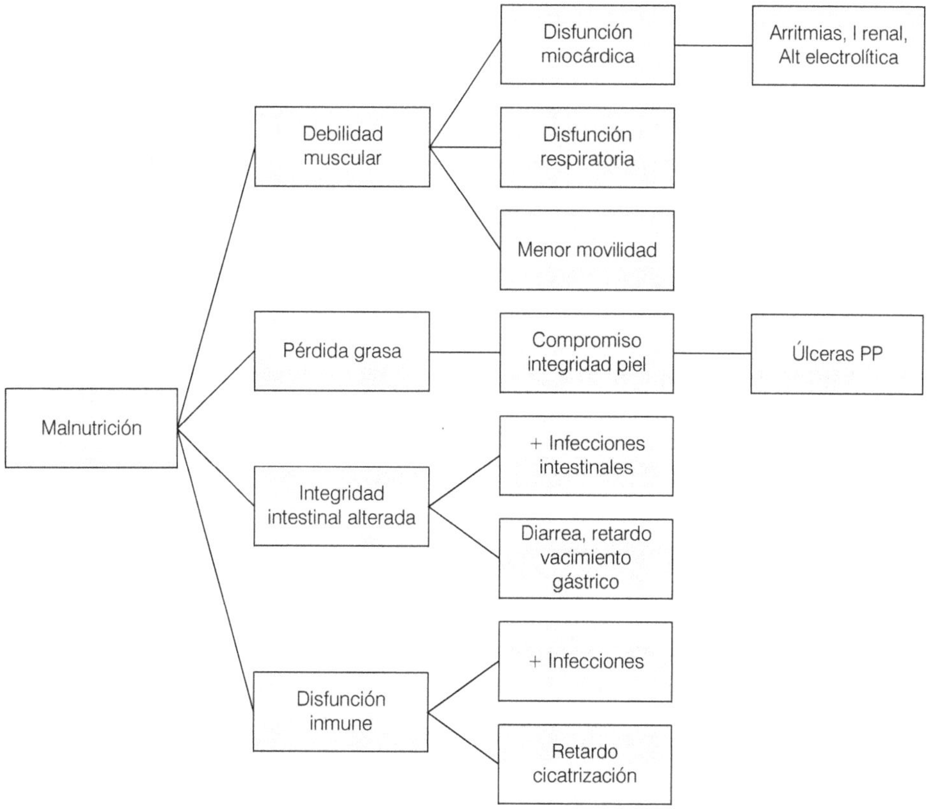

Adaptado de E. Agarwala *et al.* / Maturitas 76 (2013) 296-302.

¿Cómo se diagnostica? ¿Cómo se estudia?

Una adecuada valoración del estado nutricional resulta fundamental para la detección precoz de la desnutrición: determinar situaciones de riesgo, identificar las causas de los posibles déficits nutricionales, diseñar el plan de manejo para mejorar el estado nutricional y evaluar la efectividad de las intervenciones nutricionales.

La evaluación nutricional geriátrica es un proceso complejo debido a la etiología multifactorial de las alteraciones nutricionales, la gran variabilidad de los sujetos valorados y las múltiples herramientas existentes, implicando que no existe un parámetro ni un método único de evaluación[9].

Dentro de las múltiples herramientas de evaluación nutricional existentes, el *Mini Nutritional Assessment* (MNA) es un método estructurado y validado para población mayor de 65 años a nivel hospitalario, residencial o en la comunidad[14]. Es el cuestionario más aceptado y utilizado a nivel mundial, reconocido su poder diagnóstico y pronóstico desde hace más de 20 años. Tiene dos segmentos, un tamizaje básico que evalúa ingesta, baja de peso, movilidad, enfermedad aguda, problemas neuropsicológicos e índice de masa corporal. Si la PM tiene 12 o más puntos se categoriza como sin riesgo. Si tiene menos de 12 puntos se completa evaluación con preguntas sobre número de comidas y tipo de alimentos ingeridos, salud general, circunferencia del brazo y pantorrillas. Según eso se cataloga en malnutrido o en riesgo. Se puede revisar en detalle en el sitio https://www.mna-elderly.com/

En el caso de disfagia, altamente prevalente en este grupo etario, se recomienda la realización del *Eating Assessment Tool-10* para el cribado[15].

La herramienta ideal de screening nutricional debe evaluar tres áreas claves: el índice de masa corporal (IMC), la pérdida involuntaria de peso y los posibles cambios en la ingesta.

Posteriormente, se realizará una valoración nutricional detallada, en caso de haber detectado riesgo de desnutrición o desnutrición. A continuación se describe en detalle[3]:

- **Historia clínico-nutricional:** Identificar patologías que pueden tener un impacto en el estado nutricional, ya sea por aumento del gasto energético (enfermedad pulmonar obstructiva crónica, enfermedad renal crónica, insuficiencia cardiaca, úlceras por presión, entre otras) o aquellas por reducción de la ingesta (accidente cerebrovascular, enfermedad de Parkinson, demencia, depresión). Revisar el número de fármacos tomados, pues la polifarmacia (5 o más fármacos) se asocia a un aumento del riesgo de desnutrición. Evaluar estado dental y la existencia de problemas orales (masticación, xerostomía, mala dentadura e higiene bucal).
- **Historia dietética:** Identificar posibles carencias en la dieta habitual del paciente, estudiando los hábitos alimentarios y valorando la ingesta. En el paciente ambulatorio se sugiere realizar el registro dietético de 3 días considerando al menos los siguientes parámetros: número de ingestas diarias, cantidad ingerida (% porción), cambios recientes hambre y saciedad, preferencias y aversiones alimentarias, existencia de alergias o intolerancias alimentarias, seguimiento de dietas especiales y consumo de suplementos dietéticos.
- **Valoración antropométrica:** Inicia con la medición del peso y la talla. Considerando las alteraciones esqueléticas en esta población puede resultar difícil determinar la talla, por lo que se puede emplear como modelo de estimación la distancia talón-rodilla (D-TR), empleando las fórmulas de Chumlea[16].

Varones: talla (cm) = 78,31 + (1,94 × D-TR [cm]) – ([0,14 × edad [años])
Mujeres: talla (cm) = 82,21 + (1,85 × D-TR [cm]) – ([0,21 × edad [años]).

Los índices antropométricos en muchos casos son difíciles de interpretar, como consecuencia del valor pronóstico del IMC en PM, el cual es distinto al resto de la población. En un meta-análisis publicado el año 2014 se evidenció una asociación entre mortalidad e IMC con una curva en forma de U, con menor riesgo de mortalidad para IMC 24 a 30,9 kg/m^2 [12]. Esto debido a las modificaciones en la composición corporal asociadas con el envejecimiento, como menor masa magra y pérdida de talla por compresión vertebral por osteoporosis.

El IMC es una herramienta útil para determinar el nivel de obesidad, con las limitaciones descritas en este grupo etario, pero también su asociación a mayor morbimortalidad[18].

TABLA 1 • IMC ADAPTADOS A LA POBLACIÓN CHILENA ADULTO MAYOR.

Índice de Masa Corporal (IMC) kg/m^2	Estado Nutricional
≤ 23	Desnutrición
23.1 - 27,9	Normal
28 - 31,9	Sobrepeso
≥ 32	Obesidad

Adaptado de Manual de aplicación del examen de medicina preventiva del adulto mayor. MINSAL: 2005; 16:4 [17].

- **Valoración bioquímica y datos de laboratorio:** Es importante considerarla como complemento a la evaluación clínica, porque permite detectar déficits nutricionales subclínicos (vitamina D, vitamina B12, fierro) o confirmar hallazgos del examen físico como anemia y su relación con otras patologías. Desde un punto de vista de la obesidad y consecuencias es fundamental determinar los niveles de dislipidemia, predictor de morbimortalidad cardiovascular[19].
- **Análisis de la composición corporal:** La estimación indirecta de la masa grasa y de la masa libre de grasa se basa en mediciones antropométricas o del análisis de bioimpedancia (BIA); para la interpretación de los resultados hay que utilizar modelos predictivos validados en población con características similares a la estudiada. La principal limitación del BIA es que es una técnica muy sensible a cambios bruscos en el contenido hídrico del organismo (retención hídrica o deshidratación), lo que puede inducir a errores.
- **Valoración funcional:** Se puede realizar de distintas maneras, algunas de las más validadas son: medición de la fuerza máxima de prensión de la mano, empleando un dinamómetro (indicador de la fuerza muscular y de riesgo de morbimortalidad en población de edad avanzada) y la realización del test de velocidad de la marcha[20,21].

¿Cómo se trata?

Desnutrición:

- **Intervenciones de apoyo:** Se refiere al apoyo en el acceso al alimento, la compra y preparación de las comidas. Educación a los cuidadores.
- **Consejería nutricional:** Entregado por un nutricionista calificado, debe incluir varias sesiones para desarrollar la comprensión de la importancia de una alimentación balanceada y desarrollo de hábitos de vida saludable.
- **Modificaciones de la alimentación:** Contenido de micro o macronutrientes, uso de módulos nutricionales (módulos calóricos como la maltodextrina y proteicos como la proteína suero de la leche), colaciones, modificaciones de la textura por alteraciones de la deglución, etc.
- **Dieta mediterránea:** La dieta mediterránea (MD) es un patrón de alimentación rico en antioxidantes, alta ingesta de granos enteros, frutas, verduras, frutos secos, legumbres y aceite de oliva, bajo consumo de carnes rojas y alimentos procesados y un consumo moderado de vino en las comidas. Se ha asociado con múltiples beneficios para la salud, los grandes estudios epidemiológicos respaldan que aumenta la esperanza de vida, reduce el riesgo de enfermedades crónicas y mejora la calidad de vida; y en el adulto mayor se asocia a la conservación del músculo esquelético[(22)]. Se considera en general una dieta nutricionalmente adecuada, completa y fácil de seguir.
- **Suplementos nutricionales orales:** Los suplementos pueden mejorar el estado nutricional de los pacientes desnutridos (mejorando parámetros antropométricos).
- **Nutrición enteral y parenteral:** Medidas invasivas reservadas para los pacientes que no logran sus requerimientos necesarios con las medidas previas, pero que tienen una razonable expectativa de recuperación o al menos de estabilización.

Obesidad y sarcopenia:

- **Actividad física:** Todas las consecuencias médicas de la obesidad son multifactoriales, pero pueden mejorar con una pérdida de peso moderada y alcanzable (5-10% del peso basal) con una estrategia de mantenimiento basada en la evidencia. El ejercicio físico tiene efectos sobre la fuerza muscular, la composición corporal, funcionamiento físico y la inflamación en las PM[(23)]. Los programas de ejercicio multicomponente, y especialmente el ejercicio de resistencia que incluye entrenamiento de potencia muscular, son actualmente las intervenciones más relevantes para frenar la discapacidad. La actividad física es además una intervención valiosa para la fragilidad, las caídas y el deterioro cognitivo[(24)].
- **Alimentación:** Una restricción moderada de calorías parece ser el método óptimo para reducir la masa grasa. La edad no es un obstáculo para las intervenciones de control de peso con restricción moderada de calorías.

- **Prevención precoz:** La obesidad sarcopénica debe prevenirse no solo desde una edad más temprana, sino también durante las principales transiciones de la vida (jubilación) para mejorar los resultados de salud y la calidad de vida en los años posteriores.
- **Polifarmacia:** La reducción de la polifarmacia, si es posible, puede ayudar al control de peso.

Recomendaciones de estilos de vida saludable para adultos mayores que deben ser individualizados según IMC, funcionalidad y edad.

IMC (kg/m^2)	Diagnóstico nutricional	Recomendaciones nutricionales	Recomendaciones de ejercicio
< 23	Desnutrición	Alimentación con alta densidad de nutrientes y aporte calórico que produzca incremento del peso corporal y de la masa magra.	Énfasis en entrenamiento de resistencia para favorecer desarrollo de masa muscular. Ejercicios aeróbicos, equilibrio y flexibilidad individualizados.
23 - 29.9	Normal-sobrepeso	Alimentación con alta densidad de nutrientes y aporte calórico suficiente para mantener el peso corporal y masa magra.	Combinación de ejercicio aeróbico, resistencia, equilibrio y flexibilidad
≥ 30 (edad ≤ 80 años)	Sobrepeso-obesidad	Déficit calórico modesto (500 a < 1.000 cal) para producir pérdida de peso gradual con énfasis en alta densidad de nutrientes	Combinación de ejercicio aeróbico, resistencia, equilibrio y flexibilidad
≥ 30 (edad > 80 años)	Sobrepeso-obesidad	Alimentación alta densidad de nutrientes y aporte calórico para mantener el peso.	Ejercicio aeróbico según tolerancia. Mantener ejercicios de resistencia, equilibrio y flexibilidad.

Adaptada de Clin Geriatr Med. 2015 August ; 31(3): 311-326[3].

Puntos clave

- Considerando la alta prevalencia de la desnutrición en las PM y las múltiples consecuencias negativas que tiene, se debe realizar screening o cribado nutricional en forma permanente por todos los integrantes del equipo de salud.

- La multifactorialidad en la etiología de la desnutrición en las PM es muy compleja, sin embargo, tras una evaluación nutricional detallada permite múltiples puntos de intervención a nivel terapeútico, tanto a nivel individual como ambiental.
- El nivel de IMC para obesidad en los adultos mayores es a partir de 32 kg/m^2 considerando los cambios propios del envejecimiento y para lo cual debe implementarse déficit calórico moderado siempre asociado a ejercicio físico moderado mixto.
- La dieta mediterránea tiene múltiples beneficios cardiovasculares como menor incidencia de infarto al miocardio, disminuye la insulinorresistencia y menor prevalencia de síndrome metabólico. Además, se asocia con mejor calidad de vida, asociación inversa con algunos tipos de cáncer y menor mortalidad en general; y en el adulto mayor permitiría mayor conservación del músculo esquelético[25].

¿Dónde profundizar?

- https://www.mna-elderly.com/

Referencias

1. Volkert D, Beck AM, Cederholm T. Management of malnutrition in older patients- Current approaches, evidence and open questions. J. Clin. Med. 2019, 8, 974.
2. Cederholm T, Barazzoni R, Austin P *et al.* ESPEN guidelines on definitions and terminology of clinical nutrition. Clinical nutrition 36 (2017) 49-64.
3. Valoración del estado nutricional en Geriatría: declaración de consenso del Grupo de Nutrición de la Sociedad Española de Geriatría y Gerontología. Rev Esp Geriatr Gerontol. 2016; 51(1):52-57
4. Cereda E, Veronese N, Caccialanza R. The final word on nutritional screening and assessment in older persons. Curr. Opin. Clin. Nutr. Metab. Care 2018, 21: 24-29.
5. Cereda E, *et al.* Nutritional status in older persons according to healthcare setting: A systematic review and meta-analysis of prevalence data using MNA®, Clinical Nutrition. 2016; 35 (6): 1282-1290.
6. Landi F, Camprubi-Robles M, Bear DE et al. (2018) Muscle loss: the new malnutrition challenge in clinical practice. Clin Nutr 38, 2113-2120.
7. Porter K, Bales C. Excessive Body Weight in Older Adults: Concerns and Recommendations. Clin Geriatr Med. 2015; 31(3):311-326.
8. N. Fuggle et al. Best Practice & Research Clinical Rheumatology 31 (2017) 218e242
9. Agarwala E, Millerb M, Yaxleyb A, Isenringc E. Malnutrition in the elderly: A narrative review. Maturitas 76, 2013; 296-302.
10. Han TS, Tajar A, Lean ME. Obesity and weight management in the elderly. Br Med Bull. 2011; 97:169-96.

11. Faghri P, Stratton K, Momeni K. Sedentary lifestyle, Obesity and Aging: Implications for Prevention. Journal of Nutritional Disorder and Therapy. 2015, 5:1
12. McKee A, Morley JE. Obesity in the Elderly. [Updated 2018 Oct 12]. In: Feingold KR, Anawalt B, Boyce A, *et al.*, editors. Endotext [Internet]. South Dartmouth (MA): MDText.com, Inc.; 2000-. Available from: https://www.ncbi.nlm.nih.gov/books/NBK532533/
13. https://www.supersalud.gob.cl/documentacion/666/articles-4020_recurso_1.pdf
14. Salva Casanovas A. The mini nutritional assessment. Twenty years contributing to nutritional assessment. Rev Esp Geriatr Gerontol. 2012; 47:245-6.
15. Ferrero M, Garcia J, Botella J, Vidal J. Detection of dysphagia in the institutionalised elderly. Rev Esp Geriatr Gerontol. 2012; 47:143-7.
16. Chumlea WC, Guo SS, Wholihan K, Cockram D, Kuczmarski RJ, Johnson CL. Stature prediction equations for elderly non-Hispanic white, non-Hispanic black, and Mexican-American persons developed from NHANES III data. J Am Diet Assoc. 1998; 98:137-42.
17. Manual de aplicación del examen de medicina preventiva del adulto mayor. MINSAL: 2005; 16:4.
18. Childers DK, Allison DB, The "obesity paradox": A parsimonious explanation for relations among obesity, mortality rate and aging? Int J Obes (Lond). 2010; (34):1231-8.
19. Baztan J, Formiga F. Evidence-based medicine and clinical practice in octoge- narians: The management of hypercholesterolemia. Rev Esp Geriatr Gerontol. 2015; 50:49-50.
20. Rantanen T. Muscle strength, disability and mortality. Scand J Med Sci Sports. 2003; 13:3-8.
21. Norman K, Stobaus N, Gonzalez MC, Schulzke JD, Pirlich M. Hand grip strength: Outcome predictor and marker of nutritional status. Clin Nutr. 2011; 30:135-42.
22. Barrea L, Muscogiuri G, Di Somma C, Tramontano G. Association between Mediterranean diet hand grip strength in older adult women. Clinical Nutrition 2019, 38:721-729.
23. Liberman K, Forti L, Beyer I, Bautmans I. The effects of exercise on muscle strength, body composition, physical functioning and the inflammatory profile of older adults: a systematic review. Curr Opin Clin Nutr Metab Care 2017; 20(1)30-53.
24. Casas A, Cadore E, Martínez N, Izquierdo M. Physical exercise in the frail ederly: an update. Rev Esp Geriatr Gerontol 2015, 50(2):74-81.
25. Roman B, Carta L, Martínez-González M. Effectiveness of the Mediterranean diet in the elderly. Clinical Interventions in Aging 2008:3(1)97-109.

PÉRDIDA DE PESO INVOLUNTARIA EN LA PERSONA MAYOR

Daniela Meza y Trinidad Hoyl

Introducción

Los cambios fisiológicos asociados a la edad no conducen a una baja de peso significativa en la persona mayor (PM). Con el envejecimiento se producen cambios en la composición corporal tales como reducción de masa magra y masa ósea, aumento de masa grasa, disminución de la tasa metabólica, como también disminución del sentido del gusto y olfato y alteración de las señales gástricas que favorecen la saciedad precoz. Sin embargo, todos estos cambios solo podrían determinar una disminución de peso de 0,1 a 0,2 Kg por año y la mayoría de las PM mantienen su peso. La pérdida de peso en la PM no debe ser desestimada, ni considerada simplemente como un efecto del envejecimiento normal y debe ser investigada.

¿Por qué es importante?

La baja o pérdida de peso en la PM no representa un síntoma especifico y puede formar parte de múltiples condiciones médicas incluyendo el envejecimiento normal (casos leves). Cuando se presenta acompañado de otros signos y síntomas puede orientarnos a una causa específica, pero cuando en el único signo que motiva la consulta, encontrar su causa puede ser todo un desafío para el clínico, quien debe decidir si está o no frente a una patología de gravedad y además debe orientar al paciente y su familia.

A pesar de que no hay una definición universal de "pérdida de peso involuntaria en la persona mayor" o PiP en la PM, la mayoría de los estudios observacionales la define como una disminución de un 5% o más del peso habitual, en 6 - 12 meses[1]. Se calcula estimando el porcentaje de pérdida de peso: (peso actual [kg]/peso habitual [kg] × 100).

Se recomienda expresar la disminución de peso como un porcentaje en relación con el peso habitual (y en un periodo de tiempo), para así evidenciar el significado de un mismo número de kilos en personas de distinta condición nutricional basal.

La PiP ocurre en un 15 - 20 % de las PM y se asocia con un aumento de la morbimortalidad. Los estudios clínicos reportan una prevalencia más alta en ciertas poblaciones, alcanzando un 27 % en las PM que viven en la comunidad y 50 -60% en los institucionalizados en USA(2).

La mortalidad asociada a una baja significativa de peso en 1 a 2,5 años, varía de un 9 a 38 %, siendo los más afectados las PM frágiles, con bajo peso basal y con hospitalización reciente(3).

La baja de peso se asocia, además, a un mayor riesgo de complicaciones intrahospitalarias, mayor pérdida de funcionalidad y riesgo de dependencia, mayor tasa de institucionalización y menor calidad de vida. En su extrema expresión, la caquexia (donde ocurre pérdida desproporcionada de musculo esquelético, que lleva a la pérdida incluso de músculo cardiaco, proteínas viscerales, alteraciones de la inmunidad y la respuesta inflamatoria) contribuye a la aparición de complicaciones como aumento de las infecciones, pobre curación de heridas, aparición de lesiones por presión, respuesta reducida a tratamientos médicos y mayor mortalidad(4).

La PiP aumenta de manera significativa la tasa de pérdida ósea de cadera y el riesgo de fractura. La PiP del 5 % o más del basal casi al doble el riesgo de fractura de cadera comparado con la mantención o aumento de peso(5).

¿Cuáles son las causas?

En las PM las causas de PiP son muy diversas, los factores socioeconómicos y de salud mental juegan también un rol importante. Sin embargo, la enfermedad gastrointestinal no-maligna, la depresión y la demencia son consistentemente las causas más comunes de PiP.

Existen varias herramientas para ayudar a sistematizar las causas más frecuentes de PiP, en la siguiente tabla se describen las 9D:

Tabla 1 • 9 D de la Pérdida involuntaria de Peso.(6)

Depresión
Demencia
Drogas
Disfagia
Disgeusia
Diarrea
Dentadura
Deterioro funcional
Enferme**D**ad

Otro enfoque es agrupar las causas probables en orgánicas (malignas o no malignas), no orgánicas y desconocidas. En las causas no orgánicas, los problemas psicosociales son frecuentes (10 -15 % de AM de la comunidad y hasta el 58 % de institucionalizados)[7].

TABLA 2 • CAUSAS DE PIP EN LA PERSONA MAYOR.

Causas orgánicas	Enfermedad GI: Malabsorción, EII, Ulcera péptica. Candidiasis oral-esofágica
	Neoplasias.
	Infecciosas: VIH, Infección crónica por VHC, Parasitosis.
	Neurológicas: AVE, Demencia, Enfermedad de Parkinson, ELA.
	Endocrinológica: Hipertiroidismo, DM, Insuficiencia suprarrenal crónica, otros.
	Cardiaca: ICC CF III-IV
	Pulmonar: EPOC, insuficiencia respiratoria crónica.
	Renal: Insuficiencia renal Grave.
Causas no orgánicas	Psiquiátricas: Depresión, Ansiedad, Psicosis paranoide.
	Deterioro funcional: dificultad en desplazamiento, compras, manipulación de alimentos.
	Deterioro de dentadura y masticación. Alteraciones visuales.
	Fármacos: Antidepresivos, antipsicóticos, levodopa, metformina, anticonvulsivos. Disminuyen apetito o alteran el gusto.
	Drogas: Alcohol, Tabaco.
	Vulnerabilidad social: Escaso acceso a alimentos o elementos necesarios para preparación.
Causa desconocida	Luego de estudio completo no se encuentra causa demostrable.

Elaboración propia, adaptación [4][6][12].

Todos los estudios que han evaluado el pronóstico de las personas mayores con PiP concuerdan en que aquellos con una causa "desconocida" tienen mejor pronóstico que los diagnosticados con cáncer, ya que habitualmente las PiP debidas a cáncer se vuelven aparentes una vez que estos procesos están en etapas avanzadas[8].

¿Cómo se produce?

La homeostasis del peso es un sistema complejo donde interactúan hormonas gastrointestinales, del tejido adiposo y del hipotálamo, y centros de recompensa cerebrales. Además, en la mantención del peso influyen importantemente factores biopsicosociales.

A nivel gastrointestinal, la saciedad es censada por la distención gástrica enviando señales al cerebro a través del sistema nervioso autónomo y la liberación de péptidos como la colecistoquinina, el péptido YY, el GLP-1 y la amilina, mientras que la ingesta es estimulada por grelina. La leptina es responsable de bajar la ingesta de alimentos y es secretada por los adipocitos en respuesta a la cantidad de grasa corporal, afectando receptores en el hipotálamo. Se cree que bajos niveles de leptina en respuesta a baja masa grasa estimula el hambre y la eficiencia energética en un esfuerzo para regresar al set point de grasa corporal. Con el tiempo este set point de la cantidad de grasa corporal puede disregularse y aumentar bajo la influencia de múltiples factores, llevando a la obesidad[9].

El mecanismo por el cual la PM pierde peso no es meramente lo opuesto a lo que ocurre en la obesidad. Uno de los modelos que explica este fenómeno es el de la pérdida de peso asociada a cáncer (caquexia), el cual esta mediado por la producción de citoquinas como el factor de necrosis tumoral (TNF), interleuquina 6, miostatina y activina en un huésped susceptible. Estos factores suprimen el apetito y promueven la pérdida de masa muscular y tejido graso. La respuesta normal a la disminución de la ingesta es optimizar la utilización y disminuir el gasto energético; en estos pacientes, se mantiene la gluconeogénesis y el recambio de proteínas. No ocurre la disminución esperada de leptina en respuesta a la pérdida de graso[10].

¿Cómo realizamos el diagnóstico?

La evaluación inicial de los pacientes incluye una historia clínica detallada, incluyendo aspectos biopsicosociales, un examen físico completo, y exámenes de laboratorio básicos que deben usarse para guiar estudios más específicos.

1. Historia clínica

Es importante establecer la cantidad exacta de peso perdido en un lapso específico de tiempo, ya sea con datos objetivos o la utilización de herramientas de estimación como el método de Morthon, el cual consiste en documentar la baja de peso, o al menos dos de las siguientes: cambio en la talla de ropa, amigos o familiares le perciben con menor peso o el paciente percibe disminución en el peso[10].

Además, es importante conocer la temporalidad: pocas semanas o meses pueden orientar a una enfermedad aguda, en cambio una baja de peso lenta y leve, en varios meses y/o años puede corresponder a efecto de los cambios fisiopatológicos del envejecimiento. Del punto de vista clínico un tiempo intermedio de 6 meses es el más relevante.

Se debe evaluar la calidad de la ingesta alimentaria para establecer su relación con la pérdida de peso, por lo que es importante precisar si la baja de peso con o sin anorexia.

Descartar que la pérdida de peso se deba al efecto esperado de un tratamiento farmacológico específico, como el uso de diuréticos en la insuficiencia cardiaca (en esos casos la baja de peso es debida principalmente a la eliminación de edema).

Una historia de todas enfermedades actuales, pasadas y tratamientos utilizados puede ayudar a identificar condiciones médicas que desencadenen la pérdida de peso o bien fármacos que contribuyan al proceso por medio de efectos colaterales indeseados.

Revisar todos los medicamentos recetados y autoadministrados, incluyendo hierbas, algunas de ellas producen anorexia y pueden contribuir a la baja de peso.

Los antecedentes sobre el consumo de sustancias puede darnos información sobre ingesta perjudicial de alcohol, que puede contribuir a la malnutrición y al déficit de vitaminas y tabaquismo el cual es un factor de riesgo conocido para cáncer y otras patologías(3).

Es importante establecer las circunstancias sociales del paciente (red social), con quien vive, quien compra y prepara la comida y si recibe ayuda de otros miembros de la familia.

Una historia que incluya la revisión por sistemas puede identificar síntomas adicionales que orienten a etiologías. Es importante preguntar por síntomas gastrointestinales asociados, tales como diarrea o constipación, dolor abdominal, disfagia, náuseas, sensación de plenitud precoz, alteración en la deglución, entre otros; también preguntar disnea (descartar enfermedad pulmonar obstructiva crónica, insuficiencia cardíaca así como otras patologías crónicas debilitantes y/o malignas). No debemos olvidar consultar por dolor de cualquier tipo ya que muchas veces el dolor crónico puede ser causa de PiP por diferentes motivos (anímicos por ejemplo).

Se recomienda realizar un tamizaje de deterioro cognitivo y depresión en todos los pacientes, por lo que es recomendable apoyarse en familiares y cuidadores para corroborar esta información.

Algunos autores recomiendan realizar una evaluación nutricional solo cuando no se encuentra evidencia de una patología orgánica. En las PM, es preferible realizar a todos al menos una evaluación nutricional abreviada dado que la mala alimentación tiene una alta prevalencia y puede estar presente incluso cuando se ha encontrado una causa orgánica de la baja de peso(11).

Recomendamos que los pacientes evaluados en Atención Primaria (APS), donde los tiempos de atención no siempre permiten una evaluación cognitiva, del ánimo o nutricional, sean referidos a una atención especializada(12).

2. Examen físico

Comenzar consignando el peso actual.

El examen físico debe ser completo y minucioso, dirigido en un inicio a descartar patologías cardiovasculares (Insuficiencia cardiaca), Enfermedades respiratorias (EPOC) así como masas abdominales, organomegalias, crecimiento prostático, tumores mamarios. Examine la boca para descartar problemas evidentes de salud oral o mala higiene, mucosas secas o lesiones que hagan que masticar y tragar sea difícil o doloroso[8]. Tenga presente que dentro de las patologías orales, la candidiasis oral y esofágica puede dar dificultades importantes para la deglución y alimentación, y es fácilmente tratable.

¿Cómo continuamos el estudio?

Los exámenes de laboratorio iniciales incluyen:

- **Hemograma**: Anemia sugiere a una causa orgánica de la baja de peso, además de orientar estudios posteriores según su tipo, micro o macrocítica; del mismo modo, alteraciones en la serie blanca (linfopenia, leucocitosis) pueden orientar a una enfermedad maligna, infecciosa o inflamatoria.
- **Función renal**: Creatinina, nitrógeno ureico y electrolitos; de estar alterados nos orientan a una causa orgánica, además pueden ser necesarios para estudios posteriores.
- **Función tiroidea**: Búsqueda dirigida de hipertiroidismo como una causa frecuente de baja de peso.
- **Proteína C reactiva y VHS**: Resultados normales hacen que una enfermedad orgánica grave sea menos probable. VHS se encuentra elevada en algunas enfermedades orgánicas incluyendo desórdenes inflamatorios sistémicos, en casos de VHS sobre 100 debemos descartar neoplasias (Mieloma por ejemplo), y enfermedades reumatológicas (Polimialgia Reumática, Arteritis de la temporal, etc).
- **Glucosa**: Diabetes descontrolada es una causa frecuente de baja de peso.
- **LDH**: Valores mayores a 500 UI/L se asocian a la presencia de una enfermedad maligna como causa de baja de peso.
- **Radiografía de Tórax**: patologías respiratorias malignas y no malignas.
- **Sedimento de orina**: Rápido y barato, descarta patología infecciosa de la vía urinaria y complementa estudio función renal.
- **Test de sangre oculta en deposiciones**: Dado que 1/3 de las causas se deben a enfermedades gastrointestinales, es razonable incluirlo en los análisis iniciales, además no es invasivo y es económico. Sensibilidad 92% (95% CI 78–100%) y especificidad 77% (95% CI 72–83%) (). De ser positivo apoya la necesidad de evaluación del tracto gastrointestinal con endoscopia y/o colonoscopía.

No se recomienda el uso de ***marcadores tumorales*** de manera rutinaria, no deben usarse dentro de la evaluación inicial y pueden llevar a diagnósticos erróneos. Su rol está en la monitorización de la respuesta al tratamiento en pacientes con cáncer o la recurrencia temprana de algunos tumores.

Si la historia, el examen físico y los análisis iniciales son normales; la evidencia sugiere que más estudios no están recomendados inmediatamente y que debemos realizar una "observación cercana" en vez de realizar a ciegas, pruebas invasivas, costosas o con mayor riesgo para el paciente.

- **Endoscopia digestiva:** está recomendada solo en pacientes con signos o síntomas digestivos de alarma, sangrado o anemia, debido a que es un examen invasivo y no exento de riesgos[14].

No hay evidencia de que un escáner "a ciegas" sea de ayuda en la evaluación de estos pacientes. Además de los costos elevados es frecuente el hallazgo de incidentalomas que pueden llevar a estudios diagnósticos innecesarios[3,8].

¿Cuáles son las alternativas de tratamiento?

La base del tratamiento es sospechar, buscar y tratar todas las causas contribuyentes a la baja de peso. Muchas veces la causa es multifactorial por lo que es necesario la participación de un equipo multidisciplinario, médicos, odontólogos, nutricionista, psicólogo, TO, etc. Se recomienda evaluar la indicación de fármacos en uso regular u episódico cuyos efectos puedan influir en la baja de peso.

Si se sospecha la presencia de una enfermedad psiquiátrica, como depresión se recomienda la evaluación por un psicogeriatra o especialista. Considerar el uso de antidepresivos ya que los trastornos del ánimo son una causa reversible de baja de peso.

Si la evaluación inicial es negativa, se sugiere una reevaluación luego de tres meses de observación, para evaluar si han aparecido nuevos signos o síntomas y como ha progresado el peso durante este periodo, se recomienda una serie de medidas no farmacológicas dado que no existe evidencia que sustente el uso de ningún fármaco en particular[8].

¿Cuáles son las recomendaciones para el manejo inicial del paciente con PiP?

- Optimizar la ingesta de alimentos:
  - Animar al paciente a ingerir alimentos en cantidades pequeñas, pero varias veces al día[15].
  - Estimularlo a comer sus comidas favoritas y minimizar las restricciones dietéticas.
  - Las comidas de mayor valor energético deben ingerirse en la comida principal del día. Identificar cuál es para su paciente, en la PM con demencia esta puede corresponder al desayuno.

- Optimizar la variedad y la textura de las comidas, "regla de los 5 colores", alterne entre comidas sólidas, líquidas, trituradas[16].
- Comer acompañado o con asistencia es útil, hace que sea una experiencia grata y por lo tanto aumenta el volumen de la ingesta. Evaluar y utilizar las ayudas técnicas que la PM requiera para alimentarse por sí mismo, o asístalo si es necesario.

- Suplementos nutricionales:
  - Suplementos alimenticios han mostrado aumentar el consumo diario de energía por la PM, sin embargo, su impacto a largo plazo en términos de salud general, funcionalidad y sobrevida en las PM malnutridas es limitada.
  - Estos deben ser ingeridos entre comidas o como colaciones para no afectar el apetito y el volumen de la ingesta en las comidas principales. Nunca deben sustituirla[3].
- Multivitamínicos:
  - Hay escasa evidencia de un efecto positivo en el peso, pero se recomienda como tratamiento de los déficits vitamínicos frecuentemente asociados a la baja de peso como vitamina D y Complejo B.
- Salud Oral:
  - Evaluar la salud e higiene oral.
  - Derivar a odontólogo y reforzar técnica adecuada de higiene oral[17].
- Actividad física:
  - La actividad física regular estimula el apetito.

Puntos clave

- Con el envejecimiento se producen cambios en la composición corporal como reducción de masa magra y masa ósea, así como también disminución del sentido del gusto y olfato y alteración de las señales gástricas que favorecen la saciedad precoz.
- La pérdida de peso en la PM no debe ser desestimada, ni considerada como un efecto del envejecimiento normal y debe ser investigada. No representa un síntoma especifico y puede formar parte de múltiples condiciones médicas.
- La PiP se asocia a una mayor mortalidad, mayor riesgo de complicaciones intrahospitalarias, mayor pérdida de funcionalidad y riesgo de dependencia, mayor tasa de institucionalización y menor calidad de vida.
- Las causas de PiP son muy diversas, los factores socioeconómicos y de salud mental juegan también un rol importante. Sin embargo, la enfermedad gastrointestinal no-maligna, la depresión y la demencia son consistentemente las causas más comunes.
- La base del tratamiento es sospechar, buscar y tratar todas las causas contribuyentes a la baja de peso.

¿Dónde profundizar?

- https://www.segg.es/publicaciones/biblioteca-online-segg

Referencias

1. Lankish PG, Gerzmann M, Gerzmann JF, Lehnick D. Unintentional weight loss: diagnosis and prognosis. The first prospective follow-up study from a secondary referral centre. J Intern Med (2001); 249:41-6.
2. Alibhai S.M.H, Greenwood C, Payette H. An approach to the management of unintentional weight loss in the elderly. CMAJ 2005:172:773-80.
3. S-Yi Park, L R Wilkens, G Maskarinec, C A Haiman, L N Kolonel, L Le Marchand, Weight change in older adults and mortality: The multiethnic cohort study, International Journal of Obesity accepted article preview 14 August 2017.
4. MacNimm J, Steel C, Bowman A. Investigation and Managment of unintentional weigth loss in older adults. BMJ 2011; 342: d1732.
5. Ensrud KE, Ewing SK, Stone KL, Cauley JA, Bowman PJ, Cummings SR. Intentional and unintentional weight loss increase bone loss and hip fracture risk in older women. J Am Geriatr Soc 2003; 51:1740-7.
6. Robbins LJ. Evaluation of weight loss in the elderly. Geriatrics 1989; 44:31-4.
7. Morley J.E, Kraenzie D. Causes of weight loss in a community nursing home. J Am Geriatr Soc 1994; 42:583-5.
8. Metalidis C, Knockaert DC, Bobbaers H, Vanderschueren S. Involuntary weight loss. Does a negative baseline evaluation provide adequate reassurance? Eur J Intern Med 2008; 19:345-9.
9. Monika J, Khushboo G. Physiological Determinants of Malnutrition in Elderly. Nov Tech Nutri Food Sci. 2018: 2(4). NTNF.000544.
10. Argiles JM, Busquets S, Felipe A, et al. Molecular mechanisms involved in muscle wasting in cancer and ageing: cachexia versus sarcopenia. Int J Biochem Cell Biol 2005; 37:1084-104.
11. Camina Martin MA, Mateo-Silleras B, Malafarina V. Valoración del estado nutricional en Geriatría: Declaración de concenso del grupo de nutrición de la Sociedad Española de Geriatria y Gerontologia. Rev Esp Geriatr Gerontol. 2016; 51(1):52-57.
12. Gaddey H, Holder K. Unintentional weigth los in the older Adult. Am Fam Physician. 2014; 89(9):718-722.
13. Georgios Tsapournas, Per M. Hellström, Yang Cao & Louise I. Olsson (2020) Diagnostic accuracy of a quantitative faecal immunochemical test vs. symptoms suspected for colorectal cancer in patients referred for colonoscopy, Scandinavian Journal of Gastroenterology, 55:2, 184-192, DOI: 10.1080/00365521.2019.1708965

14. Lankish PG, Gerzmann M, Gerzmann JF, Lehnick D. Unintentional weight loss: diagnosisand prognosis. The first prospective follow-up study from a secondary referral centre. J Intern Med 2001; 249:41-6.
15. Zacarías I, González CG, Olivares S. Guia Alimentación Saludable Adulto Mayor. INTA 2014. 1era Edicion.
16. Alvarez J, Cuellas Diaz A, Gomez Busto F, Lopez Ibor MA, Mañas Martinez MC, Ruiz Hidalgo D, Sanchez Quiles B. Alimentación y nutrición Saludable en los Adultos Mayores. Madrid, Sociedad Española de Geriatría.
17. Morley JE, Silver AJ. Nutritional issues in nursing home care. Ann Intern Med 1995; 123:850-9.

TRASTORNO DE DEGLUCIÓN

María Ignacia Ward y Constanza Márquez

¿En qué consiste?

La deglución normal se define como una actividad neuromuscular compleja que consiste en una serie de movimientos musculares coordinados de los músculos de la boca, faringe y esófago, cuyo propósito fundamental es permitir que alimentos, líquidos y medicamentos sean transportados desde la boca hasta el estómago[1,2]. La deglución se divide en cinco etapas:

- **Etapa anticipatoria:** etapa de reconocimiento cortical de los alimentos antes de ser ingeridos, promoviendo la secreción de saliva y la organización de los patrones de masticación y control general del alimento[3].
- **Etapa preparatoria oral:** etapa de control voluntario, de duración variable, en la cual se realiza la preparación del bolo mediante masticación y movimientos linguales.
- **Etapa oral:** etapa de control voluntario, en la cual el alimento es posicionado en la línea media de la lengua y es propulsado hacia la porción posterior de la cavidad oral.
- **Etapa faríngea:** etapa refleja en la cual se desencadena el reflejo de la deglución en el momento en que el alimento contacta los pilares anteriores. Se produce la elevación del velo del paladar, cierre de la epiglotis, elevación y anteriorización del complejo hiolaríngeo, cierre de las cuerdas vocales y peristalsis faríngea para facilitar el paso del bolo al esófago.
- **Etapa esofágica:** etapa refleja que comienza con la apertura del esfínter esofágico superior y se caracteriza por la presencia de movimientos peristálticos que movilizarán el bolo a través del esófago hasta llegar al estómago.

La disfagia es una alteración en este proceso la cual se puede manifestar como dificultad en una o más de las etapas involucradas[4], resultando en una disminución de la seguridad (capacidad de ingerir alimentos y líquidos sin complicaciones respiratorias) y/o eficacia de la deglución (capacidad de ingerir la totalidad de calorías y agua que requiere)[5].

Los trastornos de la deglución son un problema importante para la población mayor que afecta de manera significativa la calidad de vida[6]. No existen datos de prevalencia de disfagia en población chilena, sin embargo, estudios epidemiológicos a nivel internacional indican que es un diagnóstico común en personas mayores (PM)[7,8], con una prevalencia de 8-16%[9] y que podría elevarse a un 30% en PM hospitalizadas[10]. Junto con esto, es importante destacar que tienen mayor riesgo de presentar complicaciones respiratorias debido a aspiración[11].

La disfagia puede presentar diferentes complicaciones tales como: malnutrición y deshidratación, neumonía aspirativa y obstrucción de la vía aérea[13]. Junto con esto, existen consecuencias psicosociales tales como desinterés por los alimentos y líquidos y aislamiento social. La disfagia puede, además, aumentar la carga del cuidador y podría requerir cambios significativos en el estilo de vida tanto para el paciente como para la familia[14].

Es importante destacar la necesidad de un diagnóstico oportuno, con el fin de evitar el aumento de riesgo de desnutrición, morbilidad asociada, tiempo de hospitalización y mortalidad[12].

¿Cómo sospechar la disfagia?

Para pesquisar una sospecha de disfagia y poder realizar las derivaciones adecuadas, es necesario tener claridad de los síntomas y signos con los cuales se puede presentar el cuadro clínico[15]:

- Dificultad o incapacidad para deglutir
- Mayor tiempo y/o esfuerzo para masticar y/o tragar
- Sensación de retención de alimento a nivel faríngeo
- Dolor al deglutir/odinofagia
- Tos o carraspera durante o después de la deglución
- Voz húmeda durante o después de la deglución
- Dificultad para coordinar la respiración con la deglución
- Sialorrea
- Mal manejo del alimento en boca, el alimento escurre hacia fuera
- Presencia de residuos de alimento en boca, posterior a la deglución
- Necesidad de realizar cambios en hábitos alimenticios: evitar ciertas consistencias o tener que cortar la comida en pedazos más pequeños
- Neumonías o cuadros respiratorios a repetición
- Pérdida de peso no esperada
- Deshidratación

¿Cuáles son sus factores de riesgo?

Los factores de riesgo para la disfagia son los siguientes:

- **Envejecimiento:** en esta etapa del ciclo vital ocurren una serie de cambios fisiológicos que podrían afectar el proceso de la deglución. Entre ellos encontramos la pérdida de piezas dentales, xerostomía, sarcopenia, disminución de la sensorialidad (visión, olfato, gusto), disminución de la peristalsis esofágica, uso de medicamentos que podrían favorecer la disminución de saliva, estado de alerta, etc.[16].
- **Presencia de patologías que aumentan el riesgo de presentar disfagia tales como:** Enfermedades Neurodegenerativas (Enfermedad de Parkinson, Esclerosis Múltiple, Esclerosis Lateral Amiotrófica), Trastorno Cognitivo Mayor, Accidente Cerebro Vascular, Traumatismo Encefalocraneano, Lesión Medular, Cáncer de Cabeza y Cuello, Intubaciones Prolongadas y uso de Traqueostomía[15,17].

¿Cómo se diagnostica?

Para el diagnóstico de la disfagia se deben considerar: la fase afectada, la etiología y la severidad (indicando la escala con la cual se medirá este último aspecto). De esta manera, el diagnóstico fonoaudiológico de la disfagia tendrá la siguiente estructura: por ejemplo, "Disfagia orofaríngea (fase afectada) neurogénica (etiología) leve (severidad) FILS 7 (escala)".

- **Fase alterada:**
  - Orofaríngea: en el caso que la dificultad o alteración involucre estructuras de cavidad oral, faringe y/o laringe.
  - Esofágica: en el caso en el que la dificultad se observe a nivel esofágico [13, 18 y 19].
- **Etiología:**
  - Orgánica: la dificultad para deglutir se debe a una alteración estructural de los órganos involucrados (ej. neoplasia, cirugía, etc.).
  - Mecánica: la dificultad para deglutir se debe a una alteración en la función de las estructuras involucradas (ej. sarcopenia, uso de TQT, etc.).
  - Neurogénica: la dificultad para deglutir se debe a una alteración del control y/o ejecución motora[18].
- **Severidad:**

  Para clasificar la severidad de la disfagia existe un gran número de herramientas.

Entre ellas destaca por su fácil aplicabilidad la escala de Fuijishima o *Food Intake Level Scale* (FILS), la cual se encuentra validada[20]:

Grado de Severidad	Nivel	Descripción
Severo	1	No es posible hacer entrenamiento de la deglución
	2	Entrenamiento de la deglución de manera directa, sin usar alimento
	3	Entrenamiento de la deglución usando alimento en pequeñas cantidades
Moderado	4	Es posible recibir aportes por vía oral de alimentos adaptados en pequeñas cantidades
	5	Es posible recibir aportes por vía oral de alimentos adaptados 1 o 2 veces al día. Resto del aporte por vía enteral
	6	Puede alimentarse por vía oral con alimentos adaptados 3 veces al día. Resto del aporte por vía enteral
Leve	7	Alimentación oral 3 veces al día de alimentos adaptados. Sin aporte enteral
	8	Puede comer normalmente salvo alimentos que dificulten la deglución
	9	Sin restricciones de dieta, todas las comidas son por vía oral con supervisión
	10	Sin restricciones de dieta, todas las comidas son por vía oral (Deglución Normal)

(Kunieda K., *et al.*, 2013).

En aquellos casos en los que la deglución no alcanza un nivel adecuado de eficiencia y seguridad y no es seguro mantener la alimentación por vía oral, es necesario utilizar métodos de alimentación alternativa (sonda nasogástrica, gastrostomía). Esta decisión depende tanto de las características y pronóstico clínico del paciente, como de sus deseos y de la opinión de su familia. Por esta razón, la toma de decisiones se debe realizar en conjunto con el equipo médico, el paciente y la familia[15].

¿Cómo se estudia?

Para el diagnóstico de disfagia se realiza una evaluación clínica y, en caso de ser necesario, una evaluación instrumental[18]. La evaluación clínica consiste en recabar una anamnesis clínica adecuada, observar indemnidad anatómica de estructuras orales y funcionalidad de musculatura, reflejos y sensibilidad, además de realizar pruebas directas con alimentos modificando consistencia, volumen, texturas y velocidad de ingesta. Esto permite visualizar signos clínicos que indiquen presencia de disfagia, sin embargo no permite descartar la posibilidad de aspiraciones silentes[15].

El propósito de la evaluación instrumental es permitirle al fonoaudiólogo visualizar las estructuras del tracto aerodigestivo superior, evaluar la fisiología de las estructuras involucradas en la deglución, evaluar la seguridad y eficiencia con que está ocurriendo el proceso deglutorio y determinar la presencia, causa y severidad de la disfagia. Además, es parte importante del tratamiento fonoaudiológico al incorporar al paciente para detectar cambios, generando un *biofeedback* que contribuye a la terapia[15].

Si se determina la necesidad de una evaluación instrumental, se complementará el estudio con uno de los dos métodos más recomendados para ello: Videofluoroscopia (VFC) o Nasofibroscopía (FEES). La elección se realizará según las características del paciente, de sus capacidades y de las decisiones clínicas que se tomen junto al equipo médico y la familia.

- **Videofluoroscopía (VFC):** es un procedimiento radiográfico que provee una visualización oral, faríngea y esofágica superior directa y dinámica, donde se observa la ingesta de alimento en distintas consistencias junto con contraste de bario para visualizar en tiempo real la seguridad y eficacia de la deglución. Además, provee información clínica útil de la influencia de las estrategias compensatorias y cambios de dieta. Este procedimiento requiere que el paciente pueda adquirir una posición adecuada y que logre gatillar reflejo deglutorio.
- **Nasofibroscopía (FEES):** es un procedimiento que es posible realizar en la cama del paciente (bed-side), utilizando un endoscopio flexible trans nasal, donde se logra una visión directa de la anatomía faríngea y laríngea, evaluando sensibilidad, movilidad de estructuras, control de secreciones y deglución con distintas consistencias. Durante el proceso, no es posible observar la fase oral, ni la fase faríngea, esta última debido a la luz de los tejidos reflejada hacia el endoscopio. Este procedimiento requiere que el paciente tenga un nivel de conciencia que le permita seguir instrucciones simples y lograr una posición adecuada (cercano a 90°)[15].

	VFC	FEES
Penetración	Regular	Excelente
Aspiración	Excelente	Bueno
Evaluación Secreciones	Pobre	Excelente
Detalle Anatómico	Regular	Excelente
Etapa Faríngea	Excelente	Bueno
Etapa Oral/Esofágica	Excelente	Pobre
Opción Bedside	No	Sí

(Nazar, G., *et al.*, 2020)

¿Cómo realizamos el tratamiento?

El tratamiento de la disfagia es realizado principalmente por el fonoaudiólogo, en conjunto con el equipo médico y de rehabilitación (geriatras, nutricionistas, kinesiólogos, terapeuta ocupacional, enfermeras, técnico en enfermería, etc.) quienes juegan un rol fundamental para lograr los objetivos.

Los principales objetivos de la terapia de disfagia son[15]:

1. Que el usuario con disfagia logre alimentarse, hidratarse u obtener su medicación por vía oral de manera segura y eficiente.
2. Determinar el método óptimo para maximizar la seguridad y eficiencia.
3. Maximizar la calidad de vida del usuario y cuidador.

Existen dos líneas de tratamiento necesarias para el manejo de la disfagia: rehabilitación de la función deglutoria normal (reactivador) y modificación de consistencia/volumen de los alimentos y la conducta del usuario (compensatorio):

- **Tratamiento compensatorio:** Su objetivo es, mediante modificación de la postura, de la consistencia de los alimentos y/o de los utensilios, mejorar la seguridad y eficiencia de la deglución, sin buscar reestablecer la fisiología de la deglución. Este tipo de tratamiento se utiliza en casos de enfermedades/condiciones progresivas y/o en casos donde el trastorno de la deglución no puede ser rehabilitado. Las estrategias utilizadas son las siguientes[21]:
  - Maniobras posturales → chin-down, chin-up, rotación de cabeza, inclinación de cabeza, posición decúbito lateral.
  - Cambios de consistencias y volumen de alimentos. Cambios en la viscosidad de los líquidos y suavizar, cortar o moler sólidos.
  - Aumento de input sensorial → Cambios en el sabor o temperatura.
- **Tratamiento reactivador:** Incluye ejercicios y maniobras cuyo objetivo es cambiar de manera permanente la fisiología de la deglución y consecuentemente, intentar recuperar la función alterada. Las estrategias utilizadas y sus objetivos son los siguientes[22]:
  - Ejercicios de Control Motor Oral → Mejorar fuerza, rango y coordinación de los órganos orofaciales.
  - Estimulación Termo táctil → Mejorar tiempo de gatillamiento del reflejo de deglución.
  - Maniobra Supraglótica → Potenciar cierre glótico y apnea durante la deglución.
  - Maniobra Super-Supraglótica → Potenciar cierre glótico, apnea y clearence faríngeo.
  - Deglución Forzada → Mejorar clearance faríngeo.
  - Maniobra de Mendelsohn → Potenciar elevación del complejo hiolaríngeo.
  - Ejercicio Masako → Ampliar el rango de movimiento de la base de la lengua.
  - Ejercicio Shaker → Potenciar apertura del esfínter esofágico superior.

A modo general, a los pacientes con disfagia se les entregan las siguientes recomendaciones, además de modificaciones específicas para cada caso:

1. El usuario debe estar bien despierto y debe ser capaz de seguir instrucciones simples.
2. Comer en posición de 90°.
3. Facilitar uso de prótesis dental, anteojos, audífonos.
4. Comer con la menor cantidad de estímulos distractores (apagar TV, radio, etc.) y evitar conversar durante la alimentación (especialmente pacientes con dificultades para focalizar la atención).
5. Controlar la velocidad de la ingesta, esperando a que la boca vuelva a estar vacía para entregar el siguiente bolo.
6. Una vez finalizada la ingesta, mantener la posición de 90° por 20 minutos.
7. Una vez finalizada la ingesta, realizar aseo bucal.

Para finalizar es relevante mencionar que, al realizar tratamiento de la deglución, es fundamental tener en consideración[19]:

- **Condición de salud:** historia clínica, diagnóstico, pronóstico.
- **Preferencias del usuario y familia:** hábitos, situación económica, nivel cognitivo, valores culturales, motivaciones y deseos.
- **Calidad de vida:** considerar si el tratamiento implica una carga mayor al potencial beneficio.
- **Factores contextuales:** implicancia en la carga del cuidador, posibilidad de realizar el tratamiento, redes de apoyo, etc.

Puntos clave

- La disfagia es un trastorno producido en alguna de las etapas de la deglución, que genera problemas en la seguridad y/o eficacia al deglutir alimentos sólidos o líquidos.
- En personas mayores, los trastornos de la deglución son un problema común e importante, que afecta de manera significativa la calidad de vida.
- Las complicaciones de la disfagia son la malnutrición y deshidratación, neumonía aspirativa y obstrucción de la vía aérea, además de aislamiento social y pérdida del interés por los alimentos.
- Algunos signos de disfagia son: mayor tiempo y dificultad para masticar y/o deglutir, tos o carraspera durante o después de la deglución, presencia de residuos en boca posterior a la deglución, pérdida de peso no esperada, entre otras.
- La evaluación se realiza mediante estudio clínico y/o instrumental, y el tratamiento puede ser compensatorio y/o reactivador.
- Las instancias de alimentación son importantes para la calidad de vida, por ello es necesario que los pacientes, sus familias y/o cuidadores tengan en cuenta las recomendaciones que el fonoaudiólogo sugiere en cada caso.

¿Dónde profundizar?

- Asociación Americana de habla, lenguaje y audición. www.asha.org/Practice-Portal/Clinical-Topics/Adult-Dysphagia
- Guía clínica MINSAL "Ataque Cerebrovascular Isquémico en personas de 15 años y más". www.diprese.minsal.cl
- Guía clínica MINSAL "Enfermedad de Parkinson, Tratamiento no Farmacológico de Rehabilitación". www.bibliotecaminsal.cl
- Guía clínica MINSAL "Esclerosis Múltiple". https://diprece.minsal.cl/wrdprss_minsal/wp-content/uploads/2014/12/Esclerosis-Múltiple.pdf
- Preguntas Frecuentes en Screening de Deglución: Especial énfasis en pacientes con ACV agudo. www.asha.org/uploadedFiles/FAQs-on-Swallowing-Screening.pdf

Referencias

1. Dodds W, Stewart E, Longemann J. Physiology and radiology of the normal oral and pharyngeal phases of swallowing. AJR 1990; 154:953-63.
2. Plant R L. Anatomy and physiology of swallowing in adults and geriatrics. Otolaryngol Clin Nort Am 1998; 31:477-88.
3. Tobar R. Disfagia Orofaríngea: Consideraciones Clínicas en la Alimentación. Revista Colegio de Nutricionistas. 2010; 6(11):13-17.
4. Lind CD. Dysphagia: evaluation and treatment. Gastroenterol Clin N Am 2003; 32: 553-575.
5. Rofes L., Arreola V., Almirall J., Cabré M., Campins L., García-Peris P., Speyer R., Clavé P. Diagnosis and management of oropharyngeal dysphagia and its nutritional and respiratory complications in the elderly. Gastroenterol. Res. Pract. 2011; 2011:818979
6. Chen, P., Golub, J., Hapner, E., Johns III, M. Prevalence of Perceived Dysphagia and Quality-of-Life Impairment in a Geriatric Population. Dysphagia. 2009: 24:1-6.
7. Barczi, S. R., Sullivan, P. A., & Robbins, J. How should dysphagia care of older adults differ? Establishing optimal practice patterns. *Seminars in Speech and Language Pathology*. 2000:21,347-361.
8. Sura, L., Madhavan, A., Carnaby, G., & Crary, M. A. Dysphagia in the elderly: Management and nutritional considerations. Clinical Intervention and Aging. 2012: 7, 287-298
9. Nimmons D, Michou E, Jones M, Pendleton N, Horan M, Hamdy S. A. Longitudinal Study of Symptoms of Oropharyngeal Dysphagia in an Elderly Community-Dwelling Population. Dysphagia 2016; 31(4):560-6.
10. Layne, K., Losinski, D., Zenner, P., & Ament, J. Using the Fleming Index of Dysphagia to establish prevalence. Dysphagia. 1989: 4,39-42.

11. Altman, K. W., Yu, G. P., & Schaefer, S. D. Consequence of dysphagia in the hospitalized patient: Impact on prognosis and hospital resources. Archives of Otolaryngology–Head & Neck Surgery. 2010: 136,784-789.
12. Nimmons D, Michou E, Jones M, Pendleton N, Horan M, Hamdy S. A. Longitudinal Study of Symptoms of Oropharyngeal Dysphagia in an Elderly Community-Dwelling Population. Dysphagia 2016; 31(4):560-6.
13. Nazar G., Ortega A., Fuentealba I. Evaluación y manejo integral de la disfagia orofaríngea. Revista Médica Clínica Las Condes. 2020; 20(4):449-457.
14. Pizzorini, N. Social and Psychologic Impact of Dysphagia. Dysphagia. 2017:873-886
15. American Speech-Language-Hearing Association | ASHA [Internet]. Asha.org. 2020 [cited 2 April 2020]. Disponible en: https://www.asha.org/
16. Organización Mundial de la Salud OMS. Informe Mundial Sobre el Envejecimiento y la Salud. 2015. Disponible en: shorturl.at/ilTY6
17. Roy, N., Stemple, J., Merrill, R., Thomas, L. Dysphagia in the Elderly: Preliminary Evidence of Prevalence, Risk Factors, and Socioemotional Effects. Annals of Otology, Rhinology & Laryngology. 2007: 116
18. Logemann, J. (1998). Evaluation and treatment of swallowing disorders. Austin, Texas: PRO.ED.
19. González, R. y Bevilacqua, J. Disfagia en el paciente neurológico. Revista Hospital Clínico Universidad de Chile. 2009: 20,252-262.
20. Kunieda K, Ohno T, Fujishima I, et al. Reliability and validity of a tool to measure the severity of dysphagia: The Food Intake Level Scale. J Pain Symp Manag. 2013; 46(2): 201-206.
21. Vose, A., Nonnenmacher, J., González-Fernández, M., Dysphagia Management in Acute and Sub-acute Stroke. 2014: 2(4),197-206
22. Cámpora, H., Falduti, A. Deglución de la A a la Z. 2014. Buenos Aires, Argentina.

MAREOS

Cecilia Carvacho y Phoebe Ramos

¿En qué consiste el mareo?

El mareo en las personas mayores (PM) es un síndrome geriátrico frecuente, a menudo un desafío diagnóstico dada la inespecificidad de sus síntomas.

Los trastornos más comunes agrupados bajo este término incluyen: vértigo, presíncope, desequilibrio, mareos inespecíficos y mareos mixtos[1].

Su importancia radica en el riesgo asociado de caídas, discapacidad funcional, institucionalización y muerte[2,3].

Tiene una alta prevalencia en esta población, de hasta un 38% en algunas series, principalmente asociada a mayor edad y a la presencia de factores de riesgo que nombraremos en este capítulo[2,3].

El mareo en las PM a menudo tiene una etiología multifactorial.

¿Cuál es el diagnóstico diferencial?

El primer paso es realizar una aproximación clínica al diagnóstico diferencial del mareo:

1. Vértigo

A menudo se describe como una ilusión de movimiento, ya sea propia o del medio ambiente, comúnmente giratoria. Se debe a alteraciones del sistema vestibular y sistema nervioso central (SNC).

Al enfrentarnos a una persona con vértigo es necesario diferenciar si estamos frente a un **vértigo periférico** que compromete el aparato y nervios vestibulares, o un **vértigo central** que compromete el SNC, núcleos vestibulares ubicados en el tronco, cerebelo y conexiones con las vías vestíbulo-oculomotoras. La disfunción vestibular periférica actualmente corresponde a un 48% de las etiologías de vértigo en la PM[4].

Dentro de las principales causas de vértigo se encuentran:

- **Vértigo posicional paroxístico benigno (VPPB):** Es la causa más frecuente de vértigo, 25% de los casos en población general pudiendo llegar hasta un 30% en las PM[5]. Este se produce debido a que los otolitos ubicados en el utrículo se desprenden y se dirigen a los canales semicirculares. Es por esto que, al realizar movimientos de cabeza hacia el lado afectado, las partículas se mueven y estimulan el canal comprometido gatillando un vértigo episódico corto recurrente, gatillado por cambios posicionales. El canal más frecuentemente afectado es el posterior en un 60-90% de los casos seguido por el canal lateral en un 10-25% de los casos[5].

- **Enfermedad de Ménière:** Se caracteriza por episodios de vértigo recurrente espontáneo asociado a síntomas auditivos (sensación de oído tapado, tinnitus y/o hipoacusia) presentados antes o durante la crisis[6,7].
- **Neuritis o neuronitis vestibular:** Se define como una hipofunción vestibular aguda unilateral. Esta patología se presenta como un vértigo agudo espontáneo con características periféricas asociado a náuseas y vómitos, no asociado a síntomas neurológicos ni auditivos[6]. El diagnóstico es clínico con el examen físico.
- **Migraña vestibular:** Se caracteriza por episodios de vértigo recurrente espontáneo acompañado en algunos casos por cefalea con características de migraña[6].
- **Vestibulopatía bilateral:** Ocurre por daño de ambos sistemas vestibulares, de causa idiopática, secundario a ototóxicos, Schwannoma vestibular, Enfermedad de Ménière bilateral, enfermedades autoinmunes, entre otros.
- **Presbivestibulopatía:** Es un vértigo crónico de al menos 3 meses de duración, con compromiso de ambos vestíbulos sin una etiología de base, el cual estaría relacionado al envejecimiento y no estaría asociado a otra patología subyacente. Los pacientes presentan alteración de la marcha, mareo crónico, inestabilidad postural y/o caídas recurrentes[8].

2. Presíncope

Es el síntoma prodrómico del síncope. Es de aparición súbita y dura segundos a minutos. Por lo general ocurre cuando la persona se encuentra de pie o sentado en posición vertical y no cuando está en decúbito supino. Los pacientes también pueden reportar aturdimiento, sensación de calor, diaforesis, náuseas, visión borrosa, ceguera y palidez. Siempre se debe preguntar por angina, palpitaciones y disnea. La etiología y la evaluación del presíncope son las mismas que para el síncope. La hipotensión ortostática, las arritmias y las crisis vasovagales son algunas de las causas más comunes en este grupo. La hipotensión postprandial es otra condición frecuente, caracterizada por la disminución de la presión sistólica > o igual a 20 mmHg en posición de pie o sentada, 1 a 2 horas después de comer[1].

3. Desequilibrio

Es la sensación de inestabilidad que ocurre principalmente al estar de pie o caminar, usualmente como resultado de anormalidades en el sistema visual o propioceptivo, que puede o no incluir alteraciones del sistema vestibular. Puede deberse a neuropatías periféricas, trastornos musculoesqueléticos, trastornos vestibulares, trastornos cerebelosos, Enfermedad de Parkinson y déficit visual. La discapacidad visual, ya sea por enfermedad ocular subyacente o poca iluminación, generalmente exacerba la sensación de desequilibrio. Además, algunos medicamentos como benzodiazepinas, antipsicóticos, diuréticos, hipotensores, relajantes musculares, antidepresivos, entre otros, pueden disminuir las estrategias de compensación del desequilibrio[1].

4. Mareos inespecíficos

Los trastornos psiquiátricos pueden ser la principal causa de mareos inespecíficos, incluidos: depresión mayor, trastorno de ansiedad generalizada, trastorno de pánico y/o trastorno de personalidad. Los trastornos psiquiátricos también pueden ser un factor contribuyente a mareos de otras causas[1].

5. Mareos mixtos

Es una combinación de dos o más de los tipos anteriores, siendo el tipo más común de mareo reportado por las PM. Muchos medicamentos pueden contribuir al mareo a través de diversos mecanismos. Las clases de medicamentos importantes a considerar en la evaluación de mareos incluyen ansiolíticos, antidepresivos, antihistamínicos, antihipertensivos, aminoglucósidos, anticolinérgicos, antipsicóticos y AINEs.

El mareo a menudo tiene una etiología multifactorial. Se describe que un 70% de los casos van a presentar 2 o más factores contribuyentes a su sintomatología[9].

Lo más probable es que resulte de combinaciones de enfermedades que afectan los sistemas vestibular, SNC, visual y propioceptivo. Enfermedades sistémicas como anemia, insuficiencia cardíaca, diabetes *mellitus* e hipotiroidismo pueden contribuir a la inestabilidad o al mareo al afectar los componentes sensoriales, centrales o efectores.

¿Cuáles son los principales factores de riesgo para presentar mareo?

El mareo se asocia con factores de riesgo como angina, infarto al miocardio, accidente cerebrovascular, artritis, diabetes, síncope, ansiedad, síntomas depresivos, problemas de audición y el uso de medicamentos en varias clases[1].

En un estudio que evaluó a 1.087 individuos de la comunidad de 72 años o más, reportó 7 características que fueron asociadas independientemente con mareo en el análisis multivariado: rasgo ansioso, síntomas depresivos, equilibrio deteriorado, antecedente de infarto al miocardio, hipotensión postural, uso de 5 o más medicamentos y déficit auditivo[3].

¿Cómo se realiza el diagnóstico?

La historia clínica y el examen físico son claves para el diagnóstico, solo con la anamnesis se obtienen un 40% de los diagnósticos y si agregamos el examen físico dirigido esto aumenta a un 50%.

¿Qué debemos buscar en la anamnesis?

En primer lugar, se debe acotar el **síntoma**, ¿Cuándo inició?, ¿Cómo fue su inicio?, ¿Cuánto duró?, ¿Cómo se ha mantenido la sensación en el tiempo?, ¿Es el primer episodio?

Caracterizar la **temporalidad** nos orienta al diagnóstico ya que existen diversos diagnósticos diferenciales según temporalidad[6,7]:

- **Episódico:** Crisis repetidas de segundos a minutos o de minutos a horas de duración.
- **Agudo monofásico:** Única crisis de horas a días de duración.
- **Crónico**: Crisis persistente, su duración puede ser de meses o años.

TABLA 1 • CAUSAS MÁS FRECUENTES DE MAREO SEGÚN TEMPORALIDAD.

Temporalidad	Diagnóstico diferencial
Episódico corto (segundos a minutos)	VPPB, hipotensión ortostática
Episódico largo (segundos a minutos)	Migraña vestibular, Enfermedad de Ménière, TIA
Agudo monofásico (horas a días)	Neuronitis vestibular, ACV, TEC, intoxicación drogas o medicamentos (estos últimos son provocados)
Crónico (meses o años)	Vértigo funcional, Vestibulopatía bilateral, Presbivestibulopatía

En segundo lugar, se debe caracterizar los **gatillantes del mareo**[6,11].

- **Posicional**: mareo que se gatilla con el cambio de posición (ej. paciente gira la cabeza hacia un lado, se agacha, se levanta, se gira en la cama y posterior al cambio de movimiento se gatilla el vértigo).
- **Movimientos**: mareo se gatilla o empeora al caminar, al estar parado o al mover el cuerpo.
- **Visual**: mareo que se gatilla con estímulos visuales (ej. mirar cómo avanza el metro, mirar el movimiento de los autos o el movimiento de la gente en multitud).
- **Sonido**: mareo que se gatilla con sonidos fuertes.

- **Valsalva**: mareo que se gatilla al realizar maniobra de valsalva.
- **Otros**: deshidratación, ejercicio, posterior a las comidas (hipotensión postprandial), hipotensión ortostática, uso de medicamentos críticos, entre otros.

No olvidar que existen mareos espontáneos (sin gatillantes).
Por último, se debe preguntar sobre **síntomas acompañantes**[6,11].

- Náuseas y vómitos.
- Auditivos: hipoacusia, tinnitus, sensación de oído tapado, otorrea y otalgia.
- Síntomas cardiovasculares: dolor torácico, palpitaciones, disnea.
- Fiebre.
- Cefalea: caracterización cefalea, fotofobia, sonofobia, aura visual.
- Neurológicos:
  - Confusión, alteración del estado mental.
  - Cervicalgia.
  - Cefalea ictal, severa o sostenida.
  - Las D's de la muerte (*Deadly D's*): dismetría, disfagia, disfonía, diplopía, disartria.

También es importante obtener el impacto en la calidad de vida del paciente[1].

¿Qué buscamos en el examen físico?

El examen físico general de una PM con mareos debe incluir la evaluación básica de los siguientes puntos:

- Presión arterial sentado y de pie
- Marcha
- Evaluación de la musculatura, búsqueda de rigidez y trofismo
- Nistagmo espontáneo
- Nistagmo posicional
- Seguimiento ocular
- Signos cerebelosos
- Protocolo HINTS (H*ead Impulse, Nistagmus* y *Test of Skew*)

¿Cómo buscamos el nistagmo espontáneo?

El nistagmo es un movimiento ocular involuntario repetitivo, rápido y rítmico. El nistagmo está compuesto por dos fases: la fase vestibular y no vestibular (o rápida), esta última es la que le da el nombre al nistagmo (ej. si los ojos se mueven rápidamente hacia la derecha se denomina nistagmo a derecha). La fase rápida del nistagmo se aleja del oído lesionado[6].

Para evaluar el nistagmo espontáneo tenemos que pedirle al paciente que mire al centro (la nariz del examinador) y luego vamos explorando la aparición de nistagmo en la mirada horizontal y vertical[6]. Ver video en sección ¿Dónde profundizar?

Al evaluar un nistagmo debemos determinar ciertas características específicas descritas en la TABLA 2.

TABLA 2 • CARACTERÍSTICAS DEL NISTAGMO ESPONTÁNEO PERIFÉRICO Y CENTRAL.[6,11]

	Periférico	Central
Direccionalidad	Unidireccional - Horizontal (siempre bate hacia el mismo lado)	Multidireccional Vertical
Ley de Alexander*	Sí la cumple	No la cumple
Latencia	Con latencia	Sin latencia
Fatigabilidad	Sí, se agota rápidamente (en un tiempo corto deja de aparecer)	No se agota
Fijación ocular	Disminuye	Sin cambios

* Nistagmus aumenta de intensidad cuando la mirada se desplaza hacia la fase rápida y disminuye cuando lo hace contralateralmente.

¿Cómo buscamos el nistagmo posicional?

En general y en la mayoría de los casos, el nistagmo posicional se asocia al diagnóstico de un vértigo posicional paroxístico benigno. Se puede realizar la maniobra de Dix Hallpike para evaluar los canales semicirculares posteriores y la maniobra de McClure para evaluar los canales semicirculares laterales[5,6].

Ver video en sección ¿Dónde profundizar?

¿Cómo evaluamos los signos cerebelosos?

Es importante evaluar el equilibrio con el test de Romberg y Untemberger. Además, evaluar dismetría, disdiadococinesia o adiadococinesia y marcha[6].

¿Cómo evaluamos el síndrome vestibular agudo?

En el caso de enfrentarse a un paciente con vértigo agudo monofásico o **síndrome vestibular agudo** se debe agregar la realización del **protocolo HINTS,** que ayudará al diagnóstico diferencial entre vértigo de origen periférico y uno de origen central. Evalúa el impulso cefálico, la presencia de nistagmo espontáneo y el Cover test o test de Skew[12].

Con respecto al impulso cefálico, este último evalúa la vía vestíbulo-oculomotora encargada del reflejo vestíbulo ocular (RVO). El RVO permite realizar movimientos de cabeza manteniendo la vista fija en un punto, al mover la cabeza los ojos realizan un movimiento especular a esta para mantener la visión en un punto fijo. Si durante su realización se observan sacadas (movimientos) correctivas, quiere decir que el RVO de ese lado está alterado y orienta a patología periférica[6]. Ver video en sección ¿Dónde profundizar?

Si cualquiera de estos se encuentra alterado se habla de un HINTS positivo con alta sospecha de vértigo central. Un HINTS negativo tiene una S 100% y E 96% y un valor predictivo negativo de un 100% para poder descartar ACV de origen vertebrobasilar[12]. La resonancia magnética de cerebro tiene una S 88% en las primeras 48 horas de evolución[12].

TABLA 3 • HALLAZGOS AL EXAMEN FÍSICO EN UN VÉRTIGO PERIFÉRICO Y CENTRAL.

	HIT	**Nistagmo espontáneo**	**Test de Skew**
Vértigo periférico	Positivo (presenta sacadas correctivas)	Características periféricas	No corrige
Vértigo central	Negativo (impulso cefálico normal, sin sacadas correctivas)	Características centrales	Sí corrige (sacadas de refijación generalmente verticales)

¿Cómo se estudia el mareo?

El estudio lo dirigiremos según los hallazgos encontrados en la anamnesis.

Se debe realizar un estudio básico en todos los pacientes con mareos crónicos, que incluya: hemograma, glucosa, electrolitos, BUN, vitamina B 12, ácido fólico, TSH.

Luego, se realizarán pruebas específicas de manera selectiva en función de la evaluación inicial.

En caso de que se piense en una causa cardiogénica se realizarán ECG, Holter de arritmias y ecocardiograma según índice de sospecha. El tilt test se debe realizar solo en pacientes seleccionados con hipotensión postural o síncope.

La audiometría ayuda en la evaluación de personas con tinnitus o pérdida auditiva y ayuda a diferenciar entre neuroma acústico y enfermedad de Ménière.

Los posibles trastornos vestibulares se pueden evaluar con pruebas de función vestibular como videonistagmografía (VNG) y octavo par:

- **Octavo par**: Corresponde a un conjunto de evaluaciones (audiometría, evaluación de movimientos oculares, pruebas para evaluar nistagmo posicional y prueba calórica). Este puede realizarse con o sin VNG (lentes que captan movimientos

oculares a través del movimiento de pupila) que hacen que el examen sea más preciso y sensible (menos operador dependiente).
- **Impulso cefálico asistido por video (v-HIT):** La realización de un HIT asistido con VNG.

Del mismo modo, la neuroimagen no es necesaria en todos los pacientes con mareos. La resonancia magnética proporciona una mejor resolución que el escáner para lesiones de fosa posterior. Sin embargo, en un estudio basado en la comunidad de adultos ≥65 años de edad, la prevalencia de anomalías en la resonancia magnética en el grupo que presenta mareos, comparado con los que no lo presentan, es similar, lo que llevó a la conclusión de que la resonancia magnética de rutina no identificará una causa específica de mareos en la mayoría de los pacientes[1], por lo que es importante reservarla para casos con sospecha de vértigo de origen central.

¿Qué síntomas asociados se consideran banderas rojas? ¿Cuándo derivar?

Al enfrentarse a un **síndrome vestibular agudo**, se debe descartar un **vértigo de origen central.**

De todos los accidentes cerebrovasculares (ACV) un 20% son de fosa posterior y de estos, solo un 20% presenta síntomas neurológicos clásicos (Deadly D's)[11]. La principal etiología es la enfermedad ateromatosa (compromiso de la arteria basilar) seguido por enfermedad tromboembólica y disección de arteria cervical (más frecuente en pacientes jóvenes)[13].

Por lo tanto, se requiere de alta sospecha diagnóstica, anamnesis y examen físico dirigidos, y la realización del protocolo HINTS descrito previamente. Si existe alta sospecha de vértigo de origen central se debe solicitar resonancia magnética de cerebro con énfasis en fosa posterior y derivar al servicio de urgencia para evaluación por neurología.

Otros signos de alarma que requieren derivación al servicio de urgencia corresponden al mareo asociado a dolor torácico, palpitaciones, disnea, síncope, fiebre, cefalea ictal o severa o asociado a alteración del estado mental.

Además, considerar derivación a otorrinolaringología cuando exista necesidad de realización de maniobras de reposición de partículas en pacientes con vértigo postural paroxístico benigno, en pacientes con sospecha de neuronitis vestibular y vestibulopatía bilateral para rehabilitación vestibular precoz y realizar confirmación diagnóstica en pacientes con sospecha de migraña vestibular, entre otros.

¿Cuál es el tratamiento inicial?

Dada la naturaleza multifactorial de los mareos en la población geriátrica, se cree que intervenciones multidimensionales podrían tratarlo y reducir el impacto que este síntoma tiene en la funcionalidad de estos pacientes. Es importante tratar los síntomas concomitantes de depresión, ansiedad, pérdida de audición y pérdida de visión, que puede ayudar a reducir la discapacidad derivada del mareo.

Los mareos causados por medicamentos responden a ajuste de dosis o al retiro del medicamento responsable, por lo que hacer una anamnesis con énfasis en todos los fármacos utilizados indicados por médicos o automedicados, es de vital importancia.

Respecto al uso de los supresores vestibulares comúnmente utilizados (cinarizina, dimenhidrinato, difenidol, betahistina) proporcionan un alivio sintomático efectivo del vértigo, pero generalmente no proporcionan beneficios en el manejo del mareo crónico o el desequilibrio. En general, estos medicamentos deben usarse con precaución debido a sus propiedades anticolinérgicas y potenciales efectos adversos en las PM. Se debe evitar el uso a largo plazo, ya que suprime la adaptación vestibular y central, por lo tanto, puede empeorar o exacerbar los mareos. Del mismo modo, el uso a largo plazo de las benzodiacepinas debe evitarse porque pueden causar deterioro de la memoria, aumentar el riesgo de caer, disminuir la compensación vestibular y generar dependencia y adicción.

La terapia de rehabilitación vestibular (TRV) puede ayudar a suprimir el vértigo en pacientes con causas vestibulares periféricas y centrales. La TRV incluye diferentes ejercicios, entre ellos los ejercicios de adaptación del reflejo vestíbulo-ocular y los ejercicios de habituación. Los ejercicios de adaptación del reflejo vestíbulo-ocular ayudan al SNC para adaptarse a un cambio o pérdida en la entrada del sistema vestibular. Los ejercicios de habituación incluyen una combinación de ejercicios diseñados para provocar vértigo, donde los movimientos se repiten hasta que ya no se puedan tolerar. Inicialmente, los ejercicios pueden empeorar el vértigo, pero con el tiempo este mejorará, probablemente debido a la adaptación central (semanas a meses). Se ha demostrado que la TRV mejora la calidad de vida[1].

El procedimiento de reposicionamiento de otolitos puede proporcionar un alivio rápido para aquellos pacientes con vértigo postural paroxístico benigno, por lo que se debe derivar a otorrinolaringología para la realización de maniobras de reposición de partículas según el canal comprometido. Ver video en sección ¿Dónde profundizar?

Puntos clave

- El mareo en las PM es un síndrome geriátrico frecuente. Su importancia radica en la asociación a caídas, discapacidad funcional, institucionalización y muerte.
- Los trastornos más comunes agrupados bajo este término incluyen: vértigo, presíncope, desequilibrio, mareos inespecíficos y mareos mixtos.
- Se debe realizar un estudio básico en todas las personas con mareos. Realizar pruebas específicas de manera selectiva en función de la evaluación inicial.
- En un síndrome vestibular agudo se debe realizar el protocolo HINTS y derivar según corresponda.

- El tratamiento incluye intervenciones multidimensionales: tratar los síntomas concomitantes de ansiedad y depresión, corregir pérdidas sensoriales de audición y visión, ajuste de fármacos y terapia de rehabilitación vestibular (TRV) en caso de ser necesaria.

¿Dónde profundizar?

- Otorrinolaringología para médicos generales, departamento de otorrinolaringología UC 2020 https://medicina.uc.cl/wp-content/uploads/2020/06/Libro-Departamento-de-Otorrinolaringologia-UC.pdf
- Videos de examen físico vestibular
  - Nistagmo espontáneo periférico: https://www.youtube.com/watch?v=NDVw_q4F6mo
  - Prueba de nistagmo posicional Dix-Hallpike: https://www.youtube.com/watch?v=wy1JKK_-kG0
  - Prueba de nistagmo posicional McClure: https://www.youtube.com/watch?v=PV2BGO3d5GI
  - Head Impulse Test: https://www.youtube.com/watch?v=VGvWi8PWpTE
  - Test de Skew: https://www.youtube.com/watch?v=F80-jtH6Mx8
  - Maniobra de reposición de partículas de Epley: https://www.youtube.com/watch?v=X7eShaxIEVg

Referencias

1. Harper G, Lyions W, Potter J. Geriatrics Review Syllabus (9th Edition). American Geriatrics Society; 2018.
2. Lin HW, Bhattacharyya N. Balance disorders in the elderly: Epidemiology and functional impact. Laryngoscope. 2012; 122(8):1858-61.
3. Tinetti ME, Williams CS, Gill TM. Dizziness among older adults: A possible geriatric syndrome. Ann Intern Med. 2000; 132(5):337-44.
4. Neki N, Shergill G, Kaur A. Vertigo in Elderly - Common but Complicated. J Kirshma Inst Med Sci Univ. 2017; 6(1):3-10.
5. Ramos P, Waissbluth S, Correa D, Aracena K. Vértigo posicional paroxístico benigno: Factores de riesgo asociados y eficacia de las maniobras de reposición. Rev Otorrinolaringol y cirugía cabeza y cuello. 2020; 80(1):19-27.
6. Lagos A, Winter M, Thone N, Jofre DG, Gonzalez C. Otorrinolaringología para médicos generales 2020 [Internet]. 2020. p. 44-55. Available from: https://medicina.uc.cl/wp-content/uploads/2020/06/Libro-Departamento-de-Otorrinolaringologia-UC.pdf
7. Newman-Toker D, Edlow J. TiTrATE: A Novel Approach to Diagnosing Acute Dizziness and Vertigo. Neurol Clin. 2016; 33(3):577-99.

8. Strupp M, Kim J, Murofushi T, Straumann D. Bilateral vestibulopathy: Diagnostic criteria Consensus document of the Classification Committee of the Bárány Society. J Vestib Res. 2017; 27:177-89.
9. Lopez-escamez JA, Carey J, Chung W, Goebel JA, Magnusson M. Diagnostic criteria for Ménière's disease. J Vestib Res. 2015; 25:1-7.
10. Swain S, Anand N, Mishra S. Vertigo among elderly people: Current opinion. J Med Soc. 2019; (33):1-5.
11. Newman-Toker D, Edlow J. TiTrATE: A Novel Approach to Diagnosing Acute Dizziness and Vertigo. Neurol Clin. 2016; 33(3):577-99.
12. Kattah JC, Talkad A, Wang D, Hsieh Y, Newman-toker DE. HINTS to Diagnose Stroke in the Acute Vestibular Syndrome: Three-Step Bedside Oculomotor Examination More sensitive Than Early MRI Diffusion-Weigheted Imaging. Stroke. 2009; (40):3504-10.
13. Choi K. Isquemic syndromes causing dizziness and vertigo. Handb Clin Neurol. 2016; (137):317-40.

SÍNDROME DE INMOVILIDAD Y CUIDADOS DEL PACIENTE POSTRADO

Angela Milano y Danilo Meza

La movilidad se relaciona con la necesidad humana básica del movimiento físico y se considera un indicador del nivel de salud y calidad de vida en la persona mayor (PM). Es necesaria para acceder a los productos básicos, hacer uso de los servicios comunitarios y participar en actividades sociales, culturales y físicas significativas[1].

¿Qué es el síndrome de inmovilidad?

La inmovilidad es uno de los "Síndromes Geriátricos" originales descritos por el profesor Bernard Isaacs (uno de los padres fundadores de la medicina geriátrica en el Reino Unido), que genera dependencia, morbimortalidad y se asocia a mal pronóstico. Se define como el descenso en la capacidad de desempeñar actividades de la vida diaria o deterioro funcional por disminución de las funciones motoras. Es un problema médico independiente y requiere una valoración y tratamiento específicos[2].

Una movilidad limitada representa un motivo frecuente de atención médica, derivación a geriatría y, al impactar en la funcionalidad del individuo, se convierte en un componente del síndrome de fragilidad.

Posee generalmente un origen multifactorial y lo más importante, es que es potencialmente reversible y prevenible. Se caracteriza por la reducción de la capacidad física, debilidad muscular progresiva y, en casos graves, pérdida de los automatismos y reflejos posturales necesarios para la deambulación[1].

Según su temporalidad puede ser aguda y transitoria (hospitalizaciones por patologías agudas, fracturas, accidente vascular encefálico, infecciones, etc.) o permanentes, como en caso de enfermedades crónicas (artritis, EPOC, insuficiencia cardiaca, fracturas de caderas no intervenidas ni rehabilitadas, enfermedad de Parkinson, secuelas de ACV) desencadenando deterioro en la calidad de vida[3,4].

¿Qué tan frecuente es?

Su prevalencia aumenta con la edad. Las PM de 65 años presentan dificultad de movimiento en un 18% y en mayores a 75 años en un 50%. Un 7% a 22% de las PM hospitalizadas sufre de restricciones físicas; en los institucionalizados llega a un 20%.

En establecimientos de larga estadía en España se describe que el 50% tiene algún grado de problema de movilidad y un 30% inmovilismo clínicamente significativo[3,4,5].

En Chile, la Encuesta Casen 2017 reporta que hay un 14,2% de personas de 60 años y más con dependencia funcional y de estos el 4,3% tiene dependencia severa, incrementándose en mayores de 80 años a un 15,7%[6].

¿Cómo evaluar a un paciente mayor con inmovilidad?

Varios aspectos de la historia y el examen físico son importantes para evaluar los elementos que contribuyen a la inmovilidad en nuestro paciente: deben considerarse desde comorbilidades, estado nutricional y entorno sociofamiliar. A continuación se enumeran los factores de riesgo a considerar[3,7]:

Factores personales:

- Trastornos musculoesqueléticos
  - Artritis
  - Osteoporosis
  - Fracturas (especialmente cadera y fémur)
  - Problemas podológicos
  - Otro (ej. enfermedad de Paget)
- Desórdenes neurológicos
  - Enfermedad de Parkinson
  - Neuropatías
  - Hidrocefalia normotensiva
  - Demencias
  - Otros (disfunción cerebelosa, neuropatías)
- Enfermedad cardiovascular
  - Insuficiencia cardíaca congestiva (severa)
  - Enfermedad arterial coronaria (angina frecuente)
  - Enfermedad vascular periférica (claudicación frecuente)
- Dolor agudo y crónico
- Motivación
- Miedo a caer
- Estados nutricionales
- Estado de ánimo/depresión
- Medicamentos

Factores interpersonales:

- Interacción con cuidadores que desalientan la movilidad por comodidad.
- Cuidado que disminuye la necesidad de movilidad al mantener todo fácilmente accesible para el individuo.
- Cuidado que no motiva ni fomenta la movilidad.

Factores ambientales:

- Falta de acceso a ayudas apropiadas y seguras para la movilidad.
- Falta de acceso a áreas abiertas y libres de desorden para una deambulación segura.
- Falta de recursos (ej. equipo de ejercicios, barras de apoyo, rieles de escaleras, rieles en los pasillos) para ayudar a mantener una movilidad segura.

Factores de políticas públicas:

- Inmovilidad inducida en hospitales y establecimientos de larga estadía, debido a protocolos y normas organizacionales que tienden a limitar la movilidad para la prevención de caídas en lugar de promover una movilidad activa y segura.
- Falta de políticas que fomenten y permitan desplazamientos seguros para personas mayores por la ciudad o a nivel comunitario.

¿Cuáles complicaciones de la inmovilidad encontraremos?

Encontraremos complicaciones asociadas a la inmovilidad en distintos sistemas:[3,8]

- Sistema musculoesquelético: Sarcopenia (atrofia muscular y debilidad), contractura articular, osteoporosis, hipercalcemia.
- Sistema respiratorio y circulatorio: Acumulación de líquidos corporales, hipotensión ortostática, disminución del gasto cardíaco, trombosis venosa profunda, insuficiencia pulmonar, neumonía.
- A nivel metabólico y endocrino: Desequilibrio electrolítico, intolerancia a la glucosa, disfunción endocrina, hiperparatiroidismo.
- Otras complicaciones frecuentes: Dolor, urolitiasis, infección del tracto urinario, falta de apetito, estreñimiento, ansiedad/depresión, úlcera por presión, *delirium*, trastornos cognitivos, de equilibrio y de coordinación.

¿Qué evaluar en el paciente con inmovilidad?

La evaluación de la persona inmovilizada debe seguir un esquema que ayude a conocer el grado de la limitación funcional y su reversibilidad. La historia clínica debe enfocarse en[4,5,8]:

- Anamnesis:
  - Antecedentes biomédicos: comorbilidades, su gravedad y tratamiento recibido.
  - Naturaleza y duración del proceso incapacitante, tiempo de deterioro y cronología, si recibió algún tipo de rehabilitación o si utiliza ayudas técnicas y presencia de dolor o dolor no controlado.
  - Motivación y aspectos mentales: de deterioro cognitivo o trastornos de ánimo.
  - Factores ambientales: red de apoyo familiar, sanitaria, y características de su entorno.

- Examen físico:
  - Piel: examinar prominencias óseas y las áreas de presión contra la cama y las zonas clásicas de contención física.
  - Condición cardiopulmonar: evaluar estado de hidratación, hipotensión ortostática, frecuencia cardiaca, cuantificar capacidad funcional o grado de disnea.
  - Examen musculoesquelético: evaluación del tono muscular, fuerza y rango de movimiento articular, alteración de ejes y evaluación de pies.
  - Examen neurológico para evidenciar focalidad y su severidad, alteraciones sensoriales y estado cognitivo.

¿Se puede prevenir la inmovilidad?

La inmovilidad sí se puede prevenir y la intervención debe ser un continuo en todas las etapas del proceso de deterioro funcional (prevención primaria, secundaria y terciaria). La optimización de la movilidad debe ser el objetivo de todos los miembros del equipo de salud que trabaja con PM. Pequeñas mejoras en la movilidad pueden disminuir la incidencia y la gravedad de las complicaciones, mejorar el bienestar de la persona afectada y disminuir el costo y la carga del cuidador[3,5].

A nivel de atención primaria se debe fomentar la actividad física con el fin de evitar la inmovilidad, indicando que debe ser de baja intensidad y de tipo aeróbico. Los ejercicios deberán contemplar potencia, resistencia, flexibilidad, y mantenimiento del equilibrio. También se debe fomentar la independencia en las actividades básicas de la vida diaria (ABVD), con adiestramiento en la adaptabilidad y ejecución de las mismas, evitando la sobreprotección.

A nivel hospitalario, los pacientes de edad avanzada, frágiles y con enfermedades crónicas representan un grupo de alto riesgo de inmovilidad durante su estancia y sobre todo al alta (periodo de gran vulnerabilidad). Se recomienda identificar precozmente a las personas de riesgo para instaurar medidas de prevención y estrategias de rehabilitación, evitando que la inmovilidad empeore o progrese a grados más severos. Las tareas de rehabilitación y de reacondicionamiento incluyen entrenamiento integrado de la función motora, rehabilitación cognitiva, entrenamiento de actividades de la vida diaria, tecnología de asistencia e implementación de dispositivos, incluida la evaluación nutricional[1,3,9].

¿Cómo la manejamos?

Las personas con algún grado de inmovilidad deben ser ingresadas a programas específicos domiciliarios o de atención primaria que se adecuarán a la etiología del cuadro que derivó en el síndrome de inmovilidad (ACV, fracturas de caderas, etc.) y que sean potencialmente tratables o reversibles. Para esto es importante considerar lo siguiente[3,5]:

1. Intervención kinesiológica a nivel motor para optimizar y mantener la capacidad y el nivel de función física del individuo.
2. Intervención por terapeutas ocupacionales (TO) ya que les pueden facilitar la vida a estas personas, realizando evaluaciones ambientales, recomendando modificaciones y dispositivos de asistencia o ayudas técnicas (AATT) que mejorarán su capacidad para funcionar de manera independiente.

En la persona postrada (aquel que es dependiente total en ABVD y permanece la mayor parte del tiempo encamado), se va a dirigir la atención en evitar las complicaciones propias del estado de postración mencionadas anteriormente:

- Estimular para que haga cuanto pueda por sí mismo (comer, aseo, arreglo personal, moverse en cama).
- Mantener cuidado de la piel: limpieza, protección e hidratación y adecuado aseo bucal.
- Adecuar el ambiente del paciente: ventilación, iluminación, temperatura, cama o colchón especial, trato cordial y tranquilizador.
- Favorecer cambios posturales cada 2 o 3 horas para evitar la formación de úlceras por presión en lugares típicos (caderas, talones, sacro, codos) (ver capítulo de lesiones por presión).
- Optimizar el estado nutricional, se debe mantener una adecuada ingesta calórico proteica, considerando consistencias y vías de administración.
- Considerar el cuidado del cuidador: para evitar sobrecarga y maltrato al paciente postrado.

Puntos clave

- El Síndrome de inmovilidad es un síndrome geriátrico muy frecuente y subvalorado, que genera mayor morbimortalidad.
- El grado de inmovilidad y reversibilidad dependen de: causas, severidad, tiempo de evolución, estado previo (funcional y mental) y comorbilidades.
- Las intervenciones deben realizarse en todas las etapas del proceso de deterioro funcional (prevención primaria, secundaria y terciaria) con un programa terapéutico integral, el cual debe incluir cuidados médicos, de enfermería, TO y kinesiología, entre otros.
- La rehabilitación de las deficiencias sensoriales puede también mejorar la movilidad y reducir el riesgo de caídas.

¿Dónde profundizar?

- https://sociologia.uc.cl/wp-content/uploads/2017/12/manual-del-cuidador-uc-2017-web.pdf
- http://www.senama.gob.cl/storage/docs/Yo_me_cuido_y_te_cuido.pdf

Referencias

1. Rantanen T. Promoting Mobility in Older People. J Prev Med Public Health 2013; 46: S50-S54. http://dx.doi.org/10.3961/jpmph.2013.46.S.S50
2. Hayman, MR, Williamson, C. y Haydock, S. Inmovilidad en medicina aguda: un enfoque basado en síntomas. 2014. https://doi.org/10.1007/9781139600354.035
3. Guillén F, Pérez J, Petidier R. Síndromes y Cuidados en El Paciente Geriátrico, 2da ed. Capítulo 42. Elsevier.
4. González Madriga LN. Síndrome de inmovilidad en el adulto mayor. Revista Médica de Costa Rica y Centroamérica. 2015.(616) 551-555.
5. Luengo C, Navarro JL, López, Alfonso SA. Atención al paciente inmovilizado. Medicina Geriátrica: una aproximación basada en problemas. Barcelona: Elsevier Masson; 2012.
6. Encuesta Casen 2017. http://observatorio.ministeriodesarrollosocial.gob.cl/casen-multidimensional/casen/casen_2017.php
7. Kane RL, Ouslander JG, Resnick B, Malone ML. Essentials of Clinical Geriatrics, 8e. McGraw-Hill; 2018.
8. Walsh K, Roberts J, Bennett G. Movilidad en la vejez. Gerodontology, 1999. 16 (2), 69-74. https://doi.org/10.1111/j.1741-2358.1999.00069.x
9. Surkan MJ, Gibson W. Interventions to Mobilize Elderly Patients and Reduce Length of Hospital Stay. Canadian Journal of Cardiology 2018. DOI: 10.1016/j.cjca.2018.04.033

LESIONES POR PRESIÓN (LPP)

Miriam Rubio y Tamara Gómez

¿En qué consisten?

"Una Lesión por Presión (LPP) es un daño localizado en la piel y el tejido blando subyacente, generalmente sobre una prominencia ósea o relacionado con un dispositivo médico u otro. La lesión puede presentarse como piel intacta o una úlcera abierta y puede ser dolorosa. Ocurre como resultado de una presión intensa y/o prolongada o presión en combinación con el cizallamiento. La tolerancia del tejido blando a la presión y al cizallamiento también puede verse afectada por el microclima, la nutrición, la perfusión, las comorbilidades y el estado del tejido blando"[1]. Esta definición es la planteada por *The National Pressure Injury Advisory Panel* (NPIAP) en el año 2016, realizando una modificación desde el término úlcera por presión (UPP) a LPP.

A nivel internacional, las tasas de prevalencia en contextos de cuidados a largo plazo fluctúan del 8,8% al 53,2%[2]. Con relación a la localización, el 60% de las LPP ocurren en la mitad inferior del cuerpo[3].

¿Cuáles son los factores de riesgo?

La principal causa de las LLP es la fuerza por presión, sin embargo, existen otros factores de riesgo para el desarrollo de estas, como[3]:

- Fricción
- Humedad excesiva de la piel
- Desnutrición
- Inmovilidad
- Alteración del estado de conciencia

¿Cómo se valora el riesgo?

La aplicación de escalas de evaluación de riesgo tiene por objetivo identificar a las personas que necesitan medidas de prevención a través de la detección de factores de riesgo para la aparición de LPP[2,4]. Si bien las guías internacionales en el tema recomiendan el uso de estas, no existe consenso sobre su eficacia y efectividad[2].

Existe un gran número de escalas pero no todas se encuentran validadas. Dentro de las más utilizadas, validadas y de relevancia en las PM se encuentran[4]:

- **Escala de Norton (1962):** primera descrita en la literatura. Considera 5 parámetros: estado mental, incontinencia, movilidad, actividad y estado físico.
- **Escala de Waterlow (1985):** incluye seis ítems (relación talla/peso, continencia, aspecto de la piel, movilidad, edad/sexo, apetito) y cuatro de otros factores de riesgo (malnutrición tisular, déficit neurológico, cirugía y medicación).
- **Escala de Braden (1985):** consta de seis subescalas: percepción sensorial, exposición de la piel a la humedad, actividad física, movilidad, nutrición, roce y peligro de lesiones cutáneas; con una definición exacta de lo que se debe interpretar en cada uno de estos.

No obstante, existe escasa evidencia si las escalas de riesgo de LPP en comparación con el uso de herramientas no estructuradas o el criterio clínico tienen algún impacto en el desarrollo de LPP. Una reciente revisión sistemática (RS) que incluyó dos estudios clínicos controlados mostró que se desconoce si el uso de la **Escala de Braden** logra alguna diferencia en la incidencia de LPP en comparación con el entrenamiento y/o la evaluación de riesgo mediante el criterio clínico. Además, el uso de la **Escala de Waterlow** alcanza poca o ninguna diferencia en la incidencia o la gravedad de las LPP, en comparación con el criterio clínico. Finalmente, los autores concluyen que la certeza de la evidencia es baja o muy baja y por tanto, no es lo suficientemente fiable como para aseverar que el uso de escalas de evaluación del riesgo reduce la incidencia o la gravedad de las LPP[2].

¿Cómo se clasifican las LPP?

La clasificación más actual es la propuesta por el NPIAP (2016)[1]

Etapa 1: eritema no blanqueable a la presión en piel intacta

Piel intacta con un área localizada de eritema no blanqueable, que puede aparecer de manera diferente en la piel pigmentada oscura.

La presencia de eritema blanqueable o cambios en la sensación, temperatura o firmeza pueden preceder a los cambios visuales.

Los cambios de color no incluyen la decoloración púrpura o marrón, estos pueden indicar lesión por presión profunda del tejido.

Una RS mostró que las personas con eritema no blanqueable tienen más probabilidades de desarrollar nuevas LPP en etapa 2 o superior dentro de los 28 días que los sin eritema no blanqueable[5].

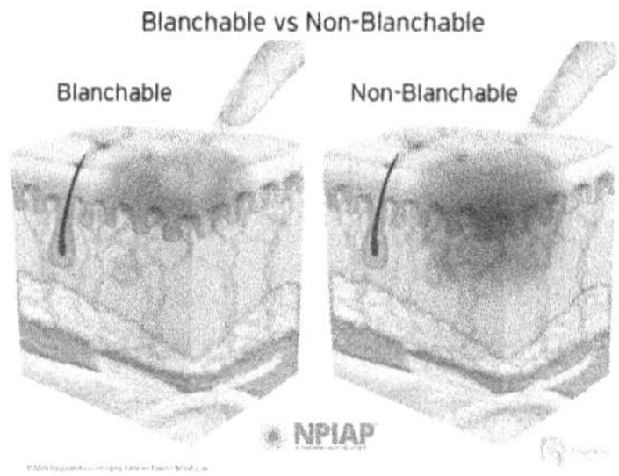

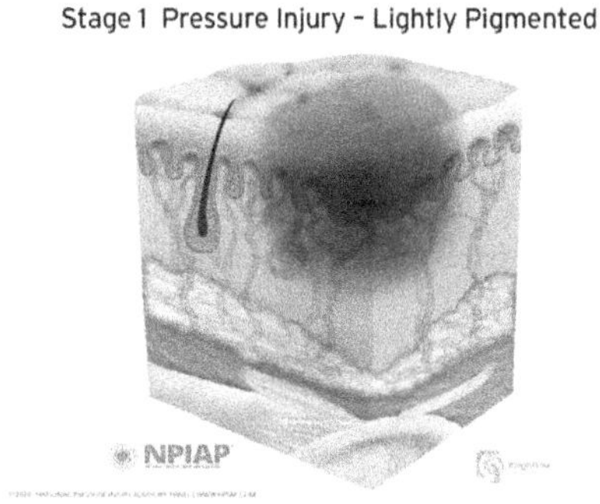

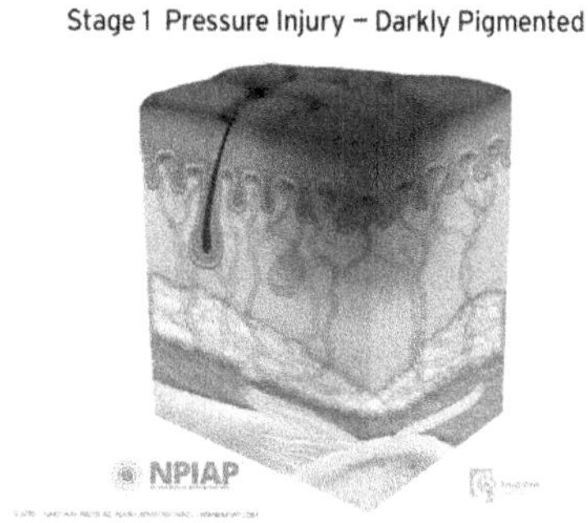

Etapa 2: pérdida de piel de grosor parcial con dermis expuesta

Pérdida de espesor parcial de la piel con dermis expuesta. El lecho de la herida es viable, rosado o rojo, húmedo, y también puede presentarse como una ampolla llena de suero intacta o rota. El tejido adiposo no es visible y los tejidos más profundos no son visibles. El tejido de granulación, el sedimento y la placa necrótica no están presentes. Estas lesiones comúnmente resultan del microclima adverso y la pérdida de la continuidad de la piel. Esta etapa no debe usarse para describir el daño cutáneo asociado a la humedad como: la dermatitis por incontinencia, la dermatitis intertriginosa, la lesión cutánea relacionada con el adhesivo médico o las heridas traumáticas (rasgaduras, quemaduras, abrasiones).

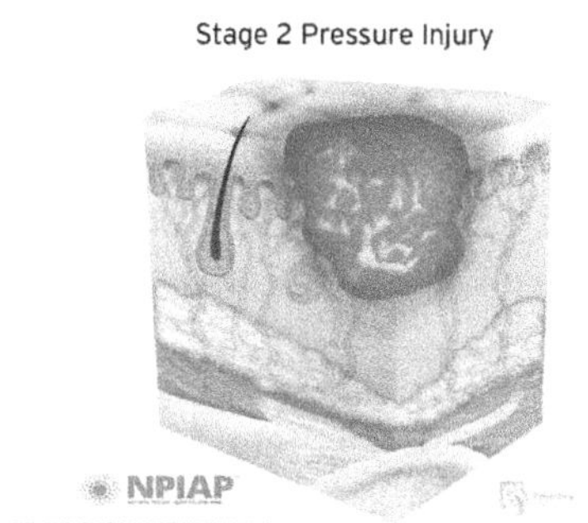

Etapa 3: pérdida de piel de espesor total

Pérdida de espesor total de la piel, en la cual el tejido adiposo es visible en la lesión, y el tejido de granulación y el epibole (bordes enrollados de la herida) a menudo están presentes. Esfacelo y/o tejido necrótico pueden ser visibles. La profundidad del daño tisular varía según la ubicación anatómica. Las áreas con adiposidad significativa pueden desarrollar heridas profundas, se pueden producir socavamientos y túneles. Fascia, músculo, tendón, ligamento, cartílago y/o hueso no están expuestos.

Stage 3 Pressure Injury

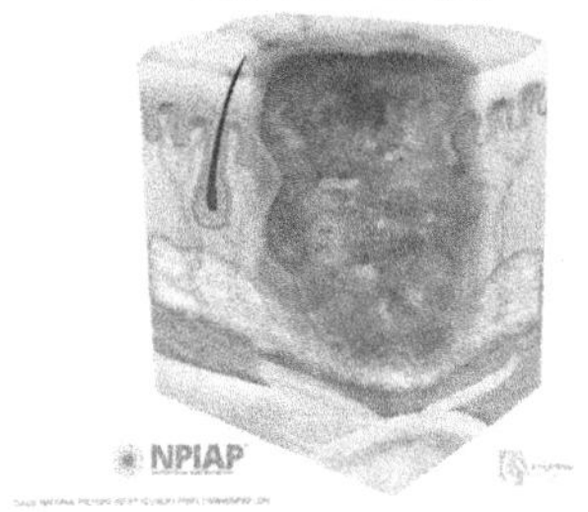

Stage 3 Pressure Injury with Epibole

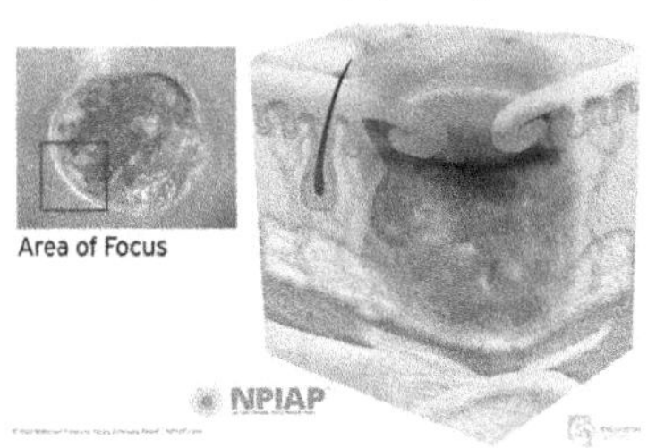

Etapa 4: pérdida total de piel y tejido

Pérdida total de piel y tejido con fascia expuesta o directamente palpable, músculo, tendón, ligamento, cartílago o hueso en la úlcera. Tejido esfacelado y/o necrótico puede ser visible. Epibole (bordes enrollados), a menudo se produce socavamiento y/o tunelado. La profundidad varía según la ubicación anatómica.

Stage 4 Pressure Injury

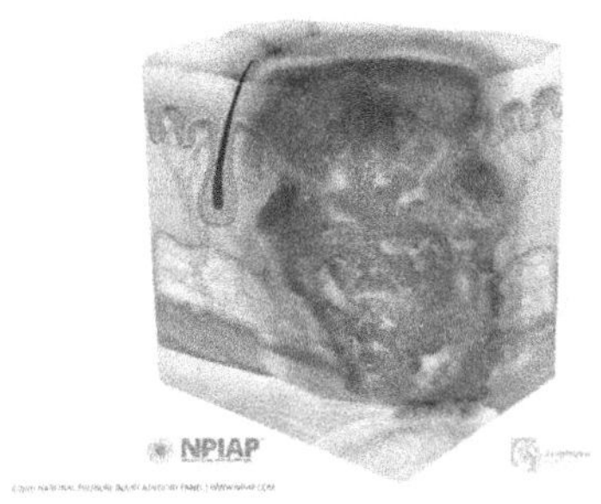

LPP inestable: pérdida de tejido y piel de espesor total oscurecida

Pérdida total de piel y tejido en la que no se puede confirmar la extensión del daño tisular dentro de la lesión porque está oculta por una placa necrótica. Si se quita esta se revelará una LPP en etapa 3 o 4. La escara estable (es decir, seca, adherente, intacta sin eritema o fluctuación) en el talón o la extremidad isquémica no debe suavizarse ni eliminarse.

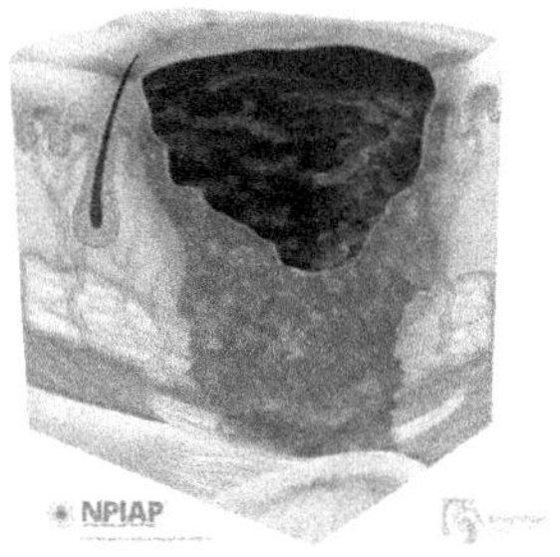

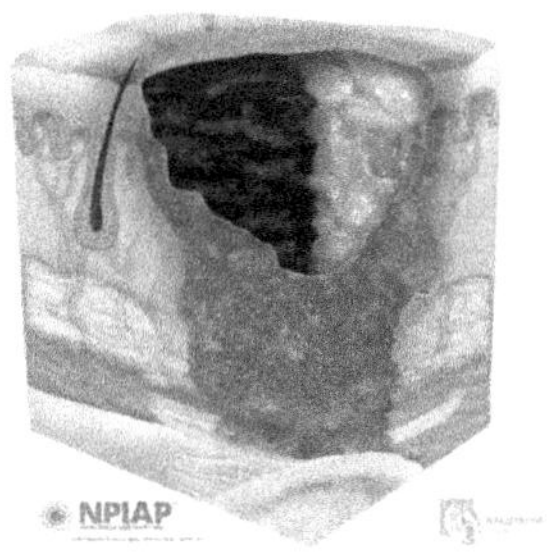

LPP de tejido profundo

Piel intacta o no intacta con área localizada de color rojo oscuro, granate, púrpura, decoloración o separación epidérmica persistente, no blanqueable, que revela un lecho oscuro de la herida o una ampolla llena de sangre. El dolor y el cambio de temperatura a menudo preceden los cambios de color de la piel. La decoloración puede aparecer de manera diferente en la piel pigmentada oscura. Esta lesión resulta de una presión intensa y/o prolongada y fuerzas de cizallamiento en la interfaz hueso-músculo. La herida puede evolucionar rápidamente para revelar el alcance real de la lesión tisular, o puede resolverse sin pérdida de tejido. Si el tejido necrótico, subcutáneo y de granulación, la fascia, el músculo u otras estructuras subyacentes son visibles, esto indica una LPP de espesor total (inestable, etapa 3 o 4). No se debe utilizar este término para describir afecciones vasculares, traumáticas, neuropáticas o dermatológicas.

Deep Tissue Pressure Injury

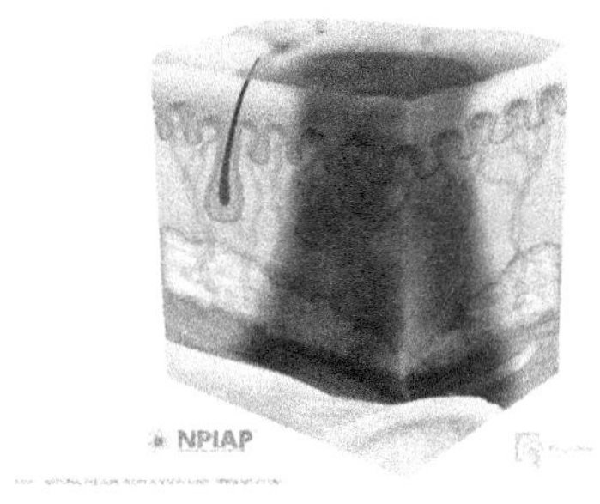

¿Cómo se previene? ¿Cómo se trata?

La prevención y tratamiento en el cuidado de la PM con LPP están basados en varias medidas, las cuales deben implementarse de manera conjunta para obtener resultados.

1. Cuidados de la piel

- Mantener limpia y seca, con énfasis en cambio frecuente de pañal en usuarios con incontinencia o sudoración profusa[3].
- Reducir la fricción, manteniendo la cabecera de la cama lo más plana posible respecto del resto del cuerpo, elevándola solo cuando una condición médica lo haga imprescindible, como insuficiencia cardíaca o problemas respiratorios. Al sentar al paciente, elevar las rodillas antes que la cabecera[6].
- No realizar masajes en prominencias óseas, pues agravan las lesiones tisulares secundarias a la compresión.
- Evitar el uso de productos de base alcohólica en el aseo como colonias, lociones o perfumes, ya que resecan la piel.
- Uso de productos como ácidos grasos hiperoxigenados o cremas con vitaminas para la protección de la piel. Los primeros ayudan a reducir el estrés oxidativo a nivel local, favoreciendo la microcirculación sanguínea, mejorando la cohesión celular y permitiendo mantener una adecuada hidratación en los tejidos, por lo que existe evidencia de que su uso consistente es una medida eficaz en la prevención y tratamiento de las LPP[7].

2. Disminución de la presión local

2.1. *Cambios posturales*

Establecer una programación personalizada para el reposicionamiento y movilización en cama, evitando las cargas sobre prominencias óseas y sobre lugares que ya presenten LPP. Esto permite descomprimir los tejidos blandos y reducir la hipoperfusión tisular[6]. Si bien la evidencia no es exacta en cuanto al intervalo en el cual las personas deben ser reposicionadas, es frecuente la recomendación de un intervalo de 2 horas[3][8] o cada 4 horas si se utiliza una superficie adecuada[8].

2.2. *Uso de superficies y elementos que disminuyan la presión*

- Preferir superficies dinámicas o reactivas, en lugar de colchones tradicionales. Una superficie reactiva se define como aquella que, en respuesta a las fuerzas que se aplican sobre ella, es capaz de modificar sus propiedades de distribución de carga, evitando que la compresión se ejerza de manera constante sobre el mismo sitio o adaptándose a la forma del cuerpo, evitando que el peso de la persona quede sostenido por las prominencias óseas. Pueden ser de espuma, aire o gel[6].
- En prominencias óseas, utilizar elementos que eviten la presión, como esponjas de poliuretano[3].
- Si tiene dispositivos invasivos como sondas, cánulas u otros elementos, revisar periódicamente la piel cercana, rotar los sitios de fijación de los dispositivos, y utilizar elementos que eviten la compresión[3].

2.3. *Nutrición*

El soporte nutricional es esencial debido a que puede evitar la aparición de LPP y/o contribuir en su mejora. Se recomienda la evaluación nutricional de cada usuario, en el ingreso y cuando exista un cambio en la condición clínica[6]. Se puede utilizar alguna herramienta validada, encuesta alimentaria, índice de masa corporal y algunos indicadores químicos, como la albúmina, prealbúmina, glicemia en ayunas, hemograma y balance nitrogenado[3][10]. Si bien se considera ideal la alimentación por vía oral[3], es posible que la condición clínica de la persona no lo permita, por lo que debe asegurarse este aporte ya sea por vía enteral o parenteral. Se recomienda un aporte de aproximadamente 30-35 calorías/kg/día y 1.25-1.50 g de proteína/kg/día[3][4]. Se requiere un balance nitrogenado positivo y es necesario un aporte suficiente de líquidos, al menos 30 ml/kg/día[9].

La adecuada ingesta de lípidos y carbohidratos permite que las proteínas mantengan su rol estructural, evitando su uso como fuente de energía. Evitar un exceso de carbohidratos simples, ya que pueden afectar el proceso de cicatrización de heridas[9]. Mantener un adecuado aporte de micronutrientes: vitaminas A, C, E, Zinc, Selenio y Cobre[4]. Además, se recomienda el uso de suplementos de arginina[3][6].

2.4. *Curación y manejo de la herida*

La curación debe ser realizada de forma regular, considerando la localización y características de la herida, además de la condición general de la PM y los recursos disponibles.

Se debe favorecer un entorno propicio para la cicatrización de la lesión en el lecho, que mantenga y genere mayor tejido de granulación, con un ambiente de humedad controlada, evitando el exceso de exudado y la maceración de los bordes. Además, se debe controlar la carga microbiana, evitando un proceso infeccioso que pueda enlentecer la cicatrización e inclusive comprometer la vida[3][6]. Es frecuente encontrar tejido necrótico, el cual debe ser eliminado, pues constituye una fuente de infección y no permite la expansión del tejido granulatorio. Puede efectuarse debridamiento mecánico, quirúrgico, enzimático y autolítico. De estos, el menos invasivo es el último y puede lograrse mediante un apósito bioactivo, lo que permite la remoción del esfacelo o del tejido necrótico sin generar trauma tisular ni dolor.

La limpieza debe llevarse a cabo con alguna solución estéril, siendo la más utilizada el suero fisiológico.

La frecuencia de las curaciones varía de acuerdo con varios factores: las condiciones de la persona y de la lesión; si existe infección; del tipo de apósito seleccionado y de la localización de la LPP (por ejemplo, una lesión en la zona sacra tiene más riesgo de contaminación comparada con una lesión en el trocánter), entre otros.

La selección del apósito depende de una valoración acuciosa de la herida, que debe realizarse en cada procedimiento (VER TABLA 1).

TABLA 1 • TIPOS DE APÓSITOS SEGÚN FUNCIÓN.

Apósitos pasivos	Gasa tejida Gasa no tejida Apósito tradicional Espuma (moltoprén)	No generan mayor interacción con el lecho de la herida, limitándose a cubrir la lesión o absorber el exudado. Son altamente desecantes si se aplican sobre el tejido granulatorio, y pueden destruirlo al ser retirados[10].
Apósitos interactivos	Tull Apósitos transparentes adhesivos Apósitos transparentes no adhesivos Espuma hidrofílica	Se caracterizan por mantener un ambiente húmedo fisiológico en la lesión y no se adhieren a esta, por lo que no generan trauma al ser retirados. Protegen el tejido granulatorio y permiten el intercambio de gases (apósito transparente) o salida de exudado (tull)[11].
Apósitos bioactivos	Hidrogel Hidrocoloide Alginato	Son capaces de interactuar con la herida, favoreciendo el debridamiento autolítico y potenciando la granulación. Deben usarse en función de la proporción de tejido granulatorio, cantidad de exudado (el hidrogel aumenta la humedad, mientras que el alginato la absorbe), si existe o no infección (en cuyo caso está contraindicado el hidrocoloide) y otros criterios[11].

Una de las complicaciones de las LPP es la infección, debido a que son frecuentemente colonizadas por microorganismos. Para evitar esto se debe realizar aseo frecuente y debridamiento. Además, se pueden utilizar apósitos que contengan algún agente bacteriostático o bactericida, en casos seleccionados.

Sospechar de infección en los siguientes casos[6]:

- Herida que, con el alivio de la presión, adecuada limpieza y debridamiento, no presente algún progreso de mejoría en dos semanas.
- Tejido granulatorio de color pálido u oscuro, o que sangra excesivamente.
- Dolor intenso.
- Exposición ósea o de tendones.
- Heridas cavitadas o con bolsillo.
- Mal olor o exudado de aspecto turbio o purulento.

En estos casos, se recomienda la toma de cultivos, la que debe realizarse posterior al aseo y debridamiento, eliminando en primera instancia las bacterias que colonizan la herida[6]. En algunos casos, se puede requerir otras alternativas de manejo, como la terapia de cierre asistido por vacío (VAC), oxígeno hiperbárico, ozonoterapia, estimulación eléctrica o tratamiento quirúrgico[3].

Finalmente, y especialmente en el caso de PM con algún grado de dependencia, es necesaria la educación y acompañamiento por parte del equipo de salud a los cuidadores, quienes deben capacitarse en prevención y detección de las LPP.

Puntos clave

- Es necesario valorar integralmente el riesgo de LPP considerando los factores de riesgo de forma personalizada, ya sea a través de un instrumento estandarizado o el criterio clínico.
- La prevención primaria, secundaria y el tratamiento de las LPP consisten en una serie de medidas tendientes a evitar o reducir aquellos factores que las originan como: favorecer la movilización activa o pasiva de la PM; mantener un cuidado eficaz de la piel; optimizar la nutrición y educar al usuario, cuidadores y equipo de salud.
- La disminución de la presión en las zonas de apoyo o con LPP es fundamental, debido a que permite descomprimir los tejidos blandos y reducir la hipoperfusión tisular.
- Una nutrición adecuada o el soporte nutricional es esencial, ya que puede evitar la aparición de LPP y/o contribuir en su mejora. No es infrecuente que las PM que las desarrollan tengan dificultades para alimentarse o un aumento en la demanda de nutrientes.
- Muchos de las PM que presentan las LPP se encuentran en sus casas y por ende el trabajo colaborativo y la educación constante con la familia y/o cuidador es central.
- La curación de las LPP debe ser realizada de forma regular, manteniendo un ambiente de humedad regulada y previniendo la infección mediante el control de la carga microbiana y la reducción del biofilm.

¿Dónde profundizar?

- Sitio web National Pressure Injury Advisory Panel: https://npiap.com/
- Edsberg LE, Black JM, Goldberg M, McNichol L, Moore L, Sieggreen M. Revised National Pressure Ulcer Advisory Panel Pressure Injury Staging System. J Wound Ostomy Continence Nurs. 2016 [Internet]. 2016; 43(6): 585-597. Available from: https://www.ncbi.nlm.nih.gov/pubmed/27749790

- Movilización y traslado de personas con algún grado de dependencia, y educación de los cuidadores: Manual para el cuidador, Pontificia Universidad Católica de Chile (2017): http://sociologia.uc.cl/wp-content/uploads/2017/12/manual-del-cuidador-uc-2017-web.pdf
- Curación de heridas: guías clínicas de la Fundación Instituto Nacional de Heridas.

Referencias

1. National Pressure Injury Advisory Panel. NPIAPP pressure injury stages [Internet]. Washington: npuap.org; 2016. Disponible en: http:// www.npuap.org/resources/educational-and-clinical-resources/npuap-pressure-injury-stages.
2. Moore ZEH, Patton D. Risk assessment tools for the prevention of pressure ulcers. Cochrane Database of Systematic Reviews 2019, Issue 1. Art. No.: CD006471. DOI: 10.1002/14651858.CD006471.pub4.
3. Díaz H, Lozano S, Croceri R, Chapela S, Coronel S, Ares JP, Fernández D, de Salas S, Pirchi D. Guía práctica para prevención, tratamiento y rehabilitación de úlceras por presión. Fronteras en Medicina [Internet]. 2019; 14 (4): 183-187. Available from: http://adm.meducatium.com.ar/contenido/articulos/22501830187_1654/pdf/22501830187.pdf
4. García FP, Pancorbo PL, Soldevilla JJ, Blasco C. Documento técnico gnealpp no XI-2008. Escalas de valoración del riesgo de desarrollar úlceras por presión. Gerokomos [Internet]. 2008; 19(3):136-144. Available from: http://scielo.isciii.es/scielo.php?script=sci_arttext&pid=S1134-928X2008000300005
5. Shi C, Bonnett LJ, Dumville JC, Cullum N. Nonblanchable erythema for predicting pressure ulcer development: a systematic review with an individual participant data meta-analysis. Br J of Dermatol [Internet]. 2020; 182:78-286. Available from: https://www.ncbi.nlm.nih.gov/pubmed/31120145
6. Gould L, Stuntz M, Giovanelli M, Ahmad A, Aslam R, Mullen M, Whitney J, Calhoun J, Kirsner R, Gordillo G. Wound healing society 2015 update on guidelines for pressure ulcers. Wound Rep and Reg. [Internet]. 2016. [citado 2020 Mayo 01]; 24:145-162. Available from: https://onlinelibrary.wiley.com/doi/full/10.1111/wrr.12396
7. Restrepo JC, Rojas JG, Granada M. Uso de ácidos grasos en la prevención de úlceras por presión y de extremidad inferior. av.enferm. [Internet]. 2015, 01 [citado 2020 May 01] ; 33(1): 133-141. Disponible en: http://www.scielo.org.co/scielo.php?script=sci_arttext&pid=S0121-45002015000100015&lng=en. http://dx.doi.org/10.15446/av.enferm.v33n1.40241.
8. López P, Verdú J, Berenguer M, Soldevilla J. Prevención de las úlceras por presión y los cambios de postura. Revisión integrativa de la literatura. Gerokomos [Internet]. 2018 [citado 2020 Mayo 01]; 29(2): 92-99. Disponible en: http://scielo.isciii.es/scielo.php?script=sci_arttext&pid=S1134-928X2018000200092&lng=es.

9. Kreindl C, Basfifer K, Rojas P, Carrasco G. Tratamiento nutricional en úlceras por presión y úlceras venosas. Rev. chil. nutr. [Internet]. 2019 Abr [citado 2020 Mayo 01]; 46(2):197-204. Disponible en: https://scielo.conicyt.cl/scielo.php?script=sci_arttext&pid=S0717-75182019000200197&lng=es. http://dx.doi.org/10.4067/s0717-75182019000200197.
10. Andrades P, Sepúlveda S, González J. Curación avanzada de heridas. Rev. Chilena de Cirugía [Internet]. 2004, 04 [citado 2020 May 01]; págs. 396-403. Disponible en: https://cirujanosdechile.cl/revista_anteriores/PDF%20Cirujanos%202004_04/Rev.Cir.4.04.(18).AV.pdf
11. Ourcilleón A, Pérez C, Farfán MI, Robles C. Manejo de heridas [Internet]. 2004 [citado 1 mayo 2020]. Disponible en: http://www6.uc.cl/manejoheridas/html/autorFrame.html

MALTRATO A LAS PERSONAS MAYORES

Ximena Puig y Agustín Salazar

El "buen trato" hacia las personas mayores es aquel que respeta su derecho a no ser discriminados por edad ni ser maltratados, para que puedan integrarse plenamente a la sociedad. Sin embargo, se estima que entre 10% y 30% de ellos son víctimas de maltrato, con graves consecuencias médicas y psicosociales. Numerosas formas de maltrato son sistemáticas, normalizadas e invisibilizadas en nuestra cultura, incluso en los equipos de salud. Este capítulo presenta conceptos claves y estrategias de abordaje del maltrato en la práctica clínica, buscando facilitar su detección, detención y manejo.

Introducción

¿Por qué el maltrato a los mayores es un problema de grandes proporciones?

El abuso o maltrato a la persona mayor de 60 años (PM) es un problema emergente. Se estima a nivel comunitario una prevalencia anual de 15,7%, correspondientes a más de 140 millones de personas globalmente[1]. Según subtipos, el maltrato psicológico, financiero y la negligencia son los más frecuentes. Muchas víctimas sufren más de un tipo de maltrato, y su prevalencia puede llegar a ser aún mayor en otros contextos y culturas[2].

En Chile existe escasa información en el tema. El año 2008, la primera encuesta nacional de violencia intrafamiliar (VIF) evidenció que el 19,8% de las PM fue víctima de VIF, principalmente desde un cuidador, siendo el maltrato psicológico el más frecuente (86% de los casos). De los que sufrieron violencia física, hasta un 49% quedaron con lesiones[3]. Por otra parte, el registro de denuncias del Servicio Nacional del Adulto Mayor (SENAMA, 2012), identificó los siguientes: maltrato psicológico 25,2%, negligencia 14,7%, patrimonial/económico 13,2%, abandono 11,7%, físico 9,3%, y otros 25,5% (incluido el abuso sexual). Adicionalmente, el registro de casos policiales (2019) evidenció que 7.994 mujeres y 3.205 hombres PM fueron víctimas de VIF, correspondientes al 8,5% y 12,9% del total de casos, respectivamente[4].

El maltrato a la PM se ha asociado a importantes consecuencias, alto impacto a nivel emocional, subjetivo, social, incluyendo mortalidad prematura, pérdida funcional, depresión, mayor uso de servicios de salud, entre otros[5].

¿Qué es el maltrato? Definiciones y marco legal nacional

Existen múltiples definiciones de maltrato y abuso a la PM, y en su acepción general se utilizan como sinónimos. Es un fenómeno social, cultural y multifactorial, que afecta y se instala en distintos ámbitos de la vida, existiendo prejuicios y concepciones que favorecen su presencia y dificultan su reconocimiento.

En Chile, el SENAMA lo define como la "Acción u omisión que produce daño a un adulto mayor y que vulnera el respeto a su dignidad y el ejercicio de sus derechos como persona. El maltrato puede realizarse de manera intencionada, como también puede ocurrir por desconocimiento de manera no intencionada. El daño producido a un adulto mayor puede ser de orden físico, psíquico y/o patrimonial"(6).

Desde el punto de vista normativo, la Ley 20.427 (2010) tipifica como delitos la mayoría de los tipos de maltrato, exceptuando el estructural, facilitando que la víctima sea reconocida y acceda a medidas de protección judiciales. Se crea el "Programa contra la violencia y el abuso del adulto mayor" (SENAMA, 2012) para facilitar su difusión y acceso. La Ley 21.013 (2017) profundiza la tipificación del maltrato como delito, aumenta la protección de personas en situación especial, aumenta el grado de la pena, con sanción de prisión y multas.

La denuncia es acogida en tribunales de familia y/o tribunales penales (fiscalía), según el tipo de delito, gravedad y riesgo. Como medidas de protección, al agresor se prohíbe acercarse, tenencia de armas, y ser cuidador de PM.

¿Cuáles son los tipos de maltrato?

Desde la perspectiva del sujeto, en un estudio de la Organización Mundial de la Salud (OMS), las PM identificaron tres clases de maltrato: "Abandono" (aislamiento, desamparo y exclusión social), "Violación" (de derechos humanos, legales y médicos), y "Privación" (de opciones, de toma de decisiones, de situación social, de gestión económica y de respeto)(7).

Los tipos de maltratos más frecuentes descritos en la literatura, rescatados por el SENAMA, se presentan en la Tabla 1. La tipificación del maltrato en la legislación chilena se presenta en Tabla Anexo 1.

Prevención y detección del maltrato

¿Cuáles son los factores de riesgo para que se produzca maltrato? ¿Se puede prevenir?

Estudios poblacionales muestran algunas condiciones de la PM, del cuidador y contexto, que se asocian a mayor probabilidad de ser maltratado y ser maltratador, y se podrían considerar factores de riesgo(8). Los más importantes son:

TABLA 1 • TIPOS DE MALTRATO A LA PERSONA MAYOR.

Tipos	Definición
Maltrato Físico	Uso de la fuerza física que daña su integridad corporal, puede provocar dolor, lesión y/o discapacidad temporal o permanente, y en casos extremos, la muerte.
Maltrato Psicológico	Acciones que producen angustia, pena, estrés, sentimientos de inseguridad, baja autoestima, y/o agreden la identidad, dignidad y respeto de la autonomía, incluyendo cualquier otra acción que supone el confinamiento o interferencia en la libertad personal.
Abuso Sexual	Cualquier acción de carácter, significación o connotación sexual sin su consentimiento, empleando la fuerza, amenaza y/o engaño, aprovechándose de su deterioro físico o psíquico.
Abuso Patrimonial	Mal uso, explotación o apropiación de sus bienes por parte de terceros, sin consentimiento o con consentimiento viciado, fraude o estafa, engaño o robo de su dinero o patrimonio. Incluye el abuso económico por parte de algunas empresas y servicios, mediante publicidad engañosa, apropiación indebida de recursos económicos, enseres, patrimonio, entre otros.
Negligencia	Incumplimiento por deserción o fracaso de las funciones propias del cuidado para satisfacer las necesidades vitales (higiene, vestuario, administración de medicamentos, cuidados médicos). Puede ser activa, pasiva, o autonegligencia.
Abandono	Cuando cualquier persona o institución no asume la responsabilidad que le corresponde en el cuidado de la PM, o que habiendo asumido su cuidado o custodia, lo desampara de manera voluntaria.
Maltrato estructural o societario	Ocurre desde y en las estructuras de la sociedad mediante normas legales, sociales, culturales, económicas; actúa como trasfondo de todas las formas de maltrato, en perjuicio de la PM, y no permite satisfacer sus necesidades ni desarrollo de potencialidades.

Fuente: Definición y tipificación del maltrato al adulto mayor, en Chile. SENAMA. 2005.

- **De la PM**: discapacidad o dependencia (física o mental), historia previa de VIF, género femenino.
- **Del agresor**: sobrecarga del cuidador, trastornos de salud mental, abuso de sustancias, dependencia económica de la PM, género masculino.
- **Del contexto**: vulnerabilidad multifactorial (recursos sociales, familiares, económicos, etc.), hacinamiento, aislamiento social[9].

Estas condiciones pueden no ser factores causales directos ni patognomónicos, necesarios ni suficientes, y se puede observar maltrato en PM sin estos factores de riesgo. También existen "factores protectores" que pueden atenuar la magnitud del maltrato, pero también dificultar su detección. La manera en que estos factores se presentan varía según el contexto en que se encuentra la PM (comunidad, recinto de salud o institucionalizado)[10].

Respecto a la prevención del maltrato, la evidencia es heterogénea y no concluyente, sin embargo, se recomienda educación continua al personal de salud y trabajo en equipos interdisciplinarios que valoren de manera integradora el contexto y factores involucrados en esta problemática[11].

¿Cuándo debemos sospechar la presencia de maltrato? ¿Qué estrategias de tamizaje son efectivas?

El primer paso para la sospecha y detección del maltrato a la PM es conocer su existencia como problemática, sus factores de riesgo y manifestaciones[12].

Durante la primera entrevista, debemos poner atención a la interacción entre la PM y su acompañante, identificando claves que sugieren maltrato, tales como diferencias en el discurso, interrupciones cuando la PM habla, signos de enojo, frustración o sobrecarga en el cuidador[13]. Así mismo, orientan a maltrato: lesiones sin explicación o "accidentes frecuentes", demora en la búsqueda de atención médica o escasa adherencia a las indicaciones médicas[14].

Dadas las implicancias del maltrato para la salud, algunas asociaciones recomiendan buscar dirigidamente su presencia mediante instrumentos de tamizaje tipo encuesta[15]. Varios de estos han sido validados en español, con adecuada consistencia interna y capacidad de detección del maltrato[16]. Sin embargo, estos no han demostrado reducir las consecuencias asociadas al maltrato, por lo que su implementación debe ser evaluada en cada contexto particular[17].

¿Qué consideraciones debemos tener al entrevistar a una persona que sufre una situación de maltrato?

La entrevista en que se detecte o se "abra voluntariamente" una situación de maltrato, tiene que ser en un ambiente resguardado y generar un espacio de escucha activa, respetuosa y cuidadosa para favorecer a la persona expresar lo que está viviendo. Cuando sea posible, debemos entrevistar a la PM sola, adaptando el lenguaje a su contexto cultural de manera que sea claro y comprensible[18]. Considerar que puede ser la primera vez que la víctima converse de esto, y si no se siente acogida/o quizás no vuelva a mencionar esta situación en un espacio de atención de salud.

En el caso de PM con trastorno cognitivo, si bien es mayor el desafío para obtener la historia del maltrato, igualmente es posible obtener datos relevantes sobre el origen de lesiones y accidentes que permitan avanzar en el estudio, junto a la entrevista al cuidador.

Evaluación y diagnóstico

¿Qué elementos de la historia son importantes al evaluar a la persona con sospecha de maltrato?

En cuanto a la anamnesis, debe estar orientada a profundizar en las condiciones de maltrato que se hicieron evidentes durante la entrevista de tamizaje inicial, o declaradas por la víctima, evaluación de la red de apoyo social y familiar, evaluar el nivel de riesgo y necesidad de protección inmediata, tanto legales y judiciales, como personales y sociales (Ver Tabla 2). En particular, constituyen riesgo elevado la

Tabla 2 • Algunos indicadores de posible maltrato.

Tipos	Indicadores de posible maltrato
Signos de alarma de maltrato grave	Deshidratación severa. Consultas reiteradas a servicios de urgencia. Caídas repetidas o accidentes frecuentes. Falla en buscar atención ante signos evidentes de enfermedad. Evidencia de que la persona es dejada sola de manera insegura. Evidencia de detención de cuidados necesarios indispensables.
Inspección General	Vestimenta: ropa inadecuada, sucia o rota. Higiene descuidada (incluyendo uñas y cabello).
Examen Físico General	Deshidratación. Malnutrición.
Examen Físico Segmentario	Lesiones en cavidad oral. Lesiones perianales o vaginales. Fecaloma. Quemaduras por orina. Contracturas, deformidades sugerentes de fracturas, especialmente en varios estadios de consolidación. Lesiones cutáneas: equimosis, especialmente si encontramos varios estadios, bilaterales o en caras internas de brazos o piernas, cara, mayores a 5 cm. Laceraciones, lesiones por presión o quemaduras, en especial en patrones atípicos o no explicables por azar o condición de salud de la persona. Hemorragia subconjuntival.

Fuente: Elaboración propia en base a:
- Servicio Nacional del Adulto Mayor (SENAMA). (2005). Definición y tipificación del maltrato al adulto mayor, en Chile.
- Powers, J. S. (2014). Common presentations of elder abuse in health care settings. Clinics in Geriatric Medicine, 30(4), 729-741.
- Hoover, R. M., & Polson, M. (2014). Detecting elder abuse and neglect: assessment and intervention. American Family Physician, 89(6), 453-460.

evidencia de daño físico, las amenazas para la integridad física y psicológica, episodios de violencia aumentando en frecuencia y severidad, ideas o intentos suicidas, y la existencia de armas en el hogar. A nivel de Fiscalía (Ministerio Público) existen algunas guías para detectar casos de mayor riesgo que impliquen la necesidad de acciones de protección, cuyo análisis escapa a los alcances de esta revisión[19].

De esta manera, si se detectan condiciones graves de maltrato, abandono, discapacidad o vulnerabilidad en este primer encuentro, la primera respuesta se orientará a la protección por parte del equipo de salud, en coordinación con otras instancias de apoyo. En el resto de los casos, las conductas estarán orientadas a la detención del maltrato, incluyendo reconocer la situación y tomar conciencia de los riesgos identificados[20].

Finalmente, cerrar la entrevista con acciones concretas a realizar tales como: disminuir riesgo de maltrato, medidas de protección inmediatas o próximas en el tiempo, activar redes de apoyo, derivación a centro de atención especializado, denuncia, y acordar seguimiento precoz. Además, informar a jefaturas y seguir protocolos establecidos para tomar decisiones conjuntas con respaldo institucional.

¿Qué se debería evaluar en el primer encuentro con una persona con sospecha de maltrato?

Junto con valorar el estado de salud general, debe describir detalladamente en ficha clínica los hallazgos detectados. Aunque las manifestaciones del maltrato psicológico, patrimonial, y estructural pueden no ser visibles en el examen físico, existen signos que pueden orientar a la existencia de maltrato por negligencia y/o abandono, y lesiones derivadas del maltrato físico y sexual. Una guía de utilidad es el proceso de Constatación de Lesiones del Código Penal. En la Tabla 2 podemos observar algunos elementos sugerentes de maltrato, incluyendo aquellos de mayor gravedad[21].

No existen lesiones "diagnósticas" de maltrato, existiendo numerosos diagnósticos diferenciales (ej. lesiones cutáneas pueden deberse a alergias, reacciones medicamentosas, trastornos de coagulación)[22].

Finalmente, los estudios diagnósticos complementarios deben guiarse por los hallazgos de la valoración geriátrica. La presencia de múltiples alteraciones simultáneas (ej. hipoalbuminemia sugerente de malnutrición, falla renal y rabdomiólisis, entre otros) debe elevar la sospecha. Los estudios radiológicos pueden ser útiles para objetivar la presencia de fracturas y tratar de dilucidar si lesiones observadas son consistentes con el mecanismo descrito. En ciertos contextos, medición de tóxicos en sangre podría ser de utilidad.

Manejo

¿Qué tipo de intervenciones son efectivas para el manejo y detención del maltrato?

El maltrato a la PM es un tema emergente en investigación, recientemente introducido como problemática de interés mundial. La evidencia actual muestra efectividad de algunas intervenciones en residencias de larga estadía, específicamente en disminuir el uso de contenciones físicas, mediante programas interdisciplinarios, incluyendo educación y entrenamiento del personal[(23)]. Otras áreas, tales como reducción del maltrato institucional y societario requieren mayor investigación. Posibles intervenciones involucran psicoterapia, terapias en grupos guiadas por monitores entrenados, disminuir la sobrecarga de cuidadores formales e informales, contar con una red de salud pública y/o privada formada en la temática, una red de protección social y judicial para casos de maltrato grave, entre otros.

Respecto de las PM en situación de maltrato en Chile, aún está en proceso construir una red intersectorial de detección, detención y abordaje del maltrato. En otros grupos vulnerables en situación de VIF, como niños y mujeres, se ha observado la importancia de tener una red

socio-comunitaria sensibilizada para detectar estas situaciones, y equipos de salud y socio-comunitarios formados en la detección y detención, actuando coordinadamente con los sistemas jurídicos y proteccionales. Un ejemplo de esto en PM sería que un equipo de salud a nivel primario, al detectar una situación de maltrato se coordine con la oficina de protección de derechos del adulto mayor (OPDAM) o Programa de Buen Trato de la municipalidad, para gestionar las acciones de protección judiciales, que en algunos casos pueden implicar el traslado a una residencia. En casos de menor gravedad puede ser abordado por equipos psicosociales privados o públicos, considerando que la psicoterapia reparatoria del daño del maltrato sufrido solo se puede dar cuando el maltrato está detenido.

¿Cuál es el rol del médico y qué intervenciones farmacológicas se deben considerar?

La promoción, detección y diagnóstico de las condiciones sugerentes de maltrato y sus consecuencias. Tras la valoración inicial y adoptar las medidas de protección necesarias, debe continuar la valoración integral considerando otras consecuencias asociadas a la situación de maltrato, especialmente el impacto a nivel de salud mental y social.

En cuanto a la prescripción de terapias, incluyendo medicamentos, estará guiada por los hallazgos de la valoración geriátrica. Las intervenciones dependen de la condición de la PM y del contexto o nivel asistencial en que se encuentra. Si bien el control de síntomas conductuales forma parte integral del manejo de la salud mental de la PM, recordar que no toda respuesta fisiológica o conductual es necesariamente un trastorno, siendo algunas reacciones adecuadas a la experiencia de maltrato e incluso protectoras.

¿Qué mecanismos legales están disponibles y cuáles son las implicancias para los profesionales de la salud?

En Chile, las personas que atienden a una PM tienen la obligación bajo el código penal de denunciar situaciones de maltrato constitutivas de delito, lo que incluye al personal sanitario. Para este fin, los lugares habilitados para hacer la denuncia se describen en la Tabla Anexa 2.

¿Qué intervenciones psicosociales están disponibles y cómo derivar a la persona mayor y cuidador?

Si bien no constituyen instancias de denuncia legal, existen servicios de apoyo y orientación para la víctima y familia:

- **Servicio Nacional del Adulto Mayor (SENAMA).** A través del "Programa Buen Trato al Adulto Mayor", busca contribuir al reconocimiento, promoción y ejercicio de los derechos de las PM, a través de la prevención del maltrato que los afecta, la promoción del buen trato y la asesoría y coordinación, con las redes regionales y locales. Se puede acceder en persona en cualquier oficina de SENAMA o a través del "Fono Mayor 800 400 035", para recibir asesoría e información para enfrentar la situación.
- **Oficinas de Protección de Derechos del Adulto Mayor (OPDAM).** Presentes en algunas municipalidades y en coordinación con SENAMA, buscan dar información y apoyo a PM que se encuentren en situación de vulneración de derechos y/o abandono. Requiere vivir en la comuna, ser mayor de 60 años, y acreditar domicilio. Sin costo.
- **Programa Adulto Mayor Municipal:** En cada municipalidad existen diferentes instancias de apoyo a la PM, tales como la Oficina de Buen Trato, o los Programas del Adulto Mayor que proveen alternativas para el apoyo psicosocial integral.

Puntos clave

- El maltrato es un fenómeno multifactorial prevalente con graves consecuencias para los mayores.
- Su prevención requiere desafiar concepciones tradicionales "viejistas" respecto del envejecimiento en todos los niveles de la sociedad, buscando erradicar conductas naturalizadas de infantilización, cosificación y poco respeto de la autonomía de

las PM, así como construir un espacio social más inclusivo y digno para las PM, que son sujetos de derechos al igual que toda la población.

- Al ser un fenómeno complejo, requiere ser abordado por equipos interdisciplinarios y en distintos niveles: cultural para tensionar y cuestionar prejuicios; educativo en todos los niveles; social para entregar apoyo social y protección; asistencial para una atención acorde a las múltiples necesidades de las PM víctimas de maltrato; y judicial para regular la ilegalidad y hacer efectivas las sanciones penales correspondientes.

¿Dónde profundizar?

- www.senama.gob.cl/programa-buen-trato-al-adulto-mayor.
- https://www.segg.es/publicaciones/biblioteca-online-segg - Guía practica para favorecer el buen trato a las personas mayores.

Referencias

1. Yon, Y., Mikton, C. R., Gassoumis, Z. D., & Wilber, K. H. (2017). Elder abuse prevalence in community settings: a systematic review and meta-analysis. The Lancet. Global Health, 5(2), e147-e156.
2. Pillemer, K., Burnes, D., Riffin, C., & Lachs, M. S. (2016). Elder Abuse: Global Situation, Risk Factors, and Prevention Strategies. The Gerontologist, 56 Suppl 2(Suppl 2), S194-205.
3. Centro de Estudios y Análisis del Delito (CEAD). (2009). Encuesta Nacional de Victimización por Violencia Intrafamiliar y Delitos Sexuales, 2008.
4. Centro de Estudios y Análisis del Delito (CEAD). (2020). Casos policiales por Delitos de Mayor Connotación Social (DMCS) y violencia intrafamiliar (VIF), 2019.
5. Dong, X. Q. (2015). Elder Abuse: Systematic Review and Implications for Practice. Journal of the American Geriatrics Society, 63(6), 1214-1238.
6. Servicio Nacional del Adulto Mayor (SENAMA). (2005). Definición y tipificación del maltrato al adulto mayor, en Chile.
7. Organización Mundial de la Salud (OMS), & Red Internacional para la Prevención del Maltrato al Mayor (INPEA). (2002). Voces ausentes: Opinión de las personas mayores sobre el maltrato al mayor.
8. Lachs, M. S., & Pillemer, K. A. (2015). Elder Abuse. The New England Journal of Medicine, 373(20), 1947-1956.
9. Van Den Bruele, A. B., Dimachk, M., & Crandall, M. (2019). Elder Abuse. Clinics in Geriatric Medicine, 35(1), 103-113.
10. Eu. Yuly Adams, C. (2012). Maltrato en el adulto mayor institucionalizado. Revista Médica Clínica Las Condes, 23(1), 84-90.

11. Teresi, J. A., Burnes, D., Skowron, E. A., Dutton, M. A., Mosqueda, L., Lachs, M. S., & Pillemer, K. (2016). State of the science on prevention of elder abuse and lessons learned from child abuse and domestic violence prevention: Toward a conceptual framework for research. Journal of Elder Abuse & Neglect, 28(4-5), 263-300.
12. Marín Larraín, P. P., & Castro Henríquez, S. (2000). Abuso o Maltrato en el Adulto Mayor. Boletín de La Escuela de Medicina, 29(1-2), 1-5.
13. Harper, G. M., Lyons, W. L., & Potter, J. F. (Eds.). (2019). The Geriatrics Review Syllabus: A Core Curriculum in Geriatric Medicine. (10th Ed.). Chapter 211 Mistreatment. American Geriatrics Society.
14. Powers, J. S. (2014). Common presentations of elder abuse in health care settings. Clinics in Geriatric Medicine, 30(4), 729-741.
15. Burnett, J., Achenbaum, W. A., & Murphy, K. P. (2014). Prevention and early identification of elder abuse. Clinics in Geriatric Medicine, 30(4), 743-759.
16. Gallione, C., Dal Molin, A., Cristina, F. V. B., Ferns, H., Mattioli, M., & Suardi, B. (2017). Screening tools for identification of elder abuse: a systematic review. Journal of Clinical Nursing, 26(15-16), 2154-2176.
17. Feltner, C., Wallace, I., Berkman, N., Kistler, C. E., Middleton, J. C., Barclay, C., Higginbotham, L., Green, J. T., & Jonas, D. E. (2018). Screening for Intimate Partner Violence, Elder Abuse, and Abuse of Vulnerable Adults: Evidence Report and Systematic Review for the US Preventive Services Task Force. JAMA, 320(16), 1688-1701.
18. Instituto de Mayores y Servicios Sociales (IMSERSO). (2005). Sección 4. Sugerencias para romper las barreras de comunicación con la potencial víctima de MTPM. In Instituto de Mayores y Servicios Sociales (Ed.), Malos tratos a personas mayores: Guía de actuación. (Primera ed, pp. 103-109). Ministerio de Trabajo y Asuntos Sociales.
19. Fiscalía - Ministerio Público de Chile. (2014). Modelo de Protección para Víctimas y Testigos de Casos Complejos (Segunda).
20. Gálvez, M. J. (2019). Abuso y Maltrato. In Actualización manual de geriatría para médicos 2019 (Segunda, pp. 396-406). Ministerio de Salud de Chile (MINSAL).
21. Ministerio de Salud de Chile (MINSAL). (1997). Manual de apoyo técnico para las acciones de salud en violencia intrafamiliar.
22. Hoover, R. M., & Polson, M. (2014). Detecting elder abuse and neglect: assessment and intervention. American Family Physician, 89(6), 453-460.
23. Ayalon, L., Lev, S., Green, O., & Nevo, U. (2016). A systematic review and meta-analysis of interventions designed to prevent or stop elder maltreatment. Age and Ageing, 45(2), 216-227.

ANEXOS

Tabla Anexo 1 • Tipos de maltrato y su mención en la legislación chilena.

Maltrato Físico y/o Psicológico: Mediante la Ley 20.427 (Maltrato al Adulto Mayor) que modifica la Ley 20.066 (Violencia Intrafamiliar) Artículo 5°.- Violencia intrafamiliar. Será constitutivo de violencia intrafamiliar todo maltrato que afecte la vida o la integridad física o psíquica de quien tenga o haya tenido la calidad de cónyuge del ofensor o una relación de convivencia con él; o sea pariente por consanguinidad o por afinidad en toda la línea recta o en la colateral hasta el tercer grado inclusive, del ofensor o de su cónyuge o de su actual conviviente. También habrá violencia intrafamiliar cuando la conducta referida en el inciso precedente ocurra entre los padres de un hijo común, o recaiga sobre persona menor de edad, adulto mayor o discapacitada que se encuentre bajo el cuidado o dependencia de cualquiera de los integrantes del grupo familiar.
Abuso Patrimonial: Mediante la misma ley, se señala "Se considerará especialmente como situación de riesgo inminente el hecho de que un adulto mayor, dueño o poseedor, a cualquier título, de un inmueble que ocupa para residir, sea expulsado de él, relegado a sectores secundarios o se le restrinja o limite su desplazamiento al interior de ese bien raíz, por algunos de los parientes señalados en el artículo 5°". Además, modifica el Artículo 489 del Código Penal, señalando "Están exentos de responsabilidad criminal y sujetos únicamente a la civil por los hurtos, defraudaciones o daños que recíprocamente se causaren: 1° Los parientes consanguíneos en toda la línea recta. 2° Los parientes consanguíneos hasta el segundo grado inclusive de la línea colateral. Además, esta exención no será aplicable cuando la víctima sea una persona mayor de sesenta años".
Negligencia y abandono: Mediante la misma Ley 20.427 que modifica la Ley 19.968 (Tribunales de Familia) señala "Tratándose de adultos mayores en situación de abandono, el tribunal podrá decretar la internación del afectado en alguno de los hogares o instituciones reconocidos por la autoridad competente. Para estos efectos, se entenderá por situación de abandono el desamparo que afecte a un adulto mayor que requiera de cuidados".

Fuente: Elaboración propia en base a leyes citadas.

TABLA ANEXO 2 • LUGARES DE DENUNCIA DE ABUSO Y MALTRATO A LA PERSONA MAYOR EN CHILE.

Carabineros de Chile. En la unidad policial más cercana a su domicilio, o mediante el "Fono Familia 149", servicio telefónico gratuito y confidencial destinado al apoyo preventivo y de orientación a quienes son o podrían ser víctimas de Violencia Intrafamiliar (VIF). Mayor información: www.carabineros.cl
Policía de Investigaciones de Chile (PDI). En la unidad policial más cercana a su domicilio, o mediante el Fono 134, a través de la Jefatura Nacional de Delitos contra la Familia, cuya misión es la protección de la unidad familiar. Mayor información: www.pdichile.cl.
Tribunales de Familia. Se encuentran en todas las comunas del país, buscan abordar los conflictos familiares en su integridad, considerando los múltiples aspectos involucrados. Cualquier persona puede acceder, presentando una demanda a través de un abogado. Mayor información: www.bcn.cl/leyfacil/recurso/tribunales-de-familia.
Fiscalía (Ministerio Público). Los fiscales y sus equipos ejercen la acción penal pública, vale decir, llevar ante los tribunales a los imputados y buscar que los jueces apliquen las sanciones cuando corresponde. Deben además proteger a las víctimas y testigos. Su actuación se inicia normalmente cuando se recibe una denuncia presentada por la víctima o por un denunciante, ante la policía, los tribunales con competencia criminal o en las Fiscalías. Mayor información: www.fiscaliadechile.cl.

Fuente: Elaboración propia en base a sitios web oficiales citados.

SOBRECARGA DEL CUIDADOR

Paola Balcázar y Ximena Puig

Es importante destacar la figura del cuidador en el abordaje de las personas mayores (PM), ya que muchas veces son ellos los que llevan a cabo las indicaciones médicas, quienes acompañan a consultar y son responsables del estado de salud de las PM en situación de dependencia.

¿Qué rol tiene el cuidador de la PM y cuál es su perfil en Chile?

El rol del cuidador surge de la existencia de limitaciones en las PM con algún grado de discapacidad y dependencia para realizar ciertas actividades y la necesidad explícita de ayuda de terceros. Se define **cuidador**, a cualquier persona que proporciona asistencia a alguien que tiene algún grado de dependencia. Esta persona es habitualmente un familiar directo, que convive y mantiene la responsabilidad de proveer recursos, ya que la persona dependiente es incapaz de autosustentarse[1]. Dentro de las funciones del cuidador está favorecer que la persona dependiente alcance y mantenga un nivel de funcionamiento y calidad de vida lo mejor posible, minimizando, restableciendo o compensando la pérdida del funcionamiento físico y/o mental[2]. Para lograr esto, es relevante la actitud que tenga el cuidador hacia la persona, que implica que la haga partícipe de las decisiones sobre su cuidado, considerando el grado de autonomía previo, así como favorecer la dignidad, intimidad y fomentar la autonomía de la PM, manteniendo un trato respetuoso[3].

Desde el punto de vista estadístico, el Estudio Nacional de la Dependencia en Adultos Mayores muestra que el 24% de la población mayor de 60 años presenta algún grado de dependencia[4]. En esta línea, la Encuesta Nacional de Salud (ENS) 2010 evidencia que el porcentaje de personas con discapacidad sería cercano al 7%[5]; y el porcentaje de personas mayores de 60 años con deterioro cognitivo está entre el 4% y 10% de la población[6]. Respecto de los cuidados, en Chile cerca de 8% de las PM requieren atenciones las 24 horas, ya sea en el propio domicilio o en alguna institución[7].

¿Qué tipos de cuidadores existen?

Los cuidadores formales, son aquellos calificados profesionalmente para la asistencia, pudiendo ser profesionales sanitarios o trabajadores sociales. Proporcionan en general servicios de cuidado personal, visitas de enfermería, tareas del hogar y reciben una retribución económica. Están habitualmente asociados a un sistema de servicio organizado: nacional o internacional (ONGs), ya sean gubernamentales, civiles u organizaciones con o sin fines de lucro[2].

Los cuidadores informales, en general son familiares o conocidos, no poseen formación para suministrar los cuidados de manera profesional, ni están educados sobre las necesidades físicas y/o mentales que provoca la enfermedad/discapacidad. No reciben compensación económica por realizar esta tarea. Dentro de esta categoría, se le denomina "cuidador principal", al familiar que dedica más tiempo al cuidado de la PM. Este tipo de cuidado, representa alrededor del 75% de toda la ayuda que reciben las PM dependientes en los países desarrollados. Por lo que, en los últimos años algunos países han implementado instancias de formación de los cuidadores informales, así como algunas medidas de remuneración[2].

En nuestro país el perfil del cuidador informal es: mujeres 85,6%; hijo(a) 36,1%; esposo(a) 27,9%; yernos o nueras 13,3%, y en total el 95% de los cuidadores son familiares de los pacientes (8). Dentro de ellos, un 41,9% realiza esta tarea hace más de 5 años; un 12,7% dejó de trabajar para asumir su rol de cuidador; un 62,9% refiere niveles de sobrecarga severa y un 46,7% presenta un trastorno mental[9]. Esto implica una feminización del cuidado y a veces son PM cuidando mayores.

¿Qué es la sobrecarga del cuidador? ¿Cuáles son los factores de riesgo y factores protectores?

La sobrecarga del cuidador (SC) es un síndrome que se presenta en personas que desempeñan el rol de cuidador principal de una persona dependiente, caracterizado por agotamiento físico y psíquico, dado que debe afrontar una situación nueva para la que no está preparado, que consume mucho de su tiempo y energía. Esto se puede traducir en un estrés continuo de una lucha diaria contra la enfermedad, que puede agotar las reservas físicas y mentales del cuidador[2]. Involucra la percepción subjetiva del cuidador, sobre los efectos adversos que tiene la labor que realiza, debido a que esto afectaría el cuidado que tiene sobre su propia salud mental y física, bienestar emocional, relaciones familiares, ámbito laboral y su estado financiero (FIGURA 1). Además, puede presentar dinámicas culposas, rabiosas y manipuladoras, así como ansiedad o frustración, por falta de preparación y conocimiento técnico en el cuidado de personas en situación de dependencia.

Cuando se presenta el SC, el cuidador se siente desconcertado, atrapado, resentido, incapaz de afrontar el cuidado y víctima de la situación, lo que lleva a que presente mayor ira, ansiedad, depresión y menor participación en actividades sociales y recreativas, lo que se traduce en menor calidad de vida. Esto se refleja en que el 84% de los cuidadores experimentan algún problema físico, siendo los más frecuentes el dolor muscular, cansancio o síntomas gastrointestinales[10].

FIGURA 1.

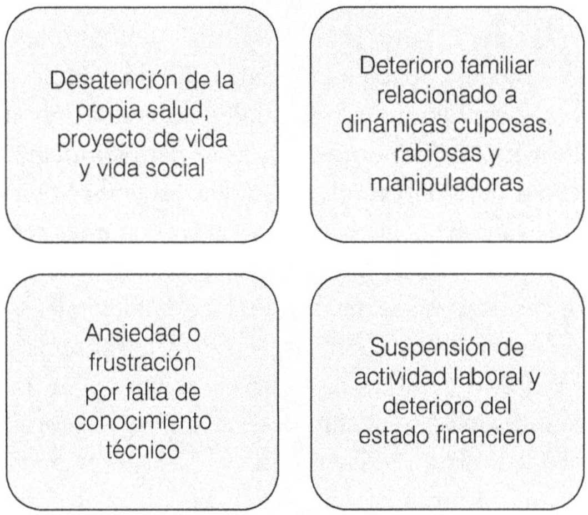

En el caso particular de cuidadores de personas con demencia, la mayoría experimentan sensación de sobrecarga, la que se incrementa a mayor cercanía con la persona dependiente, por lo que el cuidado pasa a ser un estresor que puede impactar aún más negativamente sobre el cuidador. Además, este tiende a no buscar ayuda profesional, postergando su cuidado personal y priorizando los problemas de su familiar dependiente, manteniendo la mayoría de sus propias patologías sin diagnosticar, tornándose casi "invisible" para el sistema de salud(11).

En este sentido, el cuidado informal ha sido conceptualizado como un suceso vital estresante, que conlleva mayor riesgo de depresión y otros trastornos de salud mental, que pueden provocar un cambio en la actitud del cuidador hacia la persona que cuida, potenciando la aparición de reacciones violentas y maltrato. Sobre este, la Organización Mundial de la Salud (OMS) en el año 2002 menciona que entre un 4% y un 6% de las PM sufrieron alguna forma de maltrato por parte de miembros de la familia(12).

Aunque muchos cuidadores se enfrenten a situaciones similares, no todos experimentan las mismas implicaciones negativas. Por esto resulta importante el diagnóstico diferencial, que guiará el tipo de tratamiento de salud mental y/o sociosanitario.

¿Cómo se diagnostica la sobrecarga del cuidador?

La SC encierra un conjunto de sintomatología ansiosa-depresiva, identificando entre estos los cuatro componentes principales descritos anteriormente (TABLA 1). Para su diagnóstico el instrumento de evaluación más usado, es la escala de sobrecarga del cuidador de Zarit (ANEXO 1), que reúne todas las dimensiones de este fenómeno, incluyendo calidad de vida, capacidad de autocuidado, red de apoyo social y competencias para afrontar problemas conductuales y clínicos del paciente cuidado. La medición de la sobrecarga es importante no solo para conocer el estado global del cuidador, sino también para determinar las áreas específicas en las que este puede requerir asistencia y evaluar la eficacia de las intervenciones realizadas.

El test de Zarit consta de 22 preguntas, cada una con 5 posibles respuestas (1-5 puntos), cuyos resultados se suman en un puntaje total (22-110 puntos). Esto se traduce en una: "ausencia de sobrecarga" (<46), "sobrecarga ligera" (47-55) o "sobrecarga intensa" (>56), siendo la "sobrecarga ligera" un factor de riesgo para generar "sobrecarga intensa". Esta última se asocia a mayor morbimortalidad médica, psiquiátrica y social del cuidador[1]. Existe una versión abreviada de 7 ítems, también cada respuesta con una puntuación de 1 a 5. Se suma el puntaje obteniendo un resultado entre 7 y 35 puntos. Este resultado clasifica al cuidador en "ausencia de sobrecarga" (≤16) y "sobrecarga intensa" (≥17)[13].

TABLA 1 • FACTORES DE RIESGO DE SOBRECARGA.

De la enfermedad	Del cuidador	Factores protectores
Delirio, alucinaciones, depresión	Mujer, esposa	Recursos psicológicos propios (optimismo, adaptabilidad, etc.)
Conductas disruptivas	Ser cuidador principal	Apoyo ambiental, ayuda informal (vecinos, amigos, otros)
Estado funcional dependencia moderada o severa	Proximidad y convivencia	Conocimiento de la(s) patologías, sus efectos y tratamiento
Demencia: grado y duración	Inmadurez al enfrentar los problemas Escaso apoyo Escaso conocimiento Mala relación previa con la PM Alto grado de emociones negativas	Madurez en afrontar y resolver problemas (resiliencia, tolerancia a la frustración, etc.) Pertenencia a grupos de apoyo y autoayuda

Fuente: Espín A. Factores de riesgo de carga en cuidadores informales de adultos mayores con demencia. Rev Cubana Salud Pública 2012 Sep 493-402.

Tal como se mencionó antes, la sintomatología del SC, se puede confundir, preceder o presentar como otras patologías de salud mental. Varios trastornos se pueden correlacionar con el SC, como el trastorno adaptativo, trastorno mixto ansioso depresivo y depresión. Por esto resulta importante el diagnóstico diferencial, ya que guiará el tratamiento de salud mental y las acciones de apoyo sociosanitarias.

Dado que un elevado nivel de sobrecarga incide directamente en el riesgo del cuidador de padecer depresión, la prevención o el tratamiento de dicha carga podrían disminuir las probabilidades de dicho trastorno, y el riesgo de que la sobrecarga desencadene una situación de maltrato hacia la PM que cuida.

En el contexto del cuidador formal existe el síndrome de Burnout, definido como una respuesta inapropiada del sujeto producto de una larga exposición a estresores físicos, psicológicos y sociales, que se desarrolla cuando las estrategias de afrontamiento que emplea son ineficaces. Algunos son: clima laboral negativo, ambigüedad del rol, falta de reciprocidad, ausencia de retroalimentación y apoyo institucional. Se caracteriza por agotamiento emocional que conlleva a una pérdida de motivación, sensación de inadecuación y fracaso, conflictos interpersonales, despersonalización y baja realización personal en el trabajo, lo que también favorecería condiciones de maltrato directo y/o institucional[(14)].

A pesar de lo anterior, algunos estudios muestran consecuencias positivas en el cuidador de la PM dependiente, ya que en los hijos cuidadores, se pueden incrementar los niveles de bienestar al dar ayuda a sus padres, producto de la gratificación y satisfacción que pueden sentir al cumplir con lo que consideran un deber[(15)]. En el cuidador informal se producen consecuencias que interaccionan entre sí de manera dinámica, produciendo sinergias que pueden ser positivas y negativas (IMSERSO, 2010).

¿Qué intervenciones pueden abordar y prevenir la sobrecarga del cuidador?

Con el objetivo de prevenir el SC, el que al no ser detectado y tratado puede llevar a un cuadro depresivo y posible maltrato a la PM, se realizan algunas intervenciones preventivas, incluso antes de que sea necesario evaluar la sobrecarga y los factores asociados a esta[(16)].

1. Entregar información escrita u otros, que den cuenta de la enfermedad y los cuidados específicos asociados. Deben ser claros, cortos y precisos, con lenguaje adecuado a la población consultante.
2. Educar en habilidades prácticas de cuidado, como bañar o levantar, idealmente con demostración, donde el cuidador puede poner en práctica las habilidades aprendidas.
3. Realizar actividades sociales y ejercicios grupales.

4. Participar en grupos de apoyo conformados por personas en situaciones similares, donde hablen y discutan de las situaciones referentes al cuidado.
5. Talleres psicoeducativos sobre la enfermedad, el cuidado y autocuidado.
6. Educar en estrategias de autocuidado.
7. Enseñanza en técnicas de relajación.
8. Informar y derivar a redes sociosanitarias, si es que requiere apoyo socioeconómico.

Cuando ya presenta indicadores de sobrecarga:

1. Evaluar estado de salud física, mental y emocional. Reactivar y/o estabilizar tratamientos médicos descontinuados.
2. Activar redes sociosanitarias y comunitarias, en caso de necesitar apoyo socioeconómico.
3. Entrenamiento en habilidades sociales y comunicativas (lenguaje verbal y no-verbal).
4. Promover una mejor resolución de problemas, mejorando la respuesta ante los estresores que implica el cuidado.
5. Promocionar apoyo social, mediante la enseñanza de habilidades de interacción entre la familia, con énfasis en la incrementación de la red de apoyo y así reducir el aislamiento social.
6. Terapia cognitiva, que modifica las creencias más frecuentes respecto a la situación de cuidado, como la incapacidad para controlar la conducta, o que esta esté motivando tratos hostiles hacia el cuidador, con eventual riesgo de violencia.
7. Terapia psicológica, psicoeducación y elaboración del duelo que implica el cuidado de una PM familiar. Abordar la relación cuidado-cuidador, indagando aspectos de la relación que propician la sobrecarga. Sobre todo cuando ha existido una relación compleja y/o de maltrato.

Existen programas ministeriales, otorgados por el Servicio Nacional del Adulto Mayor (SENAMA); a nivel local en municipalidades; por fundaciones, y otros centros de salud privados. Ellos tienen por objeto evitar la SC de cuidadores informales, prevenir el riesgo de depresión y conductas de maltrato. A estos se puede acceder de distintas maneras[17].

- Centros diurnos del adulto mayor: para personas en los tres primeros quintiles de vulnerabilidad, que presenten dependencia leve, deterioro cognitivo o depresión leve.
- Cuidados domiciliarios: para pacientes con dependencia moderada y/o severa que no cuentan con un cuidador principal y que estén dentro del 60% más bajo, según la calificación socioeconómica del Registro Social de Hogares. Con cobertura en: Región Metropolitana, Arica y Parinacota, Coquimbo, Valparaíso, O'Higgins, Biobío, Araucanía y Aysén.

- Envejecimiento activo: enfocado en PM autovalentes, en situación de vulnerabilidad social y preferentemente que no sean parte de una organización.
- Programas de cuidadores y apoyo al cuidador en las municipalidades: se puede acceder por medio del programa de adulto mayor, DIDECO o atención primaria, contactando una trabajadora social del medio.
- Especialistas de salud mental: psicólogos, terapeutas ocupacionales, psiquiatras, entre otros.
- Programa de atención psicogerontológica de la Red de Salud UC-Christus.

Puntos clave

- Es primordial la prevención primaria de SC, recordando que para brindar cuidado, el cuidador debe velar por su seguridad y cuidado.
- Mantener formación y psicoeducación constante en cuidadores formales e informales.
- Prevenir la SC y síndrome de burnout, para disminuir trastornos de salud mental secundarios y que estos desencadenen maltrato hacia la PM.
- Recordar que las PM son sujetos de derecho y es importante respetar su autonomía.

¿Dónde profundizar?

- Servicio Nacional del Adulto Mayor (SENAMA) Gobierno de Chile. Actualización Política Nacional para el Adulto Mayor. [Internet]. 2004. Available from: http://senama.cl/Archivos/3366.pdf
- Ministerio de Desarrollo Social, Gobierno de Chile. Segundo Estudio Nacional de la Discapacidad en Chile. Santiago:
- MIDESO; [Internet] 2015. Available from: https://www.senadis.gob.cl/pag/355/1197/ii_estudio_nacional_de_discapacidad
- Centro de Estudios de Vejez y Envejecimiento UC. Estudio sistematización y descripción de los perfiles de las cuidadoras de personas dependientes, las demandas de apoyo que las cuidadoras presenten y los programas existentes para aliviar el trabajo de cuidado. Licitación no 711841-le15, Santiago, diciembre 2015.

Referencias

1. Breinbauer, H., Vásquez, H., Mayanz, S., Guerra, C., & Millán, T. (Mayo de 2009). Validación en Chile de la Escala de Sobrecarga del Cuidador de Zarit en sus versiones original y abreviada. Revista Médica Chile, 137(5), 657-665. doi:http://dx.doi.org/10.4067/S0034-98872009000500009

2. Carretero S., Garcés J., Ródenas F., Sanjosé V. La sobrecarga de las cuidadoras de personas dependientes: Análisis y propuestas de intervención psicosocial. Ed Tirant lo Blanch. 2006. 444 p. ISBN: 84-8456-554-8
3. Campos S., Carrasco M. Manual para el Cuidador UC. Pontificia Universidad Católica de Chile Centro UC Estudios de Vejez y Envejecimiento Fundación Oportunidad Mayor. Primera edición: Octubre de 2017 Santiago de Chile. ISBN 78-56-14-2155-4
4. Servicio Nacional del Adulto Mayor (SENAMA), Gobierno de Chile. Estudio Nacional de la Dependencia en la Personas Mayores. Santiago: SENAMA; [Internet]; 2010. Available from: http://www.senama.gob.cl/pub-senama
5. Ministerio de Salud de Gobierno de Chile (MINSAL). Encuesta Nacional de Salud ENS Chile 2009-2010. [Internet]. Santiago: MINSAL; 2010. Available from: http://www.repositoriodigital.minsal.cl/handle/2015/601
6. Villalobos P. Panorama de la dependencia en Chile: avances y desafíos. Programa Centro de Salud Pública, Facultad de Ciencias Médicas, Universidad de Santiago. Santiago, Chile. Rev. méd. Chile vol.147 no.1 Santiago 2019 Available from: http://dx.doi.org/10.4067/S0034-98872019000100083
7. Marín L Pedro Paulo, Guzmán M José Miguel, Araya G Alejandra. Adultos Mayores institucionalizados en Chile: ¿Cómo saber cuántos son? Rev. méd. Chile [Internet]. 2004 Jul [citado 2020 Mar 31] ; 132(7): 832-838. Disponible en: https://scielo.conicyt.cl/scielo.php?script=sci_arttext&pid=S0034-98872004000700007&lng=es. http://dx.doi.org/10.4067/S0034-98872004000700007.
8. Servicio Nacional del Adulto Mayor. Contexto Cuidadores en Chile, estudio Dependencia. Santiago, SENAMA. [Internet]; 2009. Available from: http://www.senama.gob.cl/pub-senama
9. Flores E., Rivas E., Seguel F. Nivel de sobrecarga en el desempeño del rol del cuidador familiar de adulto mayor con dependencia severa. Cienc. enferm. [Internet]. 2012 Abr [citado 2020 Abr 12] ; 18(1): 29-41. Disponible en: https://scielo.conicyt.cl/scielo.php?script=sci_arttext&pid=S0717-95532012000100004&lng=es. http://dx.doi.org/10.4067/S0717-95532012000100004.
10. Pérez M. Sobrecarga del familiar cuidador principal de una persona con demencia en un medio residencial. Revisión bibliográfica. Universidad de Navarra, Junio 2014
11. Slachevsky, Andrea & Budinich, Marilu & Miranda-Castillo, Claudia & Núñez-Huasaf, Javier & Silva, Jaime & Muñoz-Neira, Carlos & Gloger, Sergio & Jimenez, Oscar & Martorell, Bernardo & Delgado, Carolina. (2013). The CUIDEME Study: Determinants of Burden in Chilean Primary Caregivers of Patients with Dementia. Journal of Alzheimer's disease: JAD. 35. 10.3233/JAD-122086.
12. Organización Mundial de la Salud. World Report on Violence and Health: Summary ISBN 92 4 154562 3 2002
13. Ministerio de Salud de Gobierno de Chile (MINSAL). (S/F). Examen de medicina preventiva del adulto mayor. Recuperado Diciembre de 2019, de www.minsal.cl: https://www.

minsal.cl/sites/default/files/files/PDF%20Examen%20de%20Medicina%20Preventiva%20del%20Adulto%20Mayor.pdf

14. Manzano, G. (2007): "Estrés específico. 'Burnout' en cuidadores formales e informales de personas mayores dependientes", en GIRÓ, J., Envejecimiento, autonomía y seguridad, Universidad de La Rioja, pp. 197-216.
15. Fernandez M., Herrera M. Distrés en hijas adultas que brindan apoyo a sus padres mayores. Santiago, v. 25, n. 1, p. 1-14, mayo 2016. Disponible en <https://scielo.conicyt.cl/scielo.php?script=sci_arttext&pid=s0718-22282016000100002&lng=es&nrm=iso>. Accedido en 12 abr. 2020. http://dx.doi.org/10.7764/psykhe.25.1.710.
16. Zambrano R., Ceballos P. Síndrome de carga del cuidador. Clínica de Neuropsiquiatría, Departamento de Psiquiatría Universidad de Antioquia, Medellín, Colombia. Rev.colomb. psiquiatr. vol.36 suppl.1 Bogotá Oct. 2007, ISSN 0034-7450
17. Servicio Nacional del Adulto Mayor (SENAMA), Gobierno de Chile. [Internet]. Envejecimiento activo, Cuidados domiciliarios, Centros diurnos.; 2020; [about 3 screens]. Available from: http://www.senama.gob.cl/programas-y-beneficios

ANEXO 1

Escala Sobrecarga del Cuidador de Zarit						
Original (todos los ítems) Abreviada (ítems en gris)						
		Nunca	Rara vez	Algunas veces	Bastantes veces	Casi siempre
	Puntuación para cada respuesta	1	2	3	4	5
1	¿Piensa que su familiar pide más ayuda de la que realmente necesita?					
2	¿Piensa que debido al tiempo que dedica a su familiar no tiene suficiente tiempo para usted?					
3	¿Se siente agotado por intentar compatibilizar el cuidado de su familiar con otras responsabilidades (trabajo, familia)?					
4	¿Siente vergüenza por la conducta de su familiar?					
5	¿Se siente enfadado cuando está cerca de su familiar?					
6	¿Piensa que el cuidar de su familiar afecta negativamente la relación que Ud. tiene con otros miembros de su familia?					
7	¿Tiene miedo por el futuro de su familia?					
8	¿Piensa que su familiar depende de usted?					
9	¿Piensa que su salud ha empeorado debido a tener que cuidar a su familiar?					
10	¿Se siente tenso cuando está cerca de su familiar?					
11	¿Piensa que no tiene tanta intimidad como le gustaría debido a tener que cuidar de su familiar?					
12	¿Siente que su vida social se ha visto afectada negativamente por tener que cuidar de su familiar?					
13	¿Se siente incómodo por distanciarse de sus amistades debido a tener que cuidar de su familiar?					

14	¿Piensa que su familiar le considera a usted la única persona que le puede cuidar?					
15	¿Piensa que no tiene suficientes ingresos económicos para los gastos de cuidar a su familiar, además de sus otros gastos?					
16	¿Piensa que no será capaz de cuidar a su familiar por mucho tiempo?					
17	¿Siente que ha perdido el control de su vida desde que comenzó la enfermedad de su familiar?					
18	¿Desearía poder dejar el cuidado de su familiar a otra persona?					
19	¿Se siente indeciso sobre qué hacer con su familiar?					
20	¿Piensa que debería hacer más por su familiar?					
21	¿Piensa que podría cuidar mejor a su familiar?					
22	Globalmente, ¿qué grado de carga experimenta por el hecho de cuidar a su familiar?					

DIAGNÓSTICO Y MANEJO DEL SÍNDROME DE MUERTE INMINENTE EN PERSONAS MAYORES

Diana Pareja y Pedro Pérez

¿Qué conceptos y definiciones se usan para describir el período previo a la muerte de un sujeto?

En la literatura existe ambigüedad respecto de los conceptos que se utilizan para describir los fenómenos en torno a la muerte de un individuo(1). Esta falta de claridad dificulta la comunicación entre los equipos médicos, pacientes y familiares. Por lo anterior, definiremos algunos conceptos que usaremos en este capítulo.

- **Enfermedad terminal**: Se ha entendido comúnmente como aquella persona que tiene un pronóstico de vida de 6 meses o menos, aunque algunos consideran este período hasta por 24 meses(2,3). Algunas publicaciones y la experiencia clínica han puesto en evidencia las dificultades que los profesionales de la salud tenemos para determinar acertadamente el pronóstico de sobrevida(1). Por lo anterior, definir una enfermedad terminal a partir de una estimación de pronóstico es muy difícil. Por otra parte, las personas mayores (PM) suelen tener condiciones crónicas múltiples que en su trayectoria pueden acompañarse de deterioro funcional. Se propone entonces hablar de **"condición terminal"** más que de "enfermedad terminal", ya que en ocasiones resulta difícil establecer que una enfermedad específica es la causa del deterioro. Usaremos enfermedad terminal para describir la condición del paciente que tiene una enfermedad progresiva que limita la vida y que tiene un pronóstico de vida de meses o menos.
- **Fin de vida**: Puede ser descrito como el período que precede al momento de la muerte natural de un individuo y que ocurre como parte de un proceso que no puede ser detenido por el cuidado médico, por ejemplo una enfermedad o condición terminal. Otros lo definen como el período final de días, semanas, o meses en la vida de una persona en la que es médicamente evidente que la muerte es inminente. En general, al hablar de fin de vida, hablaremos del período de tiempo anterior al momento de la muerte que tiene un paciente con una enfermedad o condición terminal.
- **Muerte inminente:** Para identificar que un sujeto está falleciendo se ha usado el síndrome de muerte inminente (o muerte activa), que corresponde al cuadro clínico formado por el conjunto de signos y síntomas que presentan los pacientes en los días u horas previos al fallecimiento(4,5).

FIGURA 1 • ESQUEMA DE CONCEPTOS RELACIONADOS AL PERÍODO PREVIO AL FALLECIMIENTO DE UNA PERSONA.

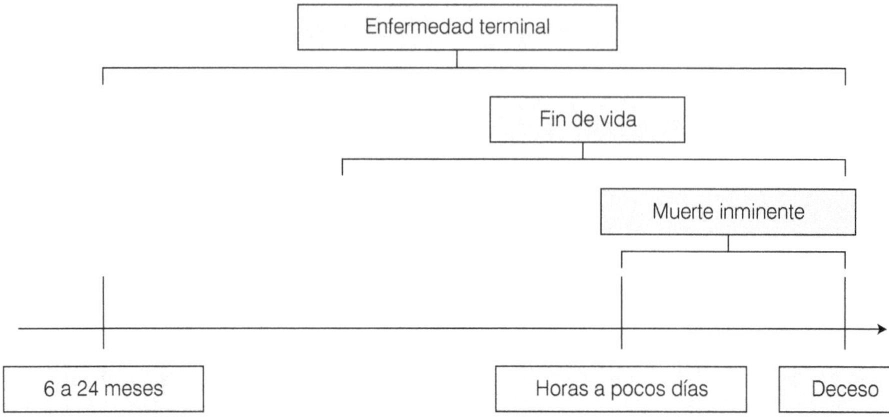

¿Por qué es importante diagnosticar síndrome de muerte inminente?

El proceso de muerte inminente está acompañado de pérdidas en diferentes dimensiones que se relacionan con la corporalidad, independencia y sentido de existencia. Esto puede ser causa de sufrimiento para pacientes y sus familiares, por ejemplo, cuando los síntomas no son bien controlados, o la muerte ocurre de manera inesperada, aumentando los temores y mitos sobre la muerte y siendo un factor de riesgo para un duelo complicado(6).

Diagnosticar anticipadamente que una persona se encuentra pronta a morir es relevante para el propio individuo para tomar decisiones respecto de tratamientos, para prepararse personal y socialmente, para tener conversaciones pendientes o la oportunidad de revisar su vida, entre otras. Para la familia también es importante porque contribuye a disminuir la incertidumbre y permite prepararse personalmente. También les permite planificarse en temas organizacionales, administrativos y/o financieros y por ejemplo, armar turnos para el cuidado o contactar familiares que estén lejos para que viajen(7,8).

A nivel del equipo de salud, diagnosticar que una persona va a fallecer pronto es una habilidad fundamental, porque permite determinar el enfoque y los objetivos del cuidado basándose en expectativas realistas. También aporta información relevante para tomar decisiones respecto de la adecuación de terapias, incluyendo por ejemplo la planificación del lugar de deceso. Junto con lo anterior, permite entregar información al paciente y a la familia de una manera más precisa(7,8).

La muerte inminente es una etapa fundamental en el ciclo vital de todos los seres humanos, que suele poner a prueba los sistemas de cuidado. Por esta razón los equipos de salud deben tener una serie de competencias transversales para también apoyar a la familia en la organización del cuidado y para acompañar a la familia posterior a su pérdida. La intervención del equipo sanitario finaliza cuando se ha superado el duelo a los sobrevivientes.

¿Cuáles son las trayectorias de enfermedad previo de la muerte?

La muerte es un proceso al que se le han descrito tres trayectorias previas(9):

- **Muerte súbita:** más frecuente secundarias a traumatismos o eventos cardiovasculares. No hay oportunidad de prepararse previo al fallecimiento.
- **Muerte por enfermedad aguda:** más común en personas más jóvenes con infecciones o complicaciones agudas que tienen estancias prolongadas en unidad de cuidado intensivo.
- **Muerte por enfermedad crónica:** constituyen la mayor proporción en PM, se acompaña de una pérdida de la funcionalidad progresiva en el curso de la enfermedad. El síndrome de muerte inminente se ha caracterizado mejor en pacientes con enfermedades crónicas.

¿Cómo diagnosticar que un paciente tiene una enfermedad/condición terminal?

El objetivo de esta pregunta es establecer qué personas tienen una sobrevida estimada menor de 6 a 24 meses. Para responderla debemos conocer estrategias para establecer pronóstico de sobrevida y sus principales limitaciones. El tener información sobre el pronóstico de sobrevida puede facilitar la toma de decisiones y la planificación del cuidado, siempre incluyendo las preferencias de la persona y familia(6).

Una estrategia es el uso de la pregunta sorpresa: **¿se sorprendería si el paciente falleciera en los próximos 12 meses?** Si la respuesta es "SÍ", entonces se estima que el paciente tiene pronóstico de más de 12 meses. Si la respuesta es "NO", entonces se estima que el paciente tiene un pronóstico menor a 12 meses, por lo que el paciente podría considerarse con una condición terminal. En revisiones sistemáticas, se ha mostrado que este enfoque es más preciso en personas con diagnóstico de cáncer comparado con enfermedades no oncológicas.

Otras maneras usadas son la **predicción temporal de sobrevida** (estimar cuántos días de sobrevida tiene este paciente basado en la impresión clínica) y el **uso de instrumentos** como puntajes y/o escalas como el "Palliative Performance Scale" o "Palliative Prognostic Index".

¿Cómo diagnosticar el síndrome de muerte inminente?

Para diagnosticar el síndrome de muerte inminente es necesario identificar la presencia de un conjunto de síntomas y signos clínicos[10]:

- Pérdida de la funcionalidad
- Disminución del nivel de conciencia
- Incapacidad para la ingesta de líquidos y alimentos
- Cianosis periférica
- Cambios en el patrón respiratorio: apneas, secreciones en vía aérea superior ("estertores de la muerte"), respiración de Cheyne-Stokes
- Incapacidad para el cierre ocular
- Disminución de la diuresis

Hui y Bruera publicaron una serie de estudios en los que se estimaba la prevalencia de signos clínicos de muerte inminente en pacientes con cáncer en cuidados paliativos[4,11,12]. También se estimó la capacidad diagnóstica de cada signo para establecer un pronóstico menor a 72 horas. Se identificaron dos grupos de signos: [1] precoces, que aparecen dentro de los últimos 7 días, y [2] tardíos, que aparecen dentro de los últimos 3 días de vida. Los signos precoces son muy frecuentes, sensibles y poco específicos, ya que están presentes en muchas otras condiciones. Los signos tardíos son menos frecuentes, poco sensibles y muy específicos. Estos últimos se puede agrupar en tres tipos: los neuromusculares, los respiratorios y los cardiovasculares. El detalle de estos signos con su utilidad para predecir muerte pronta se describen en la Tabla 1. Estos estudios fueron realizados en pacientes con cáncer hospitalizados, por lo que no se sabe cuál es la aplicabilidad de estos signos en pacientes con otras enfermedades u otros contextos.

Otro aspecto a destacar es que los signos vitales se modifican solo durante las últimas horas de vida, por lo que no se usan para definir si un paciente se encuentra en muerte inminente[10,11].

Con la información disponible podemos decir que si una persona cumple los criterios descritos para condición terminal y en su trayectoria se presentan signos descritos previamente, la recomendación es considerar el diagnóstico de síndrome de muerte inminente y enfocarse en su manejo.

¿Cómo manejar al paciente que se encuentra con síndrome de muerte inminente?

Posterior al diagnóstico del síndrome de muerte inminente, es prioritario describir la situación al paciente, si puede y desea recibir información, y a la familia. En este encuentro se recomienda explicar claramente que el paciente se encuentra en un proceso en el que va a fallecer y también determinar los referentes para la entrega de información y toma de decisiones. Una vez confirmado que paciente y familia comprenden la información, es relevante explicitar y clarificar que en esta fase los objetivos del cuidado son el óptimo alivio sintomático, evitar el sufrimiento y facilitar el acompañamiento por parte de la familia y cercanos.

Otro aspecto relevante en esta fase es limitar las medidas diagnósticas y terapéuticas que no tienen impacto en el confort, como por ejemplo el control de signos vitales, realización de hemoglucotest o tomar exámenes. Si la persona se encuentra hospitalizada o en residencias, también es relevante firmar la orden de no reanimar. Es finalmente recomendable suspender medicamentos que se usan para profilaxis o tratamientos que tienen beneficios en el largo plazo. Toda esta información debe ser documentada en la ficha clínica.

Un punto importante a considerar es que los familiares usualmente no están capacitados para acompañar a una persona con síndrome de muerte inminente. Para esto el equipo de salud debe apoyar, educando sobre el proceso y los síntomas que puedan aparecer[6].

Para tener conversaciones de este tipo, es fundamental tener herramientas de comunicación para poder ser eficientes y efectivos, adaptándose a las necesidades que puedan tener el paciente y la familia. Una estrategia adecuada para abordar temas como la toma de decisiones y planificación de cuidados es la realización de reuniones familiares.

¿Cuáles son las áreas de intervención más frecuentes en el síndrome de muerte inminente?

- **Manejo de síntomas físicos:** Evaluación, monitoreo frecuentes y tratamiento oportuno de síntomas físicos que pueden causar sufrimiento: dolor, disnea, secreciones en vía aérea, *delirium*, etc. Preferir la vía subcutánea para administrar medicamentos[14].
- **Apoyo psicológico:** Explorar necesidades de apoyo psicológico del paciente y familia.
- **Necesidades espirituales:** Valorar la sensibilidad cultural y la historia religiosa, para la planificación de rituales previos y posteriores al fallecimiento.

¿Cómo manejo los síntomas más frecuentes?

Disnea

Es la sensación subjetiva de dificultad para respirar. Ocurre en un 29-90% de las personas con síndrome de muerte inminente, siendo más frecuente en aquellas que tienen antecedente de enfermedad con compromiso pulmonar[15]. En la evaluación del paciente con disnea se debe hacer un enfoque simple:

- Descartar sobrecarga de volumen en pacientes con hidratación.
- Considerar episodios de ansiedad, retención urinaria, constipación.
- Desaconsejar la saturometría.

TABLA 1 • SIGNOS CLÍNICOS DE MUERTE INMINENTE, PREVALENCIA Y LIKELIHOOD RATIO (LR).

Tipos de signos		Signos clínicos	Prevalencia últimas 72 horas	LR (-)	LR (+)
Precoces (últimos 7 días de vida)		Funcionalidad disminuida (PPS<20)*	93%	0.4	3.5
		Sedación (RASS<-2)+	90%	0.6	4.9
		Disfagia a líquidos	90%	0.8	1.9
Tardíos (últimos 3 días de vida)	Neuromusculares	Caída del pliegue nasolabial	78%	0.7	8.3
		Menor respuesta a estímulos visuales	70%	0.7	6.7
		Menor respuesta a estímulos verbales	69%	0.7	8.3
		Secreciones en vía aérea	66%	0.8	9
		Incapacidad para cerrar los párpados	57%	0.8	13.6
		Respiración con movimiento mandibular	56%	0.8	10
		Ronroneo de cuerdas vocales	54%	0.8	11.8
		Hiperextensión del cuello	46%	0.8	7.3
		Pupilas no reactivas	38%	0.9	16.7
	Cardiovasculares	Diuresis <100ml/d	72%	0.8	15.2
		Ausencia de pulso arteria radial	38%	0.9	15.6
	Respiratorios	Respiración de Cheyne-Stokes	41%	0.9	12.4

* PPS<20 = Palliative Performance Scale. Equivalente a que el paciente está postrado en cama, toma líquido con dificultad, incapacitado para autocuidarse, con compromiso de conciencia.

+ RASS<-2 = Richmond Agitation Sedation Scale. Equivalente a paciente que se despierta brevemente al estímulo verbal por menos de 10 segundos.

LR = Likelihood ratio. En esta población se puede usar la presencia de un signo como un test diagnóstico. Un signo clínico con LR(+) mayor a 9 significa que la presencia del signo aumenta la probabilidad pretest de que el paciente fallezca dentro de las siguientes 72 horas.

TABLA 2 • ESTRUCTURA TIPO PARA LA CONDUCCIÓN DE UNA REUNIÓN FAMILIAR.[13]

- Asegurar un espacio físico adecuado, con ambiente protegido.
- Explorar las necesidades de información de los participantes y los temas que consideran necesario dialogar.
- Explorar sobre el conocimiento de la enfermedad y el pronóstico.
- Comentar sobre pronóstico de la enfermedad y el curso del síndrome de muerte inminente. Hacer una pausa.
- Esperar una respuesta emocional y ofrecer apoyo.
- Si las emociones son muy intensas no entregar más información y abrir la posibilidad de otro encuentro.
- Si las emociones lo permiten, preguntar si existen dudas y determinar si existen las condiciones para recibir más información.

Existen medidas básicas no farmacológicas que contribuyen al manejo sintomático como mejorar la postura corporal, ejercicios de relajación y el uso de ventiladores de hogar.

El oxígeno debe considerarse como un medicamento, usando la forma de administración más cómoda para el paciente (naricera). Las máscaras venturi o con reservorio usualmente aumentan la ansiedad y disminuyen el confort. Es importante recalcar que el objetivo es el alivio de la disnea y no necesariamente la saturación, por lo que esta última no debe ser criterio para cambiar el dispositivo de administración de oxígeno.

La morfina es el medicamento de elección para el manejo de la disnea. Se debe titular la dosis hasta lograr un control adecuado del síntoma y posteriormente mantener con dosis regulares. En caso de empeoramiento de los síntomas considerar el manejo con infusión continua[15]. En caso de enfermedad renal crónica el opioide recomendado es el fentanilo que requiere infusión subcutánea o endovenosa (TABLA 3).

Respiración ruidosa y secreciones bronquiales

Producto de la relajación muscular durante el síndrome de muerte inminente, se pierde la capacidad para deglutir las secreciones orales. Estas se acumulan en la orofaringe y los bronquios causando una respiración ruidosa o "estertores de la muerte". Para la familia, el personal de salud y cuidadores, este síntoma puede causar temor, por lo que se debe explicitar cuál es su causa, que no produce dificultad respiratoria y que es normal[14]. Estrategias de medidas generales y farmacológicas se describen en la TABLA 3. Evitar la aspiración traqueal ya que es un procedimiento doloroso e inefectivo[14].

TABLA 3 • RECOMENDACIONES MANEJO DE SÍNTOMAS FRECUENTES.

Síntoma	Medidas generales	Fármacos
Disnea	Mejorar postura corporal Uso de ventiladores de hogar Descartar ansiedad En caso de indicación de oxígeno usar naricera para confort	Morfina 2 mg c/4 h IV. Morfina 3 mg c/4 h SC. Considerar infusión si el efecto no cubre las 4 horas o para titular. Filtración Glomerular <30 ml/min usar fentanilo en infusión iniciar 15 ucg/h y titular. Máx: Sin dosis techo. Titular progresivamente observando efectos adversos.
Respiración ruidosa	Evaluar retiro de hidratación Drenaje postural en semiprono No se recomienda aspiración traqueal.	Buscapina 20-40 mg c/6-8h. Máx. 120 mg/d
***Delirium* terminal**	No se recomienda estudiar la causa en este contexto	Haloperidol 2,5-5 mg c/6-8h IV o SC. Máx: 20 mg/d Si contraindicación de antipsicóticos o no hay respuesta con antipsicóticos asociar benzodiacepina: Midazolam 2,5-5 mg c/4h SC/IV Lorazepam 1-2 mg c/8-12h IV

¿Cómo manejar el *delirium* en paciente que se encuentra con síndrome de muerte inminente?

El *delirium* se define como una alteración del nivel de conciencia y de la atención, de instauración brusca (en horas o pocos días), que fluctúa a lo largo del día[15]. El *delirium terminal* es el *delirium* que ocurre en el contexto del síndrome de muerte inminente. Este es muy frecuente y es uno de los síntomas que causa más sufrimiento al paciente y la familia. Los principales factores de riesgo son el deterioro cognitivo previo, edad avanzada, metástasis en sistema nervioso central y dependencia física previa.

En medicina paliativa el enfoque del *delirium* difiere de los objetivos en geriatría ya que en etapas finales de la vida se presenta con características progresivas e irreversibles. Si hay sospecha que la muerte va a ocurrir en horas se considera fútil hacer estudios de causalidad[15]. Las personas que son usuarios de opioides pueden tener *delirium* como manifestación de neurotoxicidad y rotar el fármaco puede ser una alternativa para el manejo del síntoma.

Para *delirium terminal* el haloperidol continúa siendo la droga de elección y tiene la ventaja que se puede administrar por vía subcutánea. En casos de *delirium* agitado que no responden a neuroléptico, puede ser necesario añadir benzodiacepinas para su control. En pacientes con enfermedad de Parkinson o demencia por cuerpos de Lewy, las benzodiacepinas son los fármacos de primera línea para el manejo del *delirium* debido a la contraindicación del uso de antipsicóticos (TABLA 3).

¿Qué situaciones en síndrome de muerte inminente pueden generar dilemas?

- **Hidratación:** los pacientes en muerte inminente usualmente tienen incapacidad para la ingesta de líquidos, por lo que se propone la hidratación IV. Sin embargo, la poca evidencia existente no ha permitido llegar a un acuerdo sobre su real beneficio[18]. Por un lado, podría aumentar las secreciones pulmonares, edema periférico y ascitis, y por el otro, podría tener un beneficio menor relacionado con una disminución del *delirium* terminal[19]. Ante la falta de evidencia, se considera razonable individualizar caso a caso y tomar la decisión según preferencias del paciente. Si se opta por implementarla se recomienda la vía subcutánea.
- **Nutrición:** los pacientes en muerte inminente suelen estar comprometidos de conciencia sin posibilidad de ingesta alimentaria, lo que puede generar preocupación en familiares y dudas por relacionar la causa de la muerte con inanición. La información médica disponible describe que la caquexia y anorexia son normales y que son manifestaciones de la muerte inminente. El fallecimiento se produce como consecuencia de enfermedad terminal y no por falta de ingesta. Además, los estudios clínicos publicados sobre nutrición en pacientes con cáncer en muerte inminente no han demostrado beneficio en sobrevida o calidad de vida[20].

¿Cuáles son las recomendaciones posterior al fallecimiento?

Posterior al fallecimiento se presenta el *duelo*, que está definido como la reacción frente a la muerte de una persona querida. Este período es uno de los eventos vitales más estresantes en la vida de un ser humano. En PM la muerte de la pareja se asocia con aumento de la mortalidad, morbilidad física y un gran impacto psicológico[21]. Por tal razón se hace necesario, detectar y comprender el proceso y ser proactivo en evaluar si se requiere apoyo por un equipo específico de salud mental. Algunas recomendaciones específicas posterior al fallecimiento:

- Permitir expresión emocional, validarlo y acompañar transmitiendo tranquilidad.
- Destacar los cuidados que se proporcionaron al enfermo.
- Facilitar los trámites legales con información clara sobre el certificado de defunción.
- Mostrar disponibilidad del equipo en caso que la familia necesite apoyo posterior.

Puntos clave

- El síndrome de muerte inminente se define como el conjunto de signos y síntomas que presentan las personas los días a horas previos al fallecimiento.
- Existen signos y síntomas para el diagnóstico de síndrome de muerte inminente, que están relacionados con compromiso en la función física, cognitiva, deterioro de la función neuromuscular y cambios en el patrón respiratorio.
- La planificación de los cuidados durante la muerte se establece en acuerdo con el paciente, la familia y equipo tratante.
- Los síntomas físicos pueden requerir de tratamiento no farmacológico y farmacológico.
- Posterior a la muerte el equipo de salud debe hacer seguimiento, pesquisar y tratar complicaciones del duelo.

¿Dónde profundizar?

- Pronóstico: Para más detalles de los instrumentos ver www.predictsurvival.com.

Referencias

1. Hui D, Mori M, Parsons HA, Kim SH, Li Z, Damani S, *et al.* The lack of standard definitions in the supportive and palliative oncology literature. J Pain Symptom Manage. 2012; 43(3):582-92.
2. Hui D. Prognostication of Survival in Patients With Advanced Cancer: Predicting the Unpredictable? Cancer Control. 2015; 22(4):489-97.
3. Hui D, Nooruddin Z, Didwaniya N, Dev R, De La Cruz M, Kim SH, *et al.* Concepts and definitions for "actively dying," "end of life," "terminally ill," "terminal care," and "transition of care": a systematic review. J Pain Symptom Manage. 2014; 47(1):77-89.
4. Hui D, dos Santos R, Chisholm G, Bansal S, Silva TB, Kilgore K, *et al.* Clinical signs of impending death in cancer patients. Oncologist. 2014; 19(6):681-7.
5. Rousseau P. Management of symptoms in the actively dying patient. In: Berger AM, Portenoy RK, Weissman DE, editors. Principles and Practice of Palliative Care and Supportive Oncology. 3rd Edition ed. Philadelphia, PA: Lippincott, Williams, & Wilkins; 2007.
6. Ferris FD. Last hours of living. Clin Geriatr Med. 2004; 20(4):641-67, vi.
7. Mori M, Parsons HA, De la Cruz M, Elsayem A, Palla SL, Liu J, *et al.* Changes in symptoms and inpatient mortality: a study in advanced cancer patients admitted to an acute palliative care unit in a comprehensive cancer center. J Palliat Med. 2011; 14(9):1034-41.
8. de Miguel Sanchez C, Elustondo SG, Estirado A, Sanchez FV, de la Rasilla Cooper CG, Romero AL, *et al.* Palliative performance status, heart rate and respiratory rate as predictive factors of survival time in terminally ill cancer patients. J Pain Symptom Manage. 2006; 31(6):485-92.

9. Lunney JR, Lynn J, Foley DJ, Lipson S, Guralnik JM. Patterns of functional decline at the end of life. JAMA. 2003; 289(18):2387-92.
10. Domeisen Benedetti F, Ostgathe C, Clark J, Costantini M, Daud ML, Grossenbacher-Gschwend B, et al. International palliative care experts' view on phenomena indicating the last hours and days of life. Support Care Cancer. 2013; 21(6):1509-17.
11. Bruera S, Chisholm G, Dos Santos R, Crovador C, Bruera E, Hui D. Variations in vital signs in the last days of life in patients with advanced cancer. J Pain Symptom Manage. 2014; 48(4):510-7.
12. Hui D, Dos Santos R, Chisholm G, Bansal S, Souza Crovador C, Bruera E. Bedside clinical signs associated with impending death in patients with advanced cancer: preliminary findings of a prospective, longitudinal cohort study. Cancer. 2015; 121(6):960-7.
13. Powazki RD, Walsh D. The family conference in palliative medicine: a practical approach. Am J Hosp Palliat Care. 2014; 31(6):678-84.
14. Ellershaw J, Ward C. Care of the dying patient: the last hours or days of life. BMJ. 2003; 326(7379):30-4.
15. Viola R, Kiteley C, Lloyd NS, Mackay JA, Wilson J, Wong RK, *et al.* The management of dyspnea in cancer patients: a systematic review. Support Care Cancer. 2008; 16(4):329-37.
16. Wildiers H, Menten J. Death rattle: prevalence, prevention and treatment. J Pain Symptom Manage. 2002; 23(4):310-7.
17. Hosker CM, Bennett MI. Delirium and agitation at the end of life. BMJ. 2016;353:i3085.
18. Good P, Richard R, Syrmis W, Jenkins-Marsh S, Stephens J. Medically assisted hydration for adult palliative care patients. Cochrane Database Syst Rev. 2014(4):CD006273.
19. Bruera E, Hui D, Dalal S, Torres-Vigil I, Trumble J, Roosth J, *et al.* Parenteral hydration in patients with advanced cancer: a multicenter, double-blind, placebo-controlled randomized trial. J Clin Oncol. 2013; 31(1):111-8.
20. Good P, Richard R, Syrmis W, Jenkins-Marsh S, Stephens J. Medically assisted nutrition for adult palliative care patients. Cochrane Database Syst Rev. 2014(4):CD006274.
21. Nagraj S, Barclay S. Bereavement care in primary care: a systematic literature review and narrative synthesis. Br J Gen Pract. 2011; 61(582):e42-8.

TRASTORNOS NEUROCOGNITIVOS

ENFRENTAMIENTO PRÁCTICO DEL PACIENTE CON QUEJAS DE MEMORIA

María Trinidad Hoyl y Andrés Pavlovic

¿Cuál es la relevancia que tienen las quejas de memoria en la práctica clínica?

Las quejas subjetivas de memoria son un escenario frecuente al cual se enfrenta cualquier médico que se dedique a la evaluación de Personas Mayores (PM). Se estima una prevalencia entre un 25% a un 50% dependiendo de las características de la muestra.

La función cognitiva se puede dividir en 6 dominios: lenguaje, memoria, habilidad visuoespacial, praxia, función ejecutiva y atención; en algunas revisiones también se incorpora la conducta/emoción. Si bien cualquiera de estos dominios se puede comprometer en un trastorno cognitivo mayor, muchas veces la persona con demencia, paradojalmente, no tiene autopercepción de sus déficits[1].

¿Cuáles son los factores de riesgo?

Entre los factores de riesgo para presentar quejas de memoria se encuentran la edad, el sexo femenino y la presencia de trastornos del ánimo. El desafío diagnóstico es importante ya que solo un porcentaje de las quejas de memoria corresponden a trastornos cognitivos (mayores o menores) y el resto presenta un espectro amplio de diagnósticos diferenciales que van desde el envejecimiento normal (autopercepción de los cambios propios del envejecimiento, con interpretación de estos como algo anormal), hasta patologías psiquiátricas (depresión, déficit atencional), orgánicas (déficits nutricionales, metabólicos, trastornos endocrinos, SAHOS, etc.), efectos colaterales a medicamentos (anticolinérgicos, benzodiacepinas, etc.) y otros.

Existe evidencia que señala que las personas con quejas subjetivas de memoria tienen un mayor riesgo de presentar trastornos anímicos (depresivos o ansiedad) y tienen un cierto mayor riesgo de desarrollar trastornos cognitivos en el futuro.

¿Cuáles son los cambios cognitivos propios del envejecimiento?

A nivel de la función cognitiva existen cambios que son propios del envejecimiento, y que ocurrirán en todas las personas con el paso de los años, pero que podrán ser percibidos en forma variable, dependiendo de las exigencias a que se someta cada sujeto. Incluso entre "personas exitosas" y sanas, algunas funciones cognitivas disminuyen con la edad, si se compara con su funcionamiento previo.

Esto es particularmente cierto para las funciones cognitivas que dependen de la velocidad de procesamiento y eficiencia, como la memoria de trabajo, la función ejecutiva y la atención, que tienden a ser más vulnerables al envejecimiento. La PM logrará retener la misma información que la persona más joven, pero requerirá más tiempo y más repeticiones para lograrlo. Además, dado que la capacidad de mantener la atención tiende a disminuir con la edad, la PM se distrae más fácilmente y será más difícil que logre realizar multitareas en paralelo. Otras funciones, como la percepción visual, el lenguaje, la semántica y el conocimiento, a menudo están bien conservadas.

Mecanismos como el estrés oxidativo y la neuroinflamación, pueden contribuir a estos cambios, lo que se suma a comorbilidades que podrían afectar secundariamente al cerebro de las PM. Por esta razón, si bien muchas personas mayores continúan manteniendo la mayor parte de sus habilidades cognitivas a lo largo de su vida, otras experimentan disminuciones patológicas en la capacidad cognitiva y funcional que van desde disminuciones leves a lo largo del tiempo hasta el desarrollo de patologías invalidantes como la demencia avanzada.

La fragilidad cognitiva a menudo se corresponde con la fragilidad física, ambas afectadas por múltiples factores exógenos y endógenos[2].

¿Cuál es la diferencia entre los olvidos benignos *versus* los olvidos patológicos?

Los "olvidos benignos" (no patológicos) se caracterizan por corresponder a olvidos de datos poco importantes para la persona (nombres, fechas o lugares), conservando el recuerdo de la experiencia o del episodio en sí; los datos olvidados muchas veces logran recordarse más tarde. Estos olvidos no afectan el desempeño en sus actividades de la vida diaria, incluso no hay afectación de sus actividades avanzadas. En estos casos la "queja" del paciente es mucho mayor que el déficit percibido por los acompañantes/familiares.

En contraste, los "olvidos patológicos" (o signos de alarma de deterioro cognitivo) son: olvidos de datos importantes, olvidos episódicos (de eventos recientes, olvidando por completo el episodio), en estos casos los recuerdos no se recuperan más tarde. Los familiares refieren que están repetitivos (preguntan o cuentan varias veces lo mismo), olvidan nombres de personas cercanas y/o se desorientan en lugares habituales. Pueden presentar fallas en planificar o ejecutar tareas más complejas (recetas de cocina, organizar un viaje). Estos olvidos repercuten en las actividades de la vida diaria, y tienden a ser progresivos en el tiempo. A lo anterior puede sumarse trastornos conductuales como apatía, irritabilidad, agresividad o síntomas depresivos. En estas situaciones es muy frecuente que los familiares estén más preocupados por la falla cognitiva que el propio paciente (quien tiene poca o nula percepción de su déficit: anosognosia).

¿Cómo evaluamos a la persona con quejas de memoria?

Generalidades

Dentro del grupo de personas que van a consultar por quejas de memoria, tenemos un amplio espectro de diagnósticos diferenciales, que van desde un sujeto "cognitivamente sano" (con evaluación neuropsicológica normal de acuerdo a su edad y educación), hasta personas con deterioro cognitivo mayor, en etapa leve, moderada o avanzada.

Tal como se comentó anteriormente, PM muy funcionales y activas, perciben los cambios propios de la edad, y notan la diferencia cuando se comparan con ellos mismos en otras etapas de la vida. Esto les genera miedo de estar comenzando con una demencia. Darles seguridad, afirmando que son cambios fisiológicos y no patológicos es muy importante.

En este grupo habrá también pacientes con trastornos del ánimo, depresión, ansiedad, con trastornos metabólicos que afectan la memoria, con efectos colaterales de drogas, con trastornos del sueño (SAHOS, piernas inquietas, etc.), con quejas de memoria por déficit atencional del adulto no previamente diagnosticado, etc.

La evaluación debe ser exhaustiva e incluir anamnesis y examen físico completo y al menos una evaluación cognitiva abreviada. Debe evaluarse también el ánimo, preguntar por el sueño y revisar todos los fármacos y sus dosis.

La anamnesis debe realizarse al paciente, pero siempre es recomendable complementarla con los datos aportados por su acompañante/cuidador y/o familiar cercano. Si bien la anamnesis al paciente es siempre clave, en personas que estén desarrollando deterioro cognitivo hay que tener presente sus limitaciones: muchos desarrollan anosognosia y con frecuencia van a tender a minimizar sus fallas y olvidar sus déficits ("olvida que olvidó"). Por ello, siempre es aconsejable comparar la información aportada por el paciente con aquella dada por su acompañante, de preferencia un familiar cercano que viva o comparta frecuentemente.

Si la persona asiste solo a la consulta médica, esto es un indicador de su capacidad ejecutiva y funcional (podría ser útil preguntarle cómo llegó y cómo pidió la hora); además, es importante evaluar su aspecto general (higiene y vestimenta); uso del lenguaje, si es atingente y con buena redacción de las oraciones y uso de las palabras; además se debe observar el lenguaje no verbal y la relación del paciente con su acompañante.

Cada vez que enfrentemos a una persona con quejas de memoria (motivo de consulta más frecuente en trastornos cognitivos), se deben evaluar todos los dominios cognitivos antes de hacer un diagnóstico (TABLA 1).

TABLA 1 • SUGERENCIAS DE PREGUNTAS PARA EVALUAR LOS DISTINTOS DOMINIOS COGNITIVOS.

Atención: ¿Es capaz de mantenerse concentrado en una conversación, tarea o actividad? ¿Se distrae fácilmente? ¿Presenta fluctuaciones del nivel atencional durante el día?
Memoria: ¿Tiene dificultades para recordar citas u obligaciones o conversaciones recientes? ¿Repite las mismas preguntas? ¿Olvida la dirección de su casa, teléfono o datos personales?
Lenguaje: ¿Le cuesta recordar nombres de cosas, conceptos o palabras? ¿Se encuentra más callado y evita comunicarse? ¿Señala que sabe lo que quiere decir, pero no puede decirlo? ¿Ocupa muchas muletillas o deja las frases sin terminar? ¿Se ha deteriorado su escritura manual?
Función ejecutiva: ¿Se encuentra más lento de lo habitual? ¿Requiere apoyo para interpretar instrucciones o manuales? ¿Evita iniciar tareas más complejas o que requieren seguir secuencias o "paso a paso"? ¿Le cuesta establecer estrategias o métodos para ejecutar una actividad?
Función visuoespacial: ¿Se ha perdido en lugares conocidos? ¿Ha tenido dificultades en la conducción?
Praxias: ¿Tiene dificultades para utilizar cubiertos o herramientas? ¿Ha tenido dificultades para vestirse o asearse?
Conducta: ¿Ha experimentado cambios en su conducta o comportamiento? ¿Está más irritable, impulsivo, come o bebe más de lo que hacía antes? ¿Se ha puesto violento, irritable o agresivo física o verbalmente? ¿Está más evitativo de contacto social?

Anamnesis

Al momento de evaluar a un paciente que consulta o es traído por cercanos con historia de fallas de memoria, la anamnesis es clave para el diagnóstico diferencial. Siempre se debe insistir en que si los síntomas relatados (tanto por el paciente o por el acompañante) corresponden a un cambio con respecto a un estado previo.

¿Qué es importante preguntar en la anamnesis próxima?[3]

- **Características de los olvidos**: probablemente sea lo más importante y muchas veces lo más difícil de caracterizar. Es importante precisar las características de los olvidos, si corresponden a olvidos recientes o pasados. Si es capaz de retener de forma momentánea la información (falla de codificación) o si falla al momento de recordarlo tiempo después (falla en la evocación). Si olvida nombres de las cosas, personas o situaciones (episodios y si estos son completos o parciales).

Además, hay que profundizar si presenta falla en otros dominios cognitivos: en la planificación o ejecución de acciones (manejar la casa, cocinar, trabajo), desorientación témporo-espacial en lugares previamente conocidos, fallas visuoespaciales (cómo organizo mis acciones en el espacio), alteraciones del lenguaje (fallas en la creación de oraciones o uso de las palabras o en la fluidez del lenguaje).

- **Temporalidad:** Acá es muy importante definir desde hace cuánto tiempo presenta el cuadro clínico por el cual se consulta. No hay plazos definidos, pero si el cuadro es muy reciente (dias, semanas) y afecta en mayor medida la atención (pudiendo o no afectar la memoria reciente), es más probable que el paciente esté cursando con un *delirium*, por lo que habría que cambiar el enfoque de la evaluación. Además, la velocidad de progresión de la pérdida de memoria es un factor a evaluar: una progresión de semanas a pocos meses, nos debe hacer sospechar trastornos cognitivos atípicos, que son de más rápida progresión. En general los trastornos cognitivos mayores degenerativos son cuadros de lenta evolución (Enfermedad de Alzheimer y otros).
- **Fluctuaciones:** Es importante indagar si las fallas de memoria son persistentes en el tiempo, o si presenta episodios de fallas cognitivas alternados con periodos con ausencia de estas (periodos de normalidad). Existen trastornos cognitivos con fluctuaciones, en especial del nivel de alerta (Demencia por cuerpos de Lewy), alteraciones agudas de la conciencia (*delirium*), alteraciones neurológicas (Epilepsia) o alteraciones psiquiátricas (Sd. conversivos).
- **Síntomas orgánicos asociados:** Algunas patologías orgánicas pueden cursar con alteraciones de la memoria y la atención y estas pueden estar asociadas con otros síntomas. Por ejemplo, pacientes con SAHOS pueden presentar alteraciones cognitivas como las descritas previamente asociadas a roncopatía, hipersomnia diurna o cefalea matinal. Pacientes con patologías metabólicas descompensadas pueden tener síntomas cognitivos secundarios y consultar por aquellos (diabetes, insuficiencia renal, insuficiencia hepática, alteraciones tiroideas y paratiroideas –hipercalcemia por *hiperparatiroidismo*–, alteraciones electrolíticas –especialmente del sodio–), etc.
- **Síntomas psicológicos asociados:** Preguntar por ánimo actual, diagnósticos previos de trastornos del ánimo, tratamiento en el caso que lo estuviera recibiendo y respuesta a dicha terapia. En el caso de presentar trastornos del ánimo es importante evaluar la temporalidad en relación a las quejas cognitivas. Con cierta frecuencia depresión y demencia pueden sobreponerse. En el otro extremo, hay personas muy ansiosas que se "bloquean" al ser interrogadas o presentan olvidos en situaciones específicas, después de un evento estresante con alguna persona o en algún lugar en especial.
- **Síntomas neurológicos asociados:** Es importante preguntar por alteraciones neurológicas asociadas, podría haber alteraciones tipo Sd. parkinsoniano, alteraciones motoras o sensitivas por ACVs que no fueron identificados. Es importante

indagar si hubiera alteraciones de la marcha e incontinencia urinaria, en caso de sospecha de un cuadro de hidrocéfalo normotensivo.

¿Qué es importante preguntar en la anamnesis remota?

- **Antecedentes médicos:** Es importante saber las condiciones crónicas del paciente, si presenta factores de riesgo cardiovascular (que podrían determinar un deterioro cognitivo de ese origen), alteraciones endocrinológicas previas, la presencia de algunas alteraciones antropométricas (obesidad, cuello corto y ancho) también pueden ser sugerentes de alteraciones respiratorias.
- **Fármacos:** Es fundamental conocer todos los fármacos que el paciente está utilizando, su dosis, frecuencia, tiempo desde el cual lo utiliza y diagnóstico por el que se le indicó; incluyendo fármacos autoprescritos o comprados "en el mostrador" (OTC por sus siglas en inglés "over de counter"). Es muy importante preguntar por el uso de benzodiacepinas y fármacos hipnóticos no benzodiacepínicos dado que su uso a largo plazo puede estar asociado a alteraciones cognitivas; también es necesario evaluar la carga anticolinérgica de los medicamentos ocupados ya que su uso en especial a largo plazo se asocia a alteraciones cognitivas. En caso de desconocerse la potencia anticolinérgica de algún medicamento, existen múltiples escalas, tablas e incluso calculadoras on line (https://www.anticholinergicscales.es/calculate/results) que pueden ser consultadas. Siempre debe desaconsejarse el uso de estos fármacos independiente que existan otros diagnósticos que pudieran de algún modo explicar su uso.
- **Drogas:** El uso de drogas (tanto lícitas como ilícitas) debe ser siempre consultado cuando se evalúa un paciente con quejas cognitivas, dado la asociación demostrada con alteraciones cognitivas y el uso crónico de alcohol, marihuana y otras "drogas duras". Al igual que en el caso anterior, siempre debe desaconsejarse el uso de estos, independiente que existan otros diagnósticos en relación al motivo de consulta.

¿Cómo se objetivan las quejas de memoria?

Siempre que se realiza una evaluación de una persona con quejas de memoria, es esencial evaluar objetivamente su función cognitiva. Existen múltiples tests validados, para hacer tamizaje cognitivo global o de funciones específicas.

Entre los de tamizaje destacan por su simpleza: *Memory Impairment Screen* (MIS)[5], Test del RELOJ, Lista de animales, Mini COG[4]. También existen test cognitivos un poco más complejos que también se utilizan en la práctica habitual, pero requieren de más tiempo y cierto entrenamiento. Los más usados son el *Mini mental test de Folstein*[6,7], *Montreal Cognitive Assessment* (MoCA)[8,9]. La evaluación neurocognitiva es revisada en mayor detalle en el capítulo correspondiente.

¿Es necesario solicitar otros exámenes?

Dependiendo de los datos obtenidos en la historia clínica y examen físico, se orientará el estudio, con exámenes de laboratorio, imágenes, evaluación con batería neuropsicológica u otros (electroencefalograma)[10].

Seguimiento

En caso de llegar a la conclusión de que las quejas de memoria corresponden a olvidos benignos, se sugiere tranquilizar a la persona afectada y a su acompañante, afirmando de que es muy probable que su motivo de consulta corresponda a cambios propios de un envejecimiento normal, pero aún así se recomienda una reevaluación en 6 meses. El seguimiento longitudinal y seriado es útil ya que permite una visión más clara, permite definir una línea de base y la trayectoria cognitiva en el tiempo. Además, realizar evaluaciones seriadas, disminuyendo el riesgo de que el rendimiento en una oportunidad haya sido deficiente debido a ansiedad, fatiga o enfermedad aguda, conduciendo a un diagnóstico falso positivo de deterioro cognitivo. Sin embargo, el momento óptimo, la elección y la costo-efectividad de las evaluaciones cognitivas no están claramente definidas[11].

En caso de presentar sospechas de una demencia o duda diagnóstica se debe realizar la derivación al nivel secundario de atención (neurología, psiquiatría o geriatría), para realizar un estudio diagnóstico complementario.

Puntos clave

- No toda queja de memoria en una persona mayor es una demencia.
- La anamnesis es el elemento más determinante a la hora de evaluar a un paciente que consulta por quejas de memoria.
- El examen físico completo es un elemento fundamental en la evaluación inicial de una persona con quejas de memoria.
- Se deben evaluar todos los dominios cognitivos en una persona que consulta por quejas de memoria.
- Siempre debe hacerse una evaluación cognitiva abreviada adecuado al entrenamiento y tiempo disponible en la consulta. Se deben tener claro los signos de alarma para realizar la derivación correspondiente al nivel secundario de atención.

¿Dónde profundizar?

- Tang-Wai D, *et al.* Bedside Approach to the Mental Status Assessment. Continuum (Minneap Minn) 2018; 24 (3, Behavioral Neurology and Psychiatry): 672-703.
- Gliebus P. Memory Dysfunction. Continuum (Minneap Minn) 2018; 24 (3, Behavioral Neurology and Psychiatry):727-744.

Referencias

1. Marín P.P., Gac H., Carrasco M. "Manual de Geriatría y Gerontología" 3ra edición, Santiago de Chile, Ediciones Universidad Católica de Chile, 2006.
2. Morley, J.E. An Overview of Cognitive Impairment. Clinics in Geriatric Medicine. [Internet]. 2018 [citado 5 Marzo 2020]; 34, 505-513. doi:10.1016/j.cger.2018.06.003
3. Hildreth, K.L., & Church, S. Evaluation and Management of the Elderly Patient Presenting with Cognitive Complaints. Medical Clinics of North America, [Internet]. 2015 [citado 2020 Marzo 8]; 99(2), 311-335.doi:10.1016/j.mcna.2014.11.006
4. Wang, Z, Dong, B. Screening for cognitive impairment in geriatrics. Clin Geriatr Med. [Internet] 2018; [citado 2020 Marzo 1]; 34(4):515-536.
5. Buschke H, Kuslansky G, Katz M *et al.* Screening for dementia with the memory impairment screen. Neurology 1999;52: 231-238.
6. Folstein M., Folstein S.E., McHugh P.R. "Mini-Mental State" a Practical Method for Grading the Cognitive State of Patients for the Clinician Journal of Psychiatric Research, 12 (3) (1975), pp. 189-198.
7. Quiroga L Pilar, Albala B Cecilia, Klaasen P Gonzalo. Validación de un test de tamizaje para el diagnóstico de demencia asociada a edad, en Chile. Rev. méd. Chile [Internet]. 2004 Abr [citado 2020 Mayo 05]; 132(4): 467-478. Disponible en: https://scielo.conicyt.cl/scielo.php?script=sci_arttext&pid=S0034-98872004000400009&lng=es. http://dx.doi.org/10.4067/S0034-98872004000400009.
8. Nasreddine ZS, Phillips NA, Bedirian V, *et al.* The Montreal Cognitive Assessment, MoCA: a brief screening tool for mild cognitive impairment. J Am Geriatr Soc 2005; 53: 695-699.
9. Delgado, C., Araneda, A. Behrens, M. I. Validación del instrumento Montreal Cognitive Assessment en español en adultos mayores de 60 años. Neurología. 2017. Jul-Ago;34(6), 376-385 doi: 10.1016/j.nrl.2017.01.013
10. Sanford A.M. Mild Cognitive Impairment. Clin. Geriatr. Med., 33 (2017), pp. 325-337
11. Langa KM, Levine DA. The diagnosis and management of mild cognitive impairment: A clinical review. JAMA 2014; 312:2551-61.

EVALUACIÓN NEUROPSICOLÓGICA

Lorena Aguilar y Markus Graflein

Introducción

En los inicios de la neuropsicología clínica el estudio de la relación cerebro/conducta, se focalizaba en pacientes con lesiones circunscritas del cerebro y cuadros de epilepsia. Posteriormente se incorpora la evaluación de áreas funcionales y la búsqueda de patrones de deterioro.

La actual prevalencia de las enfermedades neurodegenerativas, ha demandado el rápido desarrollo de pruebas de exploración básica (cribado) y de instrumentos de evaluación más integral (cognitivos, conductuales y funcionales), que permitan establecer de manera precoz la presencia de deterioro cognitivo.

¿Cuáles son las pruebas de tamizaje y cuál es su utilidad clínica?

Las pruebas de tamizaje constituyen un grupo de instrumentos de exploración básica, útiles para obtener puntajes de eficiencia global, caracterizados por ser breves, de aplicación y corrección simple y poco estresantes. No están diseñados para realizar diagnósticos y están recomendados frente a sospechas o quejas de memoria, reporte de familiares o informantes de fallos cognitivos, conductuales o funcionales de una persona.

Pruebas de tamizaje utilizados en nuestro medio

- **Mini-Mental (MMSE):** es el instrumento más utilizado universalmente para tamizaje de trastornos cognitivos. Evalúa: orientación espaciotemporal, recuerdo inmediato y diferido, atención, nominación, repetición, comprensión, escritura y función visuoconstructiva. Tiene un máximo de 30 puntos con un puntaje de corte de 24 puntos para sospecha de deterioro cognitivo (requiere de ajuste según edad y escolaridad). En la validación chilena se usó un punto de corte de 21 puntos para sospecha de demencia (S 94% y E 46%), con peor rendimiento en detección de deterioro cognitivo menor. Pierde efectividad en baja escolaridad y muy alta escolaridad. Aumenta su sensibilidad al agregar test mnésicos (ej. MIS) o su especificidad con test funcionales **MMT + PFAQ** (Pfeiffer del informante)[1] o **IQCODE**[2].

- **Montreal Cognitive Assessment test (MoCA):** utilizado como tamizaje en atención primaria. Evalúa: atención, orientación, abstracción, cálculo, memoria, lenguaje, función visuoconstructiva y ejecutiva. Es más exigente en el ítem de memoria por lo que es más sensible para detectar trastorno cognitivo menor. Cuenta con una validación en población chilena. Su puntaje máximo son 30 puntos, y 21 puntos es el puntaje de corte sugerente de deterioro cognitivo (para TC menor S 75% y E 82% y para TC mayor S 90% y E 86%). Si el paciente tiene menos de 8 años de educación se le suman dos puntos y si tiene menos de 12 años se le suma 1 punto[3].
- El **Test ACE-R-Ch**: incorpora mayor número de subpruebas en las áreas más sensibles a deterioro cognitivo. Evalúa: memoria, lenguaje, función visuoconstructiva y añade pruebas de función ejecutiva. Entrega puntajes de eficiencia global (corte para deterioro: 76/100) y por función. Incluye el MMSE.
- **MIS (Buschke Memory Impairment)**: test de memoria, breve, de fácil aplicación y amigable. Evalúa el recuerdo libre y facilitado a partir de la lectura y categorización de cuatro palabras (Chaleco, clavel, jurel, dominó). Se sugiere realizar una tarea distractora no semántica, en espera que pasen los 3 minutos estándar para preguntar por el recuerdo de las 4 palabras. Con un máximo de 8 puntos, 4 puntos o menos orientan a deterioro cognitivo. Su puntuación se calcula así: 2 puntos por cada recuerdo libre y 1 punto por cada recuerdo con clave (total: 0-8). Existen dos alternativas verbales y una con imágenes para personas con baja escolarización. Tiempo de aplicación 4 minutos[4].
- **Test del Reloj (TR)**: test simple y útil para detección de trastornos neurocognitivos mayores. Evalúa: capacidad visuoespacial, constructiva y ejecutiva. Se ha incorporado en el test ACE-R y test de los siete minutos. Existen diversas formas de puntuarlo. Una de las más simples y utilizadas es asignar 1 punto por el círculo, 2 puntos por todos los números incluidos en el círculo y 2 puntos por los punteros correctamente ubicados (11:10). Puntaje de corte para deterioro 3/5 puntos totales. Otra forma es considerarlo normal o anormal considerando los puntos anteriores.
- **Lista de animales:** se solicita al paciente que mencione la mayor cantidad de animales que pueda en un minuto. Test de fluidez de lenguaje, menos interferido por el factor educacional. Se considera normal ≥ 15 animales/min en personas con educación completa (12 años o más), >11 animales en aquellos con educación incompleta, y al menos 9 animales en iletrados o con menos de 6 años de educación. Es un test muy útil, especialmente en personas de baja educación, donde muchos otros test no pueden aplicarse.
- **Mini COG:** test combinado: recuerdo de 3 palabras más test de reloj. Tiempo de aplicación es de unos 3 minutos. Las instrucciones se encuentran en el siguiente *link*: https://mini-cog.com/wp-content/uploads/2018/03/SPANISH-Mini-Cog.pdf. No debe aplicarse en iletrados o con menos de 6 años de educación.

TABLA 1 • RESUMEN PRUEBAS DE TAMIZAJE.

Prueba	Autor	Pje. Máx. / corte	Estudios chilenos	T. admin	F(x) Evaluada
Mini Mental (MMSE)	Folstein, MF y cols. 1975	Máx. 30 Corte 24	Albala, C. y cols. (2004) González, J. y cols. (2009)	10 min.	Orientación t/e, registro, atención y cálculo, recuerdo, lenguaje y praxia constructiva gráfica.
MoCA Test	Nasreddine, ZS y cols. 2005	Máx. 30 Corte 21	Delgado, C. y cols. (2019)	10 min.	Atención, orientación, memoria, lenguaje, cálculo, cap. visoconstructiva y fx ejecutiva.
ACE-R-(Ch)	Hsieh, S. y cols. 2000	Máx. 100 Corte 76	Slachevsky, A. y cols. (2012)	10 a 30 min.	Atención/orientación, memoria, lenguaje, capacidad visuoespacial.
MIS	Buschke, H. y cols. 1999	Máx. 8 Corte 4	Dechent, C. (2013)	5 min.	Memoria episódica verbal (recuerdo libre y facilitado por clave).
Test del reloj. TRO/orden TRC/copia	Cacho, J. y cols. 2005	Máx. 10 Corte TRO 6 Corte TRC 8		5 min.	Capacidad visuoespacial, constructiva y ejecutiva.

Pruebas de evaluación de funciones específicas

Instrumentos que contienen mayor número, tipo de preguntas y modalidades de evaluación por función (ej. memoria verbal/visual). Pueden ser aplicados de manera individual o como parte de una batería de pruebas. Proporcionan información exhaustiva sobre funciones superiores alteradas e indemnes para propósitos de diagnóstico y/o de rehabilitación. Requieren de entrenamiento para su administración e interpretación. Las más reconocidas en nuestro medio son:

Función cognitiva	Pruebas
Atención/ Concentración	Repetición de dígitos. Test del Trazo (TMT): utilizado como medida de habilidad visomotora, atención dividida y flexibilidad cognitiva. Rendimiento v/s tiempo. Se divide en parte A y B[4]. Test de dígitos símbolos: prueba de atención, rastreo visual, concentración y velocidad visomotora. Se han desarrollado variedades de formas alternativas que evalúan los mismos procesos[5]. Test de cancelación: examina velocidad de procesamiento de información, negligencia espacial, rastreo visual, atención focalizada, persistencia, inhibición de estímulos[5].
Memoria	*California Verbal Learning Test*: valora capacidad de aprendizaje[6]. Grober & Buschke: mide los procesos de registro, almacenamiento y recuperación de información verbal[7]. Figura Compleja de Rey: evalúa la capacidad visuoconstructiva y memoria visual. Copia y recuerdo. Puntuación directa y análisis cualitativo de ejecución[8]. Escala de memoria de Weschler (4ª versión): evalúa memoria inmediata, memoria de trabajo y recuperación en modalidad auditiva y visual[9].
Lenguaje	Test FAS: evalúa fluidez verbal a partir de la producción de palabras que se inician con las letras F, A y S. Esta prueba también es utilizada como medida de función ejecutiva[10]. Test de Nominación de Boston: permite valorar nominación visuoverbal[11].
Función visuoconstructiva	Cubos de Khos: consiste en reproducir esquemas gráficos a partir de cubos. Buen indicador de alteraciones visuoconstructivas. Copia de Figura Compleja. Rey, A. (1941): examina capacidad visuoconstructiva y memoria visual. Correción por puntuación directa y análisis cualitativo de ejecución.
Funciones ejecutivas	Test de sortear cartas de Wisconsin (WCS): instrumento que mide abstracción, categorización y flexibilidad cognitiva[12]. *Stroop test*: evalúa capacidad de inhibición y control de la interferencia[13]. *Frontal assessment battery*: instrumento sensible a la disfunción frontal[14]. *London tower test*[5], Torres de Hanoi: se utilizan para medir la capacidad de planificación[16]. Test de las anillas: valora la capacidad de planificación, memoria de trabajo, flexibilidad mental y velocidad motora[17]. Test de los 5 dígitos: evalúa velocidad de procesamiento cognitivo, capacidad de focalizar la atención y control de interferencia. *Iowa Gambling Test*: examina adecuación en la toma de decisiones[18].

¿Cómo se evalúa la conducta y funcionalidad en personas con deterioro cognitivo?

Resulta fundamental evaluar los síntomas conductuales en personas con deterioro cognitivo dado su gran impacto y frecuencia. Se han descrito prevalencias entre un 30% a más de un 90% de los casos y algunos investigadores señalan que probablemente todas las personas presentarán alteraciones conductuales en algún momento durante el curso de su enfermedad. De presentación fluctuante y a menudo recurrente, representan una de las principales causas de institucionalización, así como de sobrecarga y estrés del cuidador.

Suelen agruparse en síntomas de tipo afectivo o psicótico, los que se asocian a perfiles cognitivos específicos.

Generalmente son susceptibles a la intervención terapéutica.

Las escalas de funcionalidad, en tanto, representan un requerimiento que se asocia a criterios de independencia y autonomía, ambos aspectos relacionados a la distinción entre deterioro cognitivo leve, deterioro cognitivo mayor y a las distintas etapas de evolución. Ayudan a generar planes de manejo e intervención individual y familiar.

Escalas conductuales y de funcionalidad

- **Inventario Neuropsiquiátrico (NPI):** evalúa 12 manifestaciones psiquiátricas en demencia. Indaga sobre frecuencia de presentación (Muy a menudo, a menudo, algunas veces, rara vez, o nunca), sobre cuánta molestia generan en el paciente (Leve, moderada o grave) y cuánto estrés provocan en el cuidador (desde ninguna molestia hasta molestia extrema). Se evalúan delirios, alucinaciones, agitación, agresión, depresión, ansiedad, euforia, apatía, desinhibición, irritabilidad, actividad motora, trastornos del sueño y alimentación[4].
- **Índice de Barthel (ABVD):** evalúa funcionamiento en actividades básicas de la vida diaria. Fue diseñado originalmente para patologías cerebrovasculares agudas y demencia vascular pero actualmente su uso es más amplio. Evalúa capacidad de comer, lavarse, vestirse, arreglarse, control miccional, uso del baño y movilidad. Entrega cinco categorías: dependencia total, severa, moderada y leve e independencia funcional. Puntaje máximo 100 puntos. Punto de corte para deterioro funcional bajo 60 puntos[19].
- **Escala de actividades instrumentales de la vida diaria Lawton y Brody:** evalúa capacidad actual de la persona para usar teléfono, compras, cocinar, lavado, transporte, manejo de fármacos y finanzas. Puntaje varían entre 0 máxima dependencia y 8 puntos independencia total[20].
- **T-ADLQ:** incorpora ítems relacionados con actividades instrumentales más complejas: autocuidado, actividades de casa, trabajo, recreación, compras, viajes, manejo de dinero y comunicación[21].

- **Test del informante (TIN):** recoge datos sobre cambios en la capacidad para recordar, aprender e incorporar aprendizajes. Aplicable en población con baja escolarización[2,23].
- **Cuestionario de Alzheimer 8 (AD-8):** entrevista de ocho ítems diseñada para diferenciar envejecimiento normal y demencia. Instrumento breve, que puede ser empleado en atención primaria como screening en demencia[24].

Algunos test evaluativos para grupos específicos

- Deterioro frontal: Las investigaciones más recientes en neuropsicología incorporan la evaluación de la cognición social, como un elemento central. Evalúan diferentes aspectos de la interacción social como teoría de la mente, comprensión de situaciones sociales, toma de decisiones, manejo de emociones y control inhibitorio. Dentro de estas destacan: Batería de evaluación frontal (FAB)[25], Batería de ejecución y cognición social de Ineco, el *Faux Pass* de Stone, Barón-Cohen y Knoght, Test de las falsas creencias Wimmer y Perner.
- Síndrome de Down y demencia: La alta tasa de nacimientos de personas con síndrome de Down y la longevidad alcanzada por este grupo en nuestro país, ha dado origen a la necesidad de evaluación neuropsicológica especializada. Se utiliza para esto la aplicación de la batería CAMDEX –SD, adaptando las estrategias de evaluación del modelo español del Hospital de la Santa Cruz y San Pao (Centro de Alzheimer y Down).

¿Cuándo debemos derivar para realizar un estudio neuropsicológico?.

En ocasiones se requiere realizar una determinación de perfiles etiológicos más certeros, para lo cual necesitamos de estudios más extensos y exhaustivos que incluyan la estimación de múltiples dominios (atención, memoria, lenguaje, funciones visuoconstructivas y ejecutivas), el análisis cualitativo de ejecución y desempeños (tiempo, errores, conducta del paciente, otros), los reportes de informantes y los elementos clínicos observados por el especialista que integre y defina perfiles para la orientación diagnóstica.

Se recomienda al equipo de salud, derivar a un estudio neuropsicológico cuando:

- La persona afectada o el informante refieren o confirman fallos cognitivos funcionales o conductuales.
- La persona afectada obtiene rendimientos bajo o en límite respecto del puntaje corte en los test básicos.
- Los fallos se concentran en un área funcional específica.

- Se quiera establecer datos comparativos de evolución en el curso de deterioro.
- Se requiere ayuda en la toma de decisiones respecto del apoyo, cuidado y seguridad del paciente.
- Exista duda diagnóstica.

Puntos clave

La evaluación neuropsicológica, especialmente la detección precoz de deterioro cognitivo:

- Representa un desafío para los equipos de salud.
- Favorece el desarrollo de estrategias de intervención temprana.
- Colabora en la comprensión tanto del paciente como de sus familiares o cuidadores de los procesos y cambios asociados al deterioro cognitivo.
- Contribuye en la adecuación del contexto, toma de decisiones futuras y resguardo del paciente y su familia.
- La derivación oportuna a estudios neuropsicológicos más completos y exhaustivos puede colaborar de manera relevante en estas tareas.

¿Dónde profundizar?

- Lezak M. Neuropsychological assessment. Fifth Edition. Oxford University Press. 2012. Ardila A, Ostrosky F. Guía para el Diagnóstico Neuropsicológico. Universidad Nacional Autónoma de México, D,F. México. 2012. Libro de descarga gratuita.
- Calculadora con datos normativos chilenos que incluye las pruebas neuropsicológicas más utilizadas. https://neuropsychologylearning.com/calculadora-presentacion-datos-normativos/

Referencias

1. Quiroga L Pilar, Albala B Cecilia, Klaasen P Gonzalo. Validación de un test de tamizaje para el diagnóstico de demencia asociada a edad, en Chile. Rev. méd. Chile [Internet]. 2004 Abr [citado 2020 Abr 11]; 132(4): 467-478. Disponible en: https://scielo.conicyt.cl/scielo.php?script=sci_arttext&pid=S0034-98872004000400009&lng=es. http://dx.doi.org/10.4067/S0034-98872004000400009.
2. Hancock P, Larner AJ. Diagnostic utility of the Informant Questionnaire on Cognitive Decline in the Elderly (IQCODE) and its combination with the Addenbrooke's Cognitive Examination-Revised (ACE-R) in a memory clinic-based population. Int Psychogeriatr. 2009;21(3):526–530. doi:10.1017/S1041610209008941

3. Delgado C, Araneda A, Behrens MI. Validación del instrumento Montreal Cognitive Assessment en español en adultos mayores de 60 años. Neurología [Internet]. 2019 [citado 28 marzo 2020]; 34(6):376-385. Disponible en:https://www.elsevier.es/es-revista-neurologia-295-articulo-validacion-del-instrumento-montreal-cognitive-S0213485317301020
4. Peña-Casanova J, Gramunt N, Gich J. Tests neuropsicológicos. Fundamentos para una neuropsicología clínica basada en evidencias. 1ra ed. Barcelona: Editorial Masson; 2004.
5. Lezak MD. Neuropsycologycal Assesment. 4a ed. New York: Oxford University Press; 2004.
6. Delis DC, Kramer JH, Kaplan E, Ober BA. California Verbal Learning Test. San Antonio, TX: The Psychological Corporation.
7. Labos E, Trojanowski S, Ruiz, C. Free/cued selective reminding test with immediate recall. Verbal Version. Adaptation and Norms in Spanish language. Rev neurol arg 2008 Ene; 33(1):50-66. Disponible en: https://www.researchgate.net/publication/283251091_Freecued_selective_reminding_test_with_immediate_recall_Verbal_Version_Adaptation_and_Norms_in_Spanish_language
8. Rey A. Test de copia y de reproducción de memoria de figuras geométricas complejas. 8th ed. Madrid: TEA Ediciones; 2003.
9. Wechsler D. A Standardized Memory Scale for Clinical Use. The Journal of Psychology. [Internet] 1945 Ene; 19(1): 87-95. Disponible en: https://www.tandfonline.com/doi/abs/10.1080/00223980.1945.9917223
10. Casals-Coll M, Sánchez-Benavides G, Quintana M, Manero RM, Rognoni T, Calvo L, Palomo R, Aranciva F, Tamayo F, Peña-Casanova J. Estudios normativos españoles en población adulta joven (proyecto NEURONORMA jóvenes): normas para los test de fluencia verbal. Rev Neurol [Internet]. 2013 Ene-Feb; 28(1):33-40. Disponible en: https://www.elsevier.es/es-revista-neurologia-295-articulo-estudios-normativos-espanoles-poblacion-adulta-S0213485312000783
11. Quiñones-Ubeda S, Peña-Casanova J, Böhm P, Gramunt, N, Comas L. Preliminary normative data for the second edition of the Boston Naming Test for young Spanish adults. Rev neurol. [Internet]. 2004 Jul; 19(5):248-53.
12. Berg EA. A Simple Objective Technique for Measuring Flexibility in Thinking. J gen psychol. [Internet]. 1948 Jul; 39(1), 15-22. Disponible en: https://www.tandfonline.com/doi/abs/10.1080/00221309.1948.9918159
13. Stroop JR. Studies of interference in serial verbal reactions. J exp psychol. [Internet]. 1935 Dic; 18(6):643-62. Disponible en: https://psycnet.apa.org/doiLanding?doi=10.1037%2Fh0054651
14. Dubois B, Slachevsky A, Litvan I, Pillon B. Rev neurol [Internet]. 2000 Dic; 55(11):1621-26. Disponible en: https://www.researchgate.net/publication/12215367_The_FAB_a_Frontal_Assessment_Battery_at_bedside
15. Berg W, Byrd D. The Tower of London Spatial Problem-Solving Task: Enhancing Clinical and Research Implementation. J clin exp neuropsychol [Internet]. 2002 Sep;24(5): 586-604. Disponible en: https://www.researchgate.net/

publication/11201010_The_Tower_of_London_Spatial_Problem-Solving_Task_Enhancing_Clinical_and_Research_Implementation
16. Díaz A, Martín R, Jiménez J, García E, Hernández S, Rodriguez, C. Torre de Hanoi: datos normativos y desarrollo evolutivo de la planificación. Eur j educ psychol [Internet]. 2012 Jun; 5(1):79-91. Disponible en: https://dialnet.unirioja.es/descarga/articulo/3971473.pdf
17. Portellano JA, Díez A, Melero H, García-Pacios, J. El Test de las anillas (TA), un nuevo instrumento para la evaluación de las Funciones Ejecutivas. Mapfre medicina [Internet]. 2007 Ene-Mar; 18(1):54-63. Disponible en: https://es.scribd.com/document/233420745/El-Test-de-La-Anillas
18. León F, Arana J, Salvador Cruz J, Hernández L. Emoción y toma de decisiones: teoría y aplicación de la Iowa Gambling Task. Rev electrónica de psicología Iztacala [Internet]. 2011 Ene; 14(1):333-53. Disponible en: https://www.researchgate.net/publication/235411606_Emocion_y_toma_de_decisiones_teoria_y_aplicacion_de_la_Iowa_Gambling_Task
19. Cid-Ruzafa J, Damián-Moreno, J. Valoración de la discapacidad física: el Índice de Barthel. Rev esp salud pública [Internet]. 1997 Mar; 71(2). Disponible en: http://scielo.isciii.es/scielo.php?script=sci_arttext&pid=S1135-57271997000200004
20. Hernández K, Neumann C. Análisis del instrumento para evaluación del desempeño en actividades de la vida diaria instrumentales Lawton y Brody. Rev chil terapia ocupacional [Internet]. 2016 Jul;16(2):55-62. Disponible en: https://core.ac.uk/download/pdf/81647911.pdf
21. Johnson N, Barion A, Rademaker A, Rehkemper G, Weintraub S. The Activities of Daily Living Questionnaire: a validation study in patients with dementia. Alzheimer Dis Assoc Disord. 2004; 18(4):223-30.
22. Jorm AF, Jacomb, PA. The Informant Questionnaire on Cognitive Decline in the Elderly (IQCODE): socio-demographic correlates, reliability, validity and some norms. Psychol Med. 1989; 19(4):1015-22.
23. Morales González JM, González-Montalvo JI, Del Ser Quijano T, Bermejo Pareja F. Estudio de validación del S-IQCODE: la versión española del informant questionnaire on cognitive decline in the elderly [Validation of the S-IQCODE: the Spanish version of the informant questionnaire on cognitive decline in the elderly]. Arch neurobiol (Madr). 1992; 55(6):262-66.
24. Muñoz C, Núñez J, Flores P, Behrens MI, Slachevsky A. Utilidad de un cuestionario breve dirigido al informante para el diagnóstico temprano de casos de demencia: La versión chilena del AD8 (AD8-Ch). Rev méd chil [Internet]. 2010; 138(8), 1063-65. Disponible en: https://www.researchgate.net/publication/49362011_Utilidad_de_un_cuestionario_breve_dirigido_al_informante_para_el_diagnostico_temprano_de_casos_de_demencia_La_version_Chilena_del_AD8_AD8-Ch
25. Slachevsky A, Villalpando JM, Sarazin M, Hahn-Barma V, Pillon B, Dubois B. Frontal Assessment Battery and Differential Diagnosis of Frontotemporal Dementia and Alzheimer Disease. Arch Neurol. 2004;61(7):1104-1107. doi:10.1001/archneur.61.7.1104

DETERIORO COGNITIVO LEVE

Maricarmen Andrade

¿Qué es Deterioro Cognitivo Leve?

El deterioro cognitivo leve, es un estadio cognitivo intermedio que ocurre dentro de un continuo entre la cognición normal y la demencia. La mayoría de personas mayores (PM) experimentan algún grado de declive cognitivo, sin embargo, el deterioro cognitivo leve excede el deterioro asociado a la edad, sin cumplir criterios de demencia[1].

¿Cómo nace el Constructo?

El término "Deterioro Cognitivo Leve" (DCL) (en inglés *Mild Cognitive Impairment*, MCI) existe en la literatura hace más de cuatro décadas, siendo introducido por un grupo de investigadores de la Universidad de Nueva York el año 1991, usando la clasificación de Reisberg y colaboradores en lo que correspondería a la etapa 3 de la Global Deterioration Scale (GDS) descrita en detalle en Tabla 1 del próximo capítulo[2]. No fue hasta el año 1997 en que se caracterizó por primera vez el constructo, con los criterios de la Clínica Mayo publicados por Petersen que establecen que DCL corresponde a un deterioro cognitivo mayor a lo esperado para la edad, pero no lo suficientemente severo para producir deterioro funcional, y propone los siguientes criterios diagnósticos: queja de memoria, sin alteración en la funcionalidad, función cognitiva normal, memoria alterada para la edad y sin demencia[3]. Estos criterios se basaron principalmente en el compromiso de memoria sin considerar los otros dominios cognitivos, esto con el objetivo de detectar Enfermedad de Alzheimer (EA) en etapas iniciales. El 2004 se publican nuevos criterios, más amplios, los cuales consideran que el DCL puede afectar cualquiera de los 6 dominios cognitivos y no solo memoria (aprendizaje y memoria, funcionamiento social, lenguaje, función visuoespacial, atención compleja y función ejecutiva) y reconocen que el DCL puede ser de diversas etiologías y no solo el pródromo de EA[4]. Desde entonces se han propuesto 4 tipos de DCL basado en si comprometen o no el dominio memoria (amnésico v/s no amnésico) y si afectan uno o varios dominios cognitivos (dominio único v/s multidominio): 1) DCL amnésico dominio único; 2) DCL amnésico multidominio; 3) DCL

TABLA 1 • CRITERIOS DIAGNÓSTICOS TRASTORNO NEUROCOGNITIVO MENOR PROPUESTOS EN EL DSM-V.

A. Evidencia de un declive cognitivo modesto desde un nivel previo de mayor desempeño en uno o más de uno de los dominios cognitivos referidos:

   1. Preocupación del individuo, de un tercero informado o del facultativo con respecto a un declive modesto en las funciones cognitivas.
   2. Declive en el desempeño neuropsicológico: implicando una disminución del desempeño en los tests del rango de una a dos desviaciones estándares por debajo de lo esperado en la evaluación neuropsicológica reglada o ante una evaluación clínica equivalente.

B. Los déficits cognitivos son insuficientes para interferir con la independencia (ej. actividades instrumentales de la vida diaria, tareas complejas como manejo de medicación o de dinero), pudiendo ser preciso esforzarse más, utilizar estrategias compensatorias o hacer una acomodación para mantener la independencia.

C. Los déficits cognitivos no ocurren exclusivamente en el contexto de un *delirium*.

D. Los déficits cognitivos no son atribuibles de forma primaria a la presencia de otros trastornos mentales (ej. trastorno depresivo mayor, esquizofrenia).

no amnésico dominio único; y 4) DCL no amnésico multidominio[5]. Estos subtipos tendrían importancia desde el punto de vista etiológico, pues los distintos subtipos se han asociado a progresión a ciertos tipos de deterioro neurocognitivo mayor. Por ejemplo, el DCL amnésico de dominio único o multidominio tiene más posibilidad de progresar a EA, los no amnésicos de un dominio a Demencia frontotemporal y los no amnésicos multidominios a Demencia vascular.

En el año 2011, estos criterios fueron reevaluados por el National Institute on Aging-Alzheimer's Association (NIA-AA) dentro del espectro de la EA, coincidiendo con los criterios propuestos el 2003 e incluyendo la posible presencia de alteraciones en las actividades de la vida diaria, pero que no requieren apoyo de terceros y que realizan su vida de forma independiente; y agregan el uso de biomarcadores como una forma de esclarecer la etiología, los cuales revisaremos más adelante en este capítulo[6]. Por su parte, el DSM-V propone criterios diagnósticos equivalentes al DCL pero cambia el nombre a Trastorno Neurocognitivo Menor. Los criterios del DSM-V especifican que debe existir un declive cognitivo tanto subjetivo como objetivo respecto a un estado previo de funcionamiento, en uno o más de los 6 dominios cognitivos, que no interfiera sustancialmente en actividades instrumentales de la vida diaria y que no ocurra en contexto de *delirium* ni otras condiciones psiquiátricas (VER TABLA 1)[7]. A pesar que no existe un cambio en el constructo, desde entonces, la tendencia es a utilizar cada vez más este nombre, dado que el término "deterioro cognitivo" para muchos tiene una connotación negativa y dificulta la comprensión respecto a la posible reversibilidad de este. Sin embargo, seguirán encontrando en la literatura, DCL y Trastorno Neurocognitivo Menor como términos equivalentes.

¿Cuál es la prevalencia del Deterioro Cognitivo Leve?

La prevalencia global de DCL es de un 15%-20% en PM de 60 años, sin embargo, varía según la definición. Como vimos previamente en este capítulo, las definiciones de DCL han cambiado a lo largo de los años, y si consideramos trabajos con su primera definición que solo consideraba la afectación de memoria, sin considerar otros dominios cognitivos, la prevalencia es bastante menor(8). Por otro lado, su prevalencia aumenta con la edad, desde 6.5% entre 60 y 65 años hasta un 25% entre 80 y 85 años, aumentando también con un menor nivel educacional(9).

¿Cuál es el tamizaje sugerido y cómo se hace el diagnóstico de DCL?

Es importante saber que no todos los DCL son precursores de demencia, ni son progresivos, sino que existe un porcentaje importante que se mantienen estables o revierten y en ese contexto tomar una historia completa y realizar un tamizaje adecuado es fundamental.

En la historia clínica será importante preguntar por la existencia de síntomas depresivos, uso de fármacos que puedan afectar la cognición (mencionados en el capítulo previo), alteraciones sensoriales (auditivas o visuales) no corregidas y comorbilidades médicas que pudieran estar descompensadas, al igual que buscar dirigidamente SAHOS (Síndrome de apnea e hipopnea obstructiva del sueño).

Complementando lo anterior, se deben realizar exámenes generales que descarten causas reversibles de DCL como alteraciones endocrinológicas, infecciosas, déficits nutricionales, alteraciones metabólicas y electrolíticas, así como causas estructurales del SNC(1), que serán ampliamente analizados en el próximo capítulo.

Para una primera aproximación frente a casos sospechosos debemos utilizar una adecuada herramienta de tamizaje, la cual debe ser corta y sencilla de aplicar. Esta nos permite realizar una valoración mental estructurada, alertándonos de una alteración que debe ser estudiada con mayor profundidad, ya que a pesar que existen puntajes sugeridos para DCL y demencia, su puntuación no establece por sí sola el diagnóstico. Dentro de las pruebas de tamizaje debemos considerar el *Mini-Mental State Examination* (MMSE), el cual es ampliamente utilizado para screening cognitivo, aunque es poco sensible para detectar DCL, dado que no evalúa de manera adecuada funciones ejecutivas, pudiendo ser normal en un DCL no amnésico(9). El test de MoCA (*Montreal Cognitive Assessment*) es más sensible en este contexto, y debe ser corregido por nivel educacional al igual que el MMSE. El punto de corte en Chile es 21 o menos para DCL y se debe agregar un punto en caso de escolaridad entre 8 y 12 años y 2 puntos si la escolaridad es menor a 8 años. Ambas herramientas se encuentran validadas en nuestro país[8,10,11].

El diagnóstico requiere que exista un cambio en la cognición intraindividuo, es decir que la persona evaluada haya tenido un deterioro respecto a su basal y cómo rendía previamente. En este sentido, lo ideal es tener 2 o más evaluaciones que demuestren este cambio, pero, cuando esto no es posible, el cambio se debe obtener a través de la historia clínica considerando la información aportada por el paciente y su acompañante. El rendimiento en la evaluación neuropsicológica será entre 1 y 2 DS respecto a la esperada para edad y escolaridad[8].

¿Cuáles son los predictores de progresión de DCL a demencia?

Un paciente con diagnóstico de DCL puede mantenerse estable, volver a cognición normal o progresar a demencia. Existen estudios que muestran que la regresión a cognición normal ocurre entre un 14,4% y 55% de los casos, sin embargo tienen mayor riesgo de conversión a demencia que las personas sin DCL, llegando hasta un 65% de conversión a largo plazo. La probabilidad que un paciente con DCL progrese a demencia es 3 a 5 veces comparado con una persona normal, con una tasa anual de progresión a demencia de un 12% a 20%[9,12]. Se han descrito múltiples factores de riesgo (FR) asociados a la progresión de DCL a demencia, entre ellos se encuentran la edad, bajo nivel educacional y ciertas características clínicas que revisaremos en breve. Desde un punto de vista práctico es mejor separar los FR en modificables y no modificables, dado que el adecuado manejo de los primeros puede contribuir a disminuir la progresión a demencia.

Los principales FR no modificables son factores genéticos y la existencia de algunos biomarcadores. Dentro de los factores genéticos el más importante es la presencia de alelo APOE4 que se asocia a mayor progresión a Demencia tipo Alzheimer. Respecto a los biomarcadores existen 2 tipos principales: los que expresan depósito de Aβ-amiloide y los que representan daño neuronal. La presencia de cualquiera de ellos ha demostrado ser un factor de riesgo para progresión de DCL a demencia. Si bien actualmente se utilizan principalmente para investigación, en la medida que se encuentren más ampliamente disponibles y que vayan surgiendo tratamientos para etapas precoces de deterioro cognitivo servirán de apoyo en el diagnóstico etiológico y en la toma de decisiones clínicas.

El estudio de biomarcadores está dirigido a detectar estos aspectos fisiopatológicos de la enfermedad, el depósito de Aβ 42 que comienza en etapas tempranas de EA y el daño neuronal que ocurre en etapas más tardías de cualquier proceso neurodegenerativo, no solo EA. Los biomarcadores que son manifestación del depósito de Aβ 42 en corteza cerebral son: Aβ 42 bajo en LCR y la tomografía por emisión de positrones (PET) con ligando de β-amiloide, lo que se encuentra en fases preclínicas de la EA, manteniéndose alterados durante toda la enfermedad. Por otro lado, los marcadores de neurodegeneración asociados a EA que aparecen de manera más tardía son: elevación de la proteína Tau o Tau fosforilada en LCR, lo que se correlaciona con patología neurofibrilar; algunos cambios en la resonancia magnética (RM) como la atrofia temporal medial y disminución de volumen hipocampal, y alteración en imágenes cerebrales funcionales como el PET con fludeoxiglucosa (FDG), que muestra reducción de metabolismo de la glucosa, o el SPECT que muestra alteración en perfusión cerebral en corteza temporoparietal. La NIA-AA ha propuesto una categorización basada en amiloide como riesgo de conversión de DCL a EA[13,14,15] (VER TABLA 2).

TABLA 2 • ESTRATIFICACIÓN DE RIESGO SEGÚN SUBTIPO DE DCL NIA 2011.

Deterioro Cognitivo Leve Probabilidad de etiología EA	**β-amiloide (PET o LCR)**	**Injuria neuronal (Tau LCR, FDG- PET, SPECT o RM)**
INTERMEDIA	No determinado o No disponible	(+)
INTERMEDIA	(+)	Indeterminado o No disponible
ALTA	(+)	(+)
BAJA	(–)	(–)

Modificado de J Intern Med 2014; 275:214-228 [15].

Dentro de los FR modificables que aumentan la conversión de DCL a demencia, están los FR cardiovasculares: cardiopatía coronaria, hipertensión arterial, diabetes *mellitus*, tabaquismo, dislipidemia, síndrome metabólico y fibrilación auricular. Desde el punto de vista de imágenes, la presencia de un *score* de Hachinski mayor a 4 combinado con presencia de lesiones en sustancia blanca (manifestación imagenológica cerebral de FR cardiovasculares mal controlados) aumentan el riesgo de cualquier forma de demencia. Por otro lado, hay estudios que muestran que síntomas conductuales en el contexto de un DCL casi duplican el riesgo de conversión a demencia, con una tasa de conversión de 25% *versus* un 10%-15% en pacientes con DCL sin síntomas neuropsiquiátricos (16). Este es un punto controversial, pues, si bien existen algunos síntomas neuropsiquiátricos que son tratables como la depresión, que con su tratamiento podría eventualmente mejorar el funcionamiento cognitivo, cada vez hay más evidencia que depresiones de inicio tardío se asocian a mayor riesgo de progresión a deterioro cognitivo mayor. Por otra parte, existen otros síntomas neuropsiquiátricos como la apatía que no mejoran mayormente con tratamiento farmacológico y que también se asocian a mayor progresión a demencia[17]. Las alteraciones sensoriales (visuales y auditivas) han surgido con evidencia creciente como FR potencialmente modificables, las cuales deben ser corregidas para evitar su asociación a mayor progresión a demencia[18,19].

¿Cuál es el tratamiento del DCL?

A la fecha no existe tratamiento farmacológico aprobado por la FDA. Por este motivo cobra especial relevancia el estudiar causas reversibles, el adecuado manejo de factores de riesgo modificables, así como estrategias de tratamiento no farmacológico que pudieran disminuir su progresión a demencia.

El tratamiento adecuado de factores de riesgo cardiovasculares, promover un estilo de vida saludable, con dieta adecuada y ejercicio es fundamental[20]. No hay evidencia suficiente para recomendar suplementos nutricionales, sin embargo, la dieta mediterránea ha demostrado tener efecto benéfico en el aspecto cognitivo[21]. El ejercicio físico y la estimulación cognitiva también tienen beneficios, ambos se abordarán en el capítulo de manejo integral de demencias. Existen estudios que muestran que el manejo multidimensional con adecuado tratamiento de comorbilidades, junto a dieta y ejercicio se asocia a menor progresión a demencia en pacientes con DCL[22]. Si bien no hay estudios a la fecha que demuestren que tratar la hipoacusia y trastornos visuales disminuyan la progresión a demencia, la recomendación es tratar estas alteraciones sensoriales mientras se genera evidencia, pues no solo repercuten en la cognición sino también en la calidad de vida[12,18,19].

Por último, es importante mencionar que una vez hecho el diagnóstico de DCL es importante educar al paciente y familia por varios motivos:

1. Ausencia de tratamiento farmacológico efectivo, lo que puede ser difícil de comprender para el paciente y su familia, y requiere de implementación de estrategias no farmacológicas antes descritas.
2. Si bien hay pacientes que permanecen estables o mejoran, hay otros que pueden empeorar con el paso del tiempo, por lo que es una condición que no debe ser minimizada y amerita seguimiento estrecho.
3. Puede ser el momento adecuado para conversar en familia o con las personas significativas sobre directrices anticipadas y hacer partícipe al paciente en decisiones respecto a su salud, manejo futuro y finanzas, sabiendo que a futuro puede no estar en condiciones de hacerlo.

Puntos clave

- El deterioro cognitivo leve corresponde a un declive en la cognición, mayor a lo esperado para la edad, sin cumplir criterios de demencia.
- Tiene una prevalencia entre 15% y 20% en personas mayores de 60 años, aumentando su prevalencia con la edad y bajo nivel educacional.

- Un paciente con diagnóstico de DCL puede revertir a cognición normal, mantenerse estable o progresar a demencia.
- Existen factores de riesgo modificables y no modificables que se asocian a mayor progresión a demencia.
- A la fecha no existe un tratamiento farmacológico aprobado por la FDA por lo que el manejo se basa en tratar causas reversibles y un adecuado manejo de factores de riesgo modificables.

¿Dónde profundizar?

- Deterioro cognitivo leve en el adulto mayor, documento de consenso. Sociedad Española de Geriatría y Gerontología. https://www.segg.es/media/descargas/Consenso%20deteriorocognitivoleve.pdf
- Marina Janelidze and Nazibrola Botchorishvili (July 18th 2018). Mild Cognitive Impairment, Alzheimer's Disease - The 21st Century Challenge, Jolanta Dorszewska and Wojciech Kozubski, IntechOpen, DOI: 10.5772/intechopen.75509. Available from: https://www.intechopen.com/books/alzheimer-s-disease-the-21st-century-challenge/mild-cognitive-impairment.

Referencias

1. Sanford A. Mild Cognitive Impairment. Clin Geriatr Med 2017; 33(3)325-337
2. Reisberg B, Ferris S, de Leon MJ. Stage-specific behavioral, cognitive, and in vivo changes in community residing subjects with age-associated memory impairment and primary degenerative dementia of the Alzheimer type. Drug Dev Res 1988; 15(2-3):101-114.
3. Gerstenecker A. & Mast B. Mild cognitive impairment: A history and the state of current diagnostic criteria. International Psychogeriatrics 2015; 27(2),199-211.
4. Winblad B, Palmer K, Kivipelto M, *et al.* Mild cognitive impairment beyond controversies, towards a consensus: report of the International Working Group on Mild Cognitive Impairment. J Intern Med 2004; 256(3):240-246.
5. Petersen RC. Mild cognitive Impairment as a diagnostic entity. Journal of Internal Medicine 2004; 256:183-194.
6. Petersen RC. Mild Cognitive Impairment. Continuum (Minneap Minn) 2016 Apr; 22(2 Dementia):404-18.
7. López-Álvarez J. Agüera-Ortiz F. Nuevos criterios diagnósticos de la demencia y la enfermedad de Alzheimer: una visión desde la psicogeriatría. Psicogeriatría 2015; 5(1):3-14.
8. Behrens MI, Nervi A, editores. Guías clínicas de diagnóstico y tratamiento de las demencias. Ediciones de la Sociedad de Neurología, Psiquiatría y Neurocirugía de Chile. (Chile); 2017. 59 p.
9. Petersen RC, Lopez O, Armstrong MJ *et al.* Practice guideline update summary: Mild cognitive impairment Report of the Guideline Development, Dissemination, and

Implementation Subcommittee of the American Academy of Neurology. Neurology 2018; 90(3).
10. C. Delgado, A. Araneda, M.I. Behrens. Validation of the Spanish-language version of the Montreal Cognitive Assessment test in adults older than 60 years. Neurología (English Edition), Volume 34, Issue 6, July-August 2019, Pages 376-385.
11. Ciesielska N, Sokołowski R, Mazur E *et al.* Is the Montreal Cognitive Assessment (MoCA) test better suited than the Mini-Mental State Examination (MMSE) in mild cognitive impairment (MCI) detection among people aged over 60? Meta-analysis. Psychiatr. Pol. 2016; 50(5):1039-1052.
12. Campbell N,Unverzagt F, LaMantia M *et al.* Risk factors for Progression of Mild Cognitive Impairment to Dementia. Clin Geriatr Med 29 (2013)873-893.
13. Imbimbo B, Lombard J, Pomara N. Pathophysiology of Alzheimer's Disease. Neuroimag Clin N Am 15 (2005) 727-753.
14. Albert M, DeKosky S, Dickson D *et al.* The diagnosis of mild cognitive impairment due to Alzheimer's disease: Recommendations from the National Institute on Aging-Alzheimer's Association workgroups on diagnostic guidelines for Alzheimer's disease. Alzheimers Dement. 2011 May; 7(3):270-279.
15. Petersen RC, Caracciolo B, Brayne, Gauthier C, Jelic V, Fratiglioni L. Mild cognitive impairment: a concept in evolution. J Intern Med 2014; 275:214-228.
16. Zahinoor I, Agüera-Ortiz L, Brodaty H *et al.* The Mild Behavioral Impairment Checklist (MBI-C): A rating scale for neuropsychiatric symptoms in pre-dementia populations. J Alzheimers Dis. 2017; 56(3):929-938.
17. Willem van Dalen J, Van Wanrooij L, Moll van Charante E *et al.* Association of Apathy With Risk of Incident Dementia. A Systematic Review and Meta-analysis. JAMA Psychiatry. 2018 Oct; 75(10):1012-1021.
18. Thomson R, Auduong P, Miller A, Gurgel R. Hearing Loss as a Risk Factor for Dementia: A Systematic Review. Laryngoscope Investigative Otolaryngology 2: April 2017.
19. Tran E, Stefanick M, Henderson V *et al.* Association of Visual Impairment with Risk of Incident Dementia in a Women's Health Initiative Population. JAMA Ophthalmol. 2020; 138(6):624-633.
20. Johansen M, Langton-Frost N, Gottesman R. The Role of Cardiovascular Disease in Cognitive Impairment. Current Geriatrics Reports (2020) 9:1-9.
21. Petersson S, and Philippou E. Mediterranean Diet, Cognitive Function, and Dementia: A Systematic Review of the Evidence. Adv Nutr 2016; 7:889-904.
22. Ngandu T, Lehtisalo J, Solomon A, Levalahti E, Ahtiluoto S, Antikainen R, *et al.* A 2 year multidomain intervention of diet, exercise, cognitive training, and vascular risk monitoring versus control to prevent cognitive decline in at-risk elderly people (FINGER): a randomised controlled trial. Lancet 2015; 385:2255-2263.

ENFERMEDAD DE ALZHEIMER

Ingrid Danke y Marianne Born

¿Qué es la Enfermedad de Alzheimer?

La Enfermedad de Alzheimer (EA) es una enfermedad neurodegenerativa definida biológicamente, que se caracteriza por presentar deterioro cognitivo y funcional progresivo e irreversible. Se asocia a la acumulación de β-amiloide y proteína Tau fosforilada en el cerebro. Fue descrita por primera vez en 1906 por el psiquiatra alemán Alois Alzheimer, luego de observar clínicamente a una paciente y realizar su autopsia, asociando los hallazgos patológicos con la clínica de demencia. Es la principal causa de demencia en el mundo y por consiguiente un problema mayor de salud pública[1]. Cabe destacar que actualmente se describe una EA de inicio temprano y EA de inicio tardío según si se presenta antes o después de los 65 años[2,3].

La patogenia de la EA es compleja y multifactorial, sin embargo, el depósito de placas neuríticas y ovillos neurofibrilares es característico, además de atrofia cerebral de predominio topográfico específico. La sobreproducción y/o menor depuración de β-amiloide provoca su agregación y formación de placas neuríticas extraneuronales que producen estrés oxidativo, inflamación a nivel local, excitotoxicidad y facilita la hiperfosforilación de proteína Tau. Esta hipótesis se conoce como "cascada amiloide". Por otro lado, la hiperfosforilación de proteína Tau forma ovillos neurofibrilares, desestabilizando la estructura axonal. Esto se traduce en pérdida de conectividad, muerte neuronal y déficit de neurotransmisores, especialmente de acetilcolina, cuya pérdida es responsable de algunos de los síntomas de la EA[4,5].

¿Cuál es su prevalencia?

Se estima que unos 50 millones de personas en el mundo tienen demencia, agregándose 10 millones de casos nuevos cada año, según datos de la Organización Mundial de la Salud (OMS), de estos, alrededor del 60% corresponde a EA[6].

La prevalencia global fluctúa entre 5 y 7% en la mayoría de los países desarrollados. La incidencia va aumentando con la edad, aproximadamente el 80% de los pacientes con EA son mayores de 75 años y su incidencia crece de 2/1.000 casos entre los 65-75 años a 37% en mayores de 85 años[3]. Con el aumento de la población mayor se espera que el año 2030 se doble la cantidad de personas viviendo con Alzheimer y para el 2050 se triplique[7]. Dos tercios de las personas afectadas son mujeres.

En Chile los números no difieren del resto del mundo, con prevalencia de demencia de 7% en mayores de 60 años, concentrándose en niveles socioculturales bajos y población rural, los que podrían considerarse como determinantes sociales de la enfermedad[8,9].

Los pacientes con EA de inicio temprano son 5-6% del total de los pacientes con EA y afecta a personas entre los 45 a 65 años, lo que nos ratifica la importancia de sospechar demencias no solo en personas mayores (PM)[2].

¿Cuáles son los factores de riesgo para desarrollar EA?

La edad es el principal factor de riesgo para desarrollar EA, sin embargo, existen otros factores de riesgo establecidos. Dentro de los factores genéticos se encuentran el Gen APOE4, historia familiar de 1er grado, Síndrome de Down y mutaciones autosómicas clásicas como el gen de APP (proteína precursora amiloide) y presenilina 1 y 2 (PSEN, PSEN2).

Dentro de los factores adquiridos están: el nivel educacional bajo (menos de 6-8 años de estudio), pérdida de audición, factores de riesgo cardiovascular (hipertensión, diabetes, obesidad, dislipidemia y tabaquismo), enfermedad cerebrovascular, depresión de inicio tardío, sedentarismo, aislamiento social[10], trastornos del sueño y uso de benzodiacepinas u otros sedantes-hipnóticos. Todos estos son factores de riesgo modificables y deben ser manejados a lo largo de la vida de manera integral y agresiva para lograr beneficios a largo plazo[3].

¿Cuándo debemos sospechar la EA?

Es muy importante considerar las demencias como diagnóstico diferencial en cualquier persona con queja de memoria y estar atentos a elementos de alerta en la historia clínica. Algunas de estas "banderas rojas" son: quejas de memoria autorreportada o reportada por familiares (dato característico), progresivas, que interfieran con las actividades de la vida diaria (AVD) o deterioro funcional en actividades que previamente realizaba sin dificultad (cocinar, manejar dinero, conducir, etc.), deterioro en la higiene, mala adherencia a terapias o inicio de síntomas psiquiátricos o conductuales. En estos casos es estrictamente necesario hacer una evaluación cognitiva más profunda[11].

¿Cuál es la evolución típica de la enfermedad?

El inicio de los síntomas después de los 65 años es lo más habitual (EA de inicio tardío), por eso nos enfocaremos en ellos. Clásicamente, una vez que se instala esta enfermedad progresa de manera insidiosa con una expectativa de vida luego del diagnóstico de en promedio 8 a 10 años, aunque puede variar entre 3 y 20 años, dependiendo del grado de deterioro al momento del diagnóstico. Al ser una enfermedad neurodegenerativa los cambios neuropatológicos aparecen varios años antes de que se inicie la fase clínica de demencia.

Los síntomas iniciales, que habitualmente generan el motivo de consulta, incluyen pérdida gradual de memoria, dificultad para encontrar algunas palabras y errores de lenguaje sutiles, además en paralelo o algo después, se manifiestan déficits en otros dominios (afasia, apraxia, agnosia, trastorno ejecutivo). En general la disfunción ejecutiva, visuoespacial y alteraciones en el lenguaje se presentan precozmente[11]. Esto va generando una disminución de las actividades instrumentales de la vida diaria y desorientación en tiempo y lugar. El nivel de conciencia se mantiene conservado siempre al inicio de la enfermedad.

El patrón de pérdida de memoria es característico, en primer lugar, se afecta la memoria episódica declarativa (memoria de los eventos recientes que ocurren en un tiempo y lugar particular) manteniendo la memoria remota. Típicamente, los pacientes y particularmente los cuidadores lo describen como problemas de memoria de corto plazo, con extravío de objetos personales, preguntas repetitivas, etc. En las pruebas cognitivas los pacientes muestran problemas de aprendizaje (almacenamiento y evocación de nueva información), característicos de la disfunción del circuito hipocampal[3].

Las personas cercanas relatan la disfunción ejecutiva como una desorganización en la realización de tareas habituales, con falta de planificación y fácil distracción, asociado a una falta de juicio o capacidad para resolver problemas.

Las alteraciones visuoespaciales se manifiestan por dificultad para orientarse en el espacio, ubicar cosas a la vista y problemas para reconocer visualmente caras u objetos.

Asociado a lo anterior, en fases tempranas, pueden presentar síntomas depresivos, apatía, irritabilidad, ansiedad, algunas ideas paranoides (de robo o celopatía, por ejemplo) y disminución de la habilidad para el pensamiento abstracto, entre otros síntomas psiquiátricos.

El nivel de autopercepción de las fallas es variable al inicio, sin embargo, va disminuyendo con el tiempo (anosognosia) lo que se puede asociar a más alteraciones conductuales. Los que preservan el *insight* tienen mayor probabilidad de estar deprimidos, mientras que los que lo pierden, tienen mayor probabilidad de estar agitados, desinhibidos y psicóticos. La anosognosia afecta la seguridad y dificulta el cuidado, ya que los pacientes continúan realizando tareas de riesgo que ya no son capaces de realizar de manera correcta, como por ejemplo conducir vehículos, cocinar o administrar sus medicamentos y rechazan la ayuda.

En la etapa moderada los síntomas incluyen apraxia (dificultad para realizar tareas motoras aprendidas), desorientación y disminución del juicio, entre otros. A medida que la enfermedad progresa aparece la afasia e inatención.

Es frecuente que en la etapa media y avanzada presenten síntomas psiquiátricos y conductuales, iniciándose de manera sutil con apatía e irritabilidad y progresar con alucinaciones, vagabundeo, agresividad, agitación, etc., además de la pérdida de control de esfínteres, lo que en conjunto generan un gran impacto en término de cuidados e incluso el conocido Síndrome del Cuidador.

En la etapa final el paciente es dependiente de las actividades básicas de la vida diaria perdiendo lenguaje, habilidad para deambular y deglutir correctamente (trastorno de deglución), entre otras cosas[12].

Una diferencia importante entre la EA de inicio temprano y de inicio tardío es que un tercio o más de los pacientes con EA de inicio temprano presentan fenotipos del lenguaje, visuoespaciales o disejecutivos, en lugar del trastorno amnésico habitual que se observa en la EA de inicio tardío. Por otro lado, la EA de inicio temprano suele tener un curso más agresivo[2].

Figura 1 • "Escala Global Dementia Staging" (GDS).[13]

GDS 1	**Sin deterioro cognitivo.**
GDS 2	**Deterioro cognitivo muy leve**: Olvida nombre y lugares de los objetos. Puede tener problemas con encontrar la palabra.
GDS 3	**Deterioro cognitivo leve**: Tiene dificultad para encontrar una nueva dirección y con sobrellevar problemas en el trabajo.
GDS 4	**Deterioro cognitivo moderado**: Dificultad con tareas complejas (finanzas, compras, planear cena con invitados).
GDS 5	**Deterioro cognitivo moderado-severo**: Necesita ayuda para escoger la ropa, ayuda en el baño.
GDS 6	**Deterioro cognitivo severo**: Pérdida de conciencia de eventos y experiencias recientes. Requiere asistencia para bañarse; puede tener miedo de bañarse. Ha disminuido la capacidad de usar el inodoro o es incontinente. a. Necesita asistencia o indicaciones para vestirse correctamente. b. Incapaz de bañarse correctamente, necesita asistencia. c. Incapaz de utilizar el WC. d. Incontinencia urinaria ocasional o frecuentemente. e. Incontinencia fecal ocasional o frecuentemente.
GDS 7	**Deterioro cognitivo muy severo**: El vocabulario se vuelve limitado, eventualmente declinando a palabras solas. Pierde la capacidad de caminar y sentarse. Requiere ayuda para comer. a. Incapaz de decir > 6 palabras durante un día promedio. b. Solo es capaz de decir 1 palabra inteligible en un día promedio. c. Incapacidad de deambular sin ayuda. d. Incapacidad de mantenerse sentado sin ayuda. e. Pérdida de capacidad de sonreír. f. Pérdida de capacidad de mantener la cabeza erguida.

¿Cómo realizar el diagnóstico de Enfermedad de Alzheimer?

El diagnóstico definitivo requiere estudio histopatológico, por esto se han creado criterios clínicos (TABLA 1 Y 2), con ayuda de neuroimágenes y biomarcadores para establecer el diagnóstico.

TABLA 1 • CRITERIOS DIAGNÓSTICOS PARA ENFERMEDAD DE ALZHEIMER (NIA-AA).[12]

A. Criterios para "todo tipo de demencia" incluyen síntomas cognitivos y conductuales que: a. Interfieran con el desempeño en el trabajo o en AVD. b. Representen un deterioro respecto de un nivel previo de funcionamiento. c. No se explique por delirio o un trastorno psiquiátrico mayor. d. El deterioro cognitivo se detecta y diagnostica a través de una combinación de: i. Historia del paciente e informante confiable. ii. Test cognitivos. e. El deterioro cognitivo/comportamiento compromete al menos dos dominios (memoria, ejecutivo, visuoespacial, personalidad).
B. Criterios para EA probable incluyen los criterios para todos los tipos de demencia, más: a. Inicio gradual en meses a años. b. Claro corte de deterioro de la cognición por reporte u observación. c. Los déficits iniciales y los más prominentes son: i. Memoria (el más común). ii. No amnésico (también con deterioro en otros dominios cognitivos): lenguaje (logopénico - encontrar palabras), visuoespacial, ejecutivo.
C. Criterios para EA probable con "incrementado nivel de certeza": a. Declinamiento cognitivo documentado (evaluaciones cognitivas longitudinales). b. Mutación genética causal (APP, PSEN1, PSEN2).
D. Criterios para EA posible: a. Curso atípico (ej. inicio abrupto), o b. Características mezcladas de presentación de otras enfermedades causantes (ej. a CV, cambios severos de sustancia blanca, comorbilidad relevante, medicamentos).
E. EA probable con evidencia del proceso fisiopatológico de la EA (biomarcadores).
F. EA posible con evidencia del proceso fisiopatológico de la EA (biomarcadores).
G. EA probada fisiopatológicamente (confirmada neuropatológicamente).
H. Demencia poco probable de corresponder a EA: a. No cumple los criterios para EA y/o b. Tiene evidencia de una enfermedad diferente (ej. VIH, Huntington). c. Tanto los marcadores para β-amiloide e injuria neuronal son negativos.

TABLA 2 • CRITERIOS DIAGNÓSTICOS PARA ENFERMEDAD DE ALZHEIMER DSM-V.[14]

A.	Evidencia de un declive cognitivo sustancial desde un nivel previo de mayor desempeño en uno o más de los dominios cognitivos: aprendizaje y memoria, lenguaje, funciones ejecutivas, atención compleja, perceptual-motor, cognición social (preocupación del individuo, de un tercero informado o del facultativo con respecto a un declive sustancial en las funciones cognitivas).
B.	Los déficits cognitivos son suficientes para interferir con la independencia (ej. requieren asistencia para las actividades instrumentales de la vida diaria, tareas complejas como manejo de medicación o dinero).
C.	Los déficits cognitivos no ocurren exclusivamente en el contexto de un *delirium*.
D.	Los déficits cognitivos no son atribuibles de forma primaria a la presencia de otros trastornos mentales (ej. trastorno depresivo mayor, esquizofrenia), ECV, otra enfermedad neurológica degenerativa, consumo de sustancia.
E.	Inicio insidioso y progresión gradual de al menos 2 dominios cognitivos.
F.	Es probable si cualquiera de las 2 siguientes está, si no es posible: – Evidencia de EA mutación genética por la historia familiar o test genéticos – Todos los siguientes están presentes: 1. Evidencia clara de declinación en la memoria y aprendizaje y al menos otro dominio cognitivo. 2. Continuamente progresivo, declinación gradual, sin plateau extendido. 3. Sin evidencia de etiología mixta (ej. ausencia de otro desorden neurodegenerativo o ECV u otra enfermedad neurológica, mental o sistémica u otra condición que contribuya al deterioro cognitivo).

Para realizar el diagnóstico clínico de EA es necesaria una historia clínica detallada obtenida tanto del paciente como de un informante confiable (familiar o cuidador), indagar síntomas neurocognitivos y su evolución en el tiempo, síntomas psiquiátricos y conductuales, patologías crónicas, uso de medicamentos y funcionalidad en actividades básicas, instrumentales y avanzadas de la vida diaria. Se debe efectuar también un examen físico y neurológico completo en la búsqueda de signos que puedan orientar a otra causa de demencia, complementar con test neuropsicológicos de tamizaje (MMSE, MoCA y otros que se comentan en otro capítulo de este manual) y si fuera necesario y se contara con el recurso, una evaluación neuropsicológica formal.

Dentro de los exámenes de laboratorio, es relevante contar con Hemograma, VHS, función renal y hepática, perfil bioquímico, electrolitos plasmáticos, niveles de vitamina B12, pruebas tiroideas, RPR y VIH, para descartar eventuales causas reversibles de demencia y un electrocardiograma para tener un basal ante un posible inicio de tratamiento farmacológico.

La mayoría de las guías recomiendan realizar una imagen cerebral y hay consenso en que un TAC de cerebro sin contraste (examen de menor costo y rápido) sería suficiente para descartar lesiones estructurales relevantes como tumores, hidrocéfalo normotensivo, hematomas subdurales, etc. Sin embargo, una Resonancia Magnética (RM) cerebral es más sensible, en ella se puede observar con mayor claridad lesiones vasculares y áreas de atrofia que nos ayuden a diferenciar entre otros tipos de demencia. La RM de pacientes con EA de inicio temprano muestra atrofia cortical más extendida, particularmente en la corteza parietal y menor pérdida de volumen hipocampal. Los cambios característicos de la RM de la EA de inicio tardío, por su parte, incluyen atrofia del hipocampo y los lóbulos temporales mediales, atrofia cortical (que afecta principalmente a la corteza temporoparietal) y agrandamiento ventricular[2,3]. Las imágenes cerebrales funcionales (menos disponibles y de alto costo) como la tomografía por emisión de positrones con fluorodesoxiglucosa (FDG-PET) o la tomografía computarizada por emisión de fotón único (SPECT), a pesar de no tener especificidad biológica, pueden ser útiles para diferenciar la EA del envejecimiento normal y otras enfermedades (ej. Demencia frontotemporal). El FDG-PET muestra hipometabolismo temporoparietal lateral y mesial que es típico de la EA[5] y específicamente un mayor hipometabolismo parietal bilateral en la EA de inicio temprano en comparación con un mayor hipometabolismo temporal bilateral en la EA de inicio tardío[3]. El PET amiloide y Tau, específicos biológicamente, pueden ser de mucha utilidad para el diagnóstico diferencial en EA de inicio temprano[2].

Existen biomarcadores, que se pueden medir en líquido cefalorraquídeo (LCR) como los niveles de β-amiloide (A 42) y proteína Tau total o Tau fosforilada. Encontrar una disminución de Aβ42 y/o, aumento de proteína Tau total y Tau fosforilada puede discriminar entre EA, controles sanos y demencias no EA[3] (Tabla 3). En cuanto a

Tabla 3 • Agrupación de biomarcadores AT(N) Propuesto por NIA-AA Research Framework.[15]

A: Agregados Aβ o estado patológico asociado
– LCR Aβ42, o razón Aβ42/Aβ40
– PET Amiloide
T: Agregados Tau (Ovillos neurofibrilares) o estado patológico asociado
– LCR con Tau hiperfosforilada
– PET Tau
(N): Neurodegeneración o injuria neuronal.
– RNM anatómica
– PET FDG
– LCR Tau total

Abreviaciones: Aβ, β-amiloide; LCR: Líquido cefalorraquídeo.

estudio genético, solo el 11% de los pacientes con EA precoz (solo el 0,6% del total de pacientes con EA), tienen EA asociada a alguna de las 3 mutaciones conocidas: APP, PSEN1 y PSEN2. Actualmente no está recomendado realizar estos estudios de manera rutinaria, ni tampoco están disponibles en la mayoría de los centros del país, pero pueden ser de utilidad en el diagnóstico diferencial sobre todo de la población más joven o con cuadros atípicos.

¿Cuándo derivar a un paciente con EA a evaluación por especialista (Geriatra, Neurólogo o Psiquiatra)?

Se debe considerar una evaluación por especialista si al realizar el diagnóstico de sospecha, la historia o evolución inicial de la enfermedad no sigue su curso habitual, por ejemplo: inicio precoz, progresión rápida de los síntomas en menos de 6 meses, síntomas neurológicos no cognitivos o de personalidad iniciales y llamativos.

También se sugiere derivar en caso de dificultad en el manejo de síntomas neuropsiquiátricos (trastornos conductuales), ya que estos síntomas pueden poner en peligro al paciente y/o entorno, además de disminuir su calidad de vida y gran sobrecarga en los cuidados[11].

¿Cómo tratar al paciente con Enfermedad de Alzheimer?

Hasta el momento no se ha encontrado un tratamiento curativo o que modifique significativamente el curso de la EA. Por lo tanto, el enfoque debe ser integral y continuado durante toda la evolución de la enfermedad, tomando en cuenta los aspectos cognitivos, funcionales y sociales. De esta forma, el manejo no farmacológico es básico y trascendental para mantener la funcionalidad de la persona, evitar peligros, mejorar su calidad de vida y proteger de la sobrecarga al cuidador[10] (ver capítulo correspondiente de Sobrecarga del cuidador).

Dentro del manejo no farmacológico, que se detalla en otro capítulo, están las medidas generales y las terapias no farmacológicas. Las medidas generales importantes para tener en cuenta son: el manejo de comorbilidades que puedan deteriorar las capacidades cognitivas y funcionales, como un control de los factores de riesgo cardiovascular y el manejo de hipertensión arterial con objetivos de presión bajo 150/90 mmHg, que reduciría la declinación del deterioro cognitivo. Hacer énfasis en mejorar los trastornos del sueño, educando sobre hábitos de higiene del sueño y tratar los trastornos del ánimo frecuentemente asociados. Otro punto sustancial tiene que ver con la educación de la persona enferma y sus cuidadores, sobre diagnóstico, pronóstico, posibilidades terapéuticas y opciones de apoyo al cuidado.

Existen diversas terapias no farmacológicas que según su objetivo principal van a ser útiles en distintos estadios de la enfermedad o algunas durante toda su evolución, pero que carecen de evidencia robusta. Es fundamental para definir qué terapia indicar, hacerlo de manera individualizada e idealmente en conjunto con un equipo multidisciplinario e integrando al cuidador, más que solo centrado en el paciente[4,16].

Respecto al manejo farmacológico existen dos tipos de drogas aprobadas para ser utilizadas en mejorar memoria, funciones intelectuales y conductuales en individuos con EA: los inhibidores de la colinesterasa (donepezilo, rivastigmina y galantamina) que generalmente son los primeros en ser usados y el antagonista del receptor N-metil-D-aspartato (NMDa): memantina[1]. Ambos con variada evidencia y resultados en general modestos.

Los **inhibidores de la colinesterasa** están aprobados para uso en EA etapa leve a severa. Es necesario iniciar con dosis bajas y aumentar progresivamente según tolerancia. Pueden ser particularmente útiles en mejorar algunos síntomas conductuales como la depresión, apatía y movimientos motores aberrantes. Sus efectos adversos más frecuentes son gastrointestinales (náuseas, vómitos, diarrea, que son mayores en formulaciones orales), pérdida de peso, incontinencia urinaria, calambres y sueños vívidos, entre otros[3]. Los efectos cardiovasculares son eventualmente los de mayor riesgo (bradicardia, bloqueos, síncope), por lo que se sugiere siempre tener un ECG basal antes de su inicio. También pueden descompensar pacientes con EPOC o asma severos por el efecto colinérgico. Luego de alcanzar la dosis máxima tolerada se recomienda evaluar respuesta a los 3 meses, comprobando la función cognitiva, impresión del cuidador, trastornos conductuales y calidad de vida.

La **memantina** está aprobada para etapas moderada y severa y puede ser de utilidad en el manejo de irritabilidad, labilidad y agitación. Sus efectos adversos más frecuentes son mareos, confusión, cefalea y somnolencia[3]. Se considera una opción en EA moderada cuando los inhibidores de colinesterasa no son tolerados y también podría considerarse el uso combinado con inhibidores de colinesterasa, ya que habría un beneficio adicional en función cognitiva, síntomas neuropsiquiátricos y función global[16,17,18].

En los pacientes que pueden costear los tratamientos farmacológicos, estos se mantienen de manera permanente hasta que el grado de demencia sea severo o el médico tratante y familia concluyan que ya no existe beneficio de la farmacoterapia. En este caso se planifica su suspensión gradual[19].

Puntos clave

- La EA es un trastorno neurocognitivo progresivo e irreversible, de alta prevalencia e incidencia en PM de 65 años.
- Dentro de los factores de riesgo modificables se encuentran los factores de riesgo cardiovasculares típicos, por lo que es importante manejarlos agresiva y precozmente.
- El diagnóstico de la demencia tipo Alzheimer es principalmente clínico por lo tanto es clave realizar una detallada anamnesis y complementarla con otras

herramientas diagnósticas como test neuropsicológicos, imágenes cerebrales y laboratorio según corresponda.

- El manejo de la EA se basa fundamentalmente en medidas no farmacológicas, sin embargo, el uso de inhibidores de acetilcolinesterasa desde etapa leve y memantina desde la etapa moderada puede enlentecer su progresión y mejorar discretamente la función cognitiva y conductual.

¿Dónde profundizar?

- https://journals.lww.com/continuum/toc/2019/02000
- Información para pacientes y cuidadores:
- https://www.corporacionalzheimer.cl/
- https://www.coprad.cl/orientacion/cuidadores-familia/
- https://alz.org/ayuda-y-apoyo

Referencias

1. Behrens MI, Nervi A, editores. Guías clínicas de diagnóstico y tratamiento de las demencias. Ediciones de la Sociedad de Neurología, Psiquiatría y Neurocirugía de Chile. (Chile); 2017. 59 p.
2. Mendez MF. Early-onset Alzheimer disease and its variants. Contin Lifelong Learn Neurol. [Internet]. 2019; 25(1):34-51. doi: 10.1212/CON.0000000000000687
3. Rabinovici BGD. Late-onset Alzheimer Disease. Contin Lifelong Learn Neurol. [Internet]. 2019; 25(1):14-33. Disponible en: doi: 10.1212/CON.0000000000000700
4. Matilla-Mora R, Martínez-Piédrola RM, Fernández Huete J. Eficacia de la terapia ocupacional y otras terapias no farmacológicas en el deterioro cognitivo y la enfermedad de Alzheimer. Rev Esp Geriatr Gerontol [Internet]. 2016; 51(6): 349-56. doi: 10.1016/j.regg.2015.10.006
5. Soria Lopez J, González H, Leger G. Alzheimer's disease. Handb Clin Neurol. 2019; 167:231 255. doi:10.1016/B978-0-12-804766-8.00013-3
6. WHO [Internet]. Suiza: Organización Mundial de la Salud; 1948 [actualizado 19 septiembre 2019; consultado 26 marzo 2020]. Disponible en: http://www.who.int/es/news-room/fact-sheets/detail/dementia
7. Prince M, Bryce R, Albanese E, Wimo A, Ribeiro W, Ferri CP. The global prevalence of dementia: A systematic review and metaanalysis. Alzheimer's Dement [Internet]. 2013; 9(1):63-75.e2. doi: 10.1016/j.jalz.2012.11.007
8. Ministerio de Salud de Chile. Plan Nacional De Demencia. Atención Primaria. [Internet]. 2017; 60. Disponible en: https://www.minsal.cl/wp-content/uploads/2017/11/PLAN-DE-DEMENCIA.pdf
9. Fuentes P, Albala C. An update on aging and dementia in Chile. Dement e Neuropsychol. 2014; 8(4):317-22. doi: 10.1590/S1980-57642014DN84000003

10. Livingston G, Sommerlad A, Orgeta V, Costafreda SG, Huntley J, Ames D, *et al.* The Lancet Commissions Dementia prevention, intervention, and care. Lancet [Internet]. 2017; 390(17):2673-734. doi: 10.1016/S0140-6736(17)31363-6
11. Oh ES, Rabins P V. Dementia, In the clinic. Ann Intern Med. [Internet]. 2019; 171(5): ITC33-46. doi: rg/10.7326/AITC201909030
12. McKhann G. The diagnosis of dementia due to Alzheimer's disease. Alzheimers Dement. [Internet]. 2011;7(3): 263-269. doi: 10.1016/j.jalz.2011.03.005
13. Reisberg B, Ferris SH, de Leon MJ, Crook T. The Global Deterioration Scale for assessment of primary degenerative dementia. Am J Psychiatry. 1982 Sep; 139(9):1136-9. doi: 10.1176/ajp.139.9.1136. PMID: 7114305.
14. American Psychiatric Association. Diagnostic and Statistical Manual of Mental Disorders, Fifth Edition (DSM-V), American Psychiatric Association, Arlington, VA 2013.
15. Clifford R. Jack Jr, *et al.* NIA-AA Research Framework: Toward a biological definition of Alzheimer's disease Alzheimers Dement. 2018 April; 14(4) 535-562. doi:10.1016/j.jalz.2018.02.018
16. Sánchez D, Bravo N, Miranda J, Olazarán J. Tratamiento de la enfermedad de Alzheimer. Med [Internet]. 2015; 11(72):4316-22. doi: 10.1016/j.med.2015.01.003
17. Chen R, Chan P *et al.* Treatment effects between monotherapy of donepezil versus combination with memantine for Alzheimer disease: A meta-analysis. Plos One [Internet]. 2017; 8(12). Doi: 10.1371/journal.pone.0183586/
18. Howard R, McShane R, Lindesay J, *et al.* Donepezil and memantine for moderate-to-severe Alzheimer's disease. N Engl J Med. 2012; 366(10):893 903. doi:10.1056/NEJMoa1106668
19. Aisen PS, Cummings J, Schneider LS. Symptomatic and nonamyloid/tau based pharmacologic treatment for Alzheimer disease. Cold Spring Harb Perspect Med. 2012; 2(3): a006395. doi:10.1101/cshperspect.a006395.

DIAGNÓSTICO DIFERENCIAL DE OTRAS DEMENCIAS

Rodrigo Santibáñez

¿Se manifiestan de la misma manera las distintas enfermedades neurodegenerativas que pueden causar demencia?

En la medida en que nuestra población envejece, las enfermedades crónicas no trasmisibles, incluidas las demencias, aumentan dramáticamente. En el caso de las demencias, la etiología más frecuente en todas las edades y especialmente en los adultos mayores es la enfermedad de Alzheimer(1). Sin embargo, hay otras enfermedades neurodegenerativas que también pueden causar demencia, las también llamadas demencias no Alzheimer. Estas patologías, si bien son menos frecuentes, tienen distinta forma de presentación, evolución y respuesta a tratamiento, por lo que su reconocimiento es crítico para establecer un plan de manejo apropiado(2).

En el siguiente capítulo discutiremos algunas características básicas de las demencias no Alzheimer más frecuentes y cuáles son los elementos claves, tanto en la historia como en el examen físico, que nos permitirán sospechar y eventualmente diagnosticarlas.

¿Qué debemos sospechar cuando lo que prima al inicio del cuadro son significativas alteraciones neuropsiquiátricas?

Las alteraciones neuropsiquiátricas son muy frecuentes en todas las etapas de la demencia, desde deterioro cognitivo leve hasta demencia avanzada, predominando síntomas depresivos y ansiosos en etapas iniciales, y síntomas psicóticos, agitación, desinhibición, entre otras, en etapas avanzadas(3). Sin embargo, en la enfermedad de Alzheimer, la severidad de estas alteraciones no es lo más llamativo al inicio del cuadro, primando la alteración de memoria episódica. En los casos en que desde un inicio priman las alteraciones neuropsiquiátricas, debemos plantear la posibilidad de que sea otro el diagnóstico.

1. Variante conductual de la demencia frontotemporal

La variante conductual de la demencia frontotemporal (vcDFT) es un síndrome clínico caracterizado por el progresivo deterioro de la personalidad, el comportamiento social y la cognición[4]. Estos cambios son el resultado de la degeneración predominante, pero no única, de los lóbulos frontales y/o temporales, lo que también es llamado degeneración lobar frontotemporal (DLFT). La DLFT es un diagnóstico patológico y es causada por un grupo heterogéneo de patologías, entre las que destacan las producidas por depósitos anormales de proteínas Tau, TDP-43 y FUS[5]. La característica fundamental de la vcDFT es la significativa alteración de la conducta presente al inicio de la enfermedad.

Dada la heterogeneidad patológica de la vcDFT, no existen biomarcadores definitivos que permitan establecer el diagnóstico, por lo que este se basa en criterios clínicos. Inicialmente se utilizaron los criterios de Neary 1998 y actualmente se utilizan los criterios del Consenso internacional de la variante conductual de demencia frontotemporal[6]. Estos criterios, a su vez, entregan tres niveles de certeza planteando vcDFT posible, probable o definitiva.

2. Criterios diagnósticos del consenso internacional de la vcDFT

2.1. Enfermedad neurodegenerativa

Todos los casos deben cumplir este criterio inicial caracterizado por deterioro cognitivo y/o alteraciones del comportamiento progresivo observado por el clínico o por historia (aportada por un informante confiable).

2.2. Posible vcDFT

Tres de los siguientes (A-F) deben estar presentes de forma persistente o recurrente:

A. Desinhibición precoz (uno de los siguientes):
- Comportamiento social inapropiado.
- Pérdida de las maneras.
- Actitud impulsiva.

B. Apatía precoz (uno de los siguientes):
- Apatía.
- Desinterés.

C. Pérdida de la simpatía o empatía precoz (uno de los siguientes):
- Menor respuesta a sentimientos o necesidades de otros.
- Disminución del interés social o relaciones personales.

D. Comportamientos compulsivos, ritualistas, estereotipados, perseverantes de inicio precoz (uno de los siguientes):
- Movimientos simples repetitivos.

- Comportamientos compulsivos, ritualistas y complejos.
- Lenguaje estereotipado.

E. Cambios en la dieta e hiperoralidad (uno de los siguientes):
- Cambio en las preferencias en la dieta.
- Atracones, aumento de consumo de alcohol o tabaco.
- Consumo de objetos no comestibles.

F. Perfil neuropsicológico: disfunción ejecutiva con relativa preservación de la memoria y función visuoespacial (todos deben estar presentes):
- Disfunción en las órdenes ejecutivas.
- Relativa preservación de la memoria episódica.
- Relativa preservación de las habilidades visuoespaciales.

2.3. Probable vcDFT

Debe cumplir todos los criterios (A-C):

A. Debe cumplir todos los criterios de la vcDFT posible.
B. Alteración funcional significativa.
C. Estudios de imagen:
- Atrofia frontal o temporal anterior en resonancia magnética (RM) o tomografía computarizada (TC) cerebral.
- Hipometabolismo/hipoperfusión frontal o temporal anterior en tomografía por emisión de positrones FDG (PET)/SPECT cerebral (SPECT).

2.4. vcDFT con patología confirmada de DLFT

Deben estar presentes los criterios A y el criterio B o C:

A. Cumplir los criterios de posible y probable vcDFT.
B. Hallazgos histopatológicos en biopsia o postmortem de DLFT.
C. Presencia de mutación genética conocida.

2.5. Criterios de exclusión

No debe presentar ni el criterio A ni el B. El criterio C puede estar presente en el caso de vcDFT posible, pero no en el de vcDFT probable:

A. Los déficits pueden explicarse por otra entidad no degenerativa.
B. Las alteraciones conductuales pueden explicarse por patología psiquiátrica.
C. Los biomarcadores indican que se puede tratar de enfermedad de Alzheimer u otra enfermedad neurodegenerativa.

En estos criterios queda patente que las alteraciones conductuales caracterizadas por desinhibición, apatía, pérdida de la empatía, comportamientos compulsivos e hiperoralidad son lo que domina el inicio del cuadro, con alteraciones cognitivas entre las cuales las alteraciones de memoria no son significativas.

Cuando a esto se suma atrofia de los lóbulos frontales y/o temporales objetivable en TC o RM de encéfalo, o se observa hipoperfusión o hipometabolismo en los mismos lóbulos en SPECT o PET respectivamente, podemos plantear una vcDFT probable.

El hallazgo de una mutación causante de DLFT o la demostración patológica de DLFT en una biopsia o postmortem entregan la certeza sobre el diagnóstico.

3. ¿Cuál es la utilidad de reconocer la vcDFT?

El reconocimiento de la vcDFT permite centrar el manejo en las significativas alteraciones neuropsiquiátricas, para las cuales son útiles los ISRSS, neurolépticos y anticonvulsivantes entre otros. Muy relevante también, es conocer la mayor probabilidad de que se trate de una patología de causa genética y por tanto con implicancias especiales para la familia del afectado. Es importante considerar que el uso de inhibidores de acetilcolinesterasa y antagonistas no competitivos de los receptores NMDA no cumplen ningún rol en el tratamiento de la vcDFT[7].

¿Qué debemos sospechar cuando lo que prima al inicio del cuadro son los trastornos de movimiento?

Son varias las demencias que cursan con trastornos del movimiento desde etapas tempranas de la enfermedad, a diferencia de la enfermedad de Alzheimer, en la que también se presentan, pero en estadios avanzados. Destacan las demencias con cuerpos de Lewy y las tauopatías, que desarrollaremos brevemente a continuación.

1. Demencia con cuerpos de Lewy (DCL) y demencia en la enfermedad de Parkinson (EP)

Ambas enfermedades se asocian a la presencia de inclusiones eosinofílicas intracelulares llamados cuerpos de Lewy, compuestos principalmente de la proteína -sinucleína. Estas inclusiones se pueden encontrar en neuronas dopaminérgicas y colinérgicas, afectando característicamente el locus ceruleus, sustancia nigra y núcleo basal de Meynert. En el caso específico de la DCL, estas inclusiones también se encuentran en el neocórtex[8].

En la DCL lo característico es la presencia de deterioro cognitivo, parkinsonismo que puede ser muy sutil, alucinaciones visuales, fluctuaciones y trastorno conductual del sueño REM, constelación de síntomas característica y habitualmente presente desde el inicio del cuadro, lo que permite diferenciarla de la enfermedad de Alzheimer. A esto se suman otras manifestaciones clínicas que pueden presentarse en el curso de la enfermedad y una serie de biomarcadores. Para sistematizar el diagnóstico, en 2014 se establecieron los criterios revisados del cuarto consenso para el diagnóstico clínico de la DCL[9].

TABAL 1 • CRITERIOS REVISADOS PARA EL DIAGNÓSTICO CLÍNICO DE DEMENCIA CON CUERPOS DE LEWY

I. El primer paso para diagnosticar DCL es determinar la presencia de demencia, definida como un deterioro cognitivo progresivo de magnitud suficiente como para interferir con la independencia del paciente. Los déficits en las pruebas de atención, función ejecutiva y habilidad visuoperceptiva son frecuentemente prominentes al inicio. El deterioro significativo de la memoria habitualmente no está presente al inicio del cuadro, pero suele aparecer en la medida que progresa la enfermedad.
II. Características clínicas principales (las primeras 3 típicamente ocurren tempranamente y pueden persistir durante el curso) 1. Cognición fluctuante con variaciones pronunciadas en atención y estado de alerta. 2. Alucinaciones visuales recurrentes que típicamente están bien formadas y detalladas. 3. Trastorno del comportamiento del sueño REM, que puede preceder al deterioro cognitivo.
III. Una o más características del parkinsonismo: 1. Bradicinesia (lentitud de movimiento y disminución en la amplitud o velocidad) 2. Temblor en reposo 3. Rigidez.
IV. Características clínicas que apoyan el diagnóstico. Sensibilidad severa a los agentes antipsicóticos, inestabilidad postural, caídas repetidas, síncope u otros episodios transitorios de falta de respuesta, disfunción autonómica (estreñimiento, hipotensión ortostática, incontinencia urinaria), hipersomnia, hiposmia, alucinaciones en otras modalidades, delirios sistematizados, apatía, ansiedad y depresión.
V. Biomarcadores indicativos 1. Reducción de la captación del transportador de dopamina en los ganglios basales (SPECT o PET). 2. Cintigrafía miocárdica con 123 yodo-MIBG con captación disminuida. 3. Confirmación mediante polisomnografía de trastorno del sueño REM.
VI. Biomarcadores de soporte 1. Preservación relativa de las estructuras del lóbulo temporal medial en la exploración con TC y/o RM de cerebro. 2. Hipoperfusión/hipometabolismo generalizado con disminución de actividad occipital (SPECT/PET) y/o signo de la isla cingulada en el PET. 3. Electroencefalograma con actividad de ondas lentas posterior prominente con fluctuaciones periódicas en el rango pre-alfa/theta.

Como fue expuesto previamente, los pacientes con DCL habitualmente presentan alucinaciones visuales desde etapas muy tempranas, incluso antes de que el parkinsonismo y deterioro cognitivo sean evidentes para el paciente y su familia. Este síntoma presente desde el inicio es sugerente de la DCL, por lo que esta demencia también podría ser incluida en la categoría previamente descrita, demencias con predominio de alteraciones neuropsiquiátricas.

En el caso específico de la demencia en la enfermedad de Parkinson (EP), las manifestaciones clínicas son similares a las evidenciadas en la DCL, pero el deterioro cognitivo se presenta en un paciente con una EP bien establecida, con habitualmente años de evolución y con un parkinsonismo ya acentuado.

1.1. ¿Existen consideraciones terapéuticas especiales para este tipo de demencia?

Respecto al tratamiento, el parkinsonismo habitualmente responde a levodopa. El uso de agonistas dopaminérgicos debe der muy cauteloso ante la posibilidad de exacerbar las alucinaciones. Respecto al uso de neurolépticos, como se mencionó en las características clínicas que apoyan el diagnóstico de DCL, los pacientes presentan hipersensibilidad a ellos por lo que pueden exacerbar de manera significativa el parkinsonismo. Mención especial merecen los inhibidores de acetilcolinesterasa, que parecen ser particularmente útiles en el tratamiento de la DCL y la demencia en la EP, evidenciando buena respuesta en cognición, síntomas neuropsiquiátricos y funcionamiento global[10].

2. ¿QUÉ OTRAS ENFERMEDADES NEURODEGENERATIVAS QUE CURSEN CON DETERIORO COGNITIVO Y PARKINSONISMO SE DEBEN CONSIDERAR?

2.1. Parálisis supranuclear progresiva (PSP) y degeneración corticobasal (DCB)

Tanto la PSP como la DCB pertenecen al grupo de las taupatías, grupo heterogéneo de enfermedades del sistema nervioso central que se originan por el depósito anormal intracelular de proteína Tau, la que en condiciones normales se encuentra asociada a microtúbulos y se relaciona con el transporte axonal. Ambas patologías se caracterizan por presentar síntomas cognitivos, conductuales y parkinsonismo prominente desde inicio del cuadro. Tanto la PSP como la DCB se incluyen en la DLFT y están relacionadas patológicamente a la vcDFT 2ria a depósitos de Tau[11].

En la PSP la manifestación clínica inicial suele ser un parkinsonismo caracterizado por rigidez axial por sobre la apendicular, deterioro prominente de la estabilidad postural con caídas frecuentes presentes desde el inicio del cuadro. Es característico también el compromiso de la oculomotilidad en el plano vertical, especialmente en la mirada conjugada inferior. A estas manifestaciones motoras se agregan alteraciones cognitivas de predominio frontal, con compromiso de atención y función ejecutiva, con relativa preservación de memoria. Así también, son frecuentes alteraciones conductuales similares a la de la vcDFT pero habitualmente de menor severidad[12].

La DCB se caracteriza por depósitos de proteína Tau y degeneración en lóbulos frontales, parietales y ganglios de la base, lo que clínicamente se traduce en bradicinesia y rigidez de predominio apendicular y apraxia, ambas asimétricas. Además del parkinsonismo y apraxia, pueden también presentarse posturas distónicas, mioclonías y fenómeno de la mano extraña. Cognitivamente destaca deterioro de funciones ejecutivas, atención y visuoespacial. El lenguaje también puede evidenciar alteraciones volviéndose no fluente. Conductualmente también son frecuentes alteraciones similares a las observadas en vcDFT.

2.2. *¿Es la degeneración corticobasal la única enfermedad neurodegenerativa que puede causar tan especial constelación de manifestaciones clínicas?*

Las mismas manifestaciones clínicas recién descritas para DCB, pueden también ser causadas por otras patologías, incluidas variantes de la enfermedad de Alzheimer y de la PSP, por lo que se prefiere utilizar el término síndrome corticobasal (SCB) cuando dichas manifestaciones están presentes pero no conocemos la patología subyacente. Se reserva el término DCB para los casos en que se confirmó, mediante biopsia o análisis postmortem, patología de DCB.

Cabe señalar que, dada la estrecha relación patológica entre vcDFT por Tau, PSP, CDB y variante no fluente agramática de afasia primaria progresiva (se discutirá a continuación), todas distintas formas de DLFT, las manifestaciones clínicas suelen sobreponerse no siendo fácil encasillar clínicamente a un paciente en un síndrome específico[14].

2.3. *¿Cuáles son las claves para diferenciar clínicamente las taupatías de las ∝-sinucleinopatías?*

Para diferenciar estas taupatías de otras demencias que cursan con trastorno del movimiento sirven algunas de sus otras manifestaciones características. Por ejemplo, las ∝-sinucleinopatías habitualmente cursan con trastorno conductual del sueño REM, fluctuaciones, alucinaciones visuales e hiposmia, características no presentes en las tauopatías. En su contraparte, la presencia de parkinsonismo que no responde a levodopa, alteraciones oculomotilidad, apraxia, mioclonías y fenómeno mano extraña suelen estar presentes en las taupatías.

En las neuroimágenes, en PSP se puede observar el signo del colibrí, que es la atrofia del mesencéfalo evidente en cortes sagitales de TC y RM de cerebro. También puede observarse atrofia, hipoperfusión y/o hipometabolismo frontal y en ganglios de la base. En el caso de DCB, lo característico es una atrofia cortical de predominio frontal y parietal asimétrica, habitualmente contralateral al hemicuerpo en el cual el parkinsonismo y apraxia son más acentuados[11].

Al igual que en la vcDFT, no existe tratamiento específico y el manejo se basa en mitigar los variados síntomas de estas patologías.

¿Qué debemos sospechar cuando lo que prima al inicio del cuadro son las alteraciones del lenguaje?

En algunos casos, el síntoma cardinal al inicio del cuadro son las alteraciones del lenguaje y dicha situación nos debe hacer sospechar una afasia progresiva primaria (APP), grupo heterogéneo de enfermedades neurodegenerativas cuya característica fundamental es la afectación del lenguaje.

Cuando se cumplen los siguientes criterios de inclusión y exclusión, podemos plantear una APP.

I. Los siguientes 3 criterios deben ser respondidos positivamente:
   1. La manifestación clínica más prominente es la alteración de lenguaje.
   2. Estos déficits son la principal causa del impedimento para mantener autonomía en las actividades de la vida diaria.
   3. Afasia debe ser el síntoma más prominente al inicio de los síntomas y durante la fase inicial de la enfermedad.

II. Los siguientes 4 criterios deben ser respondidos negativamente:
   1. El patrón de déficits es atribuible de mejor manera a otro trastorno no neurodegenerativo o médico del sistema nervioso.
   2. El trastorno cognitivo es atribuible de mejor manera a un diagnóstico psiquiátrico.
   3. Alteración inicial prominente de la memoria episódica, memoria visual y alteración de habilidades visuoperceptivas..
   4. Alteración inicial prominente del comportamiento.

Una vez establecido el diagnóstico de APP, es necesario establecer a cuál de sus tres variantes corresponde[15]. Se describirán brevemente las tres variantes, sin entrar en detalles por exceder esto los objetivos del presente capítulo.

1. Variante no fluente agramática de APP (vnf/aAPP)

Clínicamente se caracteriza por la presencia de un lenguaje no fluente, trabajoso, trabado, con alteraciones gramaticales, detenciones, titubeos, parafasias fonémicas (sustitución de fonemas en las palabras, por ejemplo "mela" por "mesa") y apraxia del habla (corresponde a la alteración de la planificación motora de los órganos fonoarticulatorios necesarios para producir el habla). Pueden también presentar alteraciones conductuales similares a las descritas en vcDFT pero no de una severidad tal que sean la alteración predominante. Así también, es común encontrar alteración de la función ejecutiva y atención. Se asocia frecuentemente, aunque no exclusivamente, con patología Tau, estando relacionada a vcDFT 2ria a Tau, PSP y DCB, siendo también un tipo de DLFT. En las neuroimágenes destaca atrofia focal, hipoperfusión y/o hipometabolismo en la región fronto-insular posterior izquierda[15,16].

2. Variante semántica de APP (vsAPP)

Clínicamente se caracteriza por la presencia de un lenguaje fluente, con anomia acentuada y olvido del significado de las palabras (olvido de conceptos), que eventualmente se torna un lenguaje vacío, carente de significado. La gramática no presenta problemas y no hay apraxia del habla. La comprensión de palabras aisladas está afectada. Al igual que en la vnf/aAPP, son frecuentes las alteraciones conductuales similares a las descritas en vcDFT pero no es lo que predomina. Así también, son comunes las alteraciones de la función ejecutiva y atención. Se asocia frecuentemente, aunque no exclusivamente, con patología TDP-43, estando relacionada a vcDFT 2ria a TDP-43 y siendo también un tipo de DLFT. En las neuroimágenes destaca atrofia focal, hipoperfusión y/o hipometabolismo en regiones temporales anteriores[15,16].

3. Variante logopénica de APP (vlAPP)

Clínicamente se caracteriza por la presencia de un lenguaje no fluente pero menos afectado que en la vnf/aAPP. Característicamente hay anomia, menos acentuada que en la vsAPP y sin pérdida del significado de las palabras, lo que se manifiesta por un lenguaje lento, con pausas frecuentes causadas por el olvido de las palabras, con circunloquios (descripción del uso o características de un objeto para referirse a él en lugar de decir su nombre). La gramática no presenta problemas significativos y no hay apraxia del habla. La comprensión de palabras aisladas y frases es normal, pero el recuerdo de frases está afectado. Son frecuentes la presencia de sutiles alteraciones de memoria episódica y función visuoperceptiva. Se asocia frecuentemente, aunque no exclusivamente, con patología de Alzheimer, siendo considerada también como una variante de lenguaje de la enfermedad de Alzheimer. En las neuroimágenes destaca atrofia focal, hipoperfusión y/o hipometabolismo en regiones temporoparietales izquierdas[15, 16].

¿Qué debemos sospechar cuando encontramos déficits focales en el examen neurológico en un paciente con demencia?

La descripción clásica de la demencia vascular, acuñada por Hachinski y colegas[17], incluye el deterioro cognitivo “en peldaños”, donde con cada infarto cerebral se produce un deterioro cognitivo adicional, como bajar los peldaños de una escalera, esto sumado a la aparición de déficits focales en el examen neurológico, también reflejo de subsecuentes accidentes cerebrovasculares. Basándonos en esta descripción clásica, es que decidimos incluir a las demencias vasculares en los cuadros en los que destacan déficits neurológicos focales en el examen. Sin embargo, como veremos a continuación, actualmente esta descripción corresponde solo a la demencia multi-infartos, y es claramente insuficiente para representar la totalidad del espectro del deterioro cognitivo relacionado a la enfermedad cerebrovascular.

Actualmente, se prefiere el término deterioro cognitivo vascular el cual engloba todos los tipos de deterioro cognitivo relacionados a enfermedad cerebrovascular. Esto incluye la demencia multi-infartos, el deterioro cognitivo leve de causa vascular, otras enfermedades cerebrovasculares que puedan causar demencia y las demencias mixtas, en las cuales además del componente vascular hay una patología neurodegenerativa, siendo enfermedad de Alzheimer la más frecuente[18].

Por lo antes expuesto, no existe una forma de presentación típica del deterioro cognitivo vascular. Pacientes con infartos cerebrales territoriales extensos pueden presentarse como un deterioro cognitivo progresivo "en peldaños" sumado a déficits focales, mientras que pacientes con enfermedad cerebrovascular de pequeño vaso se pueden presentar como un enlentecimiento cognitivo progresivo, parkinsonismo y deterioro de marcha. En el caso de una patología mixta, vascular y Alzheimer, el curso clínico puede ser indiferenciable del de una variante amnésica típica de la enfermedad de Alzheimer.

No existe un patrón neuropsicológico típico del deterioro cognitivo vascular ya que este depende de la localización de las lesiones. Sin embargo, los pacientes con deterioro cognitivo vascular tienden a tener mayor compromiso de función ejecutiva que de memoria. Además, suelen también tener enlentecimiento de la velocidad de procesamiento.

Las patologías que pueden llevar a una demencia de causa vascular son infartos cerebrales territoriales, demencia por enfermedad de pequeño vaso (antiguamente también llamada demencia subcortical), demencias por infartos en sitios estratégicos, demencias por hipoperfusión cerebral global o localizada, demencias por accidentes cerebrovasculares hemorrágicos, demencias vasculares hereditarias y demencias mixtas con componente vascular. A su vez, cada una de estas categorías puede tener múltiples etiologías ampliando aún más el abanico.

¿Cuál es el rol de las neuroimágenes en el deterioro cognitivo vascular?

Para realizar un diagnóstico adecuado de deterioro cognitivo de causa vascular, el apoyo con neuroimágenes, especialmente de resonancia magnética de cerebro, resulta clave. En la mayoría de las patologías mencionadas, la resonancia magnética de cerebro permite observar alteraciones que pueden confirmar el diagnóstico (ej. infarto o hemorragias lobares, alteración extensa de sustancia blanca e infartos lacunares) o pueden sugerir una patología subyacente (ej. hemorragias lobares, microhemorragias y hemosiderosis cortical superficial sugerentes de angiopatía amiloidea). En casos puntuales, la combinación de RM de cerebro con biomarcadores para enfermedad de Alzheimer permitirían realizar diagnóstico in vivo de demencia mixta[19].

El tratamiento del deterioro cognitivo vascular incluye el manejo general de las demencias, tratamiento específico de la enfermedad cerebrovascular para disminuir la progresión o recurrencia de eventos que lleven a deterioro adicional, y finalmente el manejo agresivo de los factores de riesgo cardiovascular[20].

Conclusión

Si bien la enfermedad de Alzheimer es la causa más frecuente de demencia en todas las edades y especialmente en los adultos mayores, hay otras enfermedades neurodegenerativas que también pueden causar demencia.

Puntos clave

- El diagnóstico de las demencias es clínico, y la identificación de las demencias no Alzheimer se basa en una minuciosa anamnesis y examen neurológico.
- El mejor momento para realizar el diagnóstico diferencial entre distintas patologías es al inicio de la enfermedad, cuando las diferencias entre ellas son más fáciles de reconocer.
- Para identificar y diferenciar a las demencias no Alzheimer, hay que buscar dirigidamente síntomas y/o signos que puedan orientar hacia dichas patologías, por ejemplo: el trastorno conductual del sueño REM y trastornos de oculomotilidad.
- Algunas de las claves o pistas que nos pueden orientar hacia la etiología son:
  - En caso de demencia con alteración significativa de la memoria episódica con personalidad preservada, pensar en enfermedad de Alzheimer.
  - En caso de demencia con alteración significativa del comportamiento desde el inicio, pensar en demencias frontotemporales.
  - En caso de demencia con trastorno del movimiento al inicio, pensar en demencia con cuerpos de Lewy y taupatías.
  - En caso de demencia con alucinaciones visuales desde el inicio, pensar en demencia con cuerpos de Lewy.
  - En caso de demencia con alteración significativa del lenguaje, pensar en afasias progresivas primarias.
  - En caso de demencia con déficits focales al examen como podrían ser una hemiparesia y/o reflejo plantar extensor, pensar en etiología vascular.
- En la evaluación del deterioro cognitivo vascular, complementar la evaluación clínica con neuroimágenes, es fundamental.

Finalmente, realizar diagnósticos acertados permite optimizar el manejo y la calidad de vida de los pacientes y sus familias, además de sentar las bases para la investigación que eventualmente nos llevará a desarrollar tratamientos que cambien el curso natural de estas enfermedades.

TABLA 2 • RESUMEN DE LA PRESENTACIÓN CLÍNICA MÁS FRECUENTE DE ALGUNAS DEMENCIAS.

Por motivos prácticos, se seleccionaron solo algunos dominios de la cognición, alteraciones neuropsiquiátricas, y signos objetivables en el examen neurológico.

	EA	vcDFT	DCL	PSP	CBS	vn-fAPP	svAPP	lvPPA	DVas
Memoria	+++	–	+	–	+	–	++	++	+
Ejecutiva	+	+++	++	++	++	++	++	+	++
VisuoC	+++	–	+++	–	+++	–	–	+	+
Lenguaje	+	+	+	++	++	+++	+++	+++	+
Conducta	+	+++	++	++	++	++	++	+	+
Parkinsonismo	+	+	++	+++	+++	+	–	–	++
Alucinaciones	+	–	+++	–	–	–	–	–	–
TCSR	+	–	+++	–	–	–	–	–	–
Apraxia	++	–	+	–	+++	–	–	++	–
Focalidad	–	–	–	–	++	+	–	–	++
Alt. OCM	–	+	–	+++	++	+	+	–	–

VisuoC: visuoconstructiva; TCSR: trastorno conductual del sueño REM; EA: enfermedad de Alzheimer; vcDFT: variante conductual de demencia frontotemporal; DCL: demencia con cuerpos de Lewy; DEP: demencia en la enfermedad de Parkinson; PSP: parálisis supranuclear progresiva; SCB: síndrome corticobasal; vnfAPP: variante no fluente/agramática de afasia progresiva primaria; svAPP: variante semántica de afasia progresiva primaria; vlAPP: variante logopénica afasia progresiva primaria; DVas: demencia vascular; Alt. OCM: alteraciones de oculomotilidad.

¿Dónde profundizar?

- https://journals.lww.com/continuum/toc/2019/02000

REFERENCIAS

1. Kisa, Adnan & Lorkowski, Stefan & Collaborators, GBD. (2018). Global, regional, and national burden of Alzheimer's disease and other dementias, 1990-2016: a systematic analysis for the Global Burden of Disease Study 2016. The Lancet Neurol. 2019 Jan; 18(1):88-106.
2. Dementia-not all about Alzheimer's. The Lancet. 2015; 386(10004): 1600.
3. Peters KR, Gauthier S, Feldman HH, *et al.* Characterizing neuropsychiatric symptoms in subjects referred to dementia clinics. Neurology. 2006; 28; 66(4):523-8.

4. Rascovsky K, Hodges JR, Miller BL, *et al.* Sensitivity of revised diagnostic criteria for the behavioural variant of frontotemporal dementia. Brain. 2011: 134; 2456-2477.
5. Mackenzie IRA, Neumann M, Bigio EH, *et al.* Nomenclature and nosology for neuro-pathologic subtypes of frontotemporal lobar degeneration: an update. Acta Neuropathol 2010; 119:1-4.
6. Piguet O, Hornberger M, Mioshi E, Hodges JR. Behavioral-variant frontotemporal dementia: diagnosis, clinical staging, and management. Lancet Neurol 2011; 10: 162-72.
7. Mendez MF. Frontotemporal Dementia: Therapeutic Interventions. Front Neurol Neurosci 2009; 24:168-178.
8. Armstrong MJ. Lewy Body Dementias. Continuum (Minneap Minn) 2019 Feb; 25 (1 Dementia) 128-146.
9. Keith IG, Boeve BF, Dickson DW, *et al.* Diagnosis and management of dementia withLewy bodies: fourth consensus report of the DLB Consortium. Neurology 2017; 89(1):88-100.
10. Aarsland D, Mosimann UP, McKeith IG, *et al.* Role of cholinesterase inhibitors in Parkinson's disease and dementia with Lewy bodies. J Geriatr Psychiatry Neurol. 2004; 17(3):164-71.
11. Finger EC. Frontotemporal dementias. Continuum (Minneap Minn). 2016 Apr; 22(2 Dementia): 464-489.
12. Aguilar E, Juri C. Alfasinucleinopatías y Tauopatías: Una aproximación molecular a la clasificación de las enfermedades neurodegenerativas. Cuadernos de Neurología Pontificia Universidad Católica de Chile. XXXI: 2007.
13. Kouri, N., Whitwell, J., Josephs, K. *et al.* Corticobasal degeneration: a pathologically distinct 4R tauopathy. Nat Rev Neurol 2011; 7, 263-272.
14. Armstrong MJ, Litvan I, Lang AE, Bak TH, Bhatia KP, Borroni B, *et al.* Criteria for the diagnosis of corticobasal degeneration. Neurology 2013; 80:496-503.
15. Gorno-Tempini ML, Mendez M, Rascovsky K, Miller BL, Knopman DS, Mesulam MM, Grossman M, *et al.* Classification of primary progressive aphasia and its variants. Neurology. 2011 Mar 15; 76(11):1006-14.
16. Spinelli EG, Miller BL1, Gorno-Tempini ML, *et al.* Typical and atypical pathology in primary progressive aphasia variants. Ann Neurol. 2017 Mar; 81(3):430-443.
17. Hachinski VC, Lassen NA, Marshall J. Multi-infarct dementia. A cause of mental deterioration in the elderly. Lancet 1974; 2(7874):207-210.
18. Graff-Radford J. Vascular Cognitive Impairment. Continuum (Minneap Minn). 2019 Feb; 25(1):147-164.
19. Marnane M, Feldman HH, MD, Hsiung RG-Y, *et al.* Periventricular hyperintensities are associated with elevated cerebral amyloid. Neurology. 2016 Feb 9; 86(6): 535-543.
20. Ngandu T, Lehtisalo J, Solomon A, *et al.* A 2 year multidomain intervention of diet, exercise, cognitive training, and vascular risk monitoring versus control to prevent cognitive decline in at-risk elderly people (FINGER): a randomised controlled trial. Lancet. 2015 Jun 6; 385(9984):2255-63.

MANEJO INTEGRAL DE LAS DEMENCIAS

Alejandro Ceriani

¿Por qué es importante el manejo integral de las demencias?

Las demencias generan un gran impacto, tanto a nivel poblacional como para la persona que la padece y para los cuidadores formales e informales que deben hacerse cargo del cuidado de la persona con demencia[1].

En el año 2017, el MINSAL oficializó el Plan Nacional de Demencia, documento elaborado en colaboración con SENAMA, las Sociedades Científicas, organizaciones no gubernamentales y la academia (Link 1).

Este plan potencia el trabajo multidisciplinario, uniendo los aspectos médicos con los sociales, psicológicos, fonoaudiológicos y funcionales, promoviendo un manejo integral, que ha demostrado mejorar significativamente la calidad de vida de personas con demencias y sus cuidadores[2,3].

Los principales componentes del Plan, que se encuentran en todos los niveles asistenciales, incluyen centros de apoyo comunitario para las personas con demencias y sus cuidadores, así como Unidades de Memoria, en el nivel secundario, para poder facilitar la coordinación, capacitación, supervisión y apoyo en casos complejos. Todos estos dispositivos se sostienen en un sistema de apoyo sanitario y social con énfasis en los cuidados continuos y en la prevención[2,3].

¿Las demencias se pueden prevenir?

La prevención o el retraso en el comienzo de una demencia es una prioridad de salud pública con potencial de reducir no solo la discapacidad, sino también la carga económica y social asociada. Así, mientras los resultados de ensayos clínicos con un relativamente pequeño número de personas han sido decepcionantes, los resultados de las modificaciones en factores de riesgo para poblaciones completas o de alto riesgo, han sido más promisorias[4].

La demencia podría constituir la etapa terminal de un proceso que comenzó décadas atrás, y un objetivo centrado en los cambios en el estilo de vida, pudieran prevenir o retrasar su comienzo.

Entre las intervenciones que probablemente sean más beneficiosas destacan una mayor educación en las etapas tempranas de la vida, aumentar la actividad física y el contacto social, reducir el tabaquismo, tratar la hipertensión, diabetes, obesidad y otros factores de riesgo cardiovascular, junto al manejo de la depresión y la hipoacusia, que han demostrado ser seguras y confieren otros beneficios en salud(5).

Según un estudio publicado en *The Lancet Commissions*(5), en el 2017, se estima que alrededor del 35% de las demencias son atribuibles a una combinación de los factores de riesgo potencialmente modificables mencionados.

¿Cuáles son los principales objetivos en el manejo de personas con demencia?

El equipo de salud, debiera estar capacitado en el manejo de las alteraciones cognitivas, conductuales y psicosociales relacionadas con las demencias. Así, los principales objetivos de las intervenciones en estas personas, son(6):

1. Estimular y mantener las capacidades mentales.
2. Evitar la desconexión del entorno y fortalecer las relaciones sociales.
3. Estimular la propia identidad y autoestima.
4. Minimizar el estrés para evitar la aparición de trastornos psicológicos y conductuales.
5. Incrementar su autonomía en las actividades de la vida diaria, cuando corresponda.
6. Mejorar el estado de salud y mantener compensadas sus enfermedades crónicas.
7. Mejorar la calidad de vida de la persona afectada y de los familiares y/o cuidadores.

Existen tratamientos farmacológicos y no farmacológicos disponibles, debiendo hacer énfasis en estos últimos. Los tratamientos farmacológicos solo muestran modestos efectos en cognición y los equipos de salud debieran educar a los pacientes y sus cuidadores a tener expectativas realistas(7).

La persona con demencia va mermando progresivamente sus actividades, debido a la progresión de los síntomas físicos y psicológicos. Esto implica ir ajustando los objetivos del tratamiento y adaptando la ayuda de acuerdo a su funcionalidad.

¿Qué intervenciones no farmacológicas se pueden efectuar?

1. Intervenciones cognitivas

La terapia de estimulación cognitiva, el entrenamiento cognitivo y la rehabilitación cognitiva han sido propuestas como posibles técnicas que podrían mejorar la función cognitiva(8,9,10) (Tabla 1).

TABLA 1 • CARACTERÍSTICAS DE LAS DIFERENTES INTERVENCIONES COGNITIVAS.

Estimulación cognitiva	Es el enfoque psicosocial con la evidencia más fuerte para mejorar cognición. Se deriva de la orientación a la realidad y es usualmente basada en grupos. Cosiste en sesiones grupales guiadas por un coordinador entrenado, incorporando actividades sociales, reminiscencia y ejercicios cognitivos simples.
Entrenamiento cognitivo	Considera estrategias o ejercicios teóricamente dirigidos a un dominio cognitivo específico, usualmente con un nivel adaptado de dificultad. Puede tener beneficios en personas mayores de 65 años, sanos, pero no para aquellos con algún grado de deterioro cognitivo.
Rehabilitación cognitiva	Tiene como objetivo mejorar la función diaria, al ayudar al paciente a esteblecer objetivos individuales y diseñar estrategias para lograrlos. Podría ser útil en pacientes con enfermedad de Alzheimer en etapa leve a moderada, para quienes los objetivos individualizados para mejorar áreas específicas, podrían mejorar la función y la calidad de vida.

2. Terapias de soporte individuales

Psicoterapia orientada a las emociones, como actividades placenteras, terapia de reminiscencia y tratamientos orientados a la estimulación, incluyendo arte y otras terapias sociales o recreacionales, como danza o ejercicios, son ejemplos de tratamientos psicosociales que pueden minimizar síntomas depresivos y conductuales.

Otros tratamientos, como musicoterapia, aromaterapia, terapia con muñecos o animales domésticos, también han sido probados en estudios pequeños[8-14].

3. Actividad física y terapia ocupacional

Varios estudios han demostrado que el ejercicio físico podría tener efectos sobre los aspectos funcionales, cognitivos y síntomas conductuales. Una reciente revisión Cochrane[8,15] reportó evidencia favorable de programas de ejercicios sobre las actividades de la vida diaria y cognición, así como en la sobrecarga del cuidador. De este modo, la actividad física debiera ser recomendada como parte del plan de tratamiento para cada paciente con demencia, ajustado a sus necesidades.

También hay evidencia que sugiere el rol de la terapia ocupacional en proveer estrategias de educación a cuidadores y modificaciones medioambientales[8].

4. Manejo y prevención de la sobrecarga del cuidador

Muchos cuidadores experimentan altos niveles de estrés que los hacen proclives a desarrollar problemas físicos y mentales. Estos incluyen pobres prácticas de mantenimiento de salud (ausencia de actividad física, incremento del consumo de alcohol y tabaquismo, mal dormir), reducida sensación de bienestar, estrés, ansiedad y depresión[16, 17].

La sobrecarga del cuidador es un fuerte predictor de prematura institucionalización, así la educación de la familia y cuidadores sobre el diagnóstico, curso clínico, opciones de tratamiento y estrategias de manejo, es crítica[16-19].

Por otro lado, la sobrecarga del cuidador se reduce con la participación en grupos de apoyo, los cuales pueden aliviar los sentimientos de ira, frustración y culpabilidad.

Programas comunitarios tales como centros de día para personas mayores o programas de respiro pueden proveer apoyo a la familia, integrando oportunidades para la socialización y actividades estructuradas. Aunque la mayoría de los cuidados son proporcionados en el hogar, algunas personas con demencia podrían necesitar alternativas de asistencia como viviendas tuteladas, establecimientos de larga estancia para la persona mayor (ELEAM) u hospicios, en etapas avanzadas de una demencia que requiera de manejo paliativo. La discusión sobre las opciones de cuidados a largo plazo deberían ser iniciadas tempranamente para permitir a la persona y su familia, tiempo para completar temas pendientes y comenzar el ajuste emocional[8,16,19].

Para mayor información, lea el capítulo: "Sobrecarga del Cuidador".

¿Qué otras consideraciones hay que tener al manejar a un paciente con demencia?

Los cambios en el estado afectivo y el comportamiento de una persona con demencia suelen ser precedidos por diferentes causas que lo desencadenan y su alteración es la forma mediante la cual la persona enferma expresa su situación.

Cualquier cambio agudo requiere una evaluación de problemas médicos subdiagnosticados como infecciones, alteraciones metabólicas, uso de fármacos potencialmente inapropiados (Tabla 2) o *delirium*. No obstante, también hay que considerar necesidades no cubiertas como el dolor, estreñimiento, hambre, sed, frío o calor, aburrimiento o cambios bruscos de rutina[6,19].

Los principios básicos para abordar a la persona con demencia son:

1. Respeto y consideración

Se debe tratar a la persona de forma acogedora y emocionalmente cercana. Una palabra conciliadora o una muestra de afecto, en ocasiones puede ser suficiente para resolver una alteración conductual, no obstante, esto no implica infantilizar. Por ende, no se debe tratar como un niño a una persona con demencia, que jamás dejará de ser una persona adulta.

Por otro lado, la pérdida de memoria y la carencia en el control del comportamiento, puede traer consigo una pérdida del respeto y de la aceptación social. Por

TABLA 2 • FÁRMACOS POTENCIALMENTE INAPROPIADOS PARA PERSONAS CON DEMENCIA.

Anticolinérgicos	**Antidepersivos tricíclicos**: Amitriplitina. **Antihistamínicos de primera generación**: Clofenamina, Hidroxicina, Ciproheptadina (incluido en jarabes para el apetito). **Relajantes musculares**: Ciclobenzaprina. **Fármacos para incontinencia de orina**: Imipramina, Tolterodina, Trospio. **Otros derivados de la Atropina** (incluyendo algunos fármacos para el síndrome de intestino irritable).
Benzodiazepinas	Clonazepam, Alprazolam, Diazepam, Midazolam, Lorazepam.
Hipnóticos Z	Zopiclona, Zolpidem, Eszopiclona.
Antipsicóticos	Clorpromazina, Haloperidol, Quetiapina, Risperidona, Olanzapina. *(evitar a menos que opciones no farmacológicas hayan fallado o no sean factibles de realizar y la persona mayor tenga conductas que amenacen su integridad o la de los demás).*

Fuente: Adaptado de los criterios de BEERS 2019 [20].

tanto, se debe evitar avergonzarlos o humillarlos, al no poder realizar una labor determinada, por muy sencilla que parezca[6,7].

2. Tolerancia

Es indispensable evitar enfrentamientos. Responder en forma agresiva a una persona con sus facultades mentales alteradas, lo único que generará es mayor agitación.

Se debe comprender que generalmente la conducta de la persona con demencia no es intencionada, sino que los fallos son provocados por la misma enfermedad. Por lo tanto, puede no ser posible reorientar o intentar razonar con la persona, porque se está lidiando con alguien cuya flexibilidad mental es escasa.

En este caso, es preferible reaccionar con calma y utilizar estrategias, como cambiar bruscamente el tema de conversación por otro que sea de su agrado, con objeto de motivarlo a hablar de otra cosa y olvide el motivo que le produce agitación[6, 19].

3. Facilitar la independencia

En la medida que la enfermedad progresa, la independencia en las diferentes actividades de la vida diaria se van perdiendo, debiéndose asistir o vigilar en la medida que no sea capaz de realizarlo por sí solo. Esto generará mayor seguridad y menor afectación de la autoestima.

En tal caso, si la persona es capaz de vestirse o lavarse con dificultad, le podemos brindar apoyo, facilitando la realización de la tarea. Si le cuesta comer con tenedor, le facilitaremos una cuchara y, en último caso, le dejaremos que coja la comida con las manos (*finger foods*).

Para lograr este objetivo, es recomendable planificar las tareas cotidianas, mantener rutinas establecidas y ser flexibles en caso de algún contratiempo[(6,8,19)].

4. Minimizar el estrés

Es difícil controlar todos los factores que pueden alterar a un individuo con demencia, sin embargo, es factible minimizar el estrés, destinando más tiempo a la realización de una tarea, utilizando un tono de voz calmado por parte del cuidador o familiar, y evitar en lo posible lugares donde hay aglomeraciones o muchas visitas al mismo tiempo.

Se deben simplificar las instrucciones, efectuar preguntas sencillas, utilizar un lenguaje claro y evitar interrogatorios. Es preferible presentarse, que insistir que recuerde nuestros nombres y generarle angustia o agitación al no poder recordar[(7, 11)].

5. Adaptación del ambiente

Ofrecer un entorno sencillo y simplificado, pero sin despersonalizar, es decir, retirar objetos innecesarios, pero mantener artículos que sean parte de su familia, cultura o religión.

Establecer hábitos y rutinas, no cambiar objetos de lugar, pero suprimir obstáculos o peligros potenciales.

Por último, se debe favorecer que no existan excesos de estímulos como ruidos ambientales, iluminación inapropiada o asistir a lugares desconocidos, sin haberse efectuado una orientación previa[(6,7,8,21)].

6. Actitud positiva

Desarrollar virtudes como la paciencia y la empatía son fundamentales para comprender las emociones de la persona enferma y poder enfrentar el problema que la aqueja. Para ello, crear estrategias para potenciar sus habilidades y ser receptivos a los intentos de comunicación de la persona con demencia, pueden ayudar a facilitar el diálogo y expresión de sus sentimientos[(6,7)].

Puntos clave

- Las demencias generan un gran impacto, tanto a nivel poblacional como para la persona que la padece y para los cuidadores formales e informales que deben hacerse cargo de su cuidado.
- Las intervenciones más beneficiosas para prevenir o retrasar las demencias, son la educación en las etapas tempranas de la vida, aumentar la actividad física y el contacto social, el manejo de los factores de riesgo cardiovasculares, la depresión y la hipoacusia.
- Las personas con demencia van mermando progresivamente sus actividades, debido a la progresión de los síntomas físicos y psicológicos. Esto implica ir ajustando los objetivos del tratamiento y adaptando la ayuda de acuerdo a su funcionalidad.

¿Dónde profundizar?

- Plan Nacional de Demencia, Chile. https://www.minsal.cl/wp-content/uploads/2017/11/PLAN-DE-DEMENCIA.pdf
- Manuales y guías enfocadas a diferentes profesionales de la salud y cuidadores, en español: https://knowalzheimer.com/
- Guías de entrenamiento cognitivo: http://madridsalud.es/centro-de-prevencion-deterioro-cognitivo/

Referencias

1. Campos S, Carrasco M. ¿Qué necesito saber para cuidar a una persona mayor? 1st ed. 2017.
2. Slachevsky A, León T, Gajardo J, Palma F, Meriño J, Riveros P. Demencias. Policy Paper, Universidad de Chile; 2019.
3. Abusleme M, Arenas A, Budinich M, Gajardo J, Gálvez M, Larrain A *et al*. Plan Nacional de Demencia [Internet]. Santiago: Ministerio de Salud de Chile; 2017 [cited 21 February 2020]. Available from: https://www.minsal.cl/wp-content/uploads/2017/11/PLAN-DE-DEMENCIA.pdf
4. Oh E, Rabins P. Dementia. Annals of Internal Medicine. 2019; 171(5):ITC33.
5. Livingston G, Sommerlad A, Orgeta V, Costafreda S, Huntley J, Ames D *et al*. Dementia prevention, intervention, and care. The Lancet. 2017; 390(10113):2673-2734.
6. Ramos Cordero P, Yubero R. Tratamiento no farmacológico del deterioro cognitivo. Revista Española de Geriatría y Gerontología. 2016; 51(Supl 1):12-21.
7. Arriola Manchola E, Martínez-Lage Álvarez P, Marín Carmona J. Know Alzheimer: Manual de Consultas para Geriatras. Barcelona: Profármaco; 2014.
8. Harper G, Lyons W, Potter J. Geriatrics review syllabus (GRS10): Dementia. 10th ed. American Geriatrics Society; 2019.

9. Gates N, Sachdev P, Fiatarone Singh M, Valenzuela M. Cognitive and memory training in adults at risk of dementia: A Systematic Review. BMC Geriatrics. 2011; 11(1).
10. Alves J. Non-pharmacological cognitive intervention for aging and dementia: Current perspectives. World Journal of Clinical Cases. 2013; 1(8):233.
11. Olazarán J, Reisberg B, Clare L, Cruz I, Peña-Casanova J, del Ser T *et al.* Nonpharmacological Therapies in Alzheimer's Disease: A Systematic Review of Efficacy. Dementia and Geriatric Cognitive Disorders. 2010; 30(2):161-178.
12. Douglas S, James I, Ballard C. Non-pharmacological interventions in dementia. Advances in Psychiatric Treatment. 2004; 10(3):171-177.
13. Patnode C, Perdue L, Rossom R, Rushkin M, Redmond N, Thomas R *et al.* Screening for Cognitive Impairment in Older Adults. JAMA. 2020; 323(8):764.
14. Cotelli M, Manenti R, Zanetti O, Miniussi C. Non-Pharmacological Intervention for Memory Decline. Frontiers in Human Neuroscience. 2012; 6.
15. Vilela V, Pacheco R, Latorraca C, Pachito D, Riera R. What do Cochrane systematic reviews say about non-pharmacological interventions for treating cognitive decline and dementia? Sao Paulo Medical Journal. 2017; 135(3):309-320.
16. Adelman R, Tmanova L, Delgado D, Dion S, Lachs M. Caregiver Burden. JAMA. 2014; 311(10):1052.
17. Chiao C.Y., Wu H.S. & Hsiao C.Y. Caregiver burden for informal caregivers of patients with dementia: A systematic review. International Nursing Review. 2015; 62:340-350.
18. Del-Pino-Casado R, Rodríguez Cardosa M, López-Martínez C, Orgeta V. The association between subjective caregiver burden and depressive symptoms in carers of older relatives: A systematic review and meta-analysis. PLOS ONE. 2019; 14(5):e0217648.
19. Abizanda Soler P, Rodríguez Mañas L. Tratado de medicina geriátrica. 1st ed. Barcelona, España: Elsevier; 2015.
20. American Geriatrics Society 2019. Updated AGS Beers Criteria® for Potentially Inappropriate Medication Use in Older Adults. Journal of the American Geriatrics Society. 2019; 67(4):674-694.
21. Sewell M, Li C, Sano M. Brocklehurst's Textbook of Geriatric Medicine and Gerontology: Neuropsychology in the Diagnosis and Treatment of Dementia. 8th ed. 2017.

MANEJO DE LOS TRASTORNOS PSICOLÓGICOS Y CONDUCTUALES ASOCIADOS A LAS DEMENCIAS

Juan Pablo Sanhueza y Camila Ortiz

¿En qué consisten?

La definición de demencia considera el declive de uno o más dominios cognitivos y la afectación de la independencia de quien la padece.

Sin embargo, existen una serie de síntomas no cognitivos que complejizan el manejo de esta enfermedad. En su conjunto se denominan "trastornos psicológicos y conductuales asociados a las demencias" (en adelante TPCD) y se definen como alteraciones en la percepción, el contenido del pensamiento, el ánimo y la conducta que ocurren en una persona en situación de demencia[1], independiente del subtipo de esta.

No existen criterios para cada uno de los TPCD y las formas de clasificarlos varían en la literatura. En la Tabla 1 se presentan agrupados en psicológicos o conductuales junto a una breve explicación de cada uno de ellos.

Estudios han mostrado hasta un 97% de prevalencia, siendo los más comunes la apatía, depresión y ansiedad[2].

Se asocian a desenlaces adversos como aumento en ingresos y estadías hospitalarias, mayores costos, institucionalización prematura, progresión más rápida de la enfermedad, mayor mortalidad, mayor sobrecarga y depresión en los cuidadores[3].

¿Cuál es la etiología?

Los TPCD son fenómenos multifactoriales resultantes de la interacción del paciente y el medio que lo rodea.

En el individuo con demencia existen alteraciones genéticas y neurobiológicas que son aún materia de investigación. Sin minimizarlas, los modelos conceptuales que tratan de explicar la génesis de los TPCD convergen en enfocarse en factores modificables (ambientales y sociales) ya que actualmente es lo que podemos manejar[4,5].

Algunos puntos a considerar:

- La conducta disruptiva puede ser evocada ante una demanda externa que exceda la capacidad cognitiva del paciente.
  Ejemplo: reacción catastrofal al no lograr recordar un camino conocido.

- El estrés derivado del ambiente excede el umbral de tolerancia del paciente y esto genera una conducta inapropiada.
  Ejemplo: exceso de estímulos auditivos y visuales derivan en agitación.
- La conducta puede ser gatillada en un intento de comunicar una necesidad no cubierta.
  Ejemplo: el paciente saca toda la ropa de los cajones porque no tiene programada ninguna actividad y se siente aburrido.
- En general los modelos consideran la interacción de factores derivados de la persona con demencia (neurobiología, personalidad premórbida, problemas médicos agudos, medicamentos, déficits sensoriales, necesidades no cubiertas), del cuidador (sobrecarga, depresión, enfermedades, mala percepción de autoeficacia, estilos negativos de comunicación, expectativas discordantes al grado de demencia) y del ambiente (sobre o sub estimulación, ausencia o cambio abrupto en las rutinas).

TABLA 1 • SÍNTOMAS PSICOLÓGICOS Y CONDUCTUALES ASOCIADOS A LAS DEMENCIAS.

PSICOLÓGICOS
Psicosis: Alucinaciones e ideas delirantes. Las más frecuentes son de robo, creer que cuidador es un impostor, abandono e infidelidad.
Identificaciones erróneas: No reconocerse en el espejo (lleva a creer que hay un extraño en la casa), creer que los fenómenos de la televisión pasan en el espacio real, no reconocer su casa como propia.
Depresión: Difícil de diagnosticar, no confundir con apatía ni con llanto patológico.
Apatía: Falta de interés en actividades diarias, cuidado personal e interacción social.
Ansiedad: Suele presentarse como temor a ser dejados solos, a multitudes, a la oscuridad o como preguntas repetitivas respecto a eventos futuros.
CONDUCTUALES
Vagabundeo: Caminar sin rumbo y buscar repetidamente la salida. Causado por aburrimiento, desorientación espacial, ansiedad e identificación errónea del hogar.
Agitación: Se puede clasificar en conductas físicas no agresivas (movimientos repetitivos, hurgar, esconder cosas, vestirse y desvestirse inapropiadamente), conductas físicas agresivas (golpear, empujar, arañar, patear, morder), conductas verbales no agresivas (requerir atención constante, quejarse, gemir, verbalizaciones repetitivas) y conductas verbales agresivas (gritos, maldecir, arrebatos).
Resistencia al cuidado: No tomar medicamentos, no querer realizar actividades básicas como bañarse, no aceptar ayuda en la alimentación.
Conducta sexual inapropiada.
Reacción catastrofal: Expresión aguda de ansiedad y frustración abrumadoras como un ataque de furia.
Fenómeno del ocaso o *sundowning*: Exacerbación de los TPCD al atardecer o ante baja luminosidad.

¿Cómo se diagnostican?

El diagnóstico es clínico. Existen escalas de tamizaje para apoyarnos, no todas validadas en nuestro medio.

Algunas son de evaluación general y abarcan gran parte de los síntomas, como el Inventario Neuropsiquiátrico (NPI). Otras se enfocan en síntomas en particular, como el Inventario de Agitación de Cohen Mansfield, o en depresión la Escala de Cornell.

Hay instrumentos, como el NPI-D, que detallan la frecuencia, severidad y grado de sobrecarga al cuidador que cada síntoma produce, otorgándoles un puntaje. Esto es útil a la hora de evaluar porque se pueden establecer prioridades (ejemplo, primero investigar los síntomas que causen más estrés) y además se puede objetivar el estado pre y post intervenciones.

¿Cómo enfrentarlos?

1. Realizar screening de síntomas en cada visita porque es común que sean sub reportados. Se pueden hacer preguntas abiertas al cuidador como "¿Presenta conductas que le preocupen?" o "Descríbame cómo es el día de su familiar desde que se levanta hasta que se acuesta".
   Esta aproximación por medio de la anamnesis detallada al cuidador permitirá acercarnos a la etiología de la conducta.
2. Evaluar el riesgo para el paciente/terceros y el nivel de sobrecarga del cuidador. Esto tendrá implicancias en el manejo, por ejemplo nivel de atención (domicilio, institucionalizar, hospitalizar), necesidad de mayor supervisión, terapia farmacológica desde el inicio.
3. Identificar y tratar causas subyacentes:
   a) Ante un cambio abrupto pensar en *Delirium* como diagnóstico diferencial.
   b) Considerar dolor, efectos adversos de fármacos, trastornos del sueño, déficits sensoriales.
   c) Permitir al cuidador describir las situaciones que generan la conducta no deseada. Identificar su génesis es un paso crítico para un adecuado manejo.
4. Identificar las habilidades remanentes del individuo para establecer un plan de tratamiento (ver adelante).
5. Controlar frecuentemente.

En la literatura encontramos formas estructuradas para enfrentar y tratar los TPCD. Ejemplos son el modelo "DICE" (*Describe-Investigate-Create-Evaluate*), "ABC" (*Antecedents-Behaviors-Consequences*) o "DATE" (*Describe-Analyze-Treat-Evaluate*).

Básicamente se trata de describir la conducta disruptiva, analizar la situación para identificar la o las probables etiologías, diseñar un plan de manejo y evaluar constantemente la efectividad de este.

Esto requiere un abordaje interdisciplinario (terapeutas ocupacionales, kinesiólogos, psicólogos, psiquiatras, geriatras, neurólogos, equipos de atención primaria capacitados) en directa relación con la familia y los cuidadores, quienes deberán ser empoderados como protagonistas de las intervenciones.

¿Cómo se tratan?

Para desarrollar un plan de cuidado es necesario reconocer con qué recursos contamos. En este contexto la valoración geriátrica integral objetiva oportunidades y desafíos en las áreas funcional, mental, social y biomédica (FIGURA 1).

Identificar las destrezas que la persona mayor mantiene (habilidades remanentes) permitirá apoyar la realización funcional de rutinas promoviendo aquellas habilidades conservadas, que analizadas desde la persona, con sus gustos e intereses, tendrán sentido, disminuyendo o modulando los TPCD.

Analizar cuáles son los probables gatillantes de un síntoma o una conducta es fundamental para desarrollar intervenciones que los reduzcan o eliminen.

Otro punto a considerar es que las capacidades y necesidades de las personas con demencia cambian en el tiempo, convirtiendo a los TPCD en fenómenos dinámicos (una intervención puede ser beneficiosa por un tiempo y después no tener efecto).

FIGURA 1.

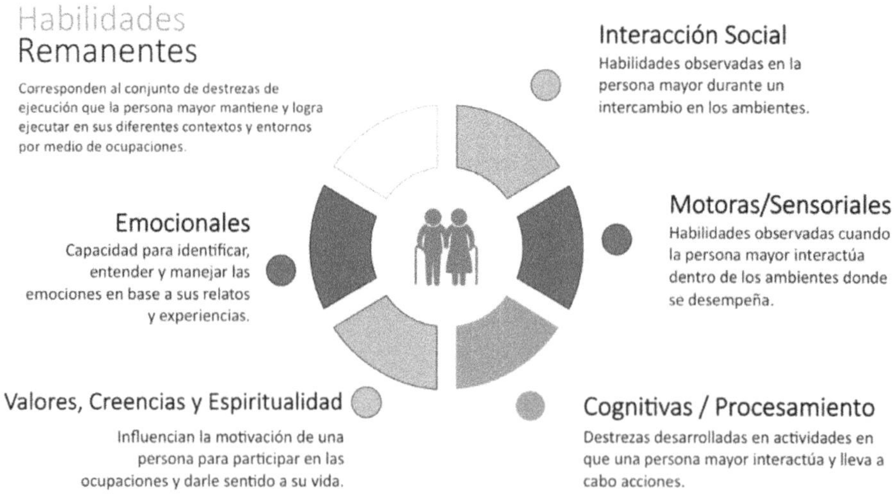

Evaluar, ajustar, educar y acompañar de forma permanente es entonces fundamental. No hay fórmula que se ajuste a todos los pacientes o a cada síntoma en particular.

En el tratamiento las **estrategias no farmacológicas** son las recomendadas. Para garantizar una mayor efectividad de las mismas se debe comprender a la persona, su familia, su entorno y su interrelación.

Cada individuo tiene una historia, cultura, intereses, habilidades, aversiones. Adecuar las actividades acorde a los intereses y nivel de sociabilización premórbido demostró efectos positivos y menor agitación en personas institucionalizadas con demencia[6].

Algunos principios generales del cuidado de pacientes con demencia se aplican al manejo de los TPCD:

- Simplificar tareas: Cada orden o actividad debe ser resumida en pocos pasos (uno a uno), usando estímulos verbales, táctiles y visuales.
- Comunicar con calma y claridad, dando suficiente tiempo para que el individuo responda.
- Adecuar las actividades a las preferencias y capacidades de la persona, ofreciendo ayuda en caso de necesidad y permitir los errores.
- Simplificar el ambiente evitando el desorden y las distracciones, usando pistas visuales para la orientación.
- Educar a los cuidadores en estos principios y en cómo reconocer los TPCD, sus gatillantes y las estrategias para aliviarlos.
- Educar a los cuidadores en principios de autocuidado y en cómo mantener roles y rutinas saludables. Buscar activamente la sobrecarga del cuidador con escalas como Zarit y manejarla precozmente.
- Evitar las contenciones físicas a menos que sea estrictamente necesario. Pueden generar lesiones, aumentar la agitación, afectar negativamente la cognición, el ánimo y las oportunidades de interacción social.

Existe una amplia y heterogénea variedad de intervenciones no farmacológicas descritas para el manejo de los TPCD. No es objeto de este capítulo revisar a fondo cada intervención. Se mencionan agrupadas de la siguiente manera[5]:

1. Prácticas sensoriales: Aromaterapia, masajes, estimulación multisensorial, luminoterapia.
2. Prácticas psicosociales: Terapia de validación, terapia de reminiscencia, musicoterapia, terapia con mascotas y actividades significativas.
3. Protocolos estructurados: Baño y cuidado bucal.

Con respecto a los fármacos, se han estudiado distintos grupos para el manejo de los TPCD (antipsicóticos, antidepresivos, estabilizadores del ánimo, entre otros). Los antipsicóticos atípicos son los con mayor evidencia pero mostrando beneficios discretos a moderados[3,7]. Estos efectos beneficiosos hay que balancearlos con el riesgo de efectos adversos, que incluyen el aumento de eventos cerebrovasculares y mortalidad[7].

Por estas razones el **tratamiento farmacológico** se reserva para aquellos pacientes que no responden a las intervenciones no farmacológicas bien llevadas, habiendo descartado otras condiciones médicas subyacentes y efectos adversos de otros fármacos como causa de los trastornos.

Otra indicación pudiese ser cuando se presenta un paciente con conductas que generan riesgo y que generalmente se acompaña de familias con alto grado de sobrecarga y estrés.

El tiempo de mantención de la terapia farmacológica será evaluado en base a la evolución del paciente, suspendiendo una vez que se evidencie una mejoría aceptable, un efecto adverso no tolerable o en caso de no haber respuesta alguna.

Al elegir un fármaco, conviene iniciar con dosis bajas, progresar lentamente y mantener por el menor tiempo posible.

Alternativas farmacológicas

Antidemenciantes: Este grupo de fármacos pudiese tener un rol modesto en el manejo de los TPCD y en reducir su incidencia. Los inhibidores de la acetilcolinesterasa tendrían una discreta eficacia en el manejo de síntomas negativos como la apatía o la ansiedad y la memantina podría tener un rol en el manejo de la agitación y síntomas psicóticos en el Alzheimer[8]. Sin embargo, la evidencia es controversial y una revisión sistemática reciente señala que los estudios no son uniformes en reportar una mejoría sustantiva con el uso de alguno de ellos[7].

Antidepresivos: Pueden tener utilidad en el manejo de síntomas afectivos como depresión y ansiedad. En agitación y agresividad los ISRS tienen evidencia favorable, especialmente el citalopram, el que mostró reducir la agitación y el estrés del cuidador comparado con placebo[9]. Sin embargo, en este estudio, con dosis de 30 mg/día de citalopram, los efectos adversos observados (prolongación del QT y empeoramiento cognitivo) podrían limitar su uso en la práctica clínica. Los tricíclicos no son recomendados debido a su acción anticolinérgica. Un estudio mostró que la trazodona administrada en dosis de 50 mg a las 22 horas mejora el tiempo total y la eficiencia del sueño nocturno en pacientes con EA moderada a grave[10]. Si bien es un fármaco utilizado, tiene poca evidencia en este escenario.

Antipsicóticos: Su indicación en demencia es "*off label*". Los antipsicóticos atípicos son efectivos en el manejo de los síntomas psicóticos y en agitación y agresividad. La risperidona es de los más utilizados pero está contraindicada en pacientes con enfermedad de Parkinson y en demencia por cuerpos de Lewy. En estos casos, si fuese necesario, se puede usar quetiapina, aunque su evidencia en TPCD es mixta. En caso de uso, iniciar siempre a dosis bajas (12,5 a 25 mg), monitorizando los efectos adversos y como un complemento que no reemplaza las medidas no farmacológicas.

Los antipsicóticos típicos no son recomendados para el manejo de TPCD.

Con respecto a la interrupción del tratamiento, hay evidencia limitada que indica que puede hacerse sin empeorar el comportamiento, especialmente en aquellos con TPCD más leves(11).

Benzodiacepinas e hipnóticos Z: Considerando los escasos beneficios demostrados *versus* sus efectos adversos, no son recomendados en TPCD, salvo en crisis agudas en las que no se pueda utilizar otro fármaco.

Estabilizadores del ánimo: Se recomienda que la indicación sea por especialistas.

Melatonina: Su uso en trastornos del sueño (ritmo circadiano) de personas con demencia tiene evidencia ambigua, sin embargo en general es bien tolerada. Así, en pacientes que no han respondido a medidas no farmacológicas, es razonable intentar una dosis baja (2 - 5 mg) en la noche, 1 hora antes de acostarse(12). En el mercado existen presentaciones de 2 mg de liberación prolongada y de 3 mg (3 a 6 mg como dosis recomendada de inicio).

Otros fármacos: Es importante recordar que otras patologías pueden ser causa o exacerbar los TPCD. En ese sentido es conveniente buscar y tratar el dolor, la constipación, el prurito, las infecciones agudas, entre otros.

Puntos clave

- Los TPCD son prevalentes durante el curso de una demencia, deteriorando su progresión y complejizando su manejo.
- Su evaluación es extensa, considerando factores derivados del paciente, del entorno, de la familia. Sin este abordaje es poco probable obtener buenos resultados en el manejo.
- El manejo no farmacológico es el de elección. Implementar medidas centradas en la persona es fundamental.
- El tratamiento farmacológico tiene escasa evidencia, reservándose para casos que no responden a las medidas no farmacológicas.
- Los TPCD requieren un abordaje interdisciplinario, con la activa participación de la familia y cuidadores de la persona que vive con demencia.

¿Dónde profundizar?

- Javiera Rodríguez, Jean Gajardo. Sobre la contribución de la terapia ocupacional en el manejo no farmacológico de los síntomas psicológicos y conductuales asociados a la demencia. Revista Chilena de Terapia Ocupacional, Vol 12, N° 2, December 2012, DOI: 10.5354/0717-6767.2012.25307
- Jean Gajardo, José Miguel Aravena. ¿Cómo aporta la terapia ocupacional en el tratamiento de las demencias? Rev Chil Neuro-Psiquiat 2016; 54(3):239-249.

Referencias

1. Behavioral and Psychological Signs and Symptoms of Dementia:A Consensus Statement on Current Knowledge and Implications for Research and Treatment. International Psychogeriatrics, Vol. 8, Suppl. 3, 1996.
2. Point and 5-year period prevalence of neuropsychiatric symptoms in dementia: the Cache County Study. Int J Geriatr Psychiatry. 2008 February; 23(2):170-177.
3. Assessment and management of behavioral and psychological symptoms of dementia. BMJ 2015; 350:h369.
4. International Psychogeriatric Association. The IPA complete guides to behavioral and psychological symptoms of dementia. Milwaukee, WI: International Psychogeriatric Association, 2015.
5. Evidence-Based Nonpharmacological Practices to Address Behavioral and Psychological Symptoms of Dementia. Gerontologist, 2018, Vol. 58, No. S1, S88-S102
6. Efficacy of Theory-Based Activities for Behavioral Symptoms of Dementia. Nursing Research July/August 2005 Vol 54, No 4.
7. Treatment of behavioral and psychological symptoms of dementia: a systematic review. Psychiatr. Pol. 2016; 50(4):679-715.
8. Best practice in the management of behavioural and psychological symptoms of dementia. Ther Adv Neurol Disord 2017, Vol. 10(8)297-309.
9. Effect of citalopram on agitation in Alzheimer disease: the citAD randomized clinical trial. JAMA 2014; 311:682-691.
10. Trazodone improves sleep parameters in Alzheimer disease patients: a randomized, double-blind, and placebo-controlled study. American Journal of Geriatric Psychiatry 2014; 22(12):1565-74.
11. Withdrawal versus continuation of long-term antipsychotic drug use for behavioural and psychological symptoms in older people with dementia. Cochrane Database of Systematic Reviews 2018, Issue 3.
12. Ooms S and Ju YE. Treatment of sleep disorders in dementia. Curr Treat Options Neurol 2016; 18: 40.

ENFERMEDADES FRECUENTES EN LA PERSONA MAYOR

CARDIOPATÍA CORONARIA

Alberto Fuensalida

¿Qué importancia tiene la enfermedad coronaria en la persona mayor?

La enfermedad coronaria (EC) es una de las principales causas de morbilidad y mortalidad en las personas mayores (PM). La enfermedad isquémica del corazón constituye cerca del 35% de la mortalidad global en nuestro país. Además, los pacientes mayores de 65 años concentran más del 65% de la mortalidad global. La edad es uno de los principales factores relacionados con el desarrollo de EC y constituye uno de los elementos pronósticos más relevantes al momento de manifestarse la enfermedad.

Las PM poseen además mayor prevalencia de otros factores de riesgos, tales como hipertensión, dislipidemia, diabetes, falla renal y tabaquismo[1]. Además existe mayor acumulación de procesos biológicos como estrés oxidativo, disfunción endotelial, disminución de la compliance vascular, inflamación crónica y alteración del metabolismo lipídico; todos estos contribuyendo al llamado "envejecimiento vascular", y que actúan como factores de riesgo tanto para EC como para otras enfermedades relacionadas con el envejecimiento (ej. Enf. Alzheimer)[2,3].

La prevalencia de enfermedad coronaria sintomática aumenta progresivamente con la edad, llegando a ser cerca de un 30% en aquellos mayores de 70 años. Sin embargo, existe una alta proporción de pacientes con enfermedad subclínica, llegando a ser de 60% hasta 90% evaluados con métodos no invasivos (calcio coronario, estenosis, índice tobillo-brazo, grosor de íntima media carotídeo)[4,5].

La mayoría de las investigaciones siempre han dejado de lado a este grupo de pacientes por lo que la evidencia muchas veces no es extrapolable a esta población. En los últimos años y a medida que la población ha ido envejeciendo, cada vez más nos vemos enfrentados a tratar pacientes no solo mayores de 70 años sino incluso centenarios, por lo que tenemos que desarrollar mejores estrategias diagnósticas y de tratamiento para el manejo de esta patología.

Siempre en la evaluación de los pacientes es necesario considerar el estatus de salud global (y otras comorbilidades, ej. Cáncer), capacidad funcional, habilidad cognitiva y fragilidad (muy relevante de evaluar), en conjunto con las preferencias de las personas, el pronóstico vital y funcional esperado.

¿Cómo se manifiesta la enfermedad coronaria en esta población?

La incidencia y prevalencia de los cuadros de angina crónica varían según las definiciones y las formas de pesquisa que se tengan. Diversos estudios sugieren que la prevalencia de angina es cerca de 11% en mayores de 80 años. Como se mencionó previamente estos pacientes presentan mayor complejidad, con mayor enfermedad de tronco coronario izquierdo, enfermedad multivaso y disfunción sistólica que los pacientes más jóvenes.

Las PM suelen presentar síntomas inespecíficos y vagos, como fatiga, disnea, náuseas, dolor epigástrico y *delirium*. Además, dada la progresión lenta de la enfermedad se provoca una adaptación a los síntomas, limitando progresivamente la capacidad funcional (y el consumo de oxígeno) del individuo para disminuir sus síntomas. La presencia de deterioro cognitivo y auditivo pueden hacer aún más difícil el interrogatorio y comunicación de síntomas.

¿Cómo podemos diagnosticar la enfermedad coronaria?

Hoy en día existen diversos métodos diagnósticos de la enfermedad coronaria, y la elección de cada uno de ellos dependerá tanto de la probabilidad pretest como de características particulares del examen y del paciente que queremos estudiar. Por ejemplo, una prueba de ejercicio no es una alternativa en pacientes como mala movilidad o problemas traumatológicos (ej. artrosis de cadera/rodilla).

El **electrocardiograma** es siempre una herramienta útil en la evaluación inicial y sus alteraciones pueden ayudar a definir la presencia de cardiopatía estructural. La presencia de ondas Q, bloqueos de rama, hipertrofia ventricular, alteraciones de la repolarización y presencia de arritmias pueden limitar la utilidad de este examen. El **ecocardiograma** es también un examen de mucha importancia ya que nos permite evaluar trastornos de motilidad segmentarios y la función global ventricular, así como la coexistencia de patología valvular muy frecuente en esta población.

La evaluación de isquemia con test no invasivos tiene ciertas aristas a considerar. El **test de esfuerzo** con cinta ergonométrica si bien está ampliamente disponible no ha demostrado predecir muerte cardiovascular o infarto al miocardio en PM[6,7]. Así también este grupo de pacientes tiene una capacidad de ejercicio limitada, que puede condicionar que no sean capaces de completar el examen de forma adecuada, incluso con protocolos menos exigentes (Naughton o Bruce modificado). La **tomografía computada con emisión de fotón único con MIBI Dipiridamol** (SPECT) posee una sensibilidad de 88% a 91% y especificidad de 75% a 90%, y la **ecocardiografía de stress** una sensibilidad de 85% a 90% y especificidad de 79% a 90%, lo que las hace muy comparables en rendimiento entre sí, y permiten una adecuada estratificación de riesgo en mayores de 75 años[7].

El **AngioTAC coronario** es un test anatómico que permite evaluar aterosclerosis directamente sin necesidad de ejercicio o estrés farmacológico. Para la realización del examen se requiere la sincronización con el ritmo y para una adecuada adquisición de imágenes necesita frecuencias cardiacas bajas (muchas veces requiere uso de betabloqueadores para su realización). Su sensibilidad va desde 81% a 99% y especificidad de 64% a 93%[8]. Además de información anatómica, nos permite conocer el *Score* de Calcio Coronario que nos da información diagnóstica y pronóstica adicional. En un estudio se encontró una prevalencia de enfermedad coronaria subclínica de 36%, y el *score* de calcio (>400 unidades Agatston) fue predictor independiente de mortalidad y síntomas de EC[4]. Sin embargo tiene algunas limitaciones en PM que no puedan contener la respiración, presencia de fibrilación auricular (que impide la adecuada sincronización del escáner), disfunción renal y calcificaciones coronarias muy densas que no permitan la adecuada visualización del lumen arterial.

Otros estudios no invasivos como la resonancia nuclear cardiaca y la tomografía por emisión de positrones (PET) pueden tener un rol en la evaluación, pero su evidencia y disponibilidad en la actualidad es limitada.

El **estudio coronario invasivo (coronariografía)** es el estudio recomendado cuando la probabilidad pretest de EC es muy alta (>85%), si bien las complicaciones tales como sangrado, accidente cerebrovascular, nefropatía inducida por contraste, arritmias y perforación son muy bajas, estas son más frecuentes en aquellos > 65 años. El estudio vía radial ha disminuido importantemente las complicaciones vasculares, pero en las PM existe mayor dificultad para este acceso (calcificación, tortuosidad), lo que deriva en mayor conversión a la vía femoral, con el consiguiente aumento de las complicaciones vasculares. Nuevamente, es necesario tener en cuenta la fragilidad y otras comorbilidades que puedan limitar el procedimiento.

¿Cuál es la terapia para la EC crónica estable?

La terapia médica óptima establecida en las diferentes guías clínicas, puede ser desafiante en el contexto de paciente de edad avanzada, sin embargo, todos los esfuerzos debieran orientarse a realizarla, ya que ha demostrado mejorar los resultados.

El uso de estatinas en las PM, sin enfermedad coronaria, reduce el riesgo de infarto agudo al miocardio (IAM) y accidente cerebrovascular (ACV) a largo plazo, según se ha demostrado en un metaanálisis[9]. Su beneficio también se ha demostrado en prevención secundaria disminuyendo la tasa de eventos cardiovasculares mayores. Es así como las guías americanas y europeas recomiendan el inicio de estatinas como prevención primaria y secundaria. En aquellos pacientes que toleren su uso, no debería descontinuarse. Hay que considerar siempre los posibles efectos adversos, tales como diabetes, accidente cerebrovascular hemorrágico, miopatía y rabdomiolisis. La dosis no debiera limitarse solo por la edad, ya que la terapia de alta intensidad en PM tiene beneficio en mortalidad a 1 año[10].

Los fármacos antianginosos clásicamente usados son los beta-bloqueadores, bloqueadores de canales de calcio y nitratos. Además, hoy en día existen otros fármacos que pueden ayudar al manejo de síntomas.

- **Beta-bloqueadores** reducen el consumo de oxígeno miocárdico y disminuyen los síntomas de EC, además tienen un efecto beneficioso en el remodelado ventricular y reducen la mortalidad post IAM, especialmente en aquellos pacientes con disfunción sistólica. Sin embargo, hay que tener precaución en su administración sobre todo en presencia de hipotensión, trastorno de conducción (bloqueos aurículo ventriculares) o enfermedad pulmonar crónica.
- **Bloqueadores de canales de Calcio** (BCCA) pueden ser usados como terapia adyuvante o en reemplazo cuando no se pueden usar beta-bloqueadores. Sin embargo no se ha visto un impacto en mortalidad con su uso. Los BCCA no dihidropiridínicos (Diltiazem, Verapamilo), no debieran usarse en presencia de disfunción sistólica ni asociados a betabloqueadores. Los dihidropiridínicos (Amlodipino, Nifedipino, etc.) se pueden usar asociados a betabloqueo, considerando su efecto hipotensor. En especial Amlodipino podría disminuir eventos según el estudio CAMELOT[11].
- **Nitratos** reducen los síntomas de angina y congestión pulmonar, aunque han demostrado disminución de mortalidad. Aquellos de acción corta sublingual son de utilidad para el manejo agudo de síntomas, aunque hoy en día su disponibilidad es limitada. De acción larga (Isosorbide dinitrato y mononitrato), su efecto antianginoso se logra en dosis altas, lo que aumenta la probabilidad de efectos adversos, más frecuentes en las PM. Hay que mantener precaución en su uso por su efecto hipotensor.
- **Ivabradina**, inhibidor selectivo del canal I(f) que determina la depolarización del nodo sinusal, con lo que modula la frecuencia cardiaca y consumo de oxígeno directamente desde el nodo sinusal. Los estudios han demostrado utilidad en disminuir los síntomas, cantidad de fármacos antianginosos utilizados y capacidad de ejercicio, sobre todo en pacientes con frecuencias cardiacas mayores a 70 latidos por minuto, con muy pocos efectos adversos.
- Otros:
  - **Ranolazina**: inhibe la corriente tardía de sodio del miocardiocito, lo que evita la sobrecarga intracelular de calcio. Ha demostrado ser útil en disminuir síntomas, sobre todo en el subgrupo con alta carga de angina y no candidatos a revascularización. A la dosis necesaria, usualmente alta, los efectos adversos son mayores y pueden limitar su uso (náuseas, constipación, mareos) y son más frecuentes en mayores de 70 años.
  - **Trimetazidina**: inhibe la oxidación de ácidos grasos, optimizando el consumo de oxígeno en la célula. Su uso mejora la cantidad de episodios de angina y una mejoría en el tiempo de ejercicio. Sin beneficio a largo plazo.

- **IECA y ARA II**: son modificadores de enfermedad, han disminuido mortalidad en pacientes post infarto con disfunción sistólica, hipertensión arterial, diabetes. En pacientes incluso con función sistólica conservada y EC establecida han disminuido los eventos combinados, con beneficio también en mayores de 70 años.
- **Antagonistas de aldosterona:** han disminuido eventos en pacientes post IAM y en aquellos con disfunción sistólica. En pacientes con enfermedad crónica estable no existen estudios.

La **revascularización coronaria** es aún un tema de amplia discusión. Si bien la terapia de revascularización mejora los síntomas, calidad de vida, necesidad de fármacos antianginosos y eventos a corto plazo, el análisis del estudio COURAGE no encontró diferencias en eventos clínicos (muerte, infarto o accidente cerebrovascular) en aquellos randomizados a angioplastía *versus* terapia médica, a pesar de una mayor proporción de pacientes libres de angina(12). En el estudio FAME-2, el tratamiento invasivo de lesiones fisiológicamente significativas (medidas con guía de presión intracoronaria o Reserva de flujo fraccional, FFR) disminuyó los eventos, principalmente las revascularizaciones urgentes, comparado con terapia médica; y además en aquellos sin isquemia el desenlace es favorable con terapia médica solamente(13). Recientemente el estudio ISCHEMIA en pacientes con isquemia moderada a severa definida por test no invasivos, falló en demostrar beneficio en términos de eventos y mortalidad de la terapia invasiva comparada con terapia médica(14).

¿Cómo manejamos los síndromes coronarios agudos?

Los síndromes coronarios agudos (SCA) pueden ser definidos inicialmente por los hallazgos al ECG y de laboratorio (biomarcadores como troponinas). Es así como clásicamente se dividen en infarto agudo al miocardio con supradesnivel del ST (IAM c/SDST) y sin supradesnivel del ST, y según biomarcadores en infarto sin elevación del ST y angina inestable. Existe una brecha en el tratamiento con las PM, ya sea por presencia de síntomas atípicos, el infradiagnóstico y menor acceso/derivación a tratamiento. El seguir las guías clínicas podría disminuir esta desigualdad en este grupo de altísimo riesgo.

Los IAM c/SDST deben ser manejados de acuerdo a la guía clínica actual igual que en los pacientes jóvenes, con la terapia de reperfusión disponible, idealmente angioplastía primaria. Si el tiempo de derivación para angioplastía primaria es menor de 120 min, esta es la opción que debería prevalecer, ya que la trombolisis en mayores de 75 años presenta más riesgo de sangrado intracerebral. Así también, deben ser manejados en unidades especializadas, ya que presentan mayor riesgo de desarrollar complicaciones como arritmias, shock cardiogénico, complicaciones mecánicas y efectos adversos derivados de la terapia.

Los SCA sin SDST, deben ser manejados de acuerdo al riesgo establecido para cada paciente y para esto la herramienta más utilizada es el *Score* de Grace (TABLA 1). Sin embargo, dado que la edad *per se* es un factor pronóstico, este grupo tendría mayor beneficio, en disminuir mortalidad y nuevo infarto, con la realización de estudio invasivo precoz. Sin embargo, un manejo conservador puede ser apropiado cuando nuestro paciente es un mal candidato para revascularización, ya sea por su estado funcional, cognitivo, comorbilidad avanzada o decisión de paciente/familia.

TABLA 1 • SCORE DE GRACE.[15]

Riesgo	Puntaje	% Mortalidad hospitalaria
Bajo	≤ 140	<1
Intermedio	109-140	1-3
Alto	> 140	>3
Riesgo	**Puntaje**	**% Mortalidad a 6 meses**
Bajo	≤ 88	<3
Intermedio	89-118	3-8
Alto	> 118	>8

* Las variables para el cálculo del *score* de Grace son: edad, frecuencia cardiaca, presión arterial sistólica, creatinina, clasificación Killip, presencia de paro cardiaco al ingreso, desviación del segmento ST y elevación de biomarcadores (troponinas).

¿Qué terapia de revascularización elegir? Cirugía revascularización (CRM) *versus* Angioplastía coronaria percutánea (ACP)

En general, pacientes con enfermedad multivaso y cardiopatía coronaria extensa (*score* de SYNTAX alto, >33), se benefician de CRM por sobre ACP, sobre todo si existe compromiso de la arteria descendente anterior y la cirugía incluye un bypass con arteria mamaria interna. En las PM esto no está muy definido, ya que la evidencia es conflictiva, dado que los estudios muestran resultados disímiles. El registro APPROACH en pacientes >80 años la CRM fue superior a la ACP en sobrevida y alivio de angina[16,17]. Por otro lado, una revisión sistemática que evaluó ambas terapias en octogenarios, concluyó que la CRM fue un predictor de mortalidad tanto a 30 días como a 1 año; sin embargo, en el largo plazo, las curvas eran similares a los 5 años[18]. En una cohorte pareada de pacientes >75 años, no existió diferencia en mortalidad, IAM o accidente cerebrovascular a los 18 meses entre CRM y ACP con *stent* medicados en pacientes con enfermedad multivaso. En un metaanálisis de estudios con enfermedad de tronco coronario izquierdo no hubo diferencias en eventos adversos combinados a 2 años, pero con mayores tasas de nueva revascularización en grupo ACP y más ACV en grupo sometido a CRM[19].

Si bien la cirugía logra mejor tasa de revascularización completa, la ACP, dado su perfil menos invasivo permite una recuperación más rápida, menos días de hospitalización, con menos eventos neurológicos, riesgo de *delirium*, en especial en aquellos con trastorno cognitivo previo. Es necesario una evaluación integral con equipo multidisciplinario (*Heart Team*) para definir los riesgos, expectativas y finalmente el tratamiento adecuado para cada individuo.

¿Cómo manejamos los antiagregantes en el paciente con cardiopatía coronaria?

El uso de **ácido acetilsalicílico (AAS)** es habitual en la población general; veremos los contextos de su uso:

- **Prevención primaria**: estudios iniciales sugerían beneficio de uso de AAS, sin embargo, un metaanálisis en PM de 64 años no demostró reducción de eventos adversos cardiovasculares en el seguimiento a largo plazo[20,21]. El uso de AAS en mayores de 80 años se asocia a un mayor riesgo de sangrado extracraneal, principalmente digestivo, por lo que el beneficio no sobrepasa el riesgo en pacientes sin enfermedad coronaria demostrada[20].
- **Prevención secundaria**: AAS ha demostrado reducir el riesgo de muerte cardiovascular, infarto al miocardio y ACV en PM con enfermedad cardiovascular establecida[20,21]. El estudio CURRENT-OASIS 7 comparó dosis de AAS 300 a 325 mg *versus* 75-100 mg diarios, reportando similares tasas de eventos cardiovasculares con menor tasa de sangrado menor con dosis bajas[22]. Si bien el uso crónico de AAS no está bien estudiado en población añosa, parece razonable usar la dosis más baja posible (81 mg diarios de AAS).

El uso de antiplaquetarios más potentes, antagonistas del receptor plaquetario P2Y12 (Clopidogrel, Presugrel, Ticagrelor), se ha hecho cada vez más frecuente, principalmente en aquellos sometidos a angioplastía percutánea, ya sea en contexto agudo o crónico. **Clopidogrel** ha demostrado disminuir los eventos compuestos comparado con monoterapia con AAS, a expensas de mayor sangrado[23]. **Ticagrelor** es un potente inhibidor reversible del receptor P2Y12, el estudio PLATO randomizó pacientes con síndromes coronarios agudos a doble antigregación con AAS y Clopidogrel *versus* AAS y Ticagrelor: Ticagrelor disminuyó los eventos, incluso mortalidad a 1 año, sin aumentar los episodios de sangrado[20,24].

El tiempo de duración de la doble antiagregación es un tema en amplia investigación, ya que el uso prolongado, si bien disminuye los eventos isquémicos, aumenta progresivamente el riesgo hemorrágico, siendo esta población especialmente sensible a este equilibrio. Es por esto que se recomienda cursos más cortos de doble antiagregación a población mayor, 3 a 6 meses después de ACP por cuadros crónicos y 6 a 12 meses en SCA[25], dependiendo de riesgo de eventos isquémicos y riesgo hemorrágico (DAPT *Score* para riesgo isquémico y PRECISE *Score* para riesgo hemorrágico).

El uso de *stent* metálicos y ciertos *stent* medicados permiten un uso abreviado de doble antiagregación. Es así como se han probado diferentes plataformas de *stent* medicados *versus stent* metálicos con terapia antiagregante acotada a 1 mes en pacientes > 75 años y alto riesgo de sangrado, siendo esta estrategia segura con mejores resultados con el uso de *stent* medicados[26-28]. Es así como, dependiendo de la presentación clínica (agudo vs crónico), complejidad de la angioplastía (largo de *stent*, bifurcación, etc.) y tipo de *stent* utilizado, balanceando los riesgos isquémicos y hemorrágicos, es que podemos personalizar y optimizar la terapia antiagregante haciéndola más segura.

Puntos clave

- La enfermedad coronaria es una de las principales causas de mortalidad en las PM de 65 años.
- Los síntomas pueden ser inespecíficos, por lo que es necesario una alta sospecha clínica y una búsqueda activa de la EC en las PM.
- La evaluación inicial con test no invasivos es fundamental para la adecuada estratificación de los pacientes con cuadros de angina crónica estable.
- El manejo médico de la enfermedad coronaria estable es efectiva y el manejo invasivo debe ser reservado para pacientes con angina persistente o aquellos de alto riesgo.
- El manejo de los síndromes coronarios agudos debe mantener los mismos principios que para los pacientes jóvenes, con manejo invasivo y terapia de revascularización precoz, ya sea percutánea o quirúrgica, teniendo siempre en consideración los elementos de la evaluación integral.

¿Dónde profundizar?

- Guías de la Sociedad Europea de Cardiología para el manejo de síndromes coronarios crónicos (2019). https://doi.org/10.1093/eurheartj/ehz425
- Guías de la Sociedad Europea de Cardiología para manejo de Infarto agudo al miocardio con elevación del segmento ST. https://doi.org/10.1093/eurheartj/ehx393
- Guías de la Sociedad Europea de Cardiología para el manejo de síndromes coronarios agudos sin elevación del ST (2020). https://doi.org/10.1093/eurheartj/ehaa575
- 4ª Definición Universal de Infarto al miocardio. https://doi.org/10.1093/eurheartj/ehy462
- DAPT *Score*: https://tools.acc.org/DAPTriskapp/#!/content/calculator/
- PRECISE *Score*: http://www.precisedaptscore.com/predapt/webcalculator.html

Referencias

1. Kannel WB. Coronary heart disease risk factors in the elderly. Am J Geriatr Cardiol. 2002; 11(2):101-7.
2. North BJ, Sinclair DA. The intersection between aging and cardiovascular disease. Circulation research. 2012; 110(8):1097-108.
3. Badimon L, Bugiardini R, Cubedo J. Pathophysiology of acute coronary syndromes in the elderly. International journal of cardiology. 2016; 222:1105-9.
4. Kuller LH, Lopez OL, Mackey RH, Rosano C, Edmundowicz D, Becker JT, *et al*. Subclinical Cardiovascular Disease and Death, Dementia, and Coronary Heart Disease in Patients 80+ Years. Journal of the American College of Cardiology. 2016; 67(9):1013-22.
5. McClelland RL, Chung H, Detrano R, Post W, Kronmal RA. Distribution of coronary artery calcium by race, gender, and age: results from the Multi-Ethnic Study of Atherosclerosis (MESA). Circulation. 2006; 113(1):30-7.
6. Katsikis A, Theodorakos A, Kouzoumi A, Papaioannou S, Drosatos A, Koutelou M. Prognostic value of the Duke treadmill score in octogenarians undergoing myocardial perfusion imaging. Atherosclerosis. 2014; 236(2):373-80.
7. Rai M, Baker WL, Parker MW, Heller GV. Meta-analysis of optimal risk stratification in patients >65 years of age. The American journal of cardiology. 2012; 110(8): 1092-9.
8. Stefanini GG, Windecker S. Can coronary computed tomography angiography replace invasive angiography? Coronary computed tomography angiography cannot replace invasive angiography. Circulation. 2015; 131(4):418-25; discussion 26.
9. Savarese G, Gotto AM, Jr., Paolillo S, D'Amore C, Losco T, Musella F, *et al*. Benefits of statins in elderly subjects without established cardiovascular disease: a meta-analysis. Journal of the American College of Cardiology. 2013; 62(22):2090-9.
10. Rodriguez F, Maron DJ, Knowles JW, Virani SS, Lin S, Heidenreich PA. Association Between Intensity of Statin Therapy and Mortality in Patients With Atherosclerotic Cardiovascular Disease. JAMA Cardiol. 2017; 2(1):47-54.
11. Nissen SE, Tuzcu EM, Libby P, Thompson PD, Ghali M, Garza D, *et al*. Effect of antihypertensive agents on cardiovascular events in patients with coronary disease and normal blood pressure: the CAMELOT study: a randomized controlled trial. JAMA: the journal of the American Medical Association. 2004; 292(18):2217-25.
12. Teo KK, Sedlis SP, Boden WE, O'Rourke RA, Maron DJ, Hartigan PM, *et al*. Optimal medical therapy with or without percutaneous coronary intervention in older patients with stable coronary disease: a pre-specified subset analysis of the COURAGE (Clinical Outcomes Utilizing Revascularization and Aggressive Drug Evaluation) trial. Journal of the American College of Cardiology. 2009; 54(14):1303-8.
13. De Bruyne B, Pijls NH, Kalesan B, Barbato E, Tonino PA, Piroth Z, *et al*. Fractional flow reserve-guided PCI versus medical therapy in stable coronary disease. The New England journal of medicine. 2012; 367(11):991-1001.

14. Maron DJ, Hochman JS, Reynolds HR, Bangalore S, O'Brien SM, Boden WE, *et al*. Initial Invasive or Conservative Strategy for Stable Coronary Disease. The New England journal of medicine. 2020; 382(15):1395-407.
15. Fox KA, Dabbous OH, Goldberg RJ, Pieper KS, Eagle KA, Van de Werf F, *et al*. Prediction of risk of death and myocardial infarction in the six months after presentation with acute coronary syndrome: prospective multinational observational study (GRACE). Bmj. 2006; 333(7578):1091.
16. Graham MM, Ghali WA, Faris PD, Galbraith PD, Norris CM, Knudtson ML, *et al*. Survival after coronary revascularization in the elderly. Circulation. 2002; 105(20):2378-84.
17. Graham MM, Norris CM, Galbraith PD, Knudtson ML, Ghali WA, Investigators A. Quality of life after coronary revascularization in the elderly. European heart journal. 2006; 27(14):1690-8.
18. McKellar SH, Brown ML, Frye RL, Schaff HV, Sundt TM, 3rd. Comparison of coronary revascularization procedures in octogenarians: a systematic review and meta-analysis. Nature clinical practice Cardiovascular medicine. 2008; 5(11):738-46.
19. Alam M, Virani SS, Shahzad SA, Siddiqui S, Siddiqui KH, Mumtaz SA, *et al*. Comparison by meta-analysis of percutaneous coronary intervention versus coronary artery bypass grafting in patients with a mean age of >/=70 years. The American journal of cardiology. 2013; 112(5):615-22.
20. Andreotti F, Rocca B, Husted S, Ajjan RA, ten Berg J, Cattaneo M, *et al*. Antithrombotic therapy in the elderly: expert position paper of the European Society of Cardiology Working Group on Thrombosis. European heart journal. 2015; 36(46):3238-49.
21. Antithrombotic Trialists C, Baigent C, Blackwell L, Collins R, Emberson J, Godwin J, *et al*. Aspirin in the primary and secondary prevention of vascular disease: collaborative meta-analysis of individual participant data from randomised trials. Lancet. 2009; 373(9678):1849-60.
22. Investigators C-O, Mehta SR, Bassand JP, Chrolavicius S, Diaz R, Eikelboom JW, *et al*. Dose comparisons of clopidogrel and aspirin in acute coronary syndromes. The New England journal of medicine. 2010; 363(10):930-42.
23. Yusuf S, Zhao F, Mehta SR, Chrolavicius S, Tognoni G, Fox KK, *et al*. Effects of clopidogrel in addition to aspirin in patients with acute coronary syndromes without ST-segment elevation. The New England journal of medicine. 2001; 345(7):494-502.
24. Husted S, James S, Becker RC, Horrow J, Katus H, Storey RF, *et al*. Ticagrelor versus clopidogrel in elderly patients with acute coronary syndromes: a substudy from the prospective randomized PLATelet inhibition and patient Outcomes (PLATO) trial. Circulation Cardiovascular quality and outcomes. 2012; 5(5):680-8.
25. Levine GN, Bates ER, Bittl JA, Brindis RG, Fihn SD, Fleisher LA, *et al*. 2016 ACC/AHA Guideline Focused Update on Duration of Dual Antiplatelet Therapy in Patients With Coronary Artery Disease: A Report of the American College of Cardiology/American Heart Association Task Force on Clinical Practice Guidelines. Journal of the American College of Cardiology. 2016; 68(10):1082-115.

26. Varenne O, Cook S, Sideris G, Kedev S, Cuisset T, Carrie D, *et al.* Drug-eluting stents in elderly patients with coronary artery disease (SENIOR): a randomised single-blind trial. Lancet. 2018; 391(10115):41-50.
27. Garot P, Morice MC, Tresukosol D, Pocock SJ, Meredith IT, Abizaid A, *et al.* 2-Year Outcomes of High Bleeding Risk Patients After Polymer-Free Drug-Coated Stents. Journal of the American College of Cardiology. 2017; 69(2):162-71.
28. Windecker S, Latib A, Kedhi E, Kirtane AJ, Kandzari DE, Mehran R, *et al.* Polymer-based or Polymer-free Stents in Patients at High Bleeding Risk. The New England journal of medicine. 2020; 382(13):1208-18.

ENFERMEDAD CEREBROVASCULAR

Jaime Godoy-Santín y Diego Gutiérrez

¿Por qué es importante?

El ataque cerebrovascular (ACV) es una de las principales causas de mortalidad en Chile y el mundo[1], con una incidencia anual estimada de 121-150 por cada 100.000 habitantes[2,3]. La edad es el principal factor de riesgo no modificable, por lo que se espera que en países como el nuestro, con envejecimiento acelerado y alta prevalencia de factores de riesgo cerebrovascular, su incidencia y mortalidad presenten un aumento sostenido. A esto se suma el desafío de encontrar evidencia de buena calidad que guíe conductas, pues los octogenarios y nonagenarios suelen ser excluidos o estar poco representados en los distintos estudios.

¿Cómo se clasifica el ataque cerebrovascular?

El ataque cerebrovascular (ACV) o *stroke* se clasifica en ACV isquémico o infarto (ACVi) y ACV hemorrágico. A su vez, las hemorragias encefálicas se clasifican según su localización en hemorragias intraparenquimatosas (HIP), hemorragia subaracnoídea y hemorragia intraventricular primaria. Algunos autores consideran también en este grupo los hematomas subdurales y epidurales, pero el cuadro clínico y la patogenia suele ser distinta, siendo el trauma la causa más frecuente[4]. En el estudio PISCIS, realizado en Chile, el 65% de los ACVs fueron isquémicos[2], aunque series internacionales reportan cifras cercanas al 80-85%[3,5]. En este texto nos centraremos en los ACVi y las HIP.

¿Cuáles son las causas más frecuentes de ataque cerebrovascular?

La clasificación TOAST[6] es una de las más usadas y divide las causas de ACVi en 5 grupos:

- Ateromatosis de grandes vasos: a nivel extracraneano el sitio más frecuentemente afectado es la arteria carótida interna (ACI) a nivel de la bifurcación de la carótida común. A nivel intracraneano las arterias más afectadas son la ACI (sifón carotídeo y bifurcación terminal), el tronco de la arteria cerebral media (ACM) y la arteria basilar.

- Cardioembolias: embolias originadas en el corazón o en el arco aórtico. En globo dan cuenta de un 20-37% de los infartos[7]. Destacan en este grupo la fibrilación auricular (FA), trombos intracavitarios, válvulas protésicas mecánicas y enfermedad ateromatosa del arco aórtico, entre otras. La FA es una de las causas más importantes en personas mayores (PM).
- Infartos lacunares: por oclusión selectiva de una arteria penetrante. Sus principales factores de riesgo son la edad y la hipertensión arterial (HTA). Las localizaciones más frecuentes son tálamo, núcleos de la base, cápsula interna, centros semiovales y puente.
- Otras etiologías: en PM destacan infartos asociados a cáncer, arteritis de células gigantes, embolias paradojales y vasculitis primaria del sistema nervioso central.
- Etiología indeterminada o criptogénica: infartos sin causa clara, ya sea por falta de estudio, presencia de más de un mecanismo o estudio negativo (infartos "verdaderamente criptogénicos"). En promedio dan cuenta del 25% de los ACVi.

Las causas más frecuentes de (HIP) son:

- HIP hipertensiva[8]: causa más frecuente de HIP a nivel global (≈50%). Las arterias más afectadas son las perforantes que irrigan putamen, tálamo, cabeza del caudado y puente. Otro sitio típico es el núcleo dentado del cerebelo.
- Angiopatía amiloidea cerebral (AAC): grupo de enfermedades del SNC que se caracteriza por el depósito de amiloide en los vasos encefálicos, sin evidencia de enfermedad sistémica. Su principal factor de riesgo es la edad. Se estima que la AAC es la causa más frecuente de HIP lobular en las PM.
- Hemorragias secundarias (15-20%): malformaciones vasculares, trombosis venosa encefálica, vasculitis, síndrome de vasoconstricción cerebral reversible, trastornos de la hemostasia, neoplasias, trauma, etc.

¿Cuáles son los factores de riesgo más importantes para el ataque cerebrovascular?

Los factores de riesgo más importantes para la ocurrencia de un ACV isquémico y hemorrágico son los modificables. El más relevante es la HTA: casi la mitad de los eventos incidentes de ACV se explican por este antecedente[9]. La edad juega un papel relevante por sí solo y como determinante de otros factores de riesgo (ej. FA, HTA).

¿En qué pacientes se debe sospechar un ACV?

Un ACV se caracteriza por una pérdida súbita de una o varias funciones neurológicas[4]. En la PM también puede presentarse como un síndrome confusional (10): la clave será constatar el carácter súbito de la instalación y la ausencia de fluctuación marcada (como es más habitual en el síndrome confusional de origen metabólico). La ausencia de focalidad no descarta ACV, pues por la confusión puede ser difícil de objetivar (ej. hemianopsia, heminegligencia).

¿Qué se debe hacer una vez sospechado un ACV? ¿Todo paciente debe ser hospitalizado?

La derivación debe ser inmediata a un servicio de urgencias, para realizar el diagnóstico lo antes posible y evaluar la indicación de terapias tiempo-dependientes (reperfusión en casos de ACVi, terapia antihipertensiva y reversión de coagulopatías en casos de HIP). Todos los pacientes deben ser hospitalizados en una unidad de tratamiento del ACV (UTAC), también conocida como **unidad de *ictus*** o **unidad de *stroke***. Las UTAC disminuyen mortalidad, discapacidad e institucionalización en los pacientes con ACV de todos los tipos y en todas las edades. Cabe recordar que en Chile el ACV isquémico es patología GES (N° 37) y que en sus prestaciones considera hospitalización en unidad monitorizada.

¿Cuáles son los pilares del tratamiento agudo del ACV isquémico?

- Terapias de reperfusión: existen 2 grandes modalidades, la trombolisis intravenosa y la trombectomía mecánica.
- Neuroprotección: busca evitar la injuria secundaria y minimizar el área de infarto. Las medidas no farmacológicas incluyen euvolemia, normotermia, euglicemia y evitar la normotensión[11]. En pacientes que no son sometidos a terapias de reperfusión y que no tienen otra indicación de disminuir la PA (ej. infarto al miocardio) se recomienda iniciar hipotensores solo con presiones >220/110 mmHg[11]. Con respecto a la neuroprotección farmacológica, actualmente no existe ninguna estrategia recomendada para la fase aguda del ACV.
- Antitrombóticos: tienen un rol en el tratamiento agudo y no solo como prevención secundaria, disminuyendo el desenlace compuesto de ACV, infarto al miocardio y muerte vascular, el ACV fatal o discapacitante y la recurrencia en fase aguda[12]. Los pacientes con crisis isquémicas transitorias de alto riesgo o "*minor stroke*" (ACVi con NIHSS ≤3) se benefician de doble antiagregación en las primeras 24 horas[13,14]. En nuestro centro mantenemos la doble antiagregación por 21 días.

¿Existe alguna edad que contraindique las terapias de reperfusión para el ACV isquémico?

Las terapias de reperfusión son parte clave del manejo agudo del infarto encefálico[15]. Se considera que la trombolisis intravenosa es segura y efectiva hasta las 4.5 horas independiente de la edad[11,16]. La trombectomía estándar incluye a pacientes con menos de 6 horas de evolución y ha mostrado ser beneficiosa en mayores de 80 años, por lo que se considera que el principal criterio para elegir candidatos es la funcionalidad y no la edad[11,17]. Existen protocolos de trombectomía en ventanas extendidas (6 a 24 horas) que además seleccionan pacientes de acuerdo a imágenes avanzadas.

¿Cuáles son los pilares del tratamiento agudo de las hemorragias intracraneanas?

Los pacientes deben ser hospitalizados en UTACs a no ser que necesiten protección de vía aérea y se beneficien más de una unidad de cuidados intensivos. El tratamiento cardinal de una hemorragia intracerebral es el control de la PA. Se recomienda disminuir farmacológicamente la PAS hasta 120-140 mmHg[18], lo que mejora desenlaces funcionales. Este beneficio es más claro si se evitan reducciones de más de 60 mmHg en menos de 60 minutos. El resto de medidas de neuroprotección son similares a las del ACVi.

¿Qué complicaciones neurológicas pueden desarrollar los pacientes con ACV?

En el ACVi las más importantes son progresión de la isquemia, edema, transformación hemorrágica y crisis epilépticas. El deterioro neurológico agudo tras un infarto lacunar es habitual de observar hasta en los primeros 3 días de evolución. El ACVi asociado a edema y efecto de masa se denomina infarto maligno y sin tratamiento específico tiene alta mortalidad. Las complicaciones neurológicas más importantes de la HIP son expansión del hematoma, extensión intraventricular e hidrocefalia. El crecimiento del hematoma es más frecuente en las primeras 3-24 horas.

¿Qué complicaciones médicas pueden desarrollar los pacientes con ACV?

Las más importantes son tromboembolismo venoso, aspiración e infecciones respiratorias, retención e infección urinarias, caídas, úlceras por presión, complicaciones cardiacas (infarto al miocardio, arritmias), trastornos del sodio y de la glucosa, y *delirium*[19]. En su conjunto aparecen a partir de la segunda semana de evolución.

¿Cómo se debe estudiar un ACV isquémico en una PM?

El estudio etiológico depende en gran medida de la funcionalidad del paciente. Si se estima que va a cambiar conductas se recomienda:

- Evaluación de parénquima: los infartos por embolias arterio-arteriales y cardioembolías tienden a afectar la corteza. El compromiso de más de un territorio vascular sugiere una fuente cardioembólica y estados protrombóticos (cáncer). La enfermedad lacunar produce infartos pequeños localizados en territorios de arterias penetrantes.

- Evaluación de vasos: idealmente se debe realizar evaluación de los vasos de cuello y cerebro con imágenes no invasivas (angioTC, angioRM). La ecografía Doppler de cuello tiene un rol limitado, pues además de ser operador-dependiente no visualiza adecuadamente la vasculatura cervical distal.
- Estudio de fuente embólica: en pacientes sin enfermedad lacunar y sin enfermedad de grandes vasos se debe buscar arritmias (ECG, monitor, Holter) y realizar ecocardiograma, idealmente transesofágico y con prueba de burbujas para detectar cortocircuitos.
- Otros exámenes: dependiendo de la sospecha diagnóstica puede ser necesario descartar enfermedad tromboembólica venosa (embolia paradojal), neoplasias ocultas y vasculitis, entre otros.

¿Cómo se debe estudiar una hemorragia intraparenquimatosa en una PM?

La localización de la hemorragia es de gran utilidad para el enfrentamiento etiológico inicial, por lo que resulta práctico clasificarlas en sitios típicos (putamen, tálamo, cabeza del caudado, puente y núcleo dentado del cerebelo) y atípicos.

- Las hemorragias en sitios típicos son en su gran mayoría de origen hipertensivo. Apoyan al diagnóstico el antecedente de HTA, PA de difícil manejo durante la hospitalización y estigmas de daño hipertensivo en encéfalo (leucoaraiosis, microhemorragias profundas, infartos lacunares antiguos) o en otros órganos (ej. hipertrofia ventricular izquierda). Si la sospecha es alta la tomografía computada de encéfalo puede ser suficiente para establecer el diagnóstico.
- Las hemorragias en sitios atípicos pueden deberse a HTA, pero se debe abrir el abanico de diagnósticos diferenciales. En las PM es relevante considerar la AAC. En estos casos las hemorragias son lobulares y puede haber hemorragia subaracnoidea concomitante. Otros elementos que apoyan el diagnóstico son el antecedente de deterioro cognitivo e historia de fenómenos neurológicos transitorios ("*amyloid spells*"). El diagnóstico se establece con RM según los criterios modificados de Boston[20]. Otras causas importantes a considerar en las PM son las neoplasias y las hemorragias asociadas a anticoagulación.

¿Qué estrategias de prevención secundaria existen para pacientes con ACVi?

Dependen de la etiología subyacente. Mencionaremos las más utilizadas.

- Antiagregantes: numerosos trabajos muestran el beneficio de antiagregantes. Aspirina 81-325 mg es lo más usado; como alternativa se puede usar clopidogrel

75 mg. En presencia de ateromatosis intracraneana se recomienda doble antiagregación por 90 días.

- Anticoagulación: no ha demostrado ser superior a la antiagregación en los infartos no cardioembólicos ni en los infartos criptogénicos. Su uso se restringe principalmente a pacientes con FA. En pacientes con válvulas mecánicas se prefiere usar antagonistas de vitamina K.
- Hipolipemiantes: tienen un rol en la prevención secundaria del ACVi y también en la reducción de otros eventos vasculares. Los fármacos con más evidencia son las estatinas. Se recomiendan dosis altas en pacientes con infartos de presunto origen ateroesclerótico; en el resto de los casos la dosis se ajusta según el riesgo cardiovascular[21]. En pacientes con ACVi y enfermedad ateroesclerótica alcanzar niveles de LDL <70 mg/dL se asocia a menor riesgo de eventos cardiovasculares[22].
- Control de otros factores de riesgo vascular: cese del tabaquismo, control de diabetes *mellitus*, manejo de obesidad[21].
- Intervenciones vasculares en enfermedad carotídea ateromatosa: endarterectomía y Stenting.
- Cierre de foramen oval permeable (FOP): no tienen un rol en la PM.

¿Qué consideraciones existen para el tratamiento anticoagulante de la PM con FA en la prevención secundaria de ACV?

En comparación con placebo la aspirina no aporta protección[23]. El tratamiento anticoagulante oral es el estándar para los pacientes con FA, independiente de la edad. La mayor parte de los casos de FA son no-valvulares (FANV); en estos casos están recomendados los anticoagulantes orales directos por sobre los antagonistas de vitamina K por su mayor seguridad. En general, pacientes que han sufrido un ACV isquémico y que posterior a ello necesitan asistencia pero que pueden caminar sin ayuda y tienen una red familiar robusta, pensamos que el beneficio neto de la anticoagulación debe primar en la toma de decisiones.

¿Puede ofrecerse endarterectomía a las PM? ¿En qué casos se recomienda el uso de *Stent*?

La endarterectomía carotídea es beneficiosa en estenosis carotídeas >50% sintomáticas y se recomienda realizar la cirugía dentro de 2 semanas del evento[21]. En menores de 70 años se puede considerar Stenting. En pacientes con enfermedad carotídea asintomática las guías recomiendan endarterectomía o Stenting carotídeo en pacientes con más del 60% de estenosis[24,25].

¿Es posible reiniciar antitrombóticos o anticoagulantes en las PM con HIP?

Existen pocos estudios, por lo que la decisión se basa en gran parte en el juicio clínico. La mayor parte de la evidencia sugiere que en las HIP de origen hipertensivo el riesgo de recurrencia es bajo, por lo que es razonable reiniciar antiagregantes o anticoagulantes, vigilando un buen control de las cifras tensionales. Las guías AHA/ASA avalan esta conducta[18]. En pacientes con AAC el riesgo de recurrencia es más alto (7.4% al año, 19-26% al año en pacientes con hemorragia subaracnoidea de la convexidad o siderosis superficial). La antiagregación puede considerarse si hay indicación estricta[18]. No hay recomendaciones sobre el reinicio de anticoagulación en estos pacientes y posiblemente los riesgos superan los beneficios en la mayoría de los escenarios clínicos.

Puntos clave

- El ataque cerebrovascular debe ser entendido como una enfermedad heterogénea con múltiples causas posibles.
- Todo paciente con un ataque cerebrovascular debe ser ingresado a una unidad de tratamiento especializado.
- Las estrategias de prevención secundaria deben individualizarse según la funcionalidad y la etiología de la enfermedad cerebrovascular.
- La decisión del reinicio de antiagregantes o anticoagulantes en pacientes con antecedentes de hemorragias intracraneanas es compleja y debe evaluarse caso a caso.
- La edad por sí sola no es contraindicación para ofrecer estrategias de reperfusión, anticoagulación o revascularización carotídea.

¿Dónde profundizar?

- Guías clínicas:
  - Manejo inicial del accidente cerebrovascular isquémico: MaPowers WJ, Rabinstein AA, Ackerson T, Adeoye OM, Bambakidis NC, Becker K, *et al*. Guidelines for the early management of patients with acute ischemic stroke: 2019 update to the 2018 guidelines for the early management of acute ischemic stroke: a guideline for healthcare professionals from the American Heart Association/American Stroke A. Vol. 50, Stroke. 2019. 344-418 p.
  - Hemorragias intracraneanas: Hemphill III JC, Greenberg SM, Anderson CS, Becker K, Bendok BR, Cushman M, *et al*. Guidelines for the Management of Spontaneous Intracerebral Hemorrhage: A Guideline for Healthcare

Professionals From the American Heart Association/American Stroke Association. Stroke [Internet]. 2015; 46(7):2032-60.

- Complicaciones médicas del ACV:
  - Kumar S, Selim MH, Caplan LR. Medical complications after stroke. Lancet Neurol. 2010; 9(1):105-18.
- Enfermedad cerebral de pequeño vaso:
  - Cannistraro RJ, Badi M, Eidelman BH, Dickson DW, Middlebrooks EH, Meschia JF. CNS small vessel disease: A clinical review. Neurology. 2019; 92(24):1146-56.
- Angiopatía amiloidea cerebral:
  - Tapia J. Hemorragia Encefálica por Angiopatía Amiloidea. Rev Med Chil. Artículo aceptado para publicación.

Referencias

1. Naghavi M, Abajobir AA, Abbafati C, Abbas KM, Abd-Allah F, Abera SF, *et al.* Global, regional, and national age-sex specific mortality for 264 causes of death, 1980-2016: A systematic analysis for the Global Burden of Disease Study 2016. Lancet. 2017; 390(10100):1151-210.
2. Lavados PM, Sacks C, Prina L, Escobar A, Tossi C, Araya F, *et al.* Incidence, 30-day case-fatality rate, and prognosis of stroke in Iquique, Chile: a 2-year community-based prospective study (PISCIS project). Lancet (London, England) [Internet]. 2005; 365(9478):2206-15. Available from: http://www.ncbi.nlm.nih.gov/pubmed/15978929
3. Johnson CO, Nguyen M, Roth GA, Nichols E, Alam T, Abate D, *et al.* Global, regional, and national burden of stroke, 1990–2016: a systematic analysis for the Global Burden of Disease Study 2016. Lancet Neurol [Internet]. 2019 May; 18(5):439-58. Available from: https://linkinghub.elsevier.com/retrieve/pii/S1474442219300341
4. Tapia J, Miranda H, Gutiérrez D, Sandoval P, Mellado P. Semiología de la enfermedad vascular encefálica. In: Mellado P, Sandoval P, editors. Semiología en Neurología. Mediterráneo; 2020. p. 181-204.
5. Feigin VL, Lawes CM, Bennett DA, Anderson CS. Stroke epidemiology: a review of population-based studies of incidence, prevalence, and case-fatality in the late 20th century. Lancet Neurol [Internet]. 2003 Jan; 2(1):43-53. Available from: https://linkinghub.elsevier.com/retrieve/pii/S1474442203002667
6. Adams HP, Bendixen BH, Kappelle LJ, Biller J, Love BB, Gordon DL, *et al.* Classification of subtype of acute ischemic stroke. Definitions for use in a multicenter clinical trial. TOAST. Trial of Org 10172 in Acute Stroke Treatment. Stroke [Internet]. 1993 Jan 1 [cited 2014 Jan 13]; 24(1):35-41. Available from: http://stroke.ahajournals.org/cgi/doi/10.1161/01.STR.24.1.35

7. Arboix A, Miguel M, Císcar E, García-Eroles L, Massons J, Balcells M. Cardiovascular risk factors in patients aged 85 or older with ischemic stroke. Clin Neurol Neurosurg. 2006; 108(7):638-43.
8. Cordonnier C, Demchuk A, Ziai W, Anderson CS. Intracerebral haemorrhage: current approaches to acute management. Lancet [Internet]. 2018; 392(10154):1257-68. Available from: http://dx.doi.org/10.1016/S0140-6736(18)31878-6
9. O'Donnell MJ, Chin SL, Rangarajan S, Xavier D, Liu L, Zhang H, et al. Global and regional effects of potentially modifiable risk factors associated with acute stroke in 32 countries (INTERSTROKE): a case-control study. Lancet [Internet]. 2016 Aug; 388(10046):761-75. Available from: https://linkinghub.elsevier.com/retrieve/pii/S0140673616305062
10. Moulin S, Leys D. Stroke mimics and chameleons. Curr Opin Neurol. 2019; 32(1):54-9.
11. Powers WJ, Rabinstein AA, Ackerson T, Adeoye OM, Bambakidis NC, Becker K, *et al*. Guidelines for the early management of patients with acute ischemic stroke: 2019 update to the 2018 guidelines for the early management of acute ischemic stroke: a guideline for healthcare professionals from the American Heart Association/American Stroke A. Vol. 50, Stroke. 2019. 344-418 p.
12. Sandoval R P, Miranda V H, Mellado T P. Avances en el tratamiento del infarto encefálico. Cuad Neurol Segunda Serie Vol. 1, 2019. (disponible en: https://medicina.uc.cl/publicacion/cuadernos-de-neurologia/)
13. Wang YY, Wang YY, Zhao X, Liu L, Wang D, Wang CC, *et al*. Clopidogrel with aspirin in acute minor stroke or transient ischemic attack. N Engl J Med [Internet]. 2013 Jul 4 [cited 2014 Jan 9]; 369(1):11-9. Available from: http://www.ncbi.nlm.nih.gov/pubmed/23803136
14. Claiborne Johnston S, Donald Easton J, Farrant M, Barsan W, Conwit RA, Elm JJ, *et al*. Clopidogrel and aspirin in acute ischemic stroke and high-risk TIA. N Engl J Med. 2018; 379(3):215-25.
15. Phipps MS, Cronin CA. Management of acute ischemic stroke. BMJ. 2020; 368.
16. Boulanger JM, Lindsay MP, Gubitz G, Smith EE, Stotts G, Foley N, *et al*. Canadian Stroke Best Practice Recommendations for Acute Stroke Management: Prehospital, Emergency Department, and Acute Inpatient Stroke Care, 6th Edition, Update 2018. Int J Stroke. 2018; 13(9):949-84.
17. Turc G, Bhogal P, Fischer U, Khatri P, Lobotesis K, Mazighi M, *et al*. European Stroke Organisation (ESO) – European Society for Minimally Invasive Neurological Therapy (ESMINT) Guidelines on Mechanical Thrombectomy in Acute Ischaemic StrokeEndorsed by Stroke Alliance for Europe (SAFE). Eur Stroke J [Internet]. 2019 Mar 26; 4(1):6-12. Available from: http://journals.sagepub.com/doi/10.1177/2396987319832140
18. Hemphill III JC, Greenberg SM, Anderson CS, Becker K, Bendok BR, Cushman M, et al. Guidelines for the Management of Spontaneous Intracerebral Hemorrhage: A Guideline for Healthcare Professionals From the American Heart Association/American Stroke Association. Stroke [Internet]. 2015; 46(7):2032-60. Available from: http://stroke.ahajournals.org/content/38/6/2001.abstract

19. Kumar S, Selim MH, Caplan LR. Medical complications after stroke. Lancet Neurol [Internet]. 2010; 9(1):105-18. Available from: http://dx.doi.org/10.1016/S1474-4422(09)70266-2
20. Greenberg SM, Charidimou A. Diagnosis of cerebral amyloid angiopathy evolution of the Boston criteria. Stroke. 2018; 49(2):491-7.
21. Kernan WN, Ovbiagele B, Black HR, Bravata DM, Chimowitz MI, Ezekowitz MD, *et al.* Guidelines for the prevention of stroke in patients with stroke and transient ischemic attack: A guideline for healthcare professionals from the American Heart Association/ American Stroke Association [Internet]. Vol. 45, Stroke. 2014 [cited 2014 Jul 10]. 2160-2236 p. Available from: http://www.ncbi.nlm.nih.gov/pubmed/24788967
22. Amarenco P, Kim JS, Labreuche J, *et al.* A Comparison of Two LDL Cholesterol Targets after Ischemic Stroke. N Engl J Med. 2020;382(1):9-19. doi:10.1056/NEJMoa1910355
23. Klijn CJM, Paciaroni M, Berge E, Korompoki E, Kõrv J, Lal A, *et al.* Antithrombotic treatment for secondary prevention of stroke and other thromboembolic events in patients with stroke or transient ischemic attack and non-valvular atrial fibrillation: A European Stroke Organisation guideline. Vol. 4, European Stroke Journal. 2019. p. 198-223.
24. Wein T, Lindsay MP, Côté R, Foley N, Berlingieri J, Bhogal S, et al. Canadian stroke best practice recommendations: Secondary prevention of stroke, sixth edition practice guidelines, update 2017. Int J Stroke [Internet]. 2018 Jun 24; 13(4):420-43. Available from: http://journals.sagepub.com/doi/10.1177/1747493017743062
25. Naylor AR, Ricco JB, de Borst GJ, Debus S, de Haro J, Halliday A, *et al.* Editor's Choice – Management of Atherosclerotic Carotid and Vertebral Artery Disease: 2017 Clinical Practice Guidelines of the European Society for Vascular Surgery (ESVS). Eur J Vasc Endovasc Surg [Internet]. 2018; 55(1):3-81. Available from: http://dx.doi.org/10.1016/j.ejvs.2017.06.021.

HIPERTENSIÓN ARTERIAL

Rodrigo Tagle

¿Es un problema clínico relevante?

La hipertensión arterial (HTA) en el adulto mayor representa un problema de salud pública.

En primer lugar, puesto que la expectativa de vida se incrementa, el grupo etario con mayor crecimiento proporcional son los adultos mayores, representando según el último censo un 11,4% de la población.

En segundo lugar, porque la HTA aumenta progresivamente su prevalencia a medida que la población envejece. En Chile según la Encuesta Nacional de Salud (ENS) 2016-2017, la prevalencia de HTA en adultos mayores fue de un 73.3%, similar resultado a ENS anteriores[1].

En tercer lugar, a causa de que la HTA es uno de los principales factores de riesgo cardiovascular (FRCV) para enfermedades cardiovasculares ateroscleróticas (ECVA). La HTA es el principal FRCV para accidente cerebrovascular (ACV), insuficiencia cardiaca (ICC), fibrilación auricular (FA) y enfermedad renal crónica (ERC)[2].

¿Cómo se genera?

La presión arterial (PA) muestra un incremento progresivo con la edad y el tipo de HTA cambia desde una HTA sistodiastólica a una HTA sistólica aislada (HTA-SA), a consecuencia de que la PA sistólica (PAS) muestra un incremento continuo, mientras que la PA diastólica (PAD) comienza a declinar a partir de los 50 años de edad, tanto en hombres como en mujeres. Esto último genera un incremento de la presión de pulso (PP), que constituye un potente predictor para el desarrollo de eventos cardiovasculares(3). El mecanismo por el cual la PAS se incrementa está determinado por el aumento de la rigidez de las grandes arterias. En cada latido cardíaco el volumen eyectado por el ventrículo izquierdo genera una onda de pulso anterógrada que viaja desde el corazón hacia la periferia, la cual es a su vez reflejada una vez que alcanza la periferia, generando una onda de pulso retrógrada hacia el corazón. Cuando las arterias son distensibles y elásticas, la velocidad de ambas ondas de pulso es más lenta y retorna al corazón durante el diástole, lo que produce incremento de la PAD. En cambio con el envejecimiento, por las alteraciones estructurales de las paredes vasculares ocasionadas por: pérdida de las fibras elásticas, aumento de fibras de colágeno y calcificación de la pared vascular, se produce un aumento de la rigidez vascular, produciendo un incremento de la velocidad de las ondas de pulso, determinando que el retorno de la onda retrógrada alcance el corazón durante el sístole incrementado la PAS y reduciendo la PAD. Por esta razón el patrón de HTA predominante en el adulto mayor es la HTA-SA (FIGURA 1)[3,4].

FIGURA 1 • TIPOS DE HTA SEGÚN EDAD EN EL ESTUDIO FRAMINGHAM.

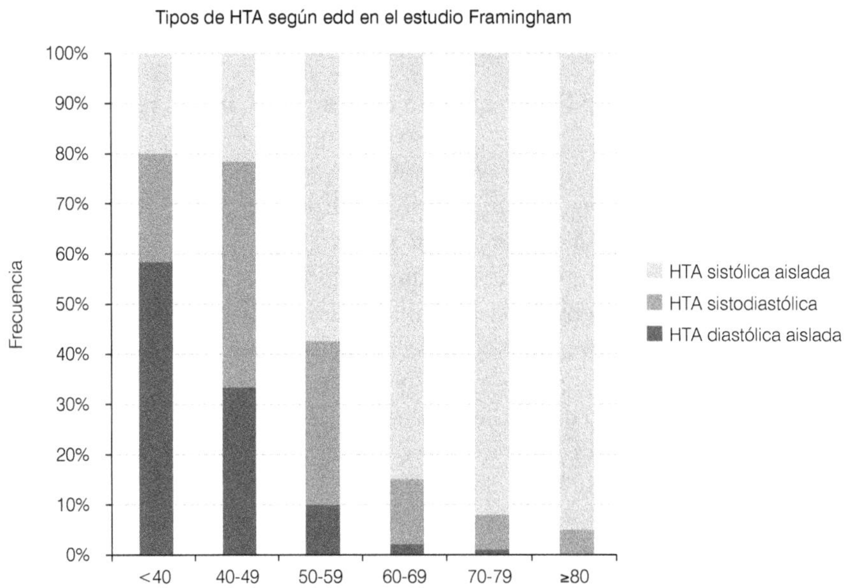

¿Cómo se diagnostica?

Para un correcto diagnóstico de HTA debe seguirse las recomendaciones de la Asociación Americana del Corazón (AHA)[5]. En adultos mayores es necesario resaltar[6]:

- Previamente, vaciar la vejiga.
- Medición al final del examen físico.
- Brazo desnudo, relajado y apoyado.
- Tamaño del manguito en relación a la circunferencia del brazo.
- Medición de la PA en posición de pie, al tercer minuto.

En este grupo pueden observarse ciertas situaciones como:

- **Hipotensión ortostática** (HO), descenso de la PAS en ≥ 20 mmHg y/o de la PAD en ≥ 10 mmHg al colocarse de pie. Un 10-15% presenta HO por disminución en la sensibilidad de los barorreceptores. La HO aumenta el riesgo de caídas y de ECVA.
- **Pseudo-hipertensión,** debida a una excesiva rigidez de la arteria braquial, lo que impide que la arteria se pueda colapsar, generando lecturas de PA falsamente elevadas. Su frecuencia oscila entre un 1,5% a 70%, siendo más frecuente en ERC avanzada y ECVA generalizada. Debe sospecharse en PAD altas con ausencia de daño de órgano blanco (DOB), y frente a lipotimias cuando inician antihipertensivos con niveles de PA que no explican sus síntomas[7].
- **HTA de bata blanca**, corresponde a PA elevadas en la consulta, pero no en su vida cotidiana. Debido a su alta prevalencia y por la gran variabilidad de la PA a esta edad, siempre en el caso de una PA elevada, esta debe ser confirmada con una medición fuera de la consulta, ya sea un monitoreo ambulatorio de presión arterial (MAPA) o automedición de la PA en el hogar (AMPA).

¿Cómo se clasifica?

Desde hace décadas que la definición de HTA estaba establecida para valores de PA ≥ 140/90 mmHg, en mediciones realizadas en la consulta. Sin embargo, la Guía americana AHA/ACC 2017[8] propuso una nueva clasificación de la PA basada en nuevos análisis de estudios clínicos controlados aleatorizados (ECCA), que no fue adoptada por la Guía europea ESC/ESH 2018**(9)** que mantuvo la clasificación de años anteriores (TABLA 1).

TABLA 1 • CLASIFICACIÓN DE LA PA SEGÚN GUÍAS AHA/ACC 2017 Y ESC/ESH 2018.

Guía AHA/ACC 2017			**Guía ESC/ESH 2018**		
Categoría de PA	PAS	PAD	Categoría de PA	PAS	PAD
Normal	<120	< 80	Normal	120-129	80-84
Elevada	120-129	< 80	Normal alta	130-139	85-89
HTA Etapa 1	130-139	80-89	HTA grado 1	140-159	90-99
HTA Etapa 2	≥140	≥90	HTA grado 2	160-179	100-109
Crisis HTA	≥180	≥120	HTA grado 3	≥180	≥110

Así entonces, la Guía AHA/ACC 2017 define como HTA con valores de PA promedio ≥ 130/80 mmHg en ≥ 2 mediciones en la consulta, efectuadas en ≥ 2 ocasiones, y también establece nuevos valores de PA para el MAPA y AMPA.

¿Cómo se estratifica?

El tratamiento se decide según el riesgo cardiovascular total. Para ello, es necesario tener en cuenta la presencia de: FRCV, DOB y ECVA.

La Guía ACC/AHA 2017 recomienda el uso de la ecuación de las cohortes agrupadas (*http://tools.acc.org/ASCVD-Risk-Estimator*) para estimar el riesgo a 10 años de un primer evento de ECVA fatal y no fatal(10). La ecuación incluye variables como: edad, género, raza, PAS, PAD, niveles de colesterol total, HDL y LDL, tabaquismo, DM y terapias con estatinas, antihipertensivos y aspirina. Si el riesgo es > 10% se considera de alto riesgo.

Por otro lado, la Guía ESC/ESH 2018 recomienda la escala *SCORE* (*Systematic Coronary Risk Evaluation*) para valorar el riesgo CV de los pacientes sin ECVA conocida, para estimar el riesgo a 10 años de un evento aterosclerótico fatal[11]. La escala *SCORE* incluye variables como: edad, género, región de Europa, PAS, niveles de colesterol total, razón niveles de colesterol total/HDL, tabaquismo y DM. Además, para la estratificación otorga importancia al DOB caracterizado como: PP

TABLA 2 • ESTRATIFICACIÓN DE LA HTA SEGÚN GUÍA ESC/ESH 2018.

Etapa de la enfermedad HTA	FR, DOB, ECVA	PAS 130-139 o PAD 85-89	PAS 140-159 o PAD 90-99	PAS 160-179 o PAD 100-109	PAS ≥180 o PAD ≥110
Etapa 1 No complicada	Sin otros FR	Riesgo bajo	Riesgo bajo	Riesgo moderado	Riesgo alto
	1-2 FR	Riesgo bajo	Riesgo moderado	Riesgo moderado a alto	Riesgo alto
	≥ 3 FR	Riesgo bajo a moderado	Riesgo moderado a alto	Riesgo alto	Riesgo alto
Etapa 2 enfermedad asintomática	DOB, o DM sin DOB	Riesgo moderado a alto	Riesgo alto	Riesgo alto	Riesgo alto a muy alto
Etapa 3 enfermedad establecida	ECVA, ERC etapa ≥IV, DM con DOB	Riesgo muy alto	Riesgo muy alto	Riesgo muy alto	Riesgo muy alto

≥ 60 mmHg, HVI en el ECG o ecocardiograma, microalbuminuria, ERC etapa III o mayor o retinopatía avanzada. Por último, mantiene la clasificación de la HTA según valores de PA y riesgo CV (TABLA 2).

¿Cómo se hace el diagnóstico diferencial?

Aunque la mayoría tienen HTA esencial, sospecharemos HTA secundaria en situaciones de: HTA de comienzo muy tardío, después de los 60 años, HTA resistente y en aumentos de la PAD. En general, pueden excluirse la mayoría de las causas secundarias con los exámenes de primera línea y aquellos orientados a detectar DOB, más exámenes como perfil bioquímico y hormonas tiroideas. Las principales causas son: estenosis aterosclerótica de la arteria renal (EAAR), apnea obstructiva del sueño, hiperaldosteronismo e hipo/hipertiroidismo. Aunque la EAAR es común en adultos mayores, solo se justifica la terapia intervencional en casos muy seleccionados.

Ciertas drogas pueden aumentar la PA como: AINEs, corticoides, descongestionantes, anabólicos, ciclosporina, eritropoyetina, ergotamina, alcohol y cocaína[(2)].

¿Cómo se estudia?

Una vez realizado el diagnóstico HTA y confirmado con MAPA o AMPA, solicitaremos los exámenes de primera línea: hemograma, creatinina, electrolitos plasmáticos, orina completa, glicemia y/o hemoglobina glicosilada A1c, perfil lipídico y ECG. Así entonces, estratificaremos al paciente como de bajo, moderado o alto riesgo. La decisión del tratamiento se basa no solo en la estratificación cardiovascular, sino también en la evaluación general que incluye fundamentalmente: expectativa de vida, estado funcional, fragilidad y autonomía. Por último, definiremos las metas de PA.

¿Cuándo iniciar terapia farmacológica?

Las guías previamente mencionadas recomiendan iniciar tratamiento farmacológico según: edad, valores de PA, riesgo CV y presencia de ECVA, DM y ERC.

La Guía AHA/ACC 2017 recomienda iniciar terapia en adultos mayores no-institucionalizados en:

- En prevención secundaria de recurrencia de eventos CV o en pacientes con ECVA clínica con PAS ≥ 130 mmHg o PAD ≥ 80 mmHg (*CR I. NdeE A para la PAS* y *C-OE para la PAD*).
- En prevención primaria, con un riesgo de ECVA estimada a 10 años ≥ 10% y PAS ≥ 130 mmHg o PAD ≥ 80 mmHg (*CR I. NdeE A para la PAS* y *C-OE para la PAD*). Los pacientes con DM o ERC etapa III o mayor son automáticamente clasificados en la categoría de alto riesgo CV.

- En prevención primaria de ECV, sin historia de ECVA y con un riesgo de ECVA < 10% con PAS ≥ 140 mmHg o PAD ≥ 90 mmHg (*CR I. NdeE C-LD*).

- En cambio, la Guía ESC/ESH 2018 recomienda en:
- En mayores de 65 años con HTA grado 2 y 3, o sea con PA ≥ 160/100 mmHg, cualquiera sea su riesgo CV (*CR I. NdeE A*).
- En adultos mayores entre > 65 y < 80 años con HTA grado 1, PA ≥ 140/90 y < 160/100 mmHg, solo si presentan alto riesgo CV y/o presencia de DOB (*CR I. NdeE A*).

Contrariamente a la AHA, la Guía del Colegio médico americano (ACP) y de la Academia americana de médicos familiares (AAFP), recomienda en adultos mayores de 60 años con (12):
- PAS ≥ 150 mmHg (*CR I. NdeE A*).
- PAS ≥ 140 mmHg con historia de ACV o TIA (*CR débil. NdeE moderada*).
- PAS ≥ 140 mmHg y de alto riesgo cardiovascular (*CR débil. NdeE baja*).

¿Cuáles son las metas de PA?

Las principales guías de HTA, aunque sugieren diferentes metas de PA, todas enfatizan que en aquellos con fragilidad, múltiples patologías y poca autonomía, debe primar el juicio clínico sobre las metas de PA recomendadas, y que el tratamiento debe ser bien tolerado[13].

La Guía ACC/AHA 2017 propone para individuos no-institucionalizados:
- HTA con ECVA conocida o un riesgo de ECVA ≥10%: meta de PA < de 130/80 mmHg (*CR: I. NdeE para PAS B- A (aleatorizado) y para PAD: C OE*).
- HTA con un riesgo de ECVA < 10%: meta de PA < 130/80 mmHg (*CR: IIb. NdeE para PAS B no aleatorizado (NA) y para PAD: C OE*).

A su vez, la Guía ACP/AAFP 2017 recomienda para mayores de 60 años (12):
- PAS < 150 mmHg (*CR I. NdeE A*).
- HTA con historia de ACV o TIA: PAS < 140 mmHg (*CR débil. NdeE moderada*).
- HTA de alto riesgo cardiovascular: PAS < 140 mmHg (*CR débil. NdeE baja*).

¿Cuáles son las evidencias de las metas de PA?

Los ECCA efectuados en pacientes adultos mayores con HTA-SA o HTA sistodiastólica han documentado reducciones significativas del riesgo de ACV, IAM e ICC. En octogenarios, en el estudio HYVET (*Hypertension in the Very Elderly Trial*), se redujo la mortalidad global en 28%, ACV en 34% e ICC en 64%[14].

Los diferentes ECCA efectuados muestran eso sí que no existe una clara evidencia para plantear metas de PA por debajo de 140/90 mmHg para obtener beneficio cardiovascular[13].

Un análisis separado requiere el estudio SPRINT-Senior en mayores de 75 años, en que los pacientes asignados a una meta de PAS < 120 mmHg presentaron una significativa menor tasa de eventos CV fatales y no fatales, sin un aumento significativo de los efectos adversos, comparados con los pacientes asignados a una meta de PAS < 140 mmHg (15). Previo a tratar a todos los pacientes mayores hasta esas metas de PA, es necesario señalar que:

- No se incluyeron pacientes con: DM, ACV previo, ICC sintomática, pérdida de peso > 10% en los últimos 6 meses, perspectiva vital inferior a 3 años, demencia y PAS en posición de pie < 110 mmHg.
- Los pacientes del estudio SPRINT no estaban institucionalizados.
- La medición de la PA se hizo con equipos automáticos, sin la presencia del personal de salud, diferente a lo realizado en todos los otros ECCA.

¿Cómo se trata sin fármacos?

Las intervenciones no-farmacológicas pueden ser el único tratamiento en HTA leve, y han demostrado ser efectivas y seguras (TABLA 3)[2].

TABLA 3 • INTERVENCIONES NO-FARMACOLÓGICAS EN HTA LEVE.

Intervención	Recomendación	Efecto en PAS
Reducción de peso	IMC 18 a 24 kg/m^2	5-20 mmHg/10 kg
Dieta DASH	Rica en vegetales y baja en grasas saturadas	8-14 mmHg
Actividad física aeróbica	30 min/día, mayoría de los días de la semana	4-9 mmHg
Reducción de consumo de sal	Consumo máximo de 6 gramos de sal al día o 2.4 gramos de sodio	2-8 mmHg
Moderación en el consumo de alcohol	Máximo 30 ml en hombres y 15 ml en mujeres de etanol	2-4 mmHg

La reducción de la ingesta de sal es de gran eficacia, dado que la mayoría tiene una excesiva ingesta de sal como consecuencia de la disminución de las papilas gustativas que perciben el sabor salado, lo que ocasiona un excesivo consumo de sal para lograr el sabor deseado.

TABLA 4 • ANTIHIPERTENSIVOS CON INDICACIONES PREFERENTES, CONTRAINDICACIONES Y PRECAUCIONES.

Fármacos antihipertensivos	**Indicaciones preferentes**	**Contraindicaciones y/o precauciones**
Diuréticos tiazídicos	ICC, post ACV, afroamericanos, osteoporosis.	Gota, hipokalemia, hipercalcemia, síndrome metabólico, hHiponatremia, incontinencia y/o obstrucción urinaria.
IECA	ERC etapa III o IV, proteinuria, CCor, ICC, post ACV, DM, FA, claudicación intermitente.	Hiperkalemia, estenosis arteria renal bilateral, angioedema, tos crónica.
ARAII		
BCC dihidropiridínicos	Afroamericanos, HTA-SA, CCor, claudicación intermitente.	Taquiarritmias, ICC con FE baja, insuficiencia venosa.
Beta bloqueadores	ICC, FA, CCor, aneurisma de la aorta, temblor, glaucoma.	Bradicardia, asma, EPOC, bloqueo AV de alto grado, síndrome metabólico, crisis anginosas en suspensiones bruscas.
Diuréticos de asa	ERC etapa IV.	Hipokalemia.
Alfa bloqueadores	Hiperplasia prostática.	Hipotensión ortostática.

¿Cómo se trata con fármacos?

Esta intervención debe iniciarse con dosis bajas, 50% de la dosis prescrita en los adultos jóvenes, para minimizar el riesgo de efectos secundarios. Considerar siempre el riesgo de HO, que incrementa el riesgo de caídas al iniciar el tratamiento. Diferentes metaanálisis han confirmado que la magnitud de la reducción de la PA es el principal determinante de la reducción del riesgo cardiovascular y no la elección del fármaco.

Cuatro clases de fármacos son los considerados de primera línea: diuréticos tiazídicos (DT), bloqueadores de canales de calcio de larga acción de tipo dihidropiridínicos (BCC-DHP), inhibidores de la enzima convertidora de angiotensina (IECA) y antagonistas de los receptores de angiotensina II (ARA2). En la TABLA 4 se mencionan los principales antihipertensivos con sus indicaciones preferentes y precauciones.

Las guías proponen la siguiente estrategia[2]:

- En HTA etapa o grado 1, iniciar tratamiento con un fármaco a mitad de dosis y se planteará asociar un segundo fármaco, siempre que no se haya conseguido la meta de PA habiendo llegado a las dosis máximas tolerables del primero. En caso de que el primer fármaco no sea un DT, el segundo debería ser este.

- En HTA etapa o grado 2 o mayor, iniciar tratamiento con dos antihipertensivos a mitad de dosis (combinaciones adecuadas serían inhibidor del SRAA + DT o inhibidor del SRAA+ BCC-DHP).
- En caso de iniciar tratamiento con un bloqueador del SRAA o DT, se recomienda comprobar la función renal y electrolitos plasmáticos a las 2 semanas.
- Al iniciar o intensificar el tratamiento, es necesario recordar que los antihipertensivos logran su efecto máximo a las 4 a 6 semanas.

Puntos clave

- La HTA es una entidad muy prevalente en los adultos mayores, predominando a mayor edad la HTA-SA.
- La reducción de la ingesta de sal es muy eficaz en estos pacientes, ya que son sensibles a la sal.
- A la fecha, parece recomendable para adultos mayores entre 65-79 años una meta de PA <140/90 mmHg. En los mayores de 80 años, una meta de PAS de 140-145 mmHg sería probablemente aceptable, siempre y cuando la toleren.
- Una vez iniciado el tratamiento farmacológico, es necesario tener en cuenta el riesgo de HO, y que los cambios fisiológicos relacionados al envejecimiento pueden conducir a la aparición de más efectos adversos.
- En ausencia de comorbilidades que lo contraindiquen, DT, IECA, ARAII o BCC-DHP son los fármacos válidos para iniciar tratamiento farmacológico.

¿Dónde profundizar?

- Aronow WS, Fleg JL, Pepine CJ, Artinian NT, Bakris G, Brown AS, *et al.* ACCF/AHA 2011 expert consensus document on hypertension in the elderly: a report of the American College of Cardiology Foundation Task Force on Clinical Expert Consensus Documents. Circulation. 2011; 123(21):2434-506.

Información para paciente

- https://www.who.int/features/qa/82/es/
  Preguntas y respuestas sobre la hipertensión.

Guías clínicas

- Whelton PK, Carey RM, Aronow WS, Casey DE, Jr., Collins KJ, Dennison Himmelfarb C, *et al.* 2017 ACC/AHA/AAPA/ABC/ACPM/AGS/APhA/ASH/ASPC/NMA/PCNA Guideline for the Prevention, Detection, Evaluation, and Management of High Blood Pressure in Adults: Executive Summary: A Report

of the American College of Cardiology/American Heart Association Task Force on Clinical Practice Guidelines. Hypertension. 2018; 71(6):1269-324.
- Williams B, Mancia G, Spiering W, Agabiti Rosei E, Azizi M, Burnier M, *et al.* 2018 ESC/ESH Guidelines for the management of arterial hypertension. Eur Heart J. 2018; 39(33):3021-104.
- Qaseem A, Wilt TJ, Rich R, Humphrey LL, Frost J, Forciea MA, *et al.* Pharmacologic Treatment of Hypertension in Adults Aged 60 Years or Older to Higher Versus Lower Blood Pressure Targets: A Clinical Practice Guideline From the American College of Physicians and the American Academy of Family Physicians. Ann Intern Med. 2017; 166(6):430-7.

Referencias

1. MINSAL. Segunda Encuesta Nacional de Salud Chile: Ministerio de Salud; 2009 [Available from: http://web.minsal.cl/portal/url/item/bcb03d7bc28b64dfe040010165012d23.pdf.
2. Aronow WS, Fleg JL, Pepine CJ, Artinian NT, Bakris G, Brown AS, *et al.* ACCF/AHA 2011 expert consensus document on hypertension in the elderly: a report of the American College of Cardiology Foundation Task Force on Clinical Expert Consensus Documents. Circulation. 2011; 123(21):2434-506.
3. Chobanian AV. Clinical practice. Isolated systolic hypertension in the elderly. The New England journal of medicine. 2007; 357(8):789-96.
4. Franklin SS, Gustin Wt, Wong ND, Larson MG, Weber MA, Kannel WB, *et al.* Hemodynamic patterns of age-related changes in blood pressure. The Framingham Heart Study. Circulation. 1997; 96(1):308-15.
5. Pickering TG, Hall JE, Appel LJ, Falkner BE, Graves J, Hill MN, *et al.* Recommendations for blood pressure measurement in humans and experimental animals: Part 1: blood pressure measurement in humans: a statement for professionals from the Subcommittee of Professional and Public Education of the American Heart Association Council on High Blood Pressure Research. Hypertension. 2005; 45(1):142-61.
6. Tagle R. Diagnóstico de hipertensión arterial. Revista Médica Clínica Las Condes. 2018; 29(1):12-20.
7. Spence JD. Pseudo-hypertension in the elderly: still hazy, after all these years. 1997(0950-9240 (Print)).
8. Whelton PK, Carey RM, Aronow WS, Casey DE, Jr., Collins KJ, Dennison Himmelfarb C, *et al.* 2017 ACC/AHA/AAPA/ABC/ACPM/AGS/APhA/ASH/ASPC/NMA/PCNA Guideline for the Prevention, Detection, Evaluation, and Management of High Blood Pressure in Adults: Executive Summary: A Report of the American College of Cardiology/American Heart Association Task Force on Clinical Practice Guidelines. Hypertension. 2018; 71(6):1269-324.

9. Williams B, Mancia G, Spiering W, Agabiti Rosei E, Azizi M, Burnier M, *et al.* 2018 ESC/ESH Guidelines for the management of arterial hypertension. Eur Heart J. 2018; 39(33):3021-104.
10. Goff DC, Lloyd-Jones DM, Bennett G, Coady S, D'Agostino RB, Gibbons R, *et al.* 2013 ACC/AHA Guideline on the Assessment of Cardiovascular Risk. Circulation. 2014; 129(25_suppl_2):S49-S73.
11. Conroy RM, Pyorala K, Fitzgerald AP, Sans S, Menotti A, De Backer G, *et al.* Estimation of ten-year risk of fatal cardiovascular disease in Europe: the SCORE project. Eur Heart J. 2003; 24(11):987-1003.
12. Qaseem A, Wilt TJ, Rich R, Humphrey LL, Frost J, Forciea MA, *et al.* Pharmacologic Treatment of Hypertension in Adults Aged 60 Years or Older to Higher Versus Lower Blood Pressure Targets: A Clinical Practice Guideline From the American College of Physicians and the American Academy of Family Physicians. Annals of internal medicine. 2017; 166(6):430-7.
13. Tagle R, Acevedo M. Objetivos Terapéuticos en hipertensión arterial: Metas de presión arterial en los diversos subgrupos de hipertensos. Revista Médica Clínica Las Condes. 2018; 29(1):21-32.
14. Beckett NS, Peters R, Fletcher AE, Staessen JA, Liu L, Dumitrascu D, *et al.* Treatment of hypertension in patients 80 years of age or older. The New England journal of medicine. 2008; 358(18):1887-98.
15. Williamson JD, Supiano MA, Applegate WB, Berlowitz DR, Campbell RC, Chertow GM, *et al.* Intensive vs Standard Blood Pressure Control and Cardiovascular Disease Outcomes in Adults Aged >/=75 Years: A Randomized Clinical Trial. JAMA. 2016; 315(24):2673-82.

INSUFICIENCIA CARDIACA EN PERSONAS MAYORES

Rodrigo Saavedra y Agustín Salazar

La insuficiencia cardiaca es un síndrome altamente prevalente en personas mayores (PM), producto de los cambios cardiovasculares normales asociados a la edad, sumado a la frecuente presencia de factores de riesgo y comorbilidades de este grupo etario. Constituye una causa importante de muerte, hospitalización y discapacidad. La prevención y manejo óptimo requiere un enfoque integral interdisciplinario y promoción de estilos de vida saludables. En el presente capítulo presentaremos las características fundamentales de esta condición y estrategia de abordaje.

Introducción

¿Qué entendemos por insuficiencia cardiaca?

Según la Asociación Americana del Corazón y la Sociedad Europea de Cardiología (AHA y ESC respectivamente, por sus siglas en inglés), la insuficiencia cardiaca (IC) se define como un síndrome clínico que resulta de cualquier alteración estructural o funcional del llenado o capacidad de eyección ventricular. Las manifestaciones clínicas claves son: disnea, intolerancia al ejercicio y retención hídrica. Se distinguen dos grandes grupos: IC con Fracción de Eyección Preservada del ventrículo izquierdo (ICFEP, FE ≥50%) y la IC con FE reducida (ICFER, FE ≤40%). Se ha introducido recientemente el término FE Intermedia (FE 41-49%), sin embargo, tratándose de una categoría en desarrollo, nos referiremos solo a las dos categorías principales[1].

¿Por qué la IC es un problema relevante en personas mayores?

El número de casos nuevos (incidencia) de IC está marcadamente relacionado con la edad, estimándose que 1 de cada 5 personas mayores de 40 años desarrollarán IC en su vida (incidencia vital), lo que alcanza hasta 30,7 a 43,0 nuevos casos por cada 1.000 personas/año en mayores de 85 años (hombres, mujeres, respectivamente). Su prevalencia está aumentando producto del envejecimiento poblacional, del aumento de los factores de riesgo cardiovasculares y mejores tratamientos, concentrándose en las personas más envejecidas, alcanzando hasta 10,6% y 13,5% de los mayores de 80 años (hombres, mujeres, respectivamente)[2].

Es una de las principales causas de hospitalización en PM de 60 años, con un 25% de rehospitalización a un mes del alta y 25% de sobrevida a 5 años. En Chile, el registro ICARO caracterizó a personas hospitalizadas por IC e identificó una edad promedio de 69 años, siendo 22% mayores de 80 años[3]. Otro estudio similar identificó 9,2% de mortalidad, significativamente mayor en mujeres y mayores de 80 años[4].

Un establecido determinante de mal pronóstico en IC es la presencia y número de comorbilidades, siendo estas la situación más frecuente en la PM.

¿Qué es el envejecimiento cardiovascular normal y su relación con IC?

La edad es el principal determinante de la enfermedad cardiovascular, por aumento en el daño por estrés oxidativo, inflamación crónica y capacidad de regeneración cardiaca disminuida, entre otros fenómenos.

Los principales cambios del envejecimiento a nivel cardiaco son: 1) Disminución de respuesta a estimulación beta-adrenérgica. 2) Hipertrofia miocitaria. 3) Incremento colágeno intersticial, amiloide y lipofucsina. 4) Alteración liberación-recaptura del calcio en retículo sarcoplásmico. 2, 3 y 4) determinarán disfunción diastólica al deteriorar tanto la relajación activa[4], como al aumentar rigidez durante llenado pasivo[2 y 3].

A nivel vascular: 1) Túnica media de grandes arterias aumenta contenido colágeno y derivados y degradación de fibras de elastina, aumentando rigidez vascular. 2) Reducida respuesta a estimulación beta-adrenérgica. 3) Reducción de la vasodilatación dependiente de endotelio, disminución de secreción normal de NO y aumento de señalización de Angiotensina-II. Estos cambios elevan poscarga y explican el desarrollo de hipertensión sistólica e hipertrofia ventricular izquierda (HVI) en PM.

En la práctica clínica cotidiana observamos en PM sin patologías asociadas, mayor frecuencia de HVI, dilatación de aurícula izquierda, preservación de FE, grados variables de deterioro de función diastólica y ligero aumento de presión arterial pulmonar.

Todo lo anterior determina una limitada respuesta cardiaca al estrés, sea este fisiológico (ejercicio) o patológico (isquemia o sepsis) y el desarrollo de enfermedad al asociarse a otros factores de riesgo cardiovasculares o comorbilidades[5].

Evaluación y diagnóstico

¿Qué elementos de la historia y examen físico evaluar en PM con sospecha de IC?

La IC es un diagnóstico clínico en base a historia y examen físico, donde ningún examen por sí solo la confirma o descarta[6]. Algunos aspectos importantes en PM:

- La disnea o fatiga de esfuerzo es el síntoma cardinal, comúnmente el más precoz, muchas veces referida simplemente como intolerancia al ejercicio (debido a falla en el llenado ventricular con aumento retrógrado de presiones, falla de eyección sanguínea, o una combinación de ambos fenómenos). En PM los síntomas relacionados a actividad física pueden ser menos marcados dado mayor sedentarismo, pudiendo erróneamente atribuirse al envejecimiento, siendo típico en PM restringir la actividad para minimizar el síntoma, por lo que debe buscarse dirigidamente.
- Habrá grados variables de síntomas y signos congestivos (pulmonares y sistémicos) asociados a la retención hidrosalina[7].
  - El edema de extremidades inferiores es más bien inespecífico, precoz en el curso de la enfermedad, simétrico, vespertino. Es clínicamente evidente con retención de fluidos de aproximadamente 5 litros.
  - La ortopnea si bien es más específica de IC (particularmente si se acompaña de edema), es relativamente infrecuente y solo se presentará en condiciones de severa retención hidrosalina. Se presenta precozmente luego de acostarse y alivia rápidamente al incorporarse.
  - La disnea paroxística nocturna (DPN) es más específica de IC, se presenta 2-3 horas luego del inicio del sueño, obliga a incorporarse y recupera lentamente en general en 30 minutos. Es infrecuente en PM. Debe diferenciarse de DPN en pacientes EPOC donde la tos es el evento más precoz y síntoma cardinal.
  - La presión venosa yugular (PVY) elevada es el signo más específico de retención hidrosalina, siendo la herramienta clínica de mayor valor para el diagnóstico y seguimiento (sin diuréticos su ausencia virtualmente excluye IC). El reflujo hepatoyugular (RHY) será positivo si se eleva la PVY 2-3 cm por al menos 10 segundos al presionar sostenidamente el hipocondrio derecho. Una PVY baja con RHY positivo indica una leve retención de fluido residual.
- La presentación suele no ser clásica (así también en obesos y portadores de EPOC), incluyendo síntomas como alteración del estado mental, irritabilidad, anorexia, malestar abdominal y trastornos del tránsito intestinal (constipación y diarrea).

¿Cuál es el abordaje y estudio inicial de IC en la PM?

Siendo la IC un síndrome clínico con diferentes causas, etapas y mecanismos, el reconocimiento de cada una de estas debe ser parte de la evaluación de todo paciente. En este proceso se han propuesto diferentes enfrentamientos, destacando como nemotecnia el acrónimo anglosajón DEFEAT-HF:

Diagnóstico. En base a la clínica y elementos de apoyo básico (como la radiografía de tórax y el electrocardiograma), pudiendo apoyarnos en criterios diagnósticos siendo los más clásicos los de Framingham (VER TABLA 1). Por su parte, el uso de los péptidos natriuréticos se recomienda como una herramienta de alto valor diagnóstico y pronóstico toda vez que esté disponible, principalmente en aquellos casos de duda diagnóstica ante presentaciones agudas. Su uso rutinario como monitorización de terapias no ha demostrado claros beneficios, por tanto, no se recomienda en la actualidad. Es fundamental establecer el diagnóstico clínico de IC previo a la realización de un ecocardiograma, en dicho caso una FE normal no excluirá el diagnóstico.

TABLA 1 • CRITERIOS DE FRAMINGHAM PARA EL DIAGNÓSTICO DE INSUFICIENCIA CARDIACA.

Criterios Mayores	Criterios Menores
Disnea paroxística nocturna	Edema de piernas
Ortopnea	Tos nocturna
Ingurgitación yugular	Disnea de esfuerzo
Crepitantes	Hepatomegalia
Tercer tono	Derrame pleural
Cardiomegalia radiológica	Frecuencia cardiaca mayor a 120 latidos por minuto
Edema pulmonar radiológico	Pérdida de más de 4,5 kg en 5 días tras tratamiento diurético

Se requiere la presencia de 2 criterios mayores, o de 1 criterio mayor y 2 menores.
Fuente: McKee PA, *et al.* (1971). The natural history of congestive heart failure: the Framingham study. N Engl J Med. 1971 Dec 23; 285(26):1441-6.

Etiología. La presencia de factores de riesgo y/o comorbilidades darán mayor peso al diagnóstico y orientarán a las etiologías más probables, que al igual que en otros grupos etarios serán la Hipertensión Arterial y la Cardiopatía Isquémica. En aquellos casos donde la etiología no sea evidente se recomienda la derivación al cardiólogo para estudio de la causa, que podrá ser isquemia silente, miocardiopatía infiltrativa, entre otras.

"Fluid Volumen". La evaluación del estatus de volumen o fluidos es cardinal tanto al diagnóstico como en seguimiento. Sin terapia diurética virtualmente todos tendrán expansión de volumen. Al seguimiento debemos vigilar tanto el exceso de volumen como la sobredepleción por diuréticos, particularmente deletérea en PM.

"Ejection Fraction". La fracción de eyección medida en la mayoría de los casos por ecocardiografía clasificará a los pacientes en ICFER e ICFEP, lo cual guiará posteriormente la terapia médica. Clásicamente la ICFER e ICFEP en población general representan cada una 50% del total, sin embargo, en PM la ICFEP es la forma más frecuente, llegando a ser el 80%. Objetivar disfunción diastólica no es un requisito para hacer el diagnóstico de ICFEP; su ausencia no la descarta ya que no estará presente en todos los pacientes, considerando además que los parámetros que la evalúan son altamente variables según la volemia del momento. El ecocardiograma además podrá orientar en la etiología de la IC al detectar valvulopatías que la expliquen (estenosis aórtica o insuficiencia mitral severas más frecuentemente), trastornos de motilidad segmentaria sugerentes de Cardiopatía Isquémica o hipertrofia de paredes secundario a cardiopatía hipertensiva o menos frecuentemente infiltrativa.

"*And*" Terapia. Será importante previo a instaurar la terapia médica específica conocer en detalle toda la comorbilidad, los fármacos de uso habitual y el laboratorio general (con énfasis en lo corregible), en particular función renal y electrolitos plasmáticos.

Desde un punto de vista práctico, podemos clasificar a los pacientes según estadios de la enfermedad y capacidad funcional que se presentan en la TABLA 2[3].

TABLA 2 • COMPARACIÓN DE LOS ESTADIOS DE LA IC DE LA ACCF/AHA Y LA CLASIFICACIÓN FUNCIONAL NYHA.

Estadios de IC de la ACCF/AHA		Clasificación Funcional NYHA	
A	Alto riesgo de IC pero sin enfermedad cardiaca estructural ni sintomatología de IC.	Ninguno	
B	Enfermedad cardiaca estructural pero sin síntomas ni signos de IC.	I	Sin limitación para la actividad física. La actividad física habitual no causa síntomas de IC.
C	Enfermedad cardiaca estructural con síntomas iniciales o habituales de IC.	II	Ligera limitación para la actividad física. Confortable en el reposo, pero la actividad física habitual provoca síntomas de IC.
		III	Marcada limitación para la actividad física. Confortable en el reposo, pero la actividad física inferior a la habitual provoca síntomas de IC.
D	IC refractaria que requiere intervenciones especializadas.	IV	Imposible llevar cualquier actividad física sin presentar síntomas de IC o síntomas de IC en reposo.

ACCF/AHA: Fundación de la Academia Americana de Cardiología y Asociación Americana del Corazón, por sus siglas en inglés. NYHA: Asociación del Corazón de Nueva York, por sus siglas en inglés.

¿Qué otras condiciones de salud deben considerarse al evaluar a la PM con IC?

En PM la IC coexiste frecuentemente con múltiples patologías y factores de riesgo cardiovascular, tales como diabetes, hipertensión y obesidad. Además, se estima que en aquellos que requieren hospitalización por IC descompensada, un 98% son frágiles o prefrágiles[8]. Esta multimorbilidad y multicomplejidad trae problemas tanto para los sistemas de salud como para los pacientes, con mayores costos, múltiples consultas a profesionales de salud, dificultad para organizar prioridades y aparición de nuevos

Tabla 3 • Evaluación de la persona mayor con insuficiencia cardiaca según ámbitos de la Valoración Geriátrica Integral.

Ámbito Biomédico	Ámbito Funcional	Ámbito Mental	Ámbito Social
Insuficiencia cardiaca: Etiología, etapificación, síntomas y capacidad funcional. Comorbilidades y factores de riesgo: Identificación, compensación y repercusiones (ej. cardiopatía coronaria, enfermedad renal, diabetes, hipertensión arterial, obesidad, SAHOS, tabaquismo). Farmacoterapia: Identificar polifarmacia, efectos adversos, interacciones y terapia inadecuada. Nutrición: Estado, hábitos y sarcopenia. Tamizaje de fragilidad. Inmunizaciones.	Evaluar grado de autovalencia: En actividades de la vida diaria. Actividad física: Nivel de actividad y barreras. Evaluar marcha, movilidad y riesgo de caídas. Ayudas técnicas: Evaluar disponibilidad e indicación (ej. asistencia en la marcha, anteojos, audífonos, prótesis dental).	Búsqueda de alteración cognitiva, depresión y trastorno ansioso: Si presente, identificar interferencia con adherencia a indicaciones médicas y autocuidado. Personalización de cuidados: Indagar sobre creencias y perspectivas en torno a la salud, incluyendo voluntades anticipadas.	Identificar redes de apoyo: Familiares y comunitarias. Identificar potenciales cuidadores. Identificar proveedor de salud y acceso a terapias: Verificar y facilitar incorporación a programas de apoyo específicos (ej. notificación de enfermedades GES). Identificar sobrecarga del cuidador.

Fuente: Elaboración propia en base a referencias señaladas en el capítulo.

problemas de salud tales como polifarmacia, efectos adversos a medicamentos, entre otros, lo que limita la adherencia y respuesta a terapias.

Esta mayor complejidad puede abordarse mediante la valoración geriátrica integral (VGI), correspondiente a un proceso estructurado de aproximación centrada en la persona mayor para determinar la condición médica, funcional, mental y contexto social, y el desarrollo de un plan de cuidados priorizado concordante[9]. La Tabla 3 presenta algunos elementos de la VGI en PM con IC, pudiendo encontrarse más información al respecto en otros capítulos de este libro.

Prevención y manejo

¿Qué terapias deberían los médicos aconsejar a sus pacientes para prevenir la IC y cómo la manejamos si ya está presente?

La prevención del desarrollo de la IC estará puesta en el fomento de hábitos de vida saludable desde edades tempranas (alimentación saludable, cese del tabaco, actividad física, etc.) y en la detección oportuna y manejo óptimo de los estadios más precoces de la enfermedad (Etapa A y B), incluyendo el manejo de comorbilidades.

Si bien dentro de las recomendaciones no farmacológicas habituales están las pautas nutricionales que sugieren evitar la ingesta excesiva de sal (y ocasionalmente de líquidos), así como realizar actividad física regular supervisada[1], se ha visto que la restricción sódica sumada a la frecuente pérdida de gusto y olfato propia de la PM, la inapetencia asociada a IC, y las frecuentes restricciones alimentarias asociadas a otras patologías (DM2, TACO con AVK, ERCr) contribuyen en muchas ocasiones a una malnutrición con grandes consecuencias negativas en estos pacientes. Un estudio reciente mostró que todos aquellos que cumplieron dieta menor a 2 gramos de sal al día tuvieron una ingesta calórica menor a la recomendada y un alto porcentaje tampoco cumplió con el objetivo de ingesta proteica, asociándose en este caso a mayores tasas de rehospitalización[11]. Esta medida debe ser cuidadosamente sopesada e instaurada en cada paciente.

En la medida de lo posible, se deben seguir las recomendaciones de las guías de práctica clínica con la mejor evidencia disponible, sin excluir a las PM de sus potenciales beneficios[12]. No obstante, se debe valorar cuidadosamente cada intervención en atención a la presencia de fragilidad, comorbilidades, interacciones, entre otros hallazgos según la VGI e involucrar precozmente a un equipo interdisciplinario[13].

Si bien la edad promedio de los pacientes portadores de IC es de 77 años, la mayoría de los estudios pivotales en los que se basan sus principales terapias han excluido a PM de sus diseños, sin perjuicio de lo cual se ha asumido que el efecto farmacológico para cada una de ellas no varía en este grupo, recomendándose su uso en todo paciente que no tenga contraindicación.

Es recomendable comenzar con dosis pequeñas y titular lentamente según respuesta y tolerancia, con controles frecuentes de laboratorio según sea indicado: ***"Start Low & Go Slow".***

El **manejo estándar de la ICFER** es el uso de diuréticos para aliviar los síntomas congestivos, el bloqueo neurohumoral con fármacos modificadores de la enfermedad como betabloqueadores (BB), iECA/ARA2/ARNIs, antagonistas del receptor de mineralocorticoides (ARM), así como también, con evidencia más reciente, los inhibidores del cotransportador de sodio-glucosa tipo 2 (iSGLT2). En ciertos casos se podrá utilizar Ivabradina, Hidralazina/Isosorbide, digoxina y Vericiguat, además del uso de dispositivos cuando corresponda (resincronizador cardiaco/CRT, desfibrilador automático implantable/DAI y reparación mitral transcateter en insuficiencia mitral severa funcional).

Los **Beta-bloqueadores están indicados** en todos los pacientes, se debe preferir aquellos con mejor evidencia (Bisoprolol, Carvedilol y Metoprolol) y titular con objetivos de FC 55-65 lpm en reposo más que una dosis específica. En general son bien tolerados, salvo en CF avanzadas, presiones diastólicas bajas y uso concomitante de amiodarona.

Tanto el uso de iECA como de ARA2 deben iniciarse con especial precaución y estrecho control de función renal y kalemia.

Los antagonistas del receptor mineralocorticoide (Espironolactona y Eplerenona) estarán contraindicados si la velocidad de filtrado glomerular (VFG) es menor a 30 mL/min o la kalemia es mayor a 5 mg/dL.

Sacubitril/Valsartán corresponde a la asociación de un ARA2 (Valsartán) con un inhibidor del receptor de neprilisina (Sacubitril), con beneficio demostrado en un estudio que sí incluyó pacientes de edad avanzada[(14)]. Su uso estará indicado en pacientes sintomáticos a pesar del uso de iECA/ARA2 (ESC) o desde el inicio de la terapia en su reemplazo (AHA). Cabe destacar que su uso asocia menos disfunción renal e hipokalemia respecto a enalapril, pero mayores tasas de hipotensión. La duda teórica respecto al aumento del depósito de beta-amiloide y mayor incidencia de enfermedad de Alzheimer ha sido evaluada y no confirmada en los seguimientos.

Los inhibidores SGLT2 (Dapaglifozina y Empaglifozina) más recientemente estudiados, han mostrado beneficio tanto en pacientes diabéticos como no diabéticos y su uso es creciente en ICFER[(15)].

El uso de dispositivos como RCT y/o DAI no debe ser excluido como posibles terapias en las PM ya que sus beneficios se mantienen en este grupo y sus complicaciones no son necesariamente mayores.

Por su parte, en el **manejo de ICFEP** los estudios aleatorizados primarios han fallado en demostrar eficacia en los múltiples fármacos ensayados, siendo la recomendación universal actual el óptimo control de la presión arterial, del ritmo cardiaco en caso de arritmias, el alivio de la isquemia cuando corresponda, el adecuado manejo de las comorbilidades y el ejercicio físico idealmente supervisado en programas de rehabilitación cardiaca. **El efecto de las terapias de ICFER no son extrapolables al grupo de FEP**, por tanto, no se aconseja su uso. Si bien hay análisis secundarios o *post hoc* que muestran cierto beneficio del uso de espironolactona, en particular en PM este beneficio contrasta con un significativo aumento de efectos adversos.

Así como en la ICFER el uso de diuréticos cumple un rol crucial en el alivio de los síntomas congestivos, debe quedar muy en claro que la coexistencia de disfunción renal (aguda o crónica) no contraindica su uso, más aún, se ha visto que el aumento de la presión venosa central asociada a la retención hidrosalina cumple un rol patogénico en el síndrome cardiorrenal, siendo su normalización un objetivo del tratamiento. La precaución que debemos tener en estos pacientes es mantener un estricto y cercano control clínico y de laboratorio para el ajuste de sus terapias.

¿Cuándo derivar a cardiología?

Derivar aquellos pacientes que permanezcan sintomáticos a pesar de terapia óptima, farmacológica y no farmacológica, ante la presencia de arritmias, sospecha de cardiopatía coronaria, consultas frecuentes al servicio de urgencia y hospitalizaciones.

Algunos dispositivos cardiacos tales como los resincronizadores, desfibriladores implantables, dispositivos de asistencia ventricular y algunas terapias farmacológicas, tales como la Ivabradina, Digoxina, Hidralazina-Isosorbide y Sacubitril/Valsartán tienen indicaciones específicas y pudieran ser de ayuda en casos seleccionados por lo que se recomienda que sean manejados por la especialidad[7].

¿Cuándo retirar medicamentos (deprescripción)? ¿En qué casos dar manejo fin de vida en IC avanzada?

Las PM portadoras de IC están expuestas frecuentemente a 5 o más medicamentos (polifarmacia), con mayor riesgo de efectos adversos relacionados a terapias. La reducción o retiro de terapias (deprescripción) es parte integral del proceso de prescripción adecuada. Se le considera un proceso proactivo organizado con la finalidad de mejorar o lograr resultados específicos favorables, en consideración a la valoración global de la persona[16]. De esta manera, durante el manejo de PM con IC se debe revisar en cada control el listado completo de medicamentos en uso, buscar efectos adversos, identificar medicamentos susceptibles de deprescripción, elegir prioridad de modificación y plan de seguimiento.

Debe evitarse el uso de terapias de ICFER en pacientes con ICFEP. Así mismo, en pacientes con ICFER clínicamente estables se ha visto que el retiro tanto de betabloqueo como de iECA/ARA2 se asocia a nuevo deterioro de la función ventricular y CF, por tanto, no se recomiendan. Algunas guías para este proceso son los Criterios de Beers de la Sociedad Americana de Geriatría[17] y los Criterios STOPP/START[18].

A pesar de terapia médica óptima, algunos pacientes progresarán a estadios avanzados de IC, pudiendo requerir terapias avanzadas, tales como uso de vasoactivos continuos o dispositivos cardiacos, siendo una tarea compleja identificar aquellos que puedan no ser candidatos a estas, en atención a comorbilidades, condición funcional o factores sociales[19]. Las preferencias del paciente se deben tomar en consideración, dado que algunos pudieran no desear terapias invasivas, por lo que se debe indagar precozmente sobre voluntades anticipadas, o al menos cuando se sospeche avance de enfermedad (hospitalizaciones recurrentes, falla de respuesta a diuréticos, esperanza de vida menor a 2 años, etc.). En estos casos, se puede considerar apoyo paliativo, en un proceso de toma de decisiones informada y compartida, enfocado en mejorar la calidad de vida del paciente y sus familias, con la participación de un equipo interdisciplinario[20].

Puntos clave

- La insuficiencia cardiaca es un problema frecuente en las PM, causante de importante morbimortalidad y hospitalizaciones.
- La prevención y manejo óptimo de los factores de riesgo y comorbilidades es un pilar fundamental, en todas las etapas de la enfermedad.
- La terapia farmacológica tiene efectos demostrados favorables en PM portadoras de ICFER, por lo que deben indicarse en todos los pacientes salvo contraindicaciones específicas.
- En ICFEP en cambio, la evidencia no respalda terapias específicas, siendo el manejo óptimo de las comorbilidades y el uso adecuado de diuréticos el manejo sugerido.
- Su manejo debe ser interdisciplinario y centrado en la persona, considerando tanto los ámbitos biomédicos, como los cognitivos-afectivos, funcionales y sociales.

¿Dónde profundizar?

- Guías Clínicas Sociedad Europea de Cardiología: https://www.escardio.org/Guidelines

Referencias

1. Yancy, C. W., *et al.* (2013). ACCF/AHA guideline for the management of heart failure: a report of the American College of Cardiology Foundation/American Heart Association Task Force on practice guidelines. Circulation, 128(16), e240-327.
2. Dharmarajan, K., *et al.* (2017). Epidemiology, Pathophysiology, and Prognosis of Heart Failure in Older Adults. Heart Failure Clinics, 13(3), 417-426.

3. Castro, P., *et al.* (2004). [Cardiac failure in Chilean hospitals: results of the National Registry of Heart Failure, ICARO]. Revista Médica de Chile, 132(6), 655-662.
4. Díaz-Toro, F., *et al.* (2017). [Incidence and hospital mortality due to heart failure. Are there any differences by sex?]. Revista Médica de Chile, 145(6), 703-709.
5. Triposkiadis, F., *et al.* (2019). Cardiovascular Aging and Heart Failure. Journal of the American College of Cardiology, 74(6), 804-813.
6. Ponikowski, P., *et al.* (2016). ESC Guidelines for the diagnosis and treatment of acute and chronic heart failure. European Heart Journal, 37(27), 2129-2200.
7. Murphy, S.P., *et al.* (2020). Heart Failure With Reduced Ejection Fraction. JAMA, 324(5), 488.
8. Pandey, A., *et al.* (2019). Frailty Among Older Decompensated Heart Failure Patients. JACC: Heart Failure, 7(12), 1079-1088.
9. Parker, S.G., *et al.* (2018). What is Comprehensive Geriatric Assessment (CGA)? An umbrella review. Age and Ageing, 47(1), 149-155.
10. Vader, J. M. (2019). Disease Management in Heart Failure. In Adult Clinical Cardiology Self-Assessment Program (pp. 1-19).
11. Bilgen, F., *et al.* (2020). Insufficient Calorie Intake Worsens Post-Discharge Quality of Life and Increases Readmission Burden in Heart Failure. JACC. Heart Failure, 8(9), 756-764.
12. Yancy, C.W., *et al.* (2017). ACC/AHA/HFSA Focused Update of the 2013 ACCF/AHA Guideline for the Management of Heart Failure. Circulation, 136(6), e137–e161.
13. Alghamdi, F., *et al.* (2017). Management of heart failure in the elderly. Current Opinion in Cardiology, 32(2), 217-223.
14. McMurray, J., *et al.* (2014). Angiotensin-neprilysin inhibition versus enalapril in heart failure. The New England Journal of Medicine, 371(11), 993-1004.
15. McMurray J., *et al.* (2019) Dapagliflozin in patients with heart failure and reduced ejection fraction. N Engl J Med 2019; 381:1995-2008.
16. Krishnaswami, A., *et al.* (2019). Deprescribing in Older Adults With Cardiovascular Disease. Journal of the American College of Cardiology, 73(20), 2584-2595.
17. American Geriatrics Society 2019 Updated AGS Beers Criteria® for Potentially Inappropriate Medication Use in Older Adults. Journal of the American Geriatrics Society, 67(4), 674-694.
18. O'Mahony, D., *et al.* (2015). STOPP/START criteria for potentially inappropriate prescribing in older people: version 2. Age and Ageing, 44(2), 213-218.
19. Ginwalla, M. (2019). Palliative Care in End-Stage Heart Disease. In Adult Clinical Cardiology Self-Assessment Program (pp. 1-20).
20. Kirchhoff, K.T., *et al.* (2012). Effect of a disease-specific advance care planning intervention on end-of-life care. Journal of the American Geriatrics Society, 60(5), 946-950.

DIABETES *MELLITUS*

MARIANA BONCOMPTE

¿En qué consiste el problema?

La diabetes se define como un estado de hiperglicemia persistente. Esta enfermedad se ha transformado en epidemia a nivel global. En Chile, la última encuesta nacional de salud mostró que un 12,3% de la población tiene diabetes. La prevalencia aumenta en forma significativa en mayores de 65 años, alcanzando a un 25,7% de los hombres y 30,6% de las mujeres. Cabe destacar que esta enfermedad es especialmente prevalente en la población con menor escolaridad[1].

Existen varios tipos de diabetes, pero más del 90% de los casos corresponde a diabetes tipo 2. Esta enfermedad se produce por múltiples alteraciones fisiopatológicas, entre las que destacan la insulinopenia relativa, insulino resistencia, alteraciones en el eje de las incretinas, en la reabsorción de glucosa a nivel renal y en el manejo de la ingesta oral a nivel central.

¿Cómo hacemos el diagnóstico?

La diabetes en la persona mayor (PM) se diagnostica igual que en otros grupos etáreos (VER TABLA 1)[2]:

TABLA 1 • CRITERIOS DIAGNÓSTICOS DE DIABETES.

- Glicemia mayor a 200mg/dL asociada a síntomas clásicos de hiperglicemia (poliuria, polidipsia y baja de peso).
- Glicemia en ayuno mayor o igual a 126 mg/dL.
- Glicemia mayor a 200mg/dL post carga de 75 g de glucosa.
- Hemoglobina glicosilada mayor o igual a 6,5%.

* El diagnóstico se puede hacer con 2 exámenes alterados de una misma muestra (por ejemplo glicemia de ayuno y hemoglobina glicosilada) o bien con la repetición del examen alterado en una segunda muestra. El único criterio que no requiere confirmación es la hiperglicemia inequívoca (>200mg/dL asociada a síntomas).

La **prediabetes** se define como estadios de disglicemias que no cumplen los criterios formales antes descritos para diabetes (VER TABLA 2):

TABLA 2 • CRITERIOS DIAGNÓSTICOS DE PREDIABETES.

• Glicemia de ayuno de 100-125 mg/dL
• Glicemia 2 h post carga de 75 g de glucosa de 140-199 mg/dL.
• Hemoglobina glicosilada de 5,7-6,4%.

* Estos no requieren repetición.

Respecto al laboratorio cabe destacar los siguientes datos:

- El test de tolerancia a la glucosa es un examen complejo y de mayor costo. Se recomienda su uso solo para fines diagnósticos, en personas con glicemia alterada en ayunas o hemoglobina glicosilada entre 5,7-6,4%.
- El uso de la hemoglobina glicosilada no requiere ayuno al momento de tomar la muestra. Dentro de las desventajas destaca una menor sensibilidad, mayor costo y menor disponibilidad. Cabe recordar que los cuadros de anemia, cualquier condición que genere un alto recambio de glóbulos rojos y las hemoglobinopatías alteran su interpretación.
- No se recomienda la medición de insulinemia o el uso del HOMA (*homeostatic model assessment*) en la práctica clínica habitual.

¿Cuáles son los tipos de diabetes?

Se debe diferenciar la diabetes tipo 2 de los otros tipos de diabetes: tipo 1, gestacional y secundaria a causas específicas (monogénicas, pancreatogénicas o secundarias a fármacos como los corticoides). Son característicos de la diabetes tipo 2: la historia familiar de primer grado con diabetes, el hallazgo de acantosis nigricans al examen físico y la evolución insidiosa de la enfermedad. Se estima que aproximadamente un 80% de los casos se presentarán con sobrepeso u obesidad, mientras que un 20% tendrá peso dentro de límites normales al momento del diagnóstico.

La diabetes autoinmune (tipo 1) se puede presentar a cualquier edad y se debe sospechar en pacientes con historia personal o familiar de autoinmunidad, control glicémico muy errático o mala respuesta a terapia hipoglicemiante oral. En caso de sospecha se puede solicitar marcadores autoinmunes de diabetes. En PM a 50 años se debe considerar además que la hiperglicemia puede ser una manifestación de cáncer de páncreas. Por esta razón se sugiere descartar esta neoplasia en diabetes de presentación atípica: pacientes sin factores de riesgo, presentación brusca o síntomas gastrointestinales asociados a baja de peso.

¿Cuáles son las estrategias de evaluación recomendadas?

Los síntomas clásicos de hiperglicemia como polidipsia, poliuria, polifagia y baja de peso aparecen en general con glicemias sobre 250 mg/dL o hemoglobina glicosilada sobre 10%. En caso de que estos estén presentes, se debe sospechar un mal control glicémico. La mayoría de los pacientes con hiperglicemia moderada no presentará síntomas.

Las complicaciones microvasculares no se asocian a síntomas en fases iniciales. Por esta razón se requiere *screening* regular con:

- Fondo de ojo (idealmente por oftalmología).
- Función renal y microalbuminuria.
- Examen clínico de los pies, pulsos y evaluación de la sensibilidad, por ejemplo con monofilamento.

La hipoglicemia es uno de los principales riesgos asociados al tratamiento de la diabetes. Estudios epidemiológicos sugieren que los eventos de hipoglicemia se asocian a mayor mortalidad cardiovascular. En las PM con diabetes tipo 2, los eventos de hipoglicemia con valores bajo 54 mg/dL o con compromiso de conciencia se asocian a mayor riesgo de demencia. Los pacientes que usan insulina o sulfonilureas, aquellos con pobre o regular control glicémico, deterioro cognitivo y albuminuria tienen mayor riesgo de desarrollar esta complicación[3].

Cabe destacar que un grupo significativo de pacientes con DM1 y DM2 con insulinopenia severa tienen inconsciencia de los eventos de hipoglicemia. Esto se debe a una alteración de las respuestas autonómicas y a una menor liberación de hormonas de contrarregulación.

¿Cuál es el tratamiento inicial?

1. Prevención de la diabetes tipo 2

Se ha demostrado que pacientes con prediabetes pueden evitar la progresión a diabetes tipo 2 o retardar su aparición. Los cambios del estilo de vida son muy efectivos como estrategia de prevención en mayores de 60 años, siendo muy superiores al uso de Metformina. El uso de este fármaco en la prevención de diabetes tipo 2 se recomienda en personas más jóvenes (menores de 60 años), con niveles de glicemia más cercanos al rango de diabetes (en ayuno por sobre los 110 mg/dL o hemoglobina glicosilada > 6%) y en mujeres con historia de diabetes gestacional[4].

Estudios realizados en personas con 66 o más años sugieren que la condición de prediabetes no altera en forma significativa el riesgo de mortalidad[5].

2. Tratamiento de la diabetes tipo 2

En el paciente con diabetes tipo 2, las metas del tratamiento deben incluir:
1. Mejoría de la calidad de vida.
2. Disminución de las complicaciones asociadas a la enfermedad y al tratamiento.

Además de lograr un buen control glicémico, es fundamental lograr un óptimo manejo de los otros factores de riesgo cardiovascular. Esto tendrá un gran impacto en la disminución de las complicaciones micro y macrovasculares. Se debe recomendar la cesación del hábito tabáquico, uso de estatinas en prevención primaria y secundaria y óptimo control de la presión arterial. En general, el uso de aspirina se recomienda en pacientes en prevención secundaria.

¿Cómo establecer las metas de control glicémico?

Las metas de tratamiento deben ser individualizadas. Para definirlas, se deben tomar en consideración los siguientes factores(6):
1. **Tiempo de evolución de la diabetes.**
   - El control glicémico estricto (A1c de 7% vs 7,9%) disminuye las complicaciones micro y macrovasculares a largo plazo en pacientes con diagnóstico reciente de diabetes. En pacientes con poco tiempo de evolución de la enfermedad y sin complicaciones asociadas a la enfermedad o la terapia, se pueden mantener metas de hemoglobina glicosilada cercanas a 7%.
   - Estudios en personas con diabetes de larga data y complicaciones establecidas no evidenciaron beneficios de un control glicémico estricto. De hecho esta población tuvo más episodios de hipoglicemia e igual o peor pronóstico cardiovascular. Por esta razón se recomienda flexibilizar las metas de control en aquellos pacientes con diabetes de larga data, con complicaciones micro o macrovasculares o con efectos adversos asociados a la terapia.

Tabla 3 • Propuesta de metas de control glicémico en el adulto mayor.(7)

	Hemoglobina glicosilada	**Meta de glicemia en ayuno**
Menor edad, sano, sin limitaciones	<7,5%	90-140
Complejidad moderada	<8%	90-150
Baja expectativa de vida, alta complejidad	<8,5%*	<180-200*

* Siempre que no existan síntomas de hiperglicemia, en especial baja de peso.

2. **Condición del paciente**, cuya evaluación deberá ir más allá de la edad cronológica. Esto debe considerar las complicaciones micro y macrovasculares (enfermedad cardiovascular), comorbilidades asociadas, funcionalidad y expectativa de vida, entre otros.
3. **Carga asociada al tratamiento** para el paciente y sus cuidadores, así como los riesgos inherentes a ciertas alternativas terapéuticas.
4. **Nivel de motivación** y la **red de apoyo** con que cuente el paciente.

¿Cómo monitorear el control glicémico?

Se recomienda guiar el control glicémico según los valores de **hemoglobina glicosilada.** Esta se debe medir al menos cada 6 meses en pacientes estables y cada 3 meses en pacientes que han requerido ajustes recientes en el tratamiento.

En pacientes que usan insulina basal, se recomienda el automonitoreo diario con **glicemia capilar en ayuno** para la titulación y seguimiento de la terapia. Esto no se debe exigir rutinariamente en pacientes que solo usan hipoglicemiantes orales. Los pacientes que requieran uso de insulina prandial debieran ser manejados por especialistas, con metas individualizadas. El uso de sensores subcutáneos de glucosa para monitoreo continuo logra mejorar el control glicémico de manera significativa, pero aún es tecnología poco disponible y de manejo por especialista.

¿Cuáles son las estrategias de tratamiento no farmacológico?

1. **Terapia nutricional**: Se debe minimizar la ingesta de carbohidratos refinados pero manteniendo los aportes calóricos y proteicos necesarios. Se debe recordar que sobre los 65 años se considera sobrepeso el índice de masa corporal (IMC) de 28-29.9 kg/m^2. La obesidad se mantiene con valores de IMC por sobre 30 kg/m^2. Los pacientes con exceso de peso se beneficiarán de una baja de peso de 5-10% de su peso inicial. No se debe recomendar dietas con restricción calórica severa en la gran mayoría de los adultos mayores, ya que esto generará una pérdida significativa de masa muscular y deterioro funcional.
2. **Actividad física**: Es fundamental para el óptimo control glicémico. Sobre los 60 años se observa pérdida de la funcionalidad y la masa muscular, por lo que se debe promover la actividad aeróbica y los ejercicios de resistencia.
3. **Educación**: Es parte integral del tratamiento. Por esta razón la diabetes debe ser manejada por equipos multidisciplinarios que incluyan, entre otros, a médico, nutricionista y enfermera educadora en diabetes.
   - Los pacientes y sus familias deben aprender a reconocer situaciones de riesgo y su manejo. Es fundamental enseñar a los pacientes y cuidadores a reconocer los síntomas de hipoglicemia (sudoración, temblor, intranquilidad y otros)

y las situaciones que aumentan el riesgo de presentarla (mala ingesta oral, consumo de alcohol, actividad física y otras).

- La hipoglicemia es una urgencia y por lo tanto debe ser manejada a la brevedad, en el domicilio o lugar de ocurrencia. La estrategia debe ser simple y clara: usar carbohidratos de rápida absorción, idealmente en presentación líquida. Esto se logra, por ejemplo, usando 3 cucharadas de azúcar (15 gramos) en 200cc de agua. No se recomienda manejar las hipoglicemias con alimentos sólidos, con grasa o proteínas, ya que estos retardan la absorción. Siempre se debe corroborar que los niveles de glicemia se han normalizado e ingerir una colación (por ejemplo, una fruta pequeña) una vez superado el episodio agudo. En pacientes que no puedan ingerir azúcar o que presenten compromiso de conciencia se debe usar glucagón (en Chile, de uso intramuscular). El tiempo en hipoglicemia debe minimizarse.

¿Cuáles son las opciones de tratamiento farmacológico?[8]

1. **Metformina**: Fármaco de primera línea en todos los grupos etáreos por su alta efectividad, seguridad cardiovascular, bajo riesgo de hipoglicemia y bajo costo. Se puede usar con seguridad con clearance mayor a 45 ml/min. El principal riesgo asociado al uso de Metformina es el desarrollo de acidosis láctica, complicación de muy baja frecuencia y con factores de riesgo bien establecidos, como la hipoperfusión y la falla renal. Por esta razón se debe suspender el uso de Metformina en casos de hospitalización, uso de medio de contraste o deterioro de la función renal de cualquier causa. Hasta un 30% de los pacientes que inician el uso de metformina puede experimentar síntomas gastrointestinales, entre ellos diarrea y disminución del apetito. Se recomienda titular las dosis de manera lenta, usando siempre el fármaco post prandial. También se puede considerar el uso de presentaciones de liberación prolongada. En pacientes enflaquecidos se sugiere usar dosis de hasta 1.000 mg al día.
2. **Inhibidores de DPP4:** Fármacos que actúan inhibiendo la degradación de las incretinas endógenas al bloquear la enzima DPP4 (dipeptidilpeptidasa 4). Son seguros desde el punto de vista cardiovascular, con bajo riesgo de hipoglicemia y en general muy bien tolerados. Algunos de ellos se pueden usar en pacientes con falla renal (por ejemplo, Linagliptina o Vildagliptina que requerirá ajustes en las dosis) y no tienen mayor efecto en el peso (no alteran el apetito). Dentro de las desventajas están su baja potencia y costo.
3. **Sulfonilureas:** Estos secretagogos de insulina se asocian a alto riesgo de hipoglicemias, por lo que se deben usar con precaución extrema. En caso de considerar esta alternativa, es mejor usar fármacos de vida media corta, como Glimepiride o Glicazida. La última guía de la asociación americana de diabetes (2020) desaconseja el uso de Glibenclamida en adultos mayores.

4. **Inhibidores de SGLT2 (Empagliflozina, Dapagliflozina y Canagliflozina):** Son fármacos que generan glucosuria, ya que bloquean el cotransportador de sodio-glucosa 2 (SGLT2), principal responsable de la reabsorción de glucosa a nivel tubular (90%). Esto genera disminución de la glicemia por mecanismos independientes a la liberación de insulina, por lo que tienen un bajo riesgo de desarrollar hipoglicemia.
   Dentro de los efectos extraglicémicos destacan:
   - **Protección cardiovascular**: el beneficio cardiovascular parece tener un efecto de clase y se observa también en personas mayores y particularmente en prevención secundaria[9].
   - **Nefroprotección**: el uso de estos fármacos disminuye la probabilidad de progresión a diálisis, muerte por causa renal o necesidad de trasplante renal. Estos beneficios se observan incluso en pacientes con clearance de 30-45 ml/min[10].
   - **Baja de peso**: se estima que generan pérdidas de aproximadamente 2-3 kg secundaria a glucosuria. Algunos datos sugieren que la baja de peso podría ser mayor en adultos mayores, por lo que se deben usar con precaución en pacientes con peso normal o bajo.

   Dentro de los potenciales efectos adversos están:
   - Mayor número de infecciones micóticas genitales e infecciones urinarias. La FDA ha emitido advertencias por el potencial riesgo de sepsis de foco urinario y gangrena de Fournier.
   - Riesgo de hipotensión, con potencial aumento de las caídas o desarrollo de injuria renal aguda. Esto es de particular importancia en usuarios de diuréticos e hipotensores.
   - Aumento del riesgo de fracturas (Canagliflozina).
   - Amputaciones, particularmente en pacientes que tengan factores de riesgo para esta complicación.
   - Cetoacidosis normoglicémica: se ha descrito al desarrollo de acidosis en pacientes con glicemias menores a 250 mg/dL.
   - Otros, como el potencial aumento del riesgo de cáncer de vejiga.
5. **Análogos de GLP1**: Fármacos que actúan por la vía de las incretinas, modulando la liberación de insulina post prandial, el vaciamiento gástrico e inhibiendo el apetito a nivel central. Se han asociado a protección cardiovascular y significativa baja de peso, por lo que son particularmente útiles en pacientes con obesidad y/o factores de riesgo cardiovascular. Su uso es mayoritariamente por vía subcutánea.
6. **Insulina:** Es el tratamiento más efectivo para optimizar el control glicémico. Su uso se debe considerar en todos los pacientes con hiperglicemia severa (A1c > 10% o glicemia en ayuno > 300 mg/dL) y/o sintomática, particularmente en aquellos que están bajando de peso. La gran mayoría de los pacientes con diabetes tipo 2 de varios años de evolución requerirá su uso.

- El esquema de insulina basal es la mejor alternativa inicial. Esta se puede usar en conjunto con hipoglicemiantes orales o inyectables, aunque no se recomienda la combinación de sulfonilureas e insulina. La dosis inicial es de 0,1 Unidades/kg de peso y se debe titular con la glicemia capilar en ayuno. Todas las insulinas basales son efectivas, sin embargo el uso de insulinas análogas (Glargina U-100, Detemir o aquellas de mayor duración como Glargina U-300 o Degludec) se ha asociado a menor riesgo de hipoglicemias severas nocturnas. En aquellos pacientes que usen insulina basal humana (NPH) se recomienda la administración en monodosis a las 23:00 h.
- Todos los pacientes y cuidadores de usuarios de insulina deben ser educados en la técnica de punción, automonitoreo y reconocimiento y manejo de las hipoglicemias. Algunos datos sugieren que el uso de lápices se asocia a menor riesgo de errores.

¿Cuál es el mejor tratamiento para mi paciente?

Se recomienda el uso de medidas no farmacológicas y Metformina en la gran mayoría de los pacientes (a menos que existan contraindicaciones).

¿Qué hacer si hay hiperglicemia persistente?

En pacientes que no logran un buen control con la primera línea de tratamiento, **la elección del segundo o tercer fármaco debe ser individualizada**. Se deberá tomar en consideración las características del paciente (por ejemplo, el antecedente de enfermedad cardiovascular hará que se privilegie el uso de iSGLT2), los riesgos asociados al fármaco (por ejemplo, evitar el uso de sulfonilureas en pacientes que han presentado síntomas de hipoglicemia) y los costos (económicos, entre otros).

Se sugiere derivar a especialista en los siguientes casos de hiperglicemia persistente:

- Desnutrición.
- Mala respuesta a hipoglicemiantes combinados con insulina basal. Esto sugiere la necesidad de inicio de insulina prandial.
- Control glicémico errático (gran variabilidad glicémica).
- Hipoglicemias frecuentes o severas.

¿Qué hacer si el paciente presenta hipoglicemias?

Esta es una situación frecuente en las PM con diabetes tipo 2 de larga data, la que agrega especial complejidad en el manejo. Muchos de ellos llevan años con tratamientos complejos de insulina, con esquemas basal-bolo, uso de premezclas o varias dosis de insulina NPH. A medida que se agregan condiciones que aumentan la fragilidad, estos tratamientos se hacen cada vez más difíciles de llevar y aparecen complicaciones como las hipoglicemias. Estas se relacionan, entre otros, al desarrollo de falla renal o hepática, errores en la administración de insulina o menor ingesta de alimentos. En estos casos lo ideal es **desintensificar el esquema de tratamiento.** Desafortunadamente esta no es una práctica habitual. La desintensificación del tratamiento implica ajustes que van más allá de disminuir las dosis de insulina. En términos generales, se debe reevaluar la metas de control glicémico y privilegiar el uso de fármacos y esquemas con bajo riesgo de hipoglicemia. Para el manejo de las glicemias en ayuno se recomienda el uso de insulinas basales análogas de larga duración por sobre el uso de insulina NPH. En aquellos pacientes que además usen bolos de insulina en cada comida (en forma aislada o como premezclas), se recomienda intentar el reemplazo por hipoglicemiantes orales, particularmente en aquellos pacientes que usan dosis bajas (menos de 10 unidades por comida). La metformina es la mejor opción de tratamiento en la gran mayoría de los pacientes sin falla renal. Los inhibidores de DPP4, inhibidores de SGLT2 y análogos de GLP1 tienen muy bajo riesgo de hipoglicemia, por lo que nos ofrecen un mejor perfil de seguridad. La elección de uno u otro dependerá del estado nutricional del paciente, las comorbilidades asociadas, costo, efectos adversos de las drogas y preferencias del paciente y sus cuidadores.

FIGURA 1 • PROPUESTA PARA DESINTENSIFICAR EL ESQUEMA DE TRATAMIENTO EN PACIENTES QUE PRESENTAN HIPOGLICEMIA RECURRENTE.

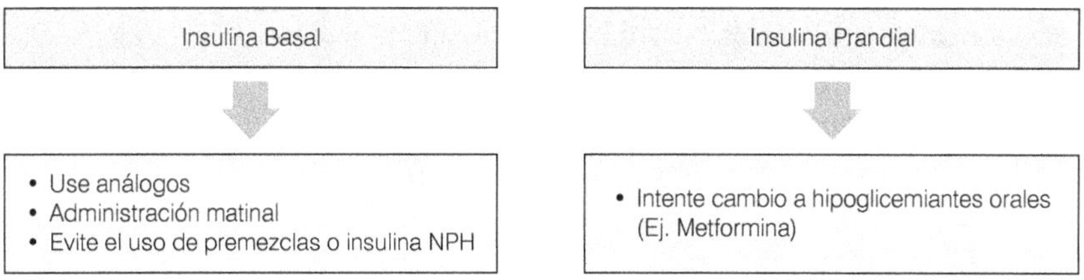

Puntos clave

- La diabetes es una patología muy frecuente en el adulto mayor.
- La principal estrategia para disminuir el riesgo de diabetes 2 en adultos mayores son los cambios del estilo de vida. El uso de metformina como estrategia de prevención no ha demostrado beneficios consistentes en este grupo etáreo.
- El tratamiento del paciente con diabetes tipo 2 incluye el adecuado control de los factores de riesgo cardiovascular y metas de control glicémico individualizadas.
- La Metformina es el fármaco de elección en la mayoría de los pacientes. En caso de no lograr las metas de control glicémico con monoterapia, se debe agregar otros fármacos, cuya elección deberá ser individualizada.

- Se debe minimizar los riesgos asociados al tratamiento. Para disminuir los episodios de hipoglicemia, se debe privilegiar el uso de fármacos que se asocien a menor riesgo de desarrollar esta complicación.

¿Dónde profundizar?

- American Diabetes Association. 12. Older adults: Standards of Medical Care in Diabetes-2020. Diabetes Care 2020; 43(Suppl. 1):S152-S162.

Referencias

1. Encuesta nacional de salud 2016-2017. Departamento de Epidemiología, Ministerio de Salud, Gobierno de Chile.
2. American Diabetes Association. 2. Classification and diagnosis of diabetes: Standards of Medical Care in Diabetes-2020. Diabetes Care 2020; 43(Suppl. 1): S14-S31.
3. Chow L, Seaquist E. How Significant Is Severe Hypoglycemia in Older Adults With Diabetes? Diabetes Care Mar 2020, 43(3)512-514.
4. Diabetes Prevention Program Research Group. Long-term Effects of Metformin on Diabetes Prevention: Identification of Subgroups That Benefited Most in the Diabetes Prevention Program and Diabetes Prevention Program Outcomes Study. Diabetes Care 2019; 42: 601-608.
5. Tang O, Matsushita K, Coresh J, Sharrett A, McEvoy J, Windham BG, Ballantyne C, Selvin E. Mortality Implications of Prediabetes and Diabetes in Older Adults. Diabetes Care 2020 Feb; 43(2):382-388.
6. Hussain S, Chowdhury T. The impact of comorbidities on the Pharmacological Management of Type 2 Diabetes Mellitus. Drugs (2019) 79:231-242.
7. American Diabetes Association. 12. Older adults: Standards of Medical Care in Diabetes-2020. Diabetes Care 2020;43(Suppl. 1):S152-S162.
8. American Diabetes Association. 9. Pharmacologic Approaches to Glycemic Treatment: Standards of Medical Care in Diabetes-2020. Diabetes Care 2020;43(Suppl. 1): S98-S110.
9. Pafili K, Rizzo M, Papanas N. New antihyperglycaemic agents and cardiovascular disease: let's be optimistic. Curr Opin Cardiol 2018, 2018 Jul; 33(4):444-454.
10. Neuen B, Young T, Heerspink H, Neal B, Perkovic V, Billot L, Mahaffey K, Charytan D, Wheeler D, Arnott C, Bompoint C, Levin A, Jardine M. SGLT2 inhibitors for the prevention of kidney failure in patients with type 2 diabetes: a systematic review and meta-analysis. Lancet Diabetes Endocrinol 2019; 7:845-54.

ENFERMEDAD PULMONAR OBSTRUCTIVA CRÓNICA

Lisandro Stuardo

¿Cómo se define la EPOC?

La Enfermedad Pulmonar Obstructiva Crónica (EPOC) es una patología caracterizada por una disminución en el flujo aéreo en espiración debido a una alteración anatómica que no es completamente reversible. Esta condición, es debida principalmente a la asociación de una predisposición genética y la exposición a inhalantes tóxicos, aunque también puede ser explicada por otros factores como: la alteración del desarrollo pulmonar, secuelas estructurales de enfermedades infecciosas, déficit de proteínas reguladoras de la inflamación o la presencia de diversas enfermedades no controladas(1).

¿Cuál es la importancia de esta enfermedad?

A nivel mundial la EPOC es causante de 3 millones de muertes por año y se estima que un 10% de la población padece esta enfermedad. A nivel latinoamericano, se ha identificado una prevalencia del 14% en Santiago de Chile(2). La EPOC se encuentra directamente relacionada con el nivel de exposición a contaminación ambiental y al hábito tabáquico. En Chile la prevalencia de tabaquismo ha experimentado una reducción de 10% en los últimos 20 años, siendo actualmente de un 33%(3).

¿Cómo realizamos el diagnóstico?

La presentación inicial puede ser completamente asintomática o solo disnea frente a grandes esfuerzos, sin embargo, con la progresión de la enfermedad suele aparecer tos productiva y disnea de esfuerzos moderados. Debido a la baja intensidad inicial de los síntomas, las personas frecuentemente minimizan su importancia siendo atribuidos erróneamente a otras causas como envejecimiento o falta de acondicionamiento físico. Todo lo anterior permite la persistencia de hábitos o exposiciones nocivas que determinan finalmente el desarrollo de un daño pulmonar avanzado. Otro factor a considerar es que la disnea, como síntoma central de esta enfermedad, inicialmente aparece solo frente a esfuerzos intensos que habitualmente son evitados por personas sedentarias, lo que retrasa considerablemente el diagnóstico.

Las alteraciones del examen físico suelen aparecer en fases avanzadas de la enfermedad, siendo las más características la disminución del murmullo pulmonar en la auscultación, el aumento de percusión torácica y el aumento del diámetro anteroposterior del tórax (tórax en tonel). Cuando el daño pulmonar progresa será evidente el uso de mecanismos compensatorios como: taquipnea, uso de musculatura respiratoria accesoria, y espiración con labios fruncidos. En etapas finales, la hipoxia sostenida favorecerá la aparición de Hipertensión Pulmonar y falla ventricular derecha, que quedará manifiesta en la ingurgitación yugular y en el edema de extremidades inferiores[4].

Frente a la sospecha diagnóstica, determinada por síntomas, exposición a factores de riesgo o alteración del examen físico, se solicitará confirmar la alteración obstructiva mediante una Espirometría. Esto se define con una medición del volumen espiratorio forzado en el primer segundo (VEF1), posterior a administración de un broncodilatador, que debe ser menor al 70% de la capacidad vital forzada (CVF). Esta relación, conocida como **Índice de Tiffeneau**, es una aproximación rápida y sencilla; aunque como único criterio diagnóstico presenta una tendencia al subdiagnóstico en sujetos jóvenes y sobrediagnóstico en ancianos, por lo que el diagnóstico siempre debe basarse en factores de riesgo y en el cuadro clínico[5].

Otras herramientas diagnósticas complementarias son la radiografía y el escáner de tórax. Los hallazgos clásicos en la radiografía son: el aplanamiento diafragmático, aumento del volumen de aire retroesternal y la marcada radiolucidez. En el escáner frecuentemente se observarán signos de enfisema pulmonar predominante en lóbulos superiores y engrosamiento bronquial difuso. Estos exámenes no se solicitan de forma rutinaria, sin embargo, son útiles frente a la sospecha de otros diagnósticos diferenciales como bronquiectasias, enfermedad pulmonar intersticial o neoplasia.

La presencia de eosinófilos en el hemograma ayudará a realizar ajustes en el tratamiento, identificando a pacientes con mayor probabilidad de presentar una respuesta favorable al uso de corticoides inhalados.

Las recomendaciones internacionales sugieren realizar la medición de los niveles de alfa 1 antitripsina al menos una vez en el seguimiento de los pacientes para determinar si su enfermedad está asociada a un déficit de esta proteína reguladora de la inflamación. Esto tendrá implicancias tanto en la progresión de su enfermedad como en el tratamiento disponible.

¿Cómo se clasifica la EPOC?

Al ser una enfermedad crónica irreversible, es fundamental tener una alta sospecha diagnóstica en toda persona que se encuentra expuesta de manera regular a inhalantes tóxicos. Establecer el diagnóstico permitirá entender mejor la enfermedad e iniciar un plan de tratamiento, sin embargo, la recomendación para suspender la exposición de riesgo no debe esperar de un daño pulmonar establecido y debe ser recomendado siempre que sea posible.

La suspensión del hábito tabáquico es la intervención más importante en el manejo de las personas con EPOC, ya que por sí sola puede evitar la progresión de la enfermedad, disminuir los síntomas, exacerbaciones y el riesgo de desarrollo de neoplasia. La aplicación del resto de las intervenciones se ordena según la clasificación de la enfermedad. Las Guías de la **Iniciativa Mundial para la Enfermedad Pulmonar Obstructiva Crónica** (GOLD 2020), sugieren una clasificación basada en la magnitud de disnea y riesgo de exacerbaciones[6].

La disnea es clasificada según la escala **modificada del Consejo Médico de Investigación** (mMRC) desde 0 a 4, siendo esta última la de mayor magnitud (TABLA 1). También puede ser clasificada según la escala de **Test de Evaluación de EPOC** (CAT), si bien más precisa en valorar el compromiso funcional, es más compleja y requiere más tiempo de implementación. Según la magnitud los pacientes se clasifican en "mucha disnea" (mMRC ≥ 2, o CAT ≥ 10) o "poca disnea" (mMRC ≤ 1, o CAT ≤ 9).

TABLA 1 • DISNEA SEGÚN LA ESCALA MODIFICADA DEL CONSEJO MÉDICO DE INVESTIGACIÓN (mMRC).

0	disnea solo frente a grandes esfuerzos
1	disnea que impide mantener la marcha al caminar en pendiente
2	disnea que impide mantener el ritmo de caminata con otra persona sin enfermedad
3	disnea que impide caminar más de 100 m
4	disnea que impide salir de casa, o que aparece al vestirse

Respecto a las exacerbaciones, se clasifica según el riesgo de presentar nuevos eventos en el futuro, basado en el análisis de la historia clínica. Aquellas personas que han consultado 2 o más veces en el servicio de urgencia, o que requirieron de 1 hospitalización en el periodo de un año, se definen de alto riesgo; de lo contrario se considerará de bajo riesgo.

De acuerdo con estos 2 parámetros, son clasificados en 4 grupos: poca disnea y bajo riesgo (A), mucha disnea y bajo riesgo (B), poca disnea y alto riesgo (C) y finalmente mucha disnea y alto riesgo (D). La magnitud y la intensidad del tratamiento estará relacionado con la clasificación de grupo (FIGURA 1).

Concomitantemente, la enfermedad se subclasifica según la magnitud de la obstrucción del flujo aéreo determinado por el porcentaje del valor teórico alcanzado en el VEF1: mayor al 80% (grupo 1), entre 50 y 79% (grupo 2), entre 30 y 49% (grupo 3) y menor a 30% (grupo 4). De esta forma, la clasificación final incluirá una letra (A, B, C o D) y un número (1, 2, 3 o 4).

FIGURA 1 • ESQUEMA DE MANEJO FARMACOLÓGICO INICIAL SEGÚN CLASIFICACIÓN GOLD.

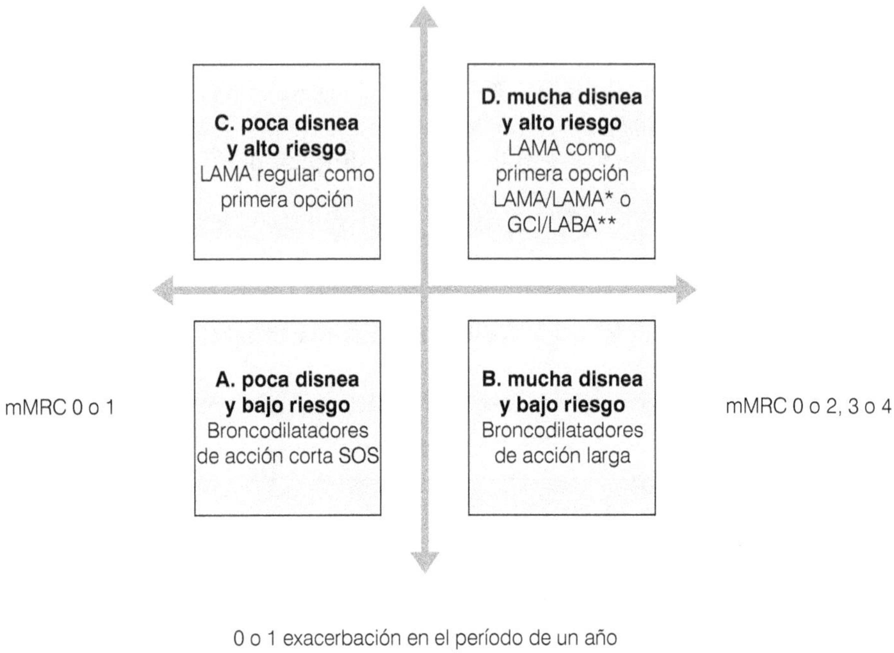

(*) en pacientes muy sintomáticos (CAT >20).
(**) en pacientes con eosinófilos periféricos > 300/mm^3.

¿Cuáles son las alternativas farmacológicas para el manejo de la EPOC?

1. Broncodilatadores de acción corta

Tanto los inhaladores beta 2 agonistas como los antimuscarínicos, tienen la capacidad de generar una respuesta broncodilatadora de corta duración lo que permite aliviar la disnea y aumentar la capacidad para realizar actividad física. Los beta 2 agonistas (por ejemplo Salbutamol) se caracterizan por una respuesta más rápida, pero con un mayor riesgo de taquiarritmias tras su uso repetido. Por lo anterior, en personas mayores o con cardiopatía conocida se prefiere antimuscarínicos de acción corta (por ejemplo Bromuro de Ipratropio). Ambos son medicamentos de fácil acceso y bajo costo, sin embargo, el sistema de administración por propelente requiere realizar una técnica de inhalación adecuada con apoyo de aerocámara para favorecer la llegada del fármaco a las vías aéreas.

2. Broncodilatadores de acción larga

Los inhaladores de acción larga mantienen el efecto de broncodilatación por periodos de 12 hasta 24 horas, esto facilita la adherencia al tratamiento. Adicionalmente los antimuscarínicos de acción prolongada (LAMA, por ejemplo Tiotropio, Umeclidinio o Glicopirronio), han demostrado un efecto positivo adicional al disminuir el número de exacerbaciones, motivo por el cual son considerados el inhalador de primera línea en los grupos de alto riesgo de exacerbación por sobre los Beta 2 agonistas de acción prolongada (LABA, por ejemplo Olodaterol, Vilanterol o Indacaterol).

3. Asociación de Broncodilatadores de Acción Larga

La asociación de LABA/LAMA ha demostrado ser efectiva en reducir el riesgo de exacerbaciones, por lo que se considera como una alternativa en las personas que a pesar de suspender la exposición a condición de riesgo y a mantener un tratamiento con LAMA persisten con episodios frecuentes de exacerbación. Esta combinación también ha demostrado tener un mayor efecto positivo en la función pulmonar que sus componentes por separado, por lo que es una alternativa en los que presentan una disnea intensa.

4. Glucocorticoide Inhalado (GCI) asociado a Broncodilatadores de Acción Larga

La asociación de GCI/LABA es efectiva para mejorar la función pulmonar y disminuir el número de exacerbaciones. Los estudios han demostrado que este efecto es particularmente relevante en personas con alto riesgo de exacerbación y que presentan un recuento de eosinófilos en sangre periférica mayor a 300/mm^3 o presentan de forma concomitante Asma bronquial. De la misma manera, la asociación triple GCI/LABA/LAMA permite incluso un efecto mayor en la reducción de exacerbaciones. Sin embargo, se debe tener presente que adicionar un GCI aumenta el riesgo de diversos efectos adversos, entre los que destacan neumonía, candidiasis oral y disfonía. Debido a lo anterior, la decisión de agregar un inhalador GCI debe valorarse en cada persona y no es recomendado en aquellos que presentan episodios recurrentes de neumonía, infección por micobacterias o un recuento de eosinófilos menor a 100/mm^3[(7)].

5. Otros fármacos: Macrólidos, Inhibidores de Fosfodiesterasa 4 y Metilxantinas

Existen otras alternativas farmacológicas que debido a los riesgos asociados, es recomendable que su indicación sea valorada caso a caso por un especialista en enfermedades respiratorias.

Los antibióticos Macrólidos (Azitromicina 250 mg por día o 500 mg Trisemanal) han demostrado una reducción en el riesgo de presentar nuevas exacerbaciones en los pacientes con alto riesgo. Sin embargo, el uso continuo del medicamento puede aumentar la resistencia bacteriana, prolongar el intervalo QT y provocar alteraciones de la capacidad auditiva. Se desconoce la eficacia y la seguridad del tratamiento en el largo plazo.

Los inhibidores de fosfodiesterasa 4 (Roflumilast) asociado a la terapia inhalada, han demostrado reducir el número de exacerbaciones. Sus efectos adversos más frecuentes son diarrea, náuseas, reducción de apetito y pérdida de peso; esto puede determinar una mala tolerancia al medicamento.

En relación con el uso de metilxantinas (Aminofilina, Teofilina), existe controversia respecto a su uso en pacientes con EPOC. Se ha demostrado un efecto discreto en la disnea que se potencia con el uso concomitante de inhaladores beta 2 agonistas. Sin embargo, el riesgo de complicaciones como taquiarritmia, convulsiones, cefalea, insomnio y náuseas obliga a una monitorización estricta de niveles plasmáticos. Es importante señalar que la metabolización del fármaco disminuye con la edad, y puede verse alterada con el uso de fármacos concomitantes (digitálicos, anticoagulantes cumadínicos, entre otros).

6. Consideraciones respecto a costos y cobertura GES

El sistema de salud chileno considera a la EPOC parte del programa de Garantías Explícitas en Salud (GES), por lo que ofrece cobertura para las personas que padecen de esta enfermedad. Sin embargo, la disponibilidad de medicamentos varía ampliamente dependiendo del seguro de salud, por lo que es recomendable estar familiarizados con distintos principios activos y presentaciones. Los inhaladores disponibles en la mayoría de los centros de atención primaria de nuestro país se señalan en el anexo (Tabla 2).

¿Qué tratamientos complementarios existen para la EPOC?

La Rehabilitación Pulmonar es una de las medidas más costo efectivas para mejorar la disnea. Consiste en establecer para cada persona un plan de manejo integral que incluya diversos aspectos relacionados con su enfermedad pulmonar (educación, condición nutricional, entrenamiento físico, valoración psicológica). Estos programas tienen como enfoque principal aumentar la capacidad funcional y desarrollar hábitos de vida saludable que permitan conservar el beneficio a lo largo del tiempo. También se ha demostrado un efecto positivo en disminuir la rehospitalización tras una exacerbación y los síntomas de ansiedad y depresión. Esta medida se recomienda para todos los pacientes que presentan disnea de intensidad moderada a severa. La duración habitual de esta terapia es de 6 a 8 semanas, con una frecuencia mínima de 2 veces a la semana.

TABLA 2 • INHALADORES DE USO HABITUAL.

Familia	Nombre	Principio activo	Dosificación	APS*	Costo**
SABA	*Salbutamol*	Salbutamol	100 mcg	Sí	1.619
SAMA	*Atrovent*	B. Ipratropio	21 mcg	Sí	12.790
SABA/SAMA	*Berodual*	Fenoterol/ Ipratro-pio	50 mcg/21 mcg	Sí	23.490
	Salbutral	Salbutamol/ Ipratroio	100 mcg/20 mcg		12.199
LAMA	*Spiriva*	Tiotropio	2.5 mcg		61.095
	Incruse	Umeclidinio	55 mcg		39.770
LABA	*Serevent*	Salmeterol	25 mcg	Sí	41.890
LABA/LAMA	*Spiolto*	Olodaterol/ Tiotropio	2.5/2.5 mcg		58.695
	Anoro	Vilanterol/ Umecli-dinio	55/22 mcg		59.660
	Ultibro	Glicopirronio/ Inda-caterol	50/110 mcg		59.990
GCI	*Budesonida*	Budesonida	200 mcg	Sí	15.890
	Fluticasona	Fluticasona	125 mcg	Sí	23.790
GCI/LABA	*Bronlival*	Budesonida/ Formo-terol	160/4.5 mcg		44.790
	Vannair	Budesonida/ Formo-terol	160/4.5 mcg		54.390
	Neumocort-plus	Budesonida/ Formo-terol	160/4.5 mcg		22.890
	Brexotide	Fluticasona/ Salme-terol	250/25 mcg	Sí	54.395
	Seretide	Fluticasona/ Salmete-rol	250/25 mcg		70.150
	Bromex	Fluticasona/ Salmete-rol	250/25 mcg		37.090
	Aurituss	Fluticasona/ Salmete-rol	250/25 mcg		35.690
	Relvar	Fluticasona/ Vilante-rol	184/22 mcg		58.490
GCI/LABA/ LAMA	*Trelegy*	Fluticasona/ Vilaterol + Umeclidinio	92/22/55 mcg		110.599

(*) Canasta esencial CENABAST 2019.

(**) Lista de precios de grandes cadenas farmacéuticas disponibles en Chile, considerando el precio más bajo consignado (sin descuentos); actualizada a enero 2020 en pesos chilenos.

La administración anual de la vacuna de Influenza ha demostrado reducir el número de exacerbaciones, infecciones respiratorias bajas y muertes asociadas en todos las personas con EPOC. Las vacunas antineumocócicas 13-valente (PCV13) y 23-valente (PPSV23) son recomendadas para todas las personas mayores de 65 años (con o sin EPOC); en particular PCV13 ha demostrado eficacia en reducir la enfermedad neumocócica. PPSV23 también es recomendada en personas con EPOC menores de 65 años, ya que ha demostrado reducir el riesgo de neumonía comunitaria cuando existe un VEF1 menor del 40% del estimado o en aquellos enfermos con otras comorbilidades.

La oxigenoterapia suplementaria por más de 16 horas al día ha logrado aumentar la sobrevida en pacientes que presentan hipoxemia grave en reposo (saturación < 88% o paO2 menor a 55 mmHg). Sin embargo, no se demostró beneficio al estudiar a pacientes con hipoxemia moderada (saturación 89-90% o paO2 56-59 mmHg), por lo que solo se recomienda en este grupo en caso de presentar hipertensión pulmonar o signos asociados (falla cardiaca derecha y eritrocitosis).

¿Cuándo derivar al especialista en Enfermedades Respiratorias?

La gran mayoría de las personas con EPOC experimentarán una mejoría significativa tras la suspensión de la exposición de riesgo, asociado con el tratamiento farmacológico señalado. Sin embargo, un grupo menor persistirá con disnea intensa o con exacerbaciones recurrentes en donde se sugiere una temprana derivación al especialista en enfermedades respiratorias para implementar medidas terapéuticas complejas como: uso de antibióticos macrólidos permanentes, ventilación mecánica no invasiva domiciliaria, terapia de reposición de alfa 1 antitripsina, reducción de volumen pulmonar (quirúrgica o broncoscópica) y el trasplante pulmonar.

Seguimiento a largo plazo

Debido a su naturaleza crónica e irreversible, el seguimiento periódico será fundamental para asegurar la adecuada implementación de las medidas terapéuticas y definir la necesidad de nuevos ajustes. Frente a pacientes estables, el control puede mantener una frecuencia de 1 a 2 veces por año, pero en pacientes con disnea intensa (mMRC 4) o con alto riesgo de exacerbación se sugiere controlar cada 3 meses. En estos controles se debe evaluar: la presencia de síntomas, exacerbaciones recientes, hábito tabáquico, efectos adversos del tratamiento y condición nutricional. Es deseable asegurar una buena comprensión de la naturaleza de la enfermedad, como el conocimiento de su tratamiento farmacológico, con especial énfasis en la técnica inhalatoria. Es recomendable mantener un control espirométrico anual para evaluar la progresión de la enfermedad. Frente a pacientes en etapas avanzadas la mortalidad a 4 años puede ser de un 80%, por este motivo, se debe aprovechar la estabilidad clínica para definir, en conjunto con el paciente y su familia, directrices previas de acción frente a una exacerbación grave, en las que muchas veces se deberá escoger entre un manejo clínico intensivo o un manejo paliativo centrado en el alivio de los síntomas[8].

Puntos clave

- La EPOC es una enfermedad prevalente en nuestro país y en el mundo.
- Sus causas son diversas, pero la más frecuente es la exposición al humo de tabaco. La mantención de la exposición determina un impacto significativo en la progresión de la enfermedad.
- Las manifestaciones clínicas iniciales pueden ser discretas y minimizadas por el paciente, por lo que se requiere de un alto índice de sospecha en todo aquel con factores de riesgo.
- La principal medida terapéutica es la suspensión de la exposición y el uso de broncodilatadores, los que se encuentran organizados según las recomendaciones GOLD.
- Se debe dar seguimiento de forma regular para valorar la suspensión de la exposición de riesgo, evaluar el control de síntomas y asegurar la correcta adherencia al tratamiento indicado.

¿Dónde profundizar?

- Global Initiative for Chronic Obstructive Lung Disease. [Internet]. 2020. Available from: https://goldcopd.org/gold-reports/
- Ministerio de Salud de Chile. Guía Clínica Enfermedad Pulmonar Obstructiva Crónica de tratamiento ambulatorio [Internet]. 2013. Available from: https://diprece.minsal.cl/le-informamos/auge/acceso-guias-clinicas/guias-clinicas-auge/

Referencias

hronic Obstructive Pulmonary Disease. New Engl J Medicine. 2019; 381(13):1257-66.

5. MGC, W TB, T GB, S IC, G JC, N MG, et al. Espirometría: Manual de procedimientos. SERChile. Revista Chilena De Enfermedades Respir. 2018; 34(3):171-88.
6. Global Initiative for Chronic Obstructive Lung Disease. [Internet]. 2020. Available from: https://goldcopd.org/gold-reports/
7. Ministerio de Salud de Chile. Guía Clínica Enfermedad Pulmonar Obstructiva Crónica de tratamiento ambulatorio [Internet]. 2013. Available from: https://diprece.minsal.cl/le-informamos/auge/acceso-guias-clinicas/guias-clinicas-auge/

8. Celli BR, Cote CG, Marin JM, Casanova C, Oca MM de, Mendez RA, *et al.* The Body-Mass Index, Airflow Obstruction, Dyspnea, and Exercise Capacity Index in Chronic Obstructive Pulmonary Disease. New Engl J Med. 2004; 350(10):1005-12.

SÍNDROME DE APNEA HIPOPNEA OBSTRUCTIVA DEL SUEÑO

Fernando Saldías

¿Cómo se define?

El **síndrome de apnea hipopnea obstructiva del sueño** (SAHOS) se caracteriza por episodios recurrentes de colapso parcial (hipopnea) o completo (apnea) de la vía aérea superior durante el sueño de origen multifactoral, lo cual ocasiona fragmentación del sueño, episodios de hipoxemia e hipercapnia y activación del sistema autonómico, lo cual determina las manifestaciones clínicas y el aumento del riesgo cardiovascular asociado a esta condición[1].

¿Cuál es su importancia?

En los estudios poblacionales se estima que el síndrome de apneas obstructivas del sueño afecta al 22% de los varones (rango: 9-37%) y 17% de las mujeres adultas (rango: 4-50%), aumenta su prevalencia con la edad, alcanzando el valor máximo en la quinta y sexta década de la vida; predomina en varones y sujetos con sobrepeso u obesidad, y en las mujeres aumenta significativamente su prevalencia después de la menopausia[2,3].

En Chile se estima que alrededor del 16% (IC95% 12,4-20,7%) de la población adulta tiene SAHOS moderado o grave (índice de apnea-hipopnea ≥ 15 eventos/hora de sueño), siendo más prevalente en los varones entre la cuarta y sexta década de la vida[4].

En los estudios poblacionales, el SAHOS es más prevalente en varones (relación 2:1) mientras que en los estudios realizados en las clínicas de sueño esta relación se eleva a 6-8:1, lo cual estaría determinado por diferencias anatómicas y fisiológicas entre ambos sexos y a diferencias en las manifestaciones clínicas asociadas a esta condición[1-4].

La prevalencia de SAHOS en el adulto mayor de 65 años se eleva en forma significativa, afectando a 20-30% de los ancianos, lo cual estaría determinado por cambios en el control de la respiración al comienzo del sueño por alteración en la quimiosensibilidad de los receptores que participan en el control respiratorio, cambios anatómicos en la vía aérea superior debido a la elongación de la faringe y descenso del hueso hioides (que ocasionan aumento de la resistencia al flujo aéreo de la faringe) y el aumento de la prevalencia de ciertas comorbilidades, tales como cardiopatía coronaria, insuficiencia cardíaca congestiva, diabetes *mellitus* e insuficiencia renal crónica, todo lo cual estaría asociado a una mayor prevalencia de SAHOS[2,3]. Aunque la prevalencia de apneas centrales aumenta en los adultos mayores, la mayoría de los eventos respiratorios durante el sueño son obstructivos en ausencia de insuficiencia cardíaca o insuficiencia renal crónica[5].

¿Por qué se produce?

El colapso parcial o completo de la vía aérea superior durante el sueño de origen multifactorial ocasiona alteración de la arquitectura del sueño, fragmentación del sueño, episodios de hipoxemia, hipercapnia, aumento del esfuerzo respiratorio, microdespertares y activación del sistema autonómico, lo cual determina las manifestaciones clínicas y riesgos para la salud asociados a esta entidad[1,6].

Los principales factores de riesgo asociados a esta condición son la obesidad, hipertensión arterial refractaria o de difícil control, arritmias nocturnas, alteraciones de la anatomía maxilofacial (micrognatia, retrognatia), macroglosia, endocrinopatías (hipotiroidismo, acromegalia, síndrome de ovario poliquístico), síndrome metabólico, resistencia a la insulina, diabetes *mellitus*, obstrucción nasal, hipertrofia adenoidea o amigdaliana, entre otros[1]. El consumo de tabaco, alcohol y fármacos depresores del sistema nervioso central (sedantes, hipnóticos) pueden agravar esta condición[6].

El sobrepeso y la obesidad favorecen el colapso de la vía aérea superior mediante tres mecanismos principales: a) estrechamiento de la vía aérea superior por depósito de grasa en las paredes de la faringe; b) disminución de la tracción de la vía aérea superior por disminución del volumen pulmonar por depósito de grasa en la pared torácica y cavidad abdominal, y c) resistencia a la leptina, lo cual reduce el estímulo sobre la ventilación en el centro respiratorio[7].

En los pacientes con SAHOS moderado-grave se produce activación del sistema simpático durante el sueño, aumento del estrés oxidativo, liberación de citoquinas proinflamatorias, tales como interleuquina 4 y factor de necrosis tumoral alfa, inflamación sistémica con aumento de la proteína C reactiva ultrasensible, estados de hipercoagulabilidad con activación plaquetaria y aumento de los niveles plasmáticos de fibrinógeno y reducción de la actividad fibrinolítica, aumento del trabajo respiratorio con incremento de la presión intratorácica negativa y el gradiente transmural en las cavidades cardiacas y grandes vasos, aumento de la resistencia a la insulina por aumento de las hormonas de contrarregulación (cortisol, catecolaminas), lo cual favorece los eventos cardiovasculares, tales como infarto agudo de miocardio, hipertensión arterial refractaria, arritmias de predominio nocturno, accidente vascular cerebral de origen isquémico y mayor mortalidad cardiovascular[1,6-8].

El SAHOS se considera un factor de riesgo cardiovascular independiente de la obesidad, sedentarismo, tabaquismo, hipertensión arterial, resistencia a la insulina, dislipidemia o diabetes *mellitus*, condiciones prevalentes en los pacientes con trastornos respiratorios del sueño[8].

La mala calidad del sueño y la menor duración del sueño en los ancianos se han asociado con una mayor carga de β-amiloide$_{1\text{-}42}$ en ciertas regiones del cerebro, similar a lo que acontece en la enfermedad de Alzheimer[9,10]. La disminución del tiempo de sueño en los ancianos es un posible factor desencadenante de la retención de β-amiloide. Las personas de edad avanzada con SAHOS moderada-severa tienen mayor probabilidad de desarrollar daño subcortical difuso de origen vascular que los sujetos sin esta condición, independiente de los antecedentes demográficos y los factores de riesgo cardiovascular[11].

Los episodios de hipoxia intermitente se han asociado a alteración de la regulación de los neurotransmisores excitatorios e inhibitorios en el sistema nervioso central, especialmente en la corteza prefrontal, lo cual podría explicar el deterioro cognitivo de la población senescente[9-11].

Por otro lado, la inflamación sistémica debido a la interrupción del sueño y la obesidad promueven aún más el desarrollo y la progresión de enfermedades crónicas, tales como la hipertensión arterial, diabetes *mellitus* y enfermedad cardiovascular aterosclerótica[1,8].

¿Cómo realizamos el diagnóstico?

Las principales manifestaciones clínicas asociadas al SAHOS son el ronquido intenso habitual, las pausas respiratorias durante el sueño presenciadas por testigos y la somnolencia diurna excesiva (TABLA 1)[1]. El ronquido intenso es muy sensible pero poco específico para establecer el diagnóstico, tomando en consideración que dos tercios de los varones y un tercio de las mujeres roncan, la mayoría de los cuales no presentan obstrucción completa de la vía aérea superior durante el sueño. En cambio, las apneas presenciadas por testigos son poco sensibles pero muy específicas, orientando al diagnóstico de esta entidad.

Otras manifestaciones clínicas asociadas a esta condición son la cefalea matinal, insomnio, nicturia, sofocación e inquietud psicomotora nocturna, disminución del estado de alerta y retracción social, deterioro cognitivo progresivo, pérdida de la memoria y capacidad de concentración, disminución de la libido e impotencia en los varones[1].

El reporte de ronquido intenso, episodios de sofocación nocturna y apneas presenciadas por testigos son más frecuentes en varones, mientras que en las mujeres es más frecuente la astenia, fatigabilidad, insomnio, cefalea matinal, nicturia, pérdida de la memoria y trastorno del estado de ánimo, lo cual retrasaría el proceso diagnóstico y limitaría su acceso al tratamiento efectivo[12].

TABLA 1 • MANIFESTACIONES CLÍNICAS ASOCIADAS AL SÍNDROME DE APNEA-HIPOPNEA OBSTRUCTIVA DEL SUEÑO.

Síntomas	Signos
Ronquido intenso e irregular	Sobrepeso - Obesidad central
Apneas presenciadas por testigos	Aumento de la presión arterial
Somnolencia diurna excesiva	Cuello corto y grueso
Fatigabilidad o cansancio diurno	Perímetro cervical elevado
Sueño poco reparador	Circunferencia de cintura y cadera
Cefalea matinal	Índice cintura/cadera elevado
Boca seca al despertar	Cavidad oral pequeña - Macroglosia
Nicturia - Enuresis	Hipertrofia adenoidea-amigdaliana
Insomnio - Fragmentación del sueño	Obstrucción nasal crónica
Disnea o sofocación nocturna	Alteración macizo maxilofacial
Inquietud psicomotora nocturna	
Deterioro cognitivo - Pérdida de la memoria	
Disminución de la capacidad de concentración	
Irritabilidad - Trastorno del ánimo	
Disminución de la libido - Impotencia	
Riesgo de accidentabilidad por somnolencia	

Los cuestionarios estandarizados de sueño, tales como el cuestionario de Berlin, STOP, STOP-Bang y la escala de somnolencia de Epworth, han sido empleados como instrumentos de tamizaje para la pesquisa de pacientes con riesgo elevado de SAHOS[13,14]. Sin embargo, la falta de sensibilidad y especificidad de los síntomas (ronquido, apneas, somnolencia diurna, entre otros) y signos clínicos (medición de la presión arterial, examen de la cavidad oronasal o macizo maxilofacial, índice de masa corporal, perímetro cervical, circunferencia de cintura y cadera, índice cintura/cadera) no permiten establecer con certeza el diagnóstico de SAHOS.

El diagnóstico clínico de SAHOS se confirma solicitando un examen de polisomnografía en el laboratorio de sueño (PSG, equipos tipo I, patrón de referencia) o en el hogar (equipos tipo II) o realizando estudios simplificados o poligrafías respiratorias (equipos tipo III) en el hogar, midiendo las variables cardiorrespiratorias (flujo aéreo oronasal, movimientos toracoabdominales, saturación arterial de oxígeno, frecuencia cardiaca, ronquido y posición en la cama), incluyendo en la PSG las variables neurofisiológicas (etapas y latencia del sueño, sueño REM/No REM, movimientos periódicos de las extremidades)[15,16] (FIGURA 1).

FIGURA 1 • ENFRENTAMIENTO CLÍNICO DEL PACIENTE CON TRASTORNO RESPIRATORIO DEL SUEÑO.

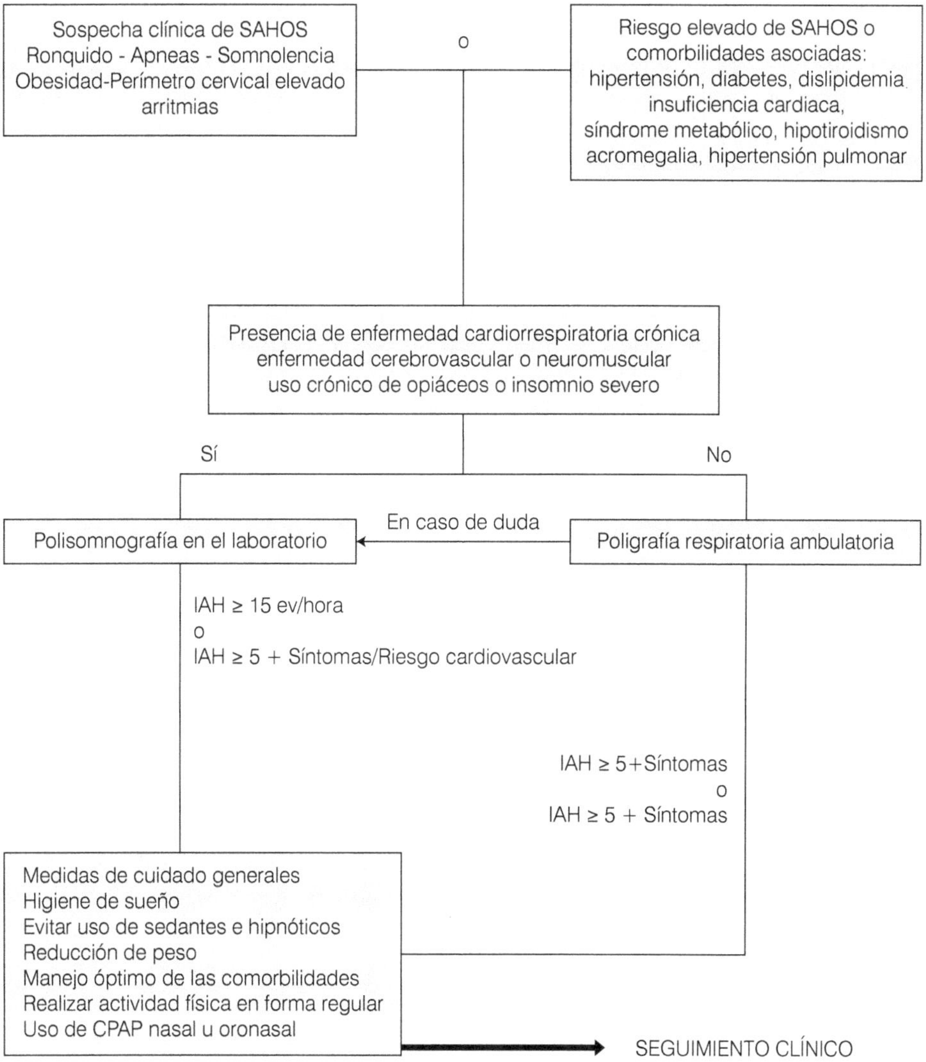

El elevado costo económico y la complejidad técnica de los equipos han limitado el acceso de la población al estudio diagnóstico. Se estima que el 80-90% de los pacientes con SAHOS no han sido diagnosticados, aumentando el riesgo de accidentabilidad en el ambiente laboral o en la conducción de vehículos motorizados debido a la somnolencia diurna, el riesgo cardiovascular y la mortalidad asociada a esta condición, con grave deterioro en la calidad de vida de los enfermos. Los equipos simplificados o poligrafías respiratorias han facilitado el acceso de la población al proceso diagnóstico debido a su menor complejidad, factibilidad de ejecución en el domicilio de los pacientes y menor costo económico[16,17].

El índice de apneas-hipopneas tiene bajo valor predictivo en personas de edad avanzada para definir quiénes podrían beneficiarse del tratamiento[9-11]. La gravedad de los síntomas en los adultos mayores permitiría identificar a las personas que deberían ser tratadas. En particular, el sueño poco reparador, la nicturia y la somnolencia diurna excesiva han sido útiles para predecir la morbilidad y la mortalidad asociadas a esta condición. Sin embargo, los adultos mayores no suelen reportar la somnolencia, la cual conlleva a un aumento significativo de la mortalidad por todas las causas cuando se asocia con trastornos respiratorios del sueño.

El sexo masculino, índice de masa corporal y el envejecimiento son factores de riesgo independientes para SAHOS grave, incluso en ancianos físicamente activos y sin deterioro neuropsiquiátrico[9,10]. Los trastornos respiratorios del sueño se asocian con mayor riesgo de deterioro cognitivo y empeoramiento de la función ejecutiva[11]. La fuerte asociación entre la interrupción del sueño y disminución de la cognición en los adultos mayores es un tema importante a medida que la población de ancianos continúa aumentando.

¿Cuál es su pronóstico?

El paciente con SAHOS tiene mayor riesgo que la población general de presentar hipertensión arterial, cardiopatía coronaria, enfermedad cerebrovascular, insuficiencia cardíaca congestiva, resistencia a la insulina, diabetes *mellitus*, síndrome metabólico, impotencia, deterioro cognitivo, disminución de la productividad laboral y mayor riesgo de presentar accidentes laborales o automovilísticos[1,18]. Este síndrome suele coexistir con diversas enfermedades cardiovasculares, respiratorias y metabólicas crónicas, aumentando el riesgo de base de estas enfermedades y dificultando su control clínico[1,8].

El diagnóstico y la gravedad del SAHOS están basados en el índice de apneas-hipopneas (IAH) por hora de sueño o eventos respiratorios por hora de registro medidos mediante la polisomnografía o poligrafía respiratoria, respectivamente[1]. La gravedad de la condición es definida según las recomendaciones internacionales: registro normal (IAH $<$ 5 eventos/hora), SAHOS leve (IAH: 5-14,9), moderado (IAH: 15-29,9) y grave (IAH $\geq$ 30 eventos/hora)[19].

En los pacientes con SAHOS moderado-grave (IAH $\geq$15 eventos/hora) está aumentado el riesgo cardiovascular y la mortalidad cardiovascular, lo cual no ha sido demostrado en los pacientes con SAHOS leve[20].

¿Cómo lo tratamos?

Las medidas de cuidado generales deberían ser recomendadas a todos los pacientes con SAHOS: reducción de peso en los pacientes con sobrepeso u obesidad, realizar actividad física en forma regular, dieta saludable, higiene de sueño, evitar el consumo de tabaco, alcohol y fármacos depresores del SNC que agravarían los episodios de apnea obstructiva, manejo óptimo de las comorbilidades asociadas: hipertensión arterial, arritmias, resistencia a la insulina o diabetes *mellitus*, dislipidemia, hipotiroidismo, reflujo gastroesofágico, hígado graso no alcohólico, entre otras[21].

El tratamiento de elección de los pacientes con SAHOS moderado-grave o factores de riesgo cardiovascular elevado es el equipo de presión positiva continua en la vía aérea o CPAP nasal u oronasal durante el sueño[22].

El tratamiento con CPAP nasal u oronasal nocturno ha permitido corregir los eventos apneicos durante el sueño, mejorar la arquitectura del sueño, disminuyendo los microdespertares, mejorando el estado de alerta, deterioro cognitivo y la calidad de vida de los enfermos, reduciendo significativamente la morbilidad y mortalidad cardiovascular[22].

El tratamiento óptimo requiere el uso del equipo de CPAP al menos durante cuatro horas cada noche, disminuyendo la actividad autonómica durante el sueño, el estrés oxidativo, la inflamación sistémica, estado procoagulante y disfunción endotelial que determinan el mayor riesgo cardiovascular de los enfermos.

El tratamiento con CPAP nasal u oronasal nocturno en pacientes ancianos con SAHOS moderado-grave ha demostrado reducción significativa de la somnolencia diurna y riesgo cardiovascular, mejorando la calidad de vida y sobrevida de los enfermos[23,24].

Puntos clave

- El síndrome de apnea obstructiva del sueño (SAHOS) es el principal trastorno respiratorio del sueño, afecta a 20-30% de la población adulta, pero a menudo no es reconocido, lo cual se ha asociado con graves consecuencias cardiovasculares y neurocognitivas.
- Las principales manifestaciones clínicas asociadas al SAHOS son el ronquido intenso habitual, las pausas respiratorias presenciadas por testigos y la somnolencia diurna excesiva.
- Se recomienda evaluar el riesgo de SAHOS en los pacientes obesos referidos por somnolencia diurna excesiva, particularmente cuando se asocia con hipertensión arterial refractaria, insuficiencia cardíaca congestiva, arritmias nocturnas, intolerancia a la glucosa o hipertensión pulmonar.
- La polisomnografía realizada en el laboratorio de sueño es considerado el patrón de referencia para establecer el diagnóstico y la evaluación de la gravedad del

paciente con síndrome de apneas obstructivas del sueño. Los equipos simplificados o poligrafías respiratorias realizados en el hogar han facilitado el acceso de la población de riesgo elevado al proceso diagnóstico.
- Los equipos de presión positiva continua en la vía aérea (CPAP) representan el tratamiento de elección en los pacientes con SAHOS moderada-severa o SAHOS leve con elevado riesgo cardiovascular, siendo eficaz para reducir la magnitud de los síntomas, la morbilidad y mortalidad cardiovascular y las secuelas neurocognitivas.
- El síndrome de apneas obstructivas del sueño es un problema prevalente en la población geriátrica que deteriora su capacidad cognitiva, disminuye su autonomía, deteriora su calidad de vida y aumenta su riesgo cardiovascular. La evaluación clínica estandarizada permite pesquisar a los pacientes con riesgo elevado de SAHOS y solicitar los exámenes de laboratorio que permitirán establecer el diagnóstico. Las medidas de cuidado generales, higiene de sueño y el tratamiento con equipo de CPAP durante el sueño han mejorado la calidad de vida y el pronóstico de los enfermos.

¿Dónde profundizar?

- Jordan AS, McSharry DG, Malhotra A. Adult obstructive sleep apnoea. Lancet 2014; 383(9918):736-47.
- Veasey SC, Rosen IM. Obstructive Sleep Apnea in Adults. New Engl J Med 2019; 380:1442-9.
- Whyte A, Gibson D. Adult obstructive sleep apnoea: Pathogenesis, importance, diagnosis and imaging. J Med Imaging Radiat Oncol 2020; 64:52-66.
- Quinnell TG, Smith IE. Obstructive sleep apnoea in the elderly: recognition and management considerations. Drugs Aging 2004; 21:307-22.

Referencias

1. Veasey SC, Rosen IM. Obstructive sleep apnea in adult. N Engl J Med 2019; 380:1442-9.
2. Franklin KA, Lindberg E. Obstructive sleep apnea is a common disorder in the population-a review on the epidemiology of sleep apnea. J Thorac Dis 2015; 7:1311-22.
3. Senaratna CV, Perret JL, Lodge CJ, Lowe AJ, Campbell BE, Matheson MC, *et al*. Prevalence of obstructive sleep apnea in the general population: A systematic review. Sleep Med Rev 2017; 34:70-81.
4. Subestudio de sueño de la Encuesta Nacional de Salud 2016-2017. Ministerio de Salud, Chile.
5. Wolkove N, Elkholy O, Baltzan M, Palayew M. Sleep and aging: 1. Sleep disorders commonly found in older people. CMAJ 2007; 176(9):1299-304.

6. Dempsey JA, Veasey SC, Morgan BJ, O'Donnell CP. Pathophysiology of sleep apnea. Physiol Rev 2010; 90:47-112.
7. Young T, Peppard PE, Taheri S. Excess weight and sleep-disordered breathing. J Appl Physiol (1985) 2005; 99:1592-9.
8. Vijayan VK. Morbidities associated with obstructive sleep apnea. Expert Rev Respir Med 2012; 6:557-66.
9. Planchard D, Moreau F, Paquereau J, Neau JP, Meurice JC. Sleep apnea syndrome in the elderly. Rev Mal Respir 2004; 21(5 Pt 3):8S153-60.
10. Roepke SK, Ancoli-Israel S. Sleep disorders in the elderly. Indian J Med Res 2010; 131:302-10.
11. Gosselin N, Baril AA, Osorio RS, Kaminska M, Carrier J. Obstructive sleep apnea and the risk of cognitive decline in older adults. Am J Respir Crit Care Med 2019; 199:142-148.
12. Saldías F, Salinas G, Cortés J, Farías D, Peñaloza A, Aguirre C, Díaz O. Rendimiento de los cuestionarios de sueño en la pesquisa de pacientes adultos con síndrome de apnea obstructiva del sueño según sexo. Rev Med Chile 2019; 147:1291-1302.
13. Abrishami A, Khajehdehi A, Chung F. A systematic review of screening questionnaires for obstructive sleep apnea. Can J Anaesth 2010; 57:423-38.
14. Chiu HY, Chen PY, Chuang LP, Chen NH, Tu YK, Hsieh YJ, *et al*. Diagnostic accuracy of the Berlin questionnaire, STOP-BANG, STOP, and Epworth sleepiness scale in detecting obstructive sleep apnea: A bivariate meta-analysis. Sleep Med Rev 2017; 36:57-70.
15. Health Quality Ontario. Polysomnography in patients with obstructive sleep apnea: an evidence-based analysis. Ont Health Technol Assess Ser 2006; 6:1-38.
16. Collop NA, Anderson WM, Boehlecke B, Claman D, Goldberg R, Gottlieb DJ, *et al*. Clinical guidelines for the use of unattended portable monitors in the diagnosis of obstructive sleep apnea in adult patients. Portable Monitoring Task Force of the American Academy of Sleep Medicine. J Clin Sleep Med 2007; 3:737-47.
17. El Shayeb M, Topfer LA, Stafinski T, Pawluk L, Menon D. Diagnostic accuracy of level 3 portable sleep tests versus level 1 polysomnography for sleep-disordered breathing: a systematic review and meta-analysis. CMAJ 2014; 186:E25-51.
18. Farrell PC, Richards G. Recognition and treatment of sleep-disordered breathing: an important component of chronic disease management. Transl Med 2017; 15(1):114.
19. Kapur VK, Auckley DH, Chowdhuri S, Kuhlmann DC, Mehra R, Ramar K, Harrod CG. Clinical Practice Guideline for Diagnostic Testing for Adult Obstructive Sleep Apnea: An American Academy of Sleep Medicine Clinical Practice Guideline. J Clin Sleep Med 2017; 13:479-504.
20. Budhiraja R, Budhiraja P, Quan SF. Sleep-disordered breathing and cardiovascular disorders. Respir Care 2010; 55:1322-32.
21. Lloberes P, Durán-Cantolla J, Martínez-García MÁ, Marín JM, Ferrer A, Corral J, Masa JF, *et al*. Diagnosis and treatment of sleep apnea-hypopnea syndrome. Spanish Society of Pulmonology and Thoracic Surgery. Arch Bronconeumol 2011; 47:143-56.

22. Giles TL, Lasserson TJ, Smith B, White J, Wright JJ, Cates CJ. Continuous positive airways pressure for obstructive sleep apnoea in adults. Cochrane Database Syst Rev 2006; (3):CD001106.
23. Yan B, Jin Y, Hu Y, Li S. Effects of continuous positive airway pressure on elderly patients with obstructive sleep apnea: a meta-analysis. Med Sci (Paris) 2018; 34(F1):66-73.
24. Mashaqi S, Gozal D. The impact of obstructive sleep apnea and PAP therapy on all-cause and cardiovascular mortality based on age and gender - a literature review. Respir Investig 2020; 58(1):7-20.

PATOLOGÍA DE COLUMNA LUMBAR EN LA PERSONA MAYOR

Arturo Meissner y Julio Urrutia

La columna vertebral sufre cambios degenerativos con la edad, que incluyen cambios biomecánicos del disco intervertebral, el desarrollo de artrosis facetaria y deformidades secundarias a ambas; junto a lo anterior, la disminución de la densidad mineral ósea (osteopenia y osteoporosis) pueden derivar en patologías causantes de dolor y disfunción en el adulto mayor. Dado el envejecimiento poblacional, es importante que los médicos que atienden personas mayores (PM) conozcan la historia natural, la fisiopatología y las nociones básicas de los tratamientos en estos cuadros, pues estos pueden afectar la calidad de vida incluso más que patologías como artrosis de cadera y rodilla y enfermedades cardio y cerebrovasculares[1].

En este capítulo nos referiremos a la estenosis lumbar degenerativa y a las fracturas vertebrales osteoporóticas, debido a su prevalencia en las PM.

Estenosis lumbar degenerativa (ELD)

¿Qué es la ELD?

Esta condición se define como la reducción del área del canal raquídeo y de las neuroforaminas como consecuencia de la degeneración espinal, lo que deriva en una potencial compresión de las raíces de la cauda equina[2].

¿A quiénes afecta?

Se estima que la prevalencia de ELD sintomática es de al menos 10% en sujetos mayores de 65 años, siendo muchas veces asintomática. Incluso, existen estudios en adultos asintomáticos que han reportado una prevalencia de hasta 20% entre los 60 y los 80 años[3, 4]. Esta condición aumenta con la edad, y afecta a ambos sexos[5]. Su gran relevancia se refleja en que es la principal causa de cirugía de columna en mayores de 65 años[5].

¿Cómo se produce?

La ELD ocurre como resultado de una serie de procesos degenerativos en el disco intervertebral y articulaciones facetarias, lo que deriva en sobrecarga discal y facetaria, pudiendo producir inestabilidad vertebral. Este fenómeno lleva a sinovitis y desarrollo de osteofitos en las articulaciones facetarias, disminución de la altura del disco intervertebral y plegamiento e hipertrofia del ligamento amarillo. Estos tejidos ocupan espacio del canal raquídeo, produciendo un estrechamiento progresivo del canal y foráminas. Además, secundario al mismo cuadro degenerativo, el disco intervertebral protruye hacia el canal disminuyendo aún más el espacio disponible para los elementos neurales. Este conflicto de espacio deriva en una compresión y aumento de presión neural, lo que puede determinar isquemia neural por compresión de los vasa nervorum (en aquellas posiciones que disminuyen el diámetro del canal raquídeo) e irritación neural.

La inestabilidad puede llegar al deslizamiento vertebral (espondilolistesis degenerativa), lo que puede agravar la compresión y los síntomas. Esta condición es más frecuente en mujeres que en hombres[6].

¿Cómo realizamos el diagnóstico?

El diagnóstico de la ELD es clínico-radiológico (combinando anamnesis, examen físico e imagenología).

La gran mayoría de las ELD son asintomáticas, pero cuando dan síntomas, los más comunes son el dolor radicular, con o sin dolor lumbar (lumbociática), y la claudicación neurogénica.

La claudicación neurogénica se caracteriza por presentarse con dolor de extremidades inferiores y alteraciones motoras o sensitivas, que aumentan con la posición erguida y ceden con la flexión de columna (por ejemplo, al sentarse o inclinarse hacia adelante). Es importante destacar que la principal diferencia con la claudicación vascular es que la claudicación neurogénica se modifica con la **posición**[6], mientras que la vascular se modifica con el **nivel de actividad**. Así, un paciente con claudicación neurogénica no tiene dolor al caminar apoyado en un carro de supermercado o al pedalear en una bicicleta (ya que en esta actividad se suele mantener una posición en flexión).

El desarrollo de las molestias suele ser lento e insidioso y la intensidad del dolor suele estar relacionado al nivel de actividad del paciente.

Respecto al examen físico, debemos iniciarlo con la inspección del paciente de pie, observando curvaturas normales y anormales de la columna (escoliosis, lordosis o cifosis) y el balance del tronco.

Se debe evaluar la movilidad de columna (flexión y extensión) y observar variación de los síntomas en relación con los cambios de posición. Siempre se debe realizar un examen motor, sensitivo y de reflejos de extremidades inferiores.

Finalmente, debe evaluarse la movilidad de la cadera para descartar esta como origen del dolor.

¿Qué imágenes debemos solicitar para su estudio inicial?

El estudio inicial debe ser a la radiografía de columna lumbar tomada de pie, en sus proyecciones AP y lateral. Además, para evaluar la estabilidad se puede recurrir a proyecciones laterales dinámicas (en flexión y extensión). En la radiografía se debe evaluar la presencia de cambios degenerativos, variaciones anatómicas congénitas, espondilolistesis, fracturas o tumores.

El estudio de elección para la confirmación diagnóstica es la resonancia magnética de columna lumbar, que permite complementar los hallazgos de la radiografía. Pueden encontrarse hipertrofia o sinovitis facetaria, hipertrofia del ligamento amarillo, alteraciones discales (degeneración y protrusión), y una disminución del diámetro del canal raquídeo (FIGURA 1).

FIGURA 1 • PACIENTE MUJER DE 73 AÑOS DE EDAD, CON CUADRO DE DOLOR LUMBAR Y CLAUDICACIÓN NEUROGÉNICA.

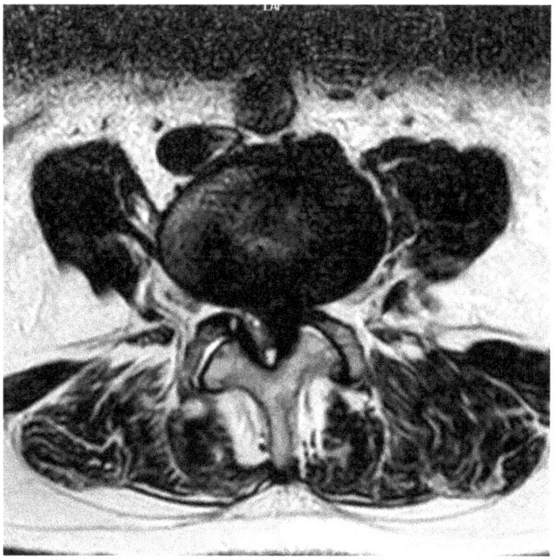

En este corte axial en secuencia T2 de resonancia magnética de columna lumbar a nivel del disco L4-L5 se observa estenosis lumbar, compatible con la clínica de la paciente.

Los hallazgos imagenológicos siempre deben considerarse en relación con la clínica, puesto que muchos pacientes con hallazgos imagenológicos de ELD son asintomáticos.

¿Cómo se trata esta patología?

Tratamiento conservador

En la mayoría de los casos se puede iniciar un tratamiento conservador, buscando aliviar el dolor y mejorar la funcionalidad. Si bien la evidencia que lo sustenta es de moderada calidad[7], es la indicación como tratamiento inicial.

Las bases del tratamiento conservador son el uso de analgésicos (Paracetamol), antiinflamatorios no esteroidales (por tiempo limitado, dados sus efectos adversos), kinesioterapia (con énfasis en electro-analgesia, ejercicios terapéuticos con pautas en flexión y educación postural), y mantención de actividad física, idealmente en flexión (bicicleta estática, por ejemplo).

Para cuadros de dolor intenso puede ser de utilidad la infiltración epidural, que puede otorgar alivio de dolor transitorio, por lo que puede servir de puente para realizar kinesioterapia[8].

Tratamiento quirúrgico

El tratamiento quirúrgico consiste en una descompresión de los elementos neurales[9]. Esto puede requerir la fusión de los segmentos vertebrales comprometidos en caso de presentar inestabilidad, espondilolistesis degenerativa o deformidades importantes[6, 10].

En general se encuentra indicado como segunda línea de tratamiento, considerado frente a la persistencia de síntomas por más de 3-6 meses (dependiendo de las limitaciones en calidad de vida que generen)[11].

Rara vez puede requerirse como tratamiento de primera línea en pacientes con síntomas muy invalidantes (dolor intratable y déficit neurológico o funcional persistente).

¿Cuándo derivar al especialista?

Es conveniente derivar a un especialista frente a la falla del tratamiento médico o en casos de presentación inicial con síntomas invalidantes (que eventualmente se podrían beneficiar de infiltración o tratamiento quirúrgico).

Fracturas vertebrales osteoporóticas (FVO)

¿Qué son las FVO?

Son fracturas vertebrales que ocurren por mecanismos de nula o baja energía, siendo la manifestación más frecuente de la osteoporosis[12]. La osteoporosis a su vez es un trastorno esquelético prevalente en adultos mayores caracterizado por una disminución de la densidad mineral ósea que condiciona un aumento en el riesgo de fracturas.

¿Cuál es su importancia?

Aunque muchas FVO son asintomáticas, se asocian a una importante morbilidad en los pacientes que las sufren, debido a dolor, disminución de la movilidad, desbalance muscular, alteraciones gastrointestinales y pulmonares, e incluso mayor mortalidad.

Esto sumado a su alta prevalencia hace que deriven en un aumento del costo económico en salud pública[12].

¿A quiénes afecta?

Es difícil conocer la prevalencia real de FVO, dado que muchos pacientes son asintomáticos, pero se ha estimado que al menos un 15% de los adultos mayores de 60 años han tenido alguna FVO[13].

El riesgo de sufrir una FVO durante la vida es de 2-3 veces mayor en mujeres que en hombres[14]. Además, se ha observado que la presencia de una FVO aumenta el riesgo de sufrir nuevas FVO hasta en 5 veces y también el de presentar una fractura de cadera (aumentaría el riesgo 3 veces) u otras fracturas asociadas a fragilidad[15].

¿Cómo sospechamos el diagnóstico?

Anamnesis

Aunque la mayoría de las FVO son asintomáticas, las sintomáticas se manifiestan con dolor axial (en general región dorsal media o lumbar alta) y dolor irradiado a crestas ilíacas o a la parrilla costal.

Muchas veces no existe el antecedente traumático, por lo que se debe tener bajo umbral para realizar el estudio imagenológico en pacientes mayores con clínica compatible.

En este grupo etario es importante evaluar comorbilidades, antecedentes de uso crónico de corticoides o neoplasia.

Examen físico

A la inspección podría objetivarse un aumento de cifosis torácica, pérdida de la lordosis lumbar, y desbalance sagital (más frecuente en fracturas múltiples o con fracturas previas).

A la palpación, debe buscarse dolor en la zona afectada, y debe evaluarse la movilidad de la columna (flexión y extensión), observando si existe variación de los síntomas en relación con los cambios de posición. Aunque el examen neurológico suele ser normal, siempre debe realizarse un examen motor, sensitivo y de reflejos.

Finalmente es conveniente evaluar el rango de movilidad de la cadera para descartar esta como origen del dolor.

¿QUÉ ESTUDIOS COMPLEMENTARIOS DEBEMOS SOLICITAR FRENTE A LA SOSPECHA DIAGNÓSTICA?

El objetivo de los estudios complementarios son confirmar el diagnóstico y diferenciar el cuadro de fracturas en hueso patológico, que pueden tener una presentación clínica similar.

Laboratorio

En pacientes con fracturas múltiples, se recomienda estudiar a los pacientes con hemograma y velocidad de sedimentación, así como perfil bioquímico, ya que valores alterados debiesen aumentar la sospecha de fracturas patológicas, especialmente en contexto de mieloma múltiple.

Además, se recomienda estudiar el nivel de vitamina D para suplementar en el caso que se encuentre disminuido.

Radiografías

Iniciar el estudio con radiografía de columna torácica y lumbar en proyecciones AP y lateral (se deben estudiar ambos segmentos debido a que 20% presentan otra fractura concomitante al momento del diagnóstico); debe considerarse además que el 50% de las FVO aparecen entre T10 y L2 (FIGURA 2)[13].

Deben buscarse hallazgos sugerentes de fractura patológica (fractura sobre T5, borramiento de un pedículo).

Si se sospecha deformidad importante o desbalance sagital se puede complementar el estudio con una radiografía de columna total de pie AP y lateral.

Resonancia magnética

Es el examen de elección para diferenciar una FVO de una fractura patológica, usando un *score* predictor[16], por lo que debe ser solicitado frente a la sospecha de esta (según factores descritos previamente). Además, la resonancia magnética permite evaluar la presencia de compresión neural por material discal u óseo.

¿CÓMO SE TRATA ESTA PATOLOGÍA?

Tratamiento conservador

La mayoría de las FVO sintomáticas son manejadas con tratamiento conservador, buscando aliviar el dolor y volver a la funcionalidad previa. Siempre se debe evaluar y tratar la osteoporosis para prevenir fracturas futuras.

FIGURA 2 • PROYECCIÓN LATERAL DE RADIOGRAFÍA DE COLUMNA LUMBAR EN LA QUE SE OBSERVA UNA FVO EN L1.

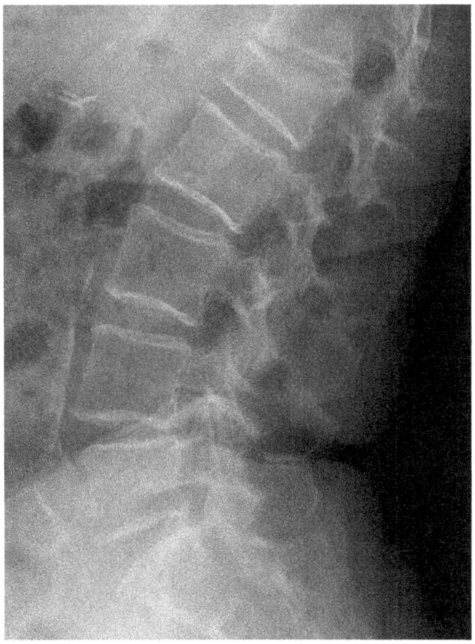

En la mayoría de las fracturas vertebrales osteoporóticas sintomáticas, el dolor suele ceder en un plazo que varía entre las 6 y las 12 semanas. Sin embargo, en hasta un 40% de los casos se pueden mantener con dolor crónico y/o impotencia funcional más allá de 1 año después de sufrirla.

Dentro de las alternativas de tratamiento, se encuentran el reposo, analgésicos, AINEs, bifosfonatos, kinesioterapia y el uso de órtesis (corset).

El rol de los bifosfonatos es tratar la osteoporosis y prevenir nuevas fracturas por fragilidad, pero, además, su uso en agudo podría tener un rol analgésico.

El objetivo de la kinesioterapia es aliviar el dolor con electro-analgesia, mejorar la musculatura de tronco, y evitar una progresión de la cifosis (con pautas en extensión).

Aunque no existe evidencia clara respecto al uso de órtesis, estas muchas veces alivian el dolor y pueden ayudar a prevenir una deformidad en cifosis.

Tratamiento quirúrgico

Es un tratamiento extremadamente rara vez indicado en el contexto de FVO, pero puede requerirse en fracturas con déficit neurológico.

Un tratamiento alternativo en algunos pacientes seleccionados pueden ser las técnicas de aumentación vertebral (vertebroplastía y cifoplastía). Estas consisten en la inyección percutánea de polimetilmetacrilato en vértebras fracturadas (FIGURA 3),

FIGURA 3 • PROYECCIÓN LATERAL DE RADIOGRAFÍA DE COLUMNA LUMBAR EN LA QUE SE OBSERVA UNA FVO EN L5 TRATADA CON UNA VERTEBROPLASTÍA PERCUTÁNEA.

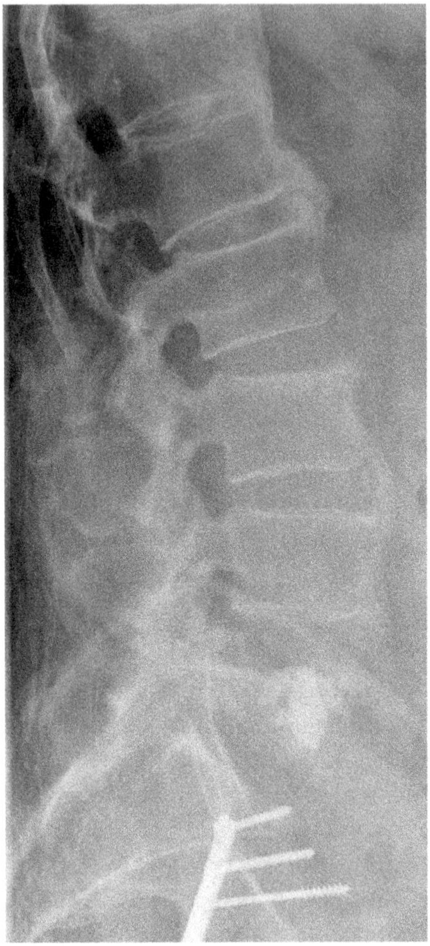

pero su rol se reserva para casos seleccionados que no han respondido al tratamiento conservador[17].

¿CUÁNDO DERIVAR AL ESPECIALISTA?

Se aconseja derivar a un especialista frente a la falla del tratamiento conservador o en casos de presentación inicial con déficit.

Puntos clave

- Tanto la estenosis lumbar degenerativa como las fracturas vertebrales osteoporóticas son patologías prevalentes en las PM, pudiendo ser fuente de dolor y disminución de calidad de vida.
- El diagnóstico de ambas patologías es clínico-radiológico, recordando que ambas pueden presentarse de forma asintomática, como hallazgo imagenológico en un alto porcentaje de pacientes.
- El manejo de ambas patologías se encuentra orientado al alivio de los síntomas, siendo la mayoría de los pacientes candidatos a tratamiento conservador de forma inicial. Sin embargo, existen pacientes que requieren tratamiento quirúrgico.
- El objetivo de la evaluación clínica en las FVO sintomáticas es confirmar el diagnóstico y descartar una fractura patológica. Además, debe tratarse la osteoporosis para prevención de nuevas fracturas por fragilidad.

¿Dónde profundizar?

- StatPearls Pubmed: https://www.ncbi.nlm.nih.gov/books/NBK531493/
- StatPearls Pubmed: https://www.ncbi.nlm.nih.gov/books/NBK448171/

Referencias

1. Otani K, Kikuchi S, Yabuki S, Igarashi T, Nikaido T, Watanabe K, *et al*. Lumbar spinal stenosis has a negative impact on quality of life compared with other comorbidities: an epidemiological cross-sectional study of 1862 community-dwelling individuals. ScientificWorldJournal. 2013; 2013:590652.
2. Spivak JM. Degenerative lumbar spinal stenosis. J Bone Joint Surg Am. 1998; 80(7):1053-66.
3. Boden SD. The use of radiographic imaging studies in the evaluation of patients who have degenerative disorders of the lumbar spine. J Bone Joint Surg Am. 1996; 78(1):114-24.
4. Jensen MC, Brant-Zawadzki MN, Obuchowski N, Modic MT, Malkasian D, Ross JS. Magnetic resonance imaging of the lumbar spine in people without back pain. N Engl J Med. 1994; 331(2):69-73.
5. Schroeder GD, Kurd MF, Vaccaro AR. Lumbar Spinal Stenosis: How Is It Classified? J Am Acad Orthop Surg. 2016; 24(12):843-52.
6. Koreckij TD, Fischgrund JS. Degenerative Spondylolisthesis. J Spinal Disord Tech. 2015; 28(7):236-41.
7. Ammendolia C, Stuber KJ, Rok E, Rampersaud R, Kennedy CA, Pennick V, et al. Nonoperative treatment for lumbar spinal stenosis with neurogenic claudication. Cochrane Database Syst Rev. 2013(8):CD010712.

8. Manchikanti L, Knezevic NN, Boswell MV, Kaye AD, Hirsch JA. Epidural Injections for Lumbar Radiculopathy and Spinal Stenosis: A Comparative Systematic Review and Meta-Analysis. Pain Physician. 2016; 19(3):E365-410.
9. Weinstein JN, Tosteson TD, Lurie JD, Tosteson AN, Blood E, Hanscom B, et al. Surgical versus nonsurgical therapy for lumbar spinal stenosis. N Engl J Med. 2008; 358(8):794-810.
10. Weinstein JN, Lurie JD, Tosteson TD, Hanscom B, Tosteson AN, Blood EA, *et al.* Surgical versus nonsurgical treatment for lumbar degenerative spondylolisthesis. N Engl J Med. 2007; 356(22):2257-70.
11. Lurie JD, Tosteson TD, Tosteson A, Abdu WA, Zhao W, Morgan TS, *et al.* Long-term outcomes of lumbar spinal stenosis: eight-year results of the Spine Patient Outcomes Research Trial (SPORT). Spine (Phila Pa 1976). 2015; 40(2):63-76.
12. Lindsay R, Silverman SL, Cooper C, Hanley DA, Barton I, Broy SB, *et al.* Risk of new vertebral fracture in the year following a fracture. JAMA. 2001; 285(3):320-3.
13. Urrutia J BP, Piza C. Incidental identification of vertebral compression fractures in patients over 60 years old using computed tomography scans showing the entire thoraco-lumbar spine. Arch Orthop Trauma Surg. 2019; In press.
14. European Prospective Osteoporosis Study G, Felsenberg D, Silman AJ, Lunt M, Armbrecht G, Ismail AA, *et al.* Incidence of vertebral fracture in europe: results from the European Prospective Osteoporosis Study (EPOS). J Bone Miner Res. 2002; 17(4):716-24.
15. Black DM, Arden NK, Palermo L, Pearson J, Cummings SR. Prevalent vertebral deformities predict hip fractures and new vertebral deformities but not wrist fractures. Study of Osteoporotic Fractures Research Group. J Bone Miner Res. 1999; 14(5):821-8.
16. Kato S, Hozumi T, Yamakawa K, Saito M, Goto T, Kondo T. META: an MRI-based scoring system differentiating metastatic from osteoporotic vertebral fractures. Spine J. 2015; 15(7):1563-70.
17. Clark W, Bird P, Gonski P, Diamond TH, Smerdely P, McNeil HP, *et al.* Safety and efficacy of vertebroplasty for acute painful osteoporotic fractures (VAPOUR): a multicentre, randomised, double-blind, placebo-controlled trial. Lancet. 2016; 388(10052):1408-16.

OSTEOARTRITIS

Paola Barrios y Paula Burgos

¿En qué consiste y por qué es importante la Osteoartritis?

La osteoartritis (OA) o artrosis es una enfermedad articular que se caracteriza por pérdida del cartílago articular, con crecimiento y remodelación del hueso subyacente. Usualmente se manifiesta con dolor, rigidez, deformidad, pérdida de la función articular y en última instancia conduce a discapacidad de forma permanente[1].

La OA afecta principalmente a las personas mayores (PM), pero no debería ser considerada una simple consecuencia del envejecimiento. Esta enfermedad a menudo es sintomática entre los 40-50 años y casi universal a los 80 años[1], destacando que solo el 50% de los pacientes con cambios radiográficos de OA tienen síntomas clínicos[2].

La OA afectó a 303 millones de personas en todo el mundo en el año 2017. Debido al envejecimiento de nuestra sociedad y la epidemia de la obesidad, la carga de OA continuará aumentando en los próximos 20 años. En el 2003, la Organización Mundial de la Salud identificó a la OA como la cuarta causa global de discapacidad pronosticada para fines del 2020[3].

La destrucción articular en OA afecta a todas las estructuras y debe ser considerada una falla de la articulación total. Se caracteriza por adelgazamiento y fibrosis del cartílago con pérdida del espacio articular, formación de osteofitos, esclerosis ósea subcondral, quistes subcondrales y deformidad[4].

La OA puede afectar cualquier articulación, pero habitualmente ocurre en rodillas, manos, cadera y columna vertebral[5]. Es clasificada como primaria (idiopática) o secundaria a alguna causa conocida. Si la OA primaria compromete múltiples articulaciones (tres o más), es clasificada como OA primaria generalizada[6] y usualmente es dividida por el lugar de compromiso (manos y pies, rodilla y cadera). La incidencia de esta enfermedad aumenta entre los 40 y 70 años, principalmente en el sexo femenino y después de los 70 años, ambos sexos se ven igualmente afectados[7].

La OA secundaria resulta de condiciones que cambian el microambiente del cartílago y el hueso subcondral (ej. trauma, defectos metabólicos, causas infecciosas, defectos endocrinos, neuropáticos, etc.). Antes de los 40 años, la mayoría de la OA se debe a trauma y es más frecuente en hombres[5].

¿Qué factores de riesgo predisponen a la OA? ¿Cómo podemos disminuir el riesgo?

La susceptibilidad a la enfermedad está influenciada por factores genéticos, edad, raza, etnia y el sexo femenino[8].

La edad es el factor de riesgo más importante. Los estudios en gemelos han demostrado que el 60%-70% del riesgo de OA resulta de factores genéticos. El sexo está fuertemente relacionado con la OA de rodilla y cadera, la prevalencia en estos sitios es casi el doble en mujeres que en hombres[9]. En relación a la articulación de la mano, esta tiene una fuerte asociación genética, por el sexo femenino y la obesidad. Esto último se debe a un efecto por la vía metabólica o debido a influencias mediadas por citoquinas. Factores mecánicos locales, incluidos mala alineación, debilidad muscular y trastornos internos facilitan también el desarrollo y progresión de la OA[10].

En relación a la prevención de OA de rodilla, podemos considerar como estrategias evitar lesiones de rodilla y la obesidad, especialmente durante la adolescencia. Como prevención secundaria se debería incluir la detección y el tratamiento de individuos con factores de riesgo para la progresión de OA, siendo algunos de los pilares fundamentales el control del peso y la terapia de ejercicios[11].

¿Qué elementos son relevantes a considerar para el diagnóstico de OA?

La OA se diagnostica clínicamente y rara vez es necesario realizar pruebas de laboratorio. De esta manera, si la anamnesis y los hallazgos clínicos son compatibles, a menudo las radiografías tampoco son necesarias. En aquellos pacientes, particularmente PM, que presenten dolor articular específico y pérdida de función, se debería sospechar de OA. También pudiese haber presencia de crépitos a la movilización, contractura, función reducida, sensibilidad articular o signos de inflamación de bajo grado con derrame articular[12].

¿Qué síntomas y signos son característicos de un paciente con OA?

El dolor es el primer y predominante síntoma, se presenta después del uso de la articulación y se alivia con el reposo. Cuando la enfermedad progresa, el dolor puede ocurrir con el mínimo movimiento o incluso al descansar. La persona puede quejarse de rigidez matinal, que generalmente es de menos de 15 minutos, o después de períodos de inactividad durante el día. Además reportan limitaciones para realizar actividades de la vida diaria como arrodillarse, en el caso de la OA de rodillas, o cortarse las uñas de los pies en la OA de cadera, entre otras[12].

Cuando la OA afecta la articulación de la rodilla en el examen físico se encuentran hallazgos de la limitación activa y pasiva de los rangos de movimiento, crépitos a la palpación, deformidad articular, dolor y espasmo muscular, atrofia del músculo cuádriceps y en ocasiones presencia de derrame articular, que generalmente es frío. Durante las crisis de dolor es común que en aquellas articulaciones afectadas por sinovitis de bajo grado, subclínicas, puedan presentar derrames tibios[(12)]. La OA sintomática se asocia con depresión y alteraciones del sueño, los cuales contribuyen a una mayor discapacidad y deterioro de la calidad de vida[(13)].

En la articulación de la cadera se observa limitaciones para caminar, agacharse y subir escaleras. La rotación interna de la cadera afectada a menudo es limitada y puede ser bastante dolorosa, incluso en la etapa inicial de la enfermedad. Deformidad visible, contractura en flexión de cadera o limitaciones severas del rango de movimiento son indicadores de enfermedad más avanzada; también se puede evidenciar acortamiento de la extremidad afectada como resultado de una migración superior de la cabeza femoral[(14)].

En los hallazgos de OA en la articulación de la mano destaca la presencia de agrandamiento de interfalángicas proximales y distales, conocidos como Nódulos de Bouchard y Heberden respectivamente[(8)].

¿Es necesario realizar estudios imagenológicos y de laboratorio a todos los pacientes?

El diagnóstico es principalmente clínico, por lo que no es necesario el estudio imagenológico para todos los pacientes.

La radiografía ayuda a confirmar los hallazgos clínicos y descartar otras enfermedades, además permite establecer la severidad del daño articular, monitorizar la progresión de la enfermedad y la respuesta a tratamiento.

En el caso de la OA de manos la radiología simple es la forma de detectar las lesiones erosivas articulares que establecen una Artrosis Erosiva (AE), la cual es considerada como una variante de la OA de las manos, con características clínicas y radiológicas propias, además de una evolución más severa que la forma clásica de artrosis[(8)].

Por otro lado, los estudios de laboratorio son normales en OA, pero pueden ser requeridos para descartar otras patologías o para diagnosticar enfermedades subyacentes que pueden causar OA secundarias. Estas últimas ocurren en articulaciones dañadas por una condición conocida previa o existente, siendo muy frecuente como causa el trauma, además de anormalidades de la articulación congénitas, defectos metabólicos como la hemocromatosis y la enfermedad de Wilson, artritis post infecciosas, entre otras. Se debe sospechar OA secundarias en personas más jóvenes y en aquellas que presenten una clínica atípica. Generalmente afecta articulaciones distintas a la OA primaria, como el hombro, el codo, el carpo, el tarso y las articulaciones del pie. Su sintomatología se puede controlar tratando la patología subyacente desencadenante[(15)].

¿Cuándo deberían los clínicos realizar una artrocentesis?

Cuando el derrame articular esté presente es apropiado realizar una artrocentesis, particularmente si hay duda diagnóstica. El líquido sinovial de las articulaciones con osteoartritis es generalmente claro, viscoso y no inflamatorio. El análisis demuestra un recuento de leucocitos en el rango de 200-2000 células/mm^3[5].

En casos de articulaciones con eritema, calor local o edema, siempre se debe realizar una artrocentesis diagnóstica para descartar una probable artritis séptica, gota o pseudogota. En estas circunstancias, la muestra de líquido sinovial debe enviarse para tinción de Gram, cultivo, recuento de leucocitos y análisis de cristales[16].

¿Cómo podemos evaluar a los pacientes con OA clínica?

Uno de los instrumentos ampliamente usados para evaluar el dolor y la discapacidad es el índice compuesto *Western Ontario and McMaster Universities* (WOMAC), el cual es usado principalmente para la rodilla y cadera (Tabla 1). La discapacidad funcional de la OA de cadera o rodilla se basa en 17 preguntas relacionadas a las actividades de la vida diaria[17]. El dolor es evaluado con la escala análoga visual (VAS) o la escala de Likert en 5 diferentes situaciones[18]. Para otros sitios articulares están disponibles otras medidas como el *Australian/Canadian Hand Osteoarthritis Index* (AUSCAN)[19] y *Functional Index for Hand Osteoarthritis* (FIHOA)[20] para la función específica de la mano; el *Disabilities of the Arm, Shoulder, and Hand Questionnaire* (DASH) para la extremidad superior y el *Roland-Morris Disability Questionnaire* y *Oswestry Disability Index* para la patología de la columna lumbar[18].

¿Cuáles son los diagnósticos diferenciales que deberíamos considerar en la evaluación de un paciente con OA?

El diagnóstico diferencial puede incluir artropatías inflamatorias, como artritis reumatoide, artropatías por cristales (particularmente enfermedad por depósito de cristales de pirofosfato de calcio), espondiloartropatías o una variedad de otras condiciones inflamatorias.

Cabe destacar que algunas enfermedades inflamatorias se comportan de manera distinta en la población mayor, como es el caso de la artritis reumatoide de inicio tardío, en que en un 25% de los pacientes se presenta como una forma de polimialgia reumática caracterizada por compromiso articular proximal, usualmente con factor reumatoide negativo, inicio agudo y sin erosiones articulares[21].

Importante destacar el caso de la OA erosiva, enfermedad en la que puede haber una superposición clínica y radiográfica significativa con artritis psoriásica, que requiere una evaluación adicional.

TABLA 1.[17]

Ítem	¿Cuánto dolor tiene...	Ninguno	Peso	Bastante	Mucho	Muchísimo
W-1	...al andar en un terreno llano?	0	1	2	3	4
W-2	... al subir o bajar escaleras?	0	1	2	3	4
W-3	... por la noche en la cama?	0	1	2	3	4
W-4	...al estar sentado o acostado?	0	1	2	3	4
W-5	... al estar de pie?	0	1	2	3	4
Ítem	**¿Cuánta rigidez nota...**	**Ninguno**	**Peso**	**Bastante**	**Mucho**	**Muchísimo**
W-6	...después de despertarse por la mañana?	0	1	2	3	4
W-7	...durante el resto del día, después de estar sentado, acostado o descansando?	0	1	2	3	4
Ítem	**¿Qué grado de dificultad tiene al ...**	**Ninguno**	**Peso**	**Bastante**	**Mucho**	**Muchísimo**
W-8	...bajar escaleras?	0	1	2	3	4
W-9	...subir escaleras?	0	1	2	3	4
W-10	...levantarse después de estar sentado?	0	1	2	3	4
W-11	...estar de pie?	0	1	2	3	4
W-12	...agacharse para coger algo del suelo?	0	1	2	3	4
W-13	...andar por un terreno llano?	0	1	2	3	4
W-14	...entrar y salir del coche?	0	1	2	3	4
W-15	...ir de compras?	0	1	2	3	4
W-16	...ponerse las medias o los calcetines?	0	1	2	3	4
W-17	...levantarse de la cama?	0	1	2	3	4
W-18	...quitarse las medias o los calcetines?	0	1	2	3	4
W-19	...estar acostado en la cama?	0	1	2	3	4
W-20	...entrar y salir de la ducha/bañera?	0	1	2	3	4
W-21	...estar sentado?	0	1	2	3	4
W-22	...sentarse y levantarse del retrete?	0	1	2	3	4
W-23	...hacer tareas domésticas pesadas?	0	1	2	3	4
W-24	...hacer tareas domésticas ligeras?	0	1	2	3	4

El trauma y otros trastornos mecánicos (por ejemplo, lesión de tendones o ligamentos y desgarros meniscales) pueden verse antes, como parte de, o posteriores al desarrollo de OA en una articulación[8].

¿Qué síntoma debe preocuparnos y hacernos tomar una conducta a la brevedad?

Siempre en el contexto de una monoartritis, se debe descartar como primera causa una artritis infecciosa, por lo que debe realizarse lo antes posible una artrocentesis diagnóstica[16].

¿Cuándo deberíamos derivar a un especialista?

Es aconsejable la evaluación por un especialista, en el contexto de que el paciente tenga síntomas que sugieran artropatía inflamatoria o en casos de manifestaciones severas asociadas. Si el paciente presenta dolor periarticular, como bursitis anserina o trocantérica también considerar la derivación.

¿Qué tratamiento inicial sería aconsejable en los pacientes con OA?

Los objetivos del tratamiento son aliviar el dolor y preservar la función. El manejo de la enfermedad necesita ser individualizado y centrado en el paciente, siendo solo posible a través de una evaluación holística y examen competente.

Numerosos factores influyen en la selección del tratamiento, por ejemplo factores relacionados a la OA como la articulación involucrada, el grado de daño estructural y el nivel de intensidad del dolor. También hay que considerar los factores específicos de las personas, tales como la edad, expectativas del paciente, número de articulaciones afectadas y percepciones de la enfermedad.

A menudo la OA coexiste con otras enfermedades, principalmente en las PM, como es el caso de las enfermedades cardiovasculares y metabólicas, además del uso de numerosos fármacos. Esto es muy importante para decidir el tratamiento más eficaz y con los menos efectos adversos posibles.

Se debe siempre comenzar con estrategias no farmacológicas y no quirúrgicas. Esto a menudo implica un enfoque multidisciplinario, que incluye fisioterapeutas, terapeutas ocupacionales, nutricionistas, enfermeras, psicólogos y médicos[11].

El programa básico se inicia con educación y medidas físicas. Especialmente en las PM, debe enseñarse sobre la naturaleza de su OA, cómo impacta su vida, las actividades de la vida diaria y las actividades instrumentales, aquellas más complejas y cuya realización requiere de un mayor nivel de autonomía personal. La actividad física debe involucrar ejercicios isométricos, isotónicos y fortalecimiento de la musculatura postural con rango de movimiento para preservar la flexibilidad. Además, los ejercicios aeróbicos de bajo impacto son necesarios para mantener la resistencia muscular[22].

La terapia farmacológica debe ser asociada cuando las medidas no farmacológicas no son suficientes.

En el caso de OA de rodillas el Colegio Americano de Reumatología (ACR) el año 2019[23] recomienda el uso de antiinflamatorios no esteroidales (AINES) tópicos, específicamente Capsaicina, la que además se podría utilizar en OA de manos cuidando el lavado de manos para evitar contaminación ocular.

Con respecto a los AINES orales, estos son recomendados para todas las formas de OA, monitorizando siempre efectos adversos, interacción de drogas, utilizando las dosis más bajas por el menor tiempo posible. Numerosos estudios de corta duración han establecido su eficacia a corto plazo, existiendo evidencia para aquellos con mejores perfiles de seguridad.

La administración de inyecciones de glucocorticoides intraarticulares (IA) son recomendadas en OA de cadera y/o rodillas, idealmente realizadas con la guía de ultrasonido en aquellas articulaciones más profundas[23].

En el caso de acetaminofeno, pocos pacientes experimentan un beneficio relevante de sus síntomas y se podría considerar como opción farmacológica en aquellas personas con intolerancias o contraindicaciones para AINES, siendo apropiado su uso a corto plazo y con dosis máximas de 3 gr al día.

De los medicamentos de efecto central que son usados para manejo del dolor crónico, solo la duloxetina tiene adecuada evidencia para ser usada sola o en combinación con AINES. Estudios recientes con tramadol revelan un efecto muy modesto a largo plazo, de esta forma se utilizan en casos que exista contraindicación o intolerancia a otros fármacos, considerando el riesgo potencial de adicción y efectos adversos en las PM, tales como mareos, náuseas y vómitos, síntomas que pueden aumentar la probabilidad de caídas. En la Tabla 2 se muestran los fármacos recomendados.

Tabla 2 • Recomendaciones de las terapias farmacológicas.[23]

<table>
<tr><th colspan="3">Fuertemente</th><th colspan="3">Condicionalmente</th></tr>
<tr><td>OA manos</td><td>OA caderas</td><td>OA rodillas</td><td>OA manos</td><td>OA caderas</td><td>OA rodillas</td></tr>
<tr><td colspan="3">AINES orales</td><td>AINES tópicos</td><td></td><td></td></tr>
<tr><td></td><td colspan="2">AINES tópicos</td><td>GC IA</td><td></td><td></td></tr>
<tr><td></td><td colspan="2">GC IA</td><td colspan="3">Acetaminofeno</td></tr>
<tr><td></td><td></td><td></td><td colspan="3">Tramadol</td></tr>
<tr><td></td><td></td><td></td><td colspan="3">Duloxetina</td></tr>
<tr><td></td><td></td><td></td><td>Condroitín</td><td>Capsaícina tópica</td><td></td></tr>
</table>

Otras drogas como la colchicina, metotrexato, hidroxicloroquina, bifosfonatos, vitamina D, glucosamina, condroitina, tratamientos biológicos o inyecciones IA con ácido hialurónico, toxina botulínica, plasma rico en plaquetas, células madres, carecen de evidencia para ser recomendados o no han sido lo suficientemente estudiados.

Finalmente, a pesar de las múltiples opciones de medicamentos, un verdadero agente efectivo modificador de la enfermedad aún no ha sido encontrado, por lo que estrategias de prevención deben ser el principal tratamiento actual[23].

¿En qué casos se debería realizar tratamiento quirúrgico?

Se debería derivar para cirugía a aquellos pacientes con síntomas refractarios a terapia médica, siendo las indicaciones habituales el dolor incapacitante y limitaciones importantes en las actividades de la vida diaria[22].

Puntos clave

- Siempre realizar una historia clínica y examen físico acucioso en busca de signos de alarma, sobre todo en presencia de una monoartritis.
- El diagnóstico de OA es principalmente clínico, solo solicitar imágenes para descartar otras patologías o en el caso de evaluar la severidad de la enfermedad.
- Cuando el paciente presente síntomas atípicos o las articulaciones no sean las más frecuentes (rodillas, caderas, manos o columna) estudiar causas secundarias.
- Realizar un manejo combinado con medidas no farmacológicas y farmacológicas, individualizado a cada paciente según sus preferencias, fenotipo de OA y comorbilidades.
- Trabajar con un equipo multidisciplinario para poder satisfacer todos los aspectos que aquejan a los pacientes con OA.

¿Dónde profundizar?

- www.oarsi.org

Referencias

1. Lawrence RC, Helmick CG, Arnett FC, Deyo RA, Felson DT, Giannini EH, *et al.* Estimates of the prevalence of arthritis and selected musculoskeletal disorders in the United States. Arthritis Rheum. 1998 May; 41(5):778-99.
2. Lawrence RC, Felson DT, Helmick CG, Arnold LM, Choi H, Deyo RA, *et al.* Estimates of the prevalence of arthritis and other rheumatic conditions in the United States. Part II. Arthritis Rheum. 2008 Jan; 58(1):26-35.

3. Woolf AD, Pfleger B. Burden of major musculoskeletal conditions. Bull World Health Organ. 2003; 81(9):646-56.
4. Kloppenburg M, Berenbaum F. Osteoarthritis year in review 2019: epidemiology and therapy. Osteoarthritis Cartilage. 2020 Mar; 28(3):242-8.
5. Altman R, Asch E, Bloch D, Bole G, Borenstein D, Brandt K, *et al*. Development of criteria for the classification and reporting of osteoarthritis. Classification of osteoarthritis of the knee. Diagnostic and Therapeutic Criteria Committee of the American Rheumatism Association. Arthritis Rheum. 1986 Aug; 29(8):1039-49.
6. Lawrence JS. Generalized osteoarthrosis in a population sample. Am J Epidemiol. 1969 Nov; 90(5):381-9.
7. Global, regional, and national incidence, prevalence, and years lived with disability for 354 diseases and injuries for 195 countries and territories, 1990-2017: a systematic analysis for the Global Burden of Disease Study 2017. Lancet. 2018 Nov 10; 392(10159): 1789-858.
8. Felson DT, Zhang Y. An update on the epidemiology of knee and hip osteoarthritis with a view to prevention. Arthritis Rheum. 1998 Aug; 41(8):1343-55.
9. Felson DT, Lawrence RC, Dieppe PA, Hirsch R, Helmick CG, Jordan JM, *et al*. Osteoarthritis: new insights. Part 1: the disease and its risk factors. Ann Intern Med. 2000 Oct 17; 133(8):635-46.
10. Sharma L, Song J, Felson DT, Cahue S, Shamiyeh E, Dunlop DD. The role of knee alignment in disease progression and functional decline in knee osteoarthritis. JAMA. 2001 Jul 11; 286(2):188-95.
11. Roos EM, Arden NK. Strategies for the prevention of knee osteoarthritis. Nat Rev Rheumatol. 2016 Feb; 12(2):92-101.
12. Peat G, Thomas E, Duncan R, Wood L, Hay E, Croft P. Clinical classification criteria for knee osteoarthritis: performance in the general population and primary care. Ann Rheum Dis. 2006 Oct; 65(10):1363-7.
13. Allen KD, Renner JB, Devellis B, Helmick CG, Jordan JM. Osteoarthritis and sleep: the Johnston County Osteoarthritis Project. J Rheumatol. 2008 Jun; 35(6):1102-7.
14. Gold GE, Cicuttini F, Crema MD, Eckstein F, Guermazi A, Kijowski R, *et al*. OARSI Clinical Trials Recommendations: Hip imaging in clinical trials in osteoarthritis. Osteoarthritis Cartilage. 2015 May; 23(5):716-31.
15. Kloppenburg M, Maheu E, Kraus VB, Cicuttini F, Doherty M, Dreiser RL, *et al*. OARSI Clinical Trials Recommendations: Design and conduct of clinical trials for hand osteoarthritis. Osteoarthritis Cartilage. 2015 May; 23(5):772-86.
16. Tantillo TJ, Katsigiorgis G. Arthrocentesis. 2020 Jan.
17. Bellamy N. WOMAC: a 20-year experiential review of a patient-centered self-reported health status questionnaire. J Rheumatol. 2002 Dec; 29(12):2473-6.
18. Patient outcomes in rheumatology. A review of measures. Arthritis Rheum. 2003 Oct 15; 49(5 Suppl):S1-232.

19. Bellamy N, Campbell J, Haraoui B, Buchbinder R, Hobby K, Roth JH, *et al.* Dimensionality and clinical importance of pain and disability in hand osteoarthritis: Development of the Australian/Canadian (AUSCAN) Osteoarthritis Hand Index. Osteoarthritis Cartilage. 2002 Nov; 10(11):855-62.
20. Dreiser RL, Maheu E, Guillou GB. Sensitivity to change of the functional index for hand osteoarthritis. Osteoarthritis Cartilage. 2000; 8 Suppl A:S25-8.
21. Healey LA, Sheets PK. The relation of polymyalgia rheumatica to rheumatoid arthritis. J Rheumatol. 1988; 15(5):750-2.
22. Hunter DJ, Bierma-Zeinstra S. Osteoarthritis. Lancet. 2019 Apr 27; 393(10182):1745-59.
23. Kolasinski SL, Neogi T, Hochberg MC, Oatis C, Guyatt G, Block J, *et al.* 2019 American College of Rheumatology/Arthritis Foundation Guideline for the Management of Osteoarthritis of the Hand, Hip, and Knee. Arthritis Rheumatol. 2020 Feb; 72(2):220-33.

OSTEOPOROSIS

Stefany Bórquez y Pablo Florenzano

¿Qué es la osteoporosis?

La osteoporosis se define como una enfermedad esquelética sistémica caracterizada por masa ósea disminuida y/o deterioro de la microarquitectura ósea, aumentando así la fragilidad ósea y generando mayor susceptibilidad a fracturas[1].

En este capítulo trataremos sobre osteoporosis en mujeres postmenopáusicas; no obstante, las recomendaciones de tratamiento son similares para la población geriátrica masculina.

¿Cuál es la importancia?

Se estima que una de cada tres mujeres y uno de cada cinco hombres mayores de 50 años sufrirá una fractura osteoporótica en su vida. Las fracturas por fragilidad han sido descritas como la cuarta patología crónica que más años de vida saludable hace perder a la población, por sobre la enfermedad pulmonar obstructiva crónica y el accidente vascular encefálico[2].

Cuando ocurre una fractura, la persona presenta reducción de la movilidad y, por consiguiente, disminuye su funcionalidad para la realización de actividades de la vida diaria. Esto sumado a otras complicaciones como dolor, miedo a caer y aislamiento social, generan un ciclo negativo de discapacidad y deterioro de calidad de vida. Las fracturas de cadera requieren hospitalización para resolución quirúrgica, aumentando el riesgo de *delirium*, desnutrición y lesiones por presión, además de la mortalidad a corto y largo plazo y los costos asociados a salud[3].

Existen pocos datos sobre osteoporosis en Chile. En una muestra de 991 residentes de Santiago de entre 60 a 99 años (promedio 71 años, 67,9% mujeres), se determinó una prevalencia de osteoporosis por densitometría ósea de 28,8% en mujeres y 9,5% en hombres[4]. En el año 2018, se consignaron 8.492 egresos hospitalarios por fractura de cadera en personas de 65 años o más en el sistema de salud chileno, siendo 2.000 casos más que los reportados 10 años antes[5].

A pesar de existir tratamiento efectivo para prevenir fracturas osteoporóticas, a muchos pacientes no se les indica y, en quienes está indicado, la adherencia disminuye considerablemente en el tiempo[6].

¿Cuál es su fisiopatología?

El tejido óseo es un tejido metabólicamente activo, constituido por proteínas mineralizadas durante el proceso de formación ósea. El componente mineral se deposita en forma de cristales de hidroxiapatita (calcio y fosfato) y la actividad metabólica del hueso está dada por la acción de su componente celular. Los tres principales tipos celulares son:

- Osteoblastos, derivados de células estromales de la médula ósea, siendo encargadas de la síntesis proteica y posteriormente de su mineralización.
- Osteoclastos, derivados de precursores hematopoyéticos, que tienen como función la resorción ósea a través de la acción enzimática en la superficie ósea.
- Osteocitos, que son osteoblastos maduros que quedan incluidos en la matriz ósea. Actúan como mecanorreceptores y coordinan la respuesta de recambio óseo a través de señales paracrinas, en respuesta a cambios hormonales y de estímulo mecánico.

Entre las vías moleculares involucradas en esta regulación destacan dos: la vía *Wnt*/ esclerostina y la vía del receptor activador del factor nuclear k B (RANK)/ RANK-ligando (RANK-L)/osteoprotegerina (OPG). La maduración del osteoblasto desde células progenitoras mesenquimáticas y su actividad anabólica son estimuladas por la activación de la vía *Wnt* e inhibidas por proteínas como la esclerostina. A su vez, la resorción está mediada por la actividad de los osteoclastos. Su maduración y actividad es regulada principalmente por la activación de RANK por parte del RANK-L producido por osteoblastos y osteocitos. Esta vía es inhibida por la acción de la OPG que impide la interacción RANK/RANK-L.

El conocimiento de estas vías ha llevado al desarrollo de terapias específicas, como el denosumab (anticuerpo monoclonal anti RANK-L) y el romosozumab (inhibidor de la esclerostina).

La masa ósea máxima se alcanza entre la segunda y tercera década de la vida. Durante toda la vida el tejido óseo está en un continuo proceso de remodelamiento, donde focos de resorción ósea son reemplazados por tejido nuevo a través del proceso de formación ósea. El remodelamiento óseo lleva a que un 10% del esqueleto sea renovado anualmente, permitiendo la reparación de microfracturas y la mantención de un hueso de buena calidad, adaptado a la distribución de cargas en los distintos segmentos del esqueleto. Entre la tercera y cuarta década de la vida, la resorción y formación ósea están acopladas y compensadas, es decir, el balance neto de masa ósea se mantiene tras cada ciclo de remodelamiento. Con la disminución gradual de los esteroides sexuales se produce un desbalance entre formación y resorción ósea con cada ciclo de remodelamiento. Así, la disminución del estradiol en la mujer a partir de la transición menopaúsica determina un aumento en los niveles de esclerostina (disminuyendo la formación ósea) y un aumento de la razón RANK-L/OPG (aumentando la resorción ósea). Esto explica en gran proporción la pérdida acelerada de masa ósea (hasta un 20%) que presenta una mujer en los 10 años después de su menopausia. Esta fase acelerada es seguida de una disminución más gradual de masa ósea, explicada por el descenso de los esteroides sexuales en forma persistente, además de la reducción de acción de IGF-1/GH sobre el hueso, menor absorción intestinal de calcio, disminución de la actividad física, entre otros.

Aun en presencia de esteroides sexuales, múltiples factores pueden determinar anormalidades del remodelamiento óseo con desbalance entre formación y resorción ósea. Es el caso de las llamadas "causas secundarias" de osteoporosis, como la exposición endógena o exógena a glucocorticoides, hiperparatiroidismo primario o secundario, enfermedad celiaca, enfermedades inflamatorias sistémicas como artritis reumatoide, uso de ciertos fármacos, entre otros.

¿Qué factores de riesgo se han identificado?

Existen varios factores que se pueden detectar en la historia clínica y que se asocian a mayor riesgo de fracturas osteoporóticas, independiente de la densidad mineral ósea, tales como[3,7,8]:

- Edad avanzada
- Fractura previa (mayor riesgo los dos primeros años posteriores)
- Uso de glucocorticoides
- Enfermedades crónicas como diabetes *mellitus*, artritis reumatoide, hipogonadismo o insuficiencia ovárica primaria, enfermedad hepática crónica, malabsorción, enfermedad inflamatoria intestinal, infección por virus de inmunodeficiencia humana, entre otras.
- Caídas, fragilidad, malnutrición y desnutrición
- Tabaquismo y consumo excesivo de alcohol
- Historia parental de fractura de cadera
- Fármacos tales como antiepilépticos, inhibidores de bomba de protones, inhibidores selectivos de recaptación de serotonina, heparina, etc.

Se han desarrollado múltiples herramientas para estimar el riesgo de fractura a partir de factores clínicos, pero la que está validada en Chile es el FRAX (*Fracture Risk Assessment Tool*, disponible en: https://www.sheffield.ac.uk/FRAX/tool.aspx?country=50). Se puede calcular el riesgo con o sin valor de densidad mineral ósea. Esta herramienta estima la probabilidad a 10 años de tener una fractura osteoporótica mayor (vertebral, cadera, antebrazo y húmero proximal) y una fractura de cadera.

¿Cómo se hace el diagnóstico?

El diagnóstico de osteoporosis se establece clínicamente ante la presencia de una fractura por fragilidad y operacionalmente a través de la medición de la densidad mineral ósea (DMO). La forma más común de evaluar la DMO es a través de la absorciometría de rayos X de energía dual (DXA). Se recomienda medir DMO en columna lumbar y ambas caderas. En caso de obesidad mórbida, hiperparatiroidismo primario o cuando no se pueda realizar o interpretar en sitios axiales (por ejemplo, en prótesis de cadera o laminectomía lumbar), se recomienda solicitar DMO de radio 33% en brazo no dominante[7,9].

En la DXA se informan dos valores:

- T-*score*: valor de DMO del paciente expresado como desviaciones estándar (DS), comparado con una población de mujeres caucásicas de 20 a 29 años (cohorte NHANES III). Se utiliza de referencia para ambos sexos.
- Z-*score*: valor de DMO del paciente expresado como DS, comparado con una población de misma edad, sexo y etnia. Un valor ≤-2.0 DS se interpreta como una DMO baja para la edad y debe hacer pensar en causas secundarias.

Existen otras mediciones derivadas de la DXA, como el TBS (*Trabecular Bone Score*), el cual refleja la microarquitectura ósea (a menor valor, peor "calidad" del hueso). Es un factor de riesgo independiente de la DMO[10] y su valor puede ser incorporado al FRAX para mejorar la estimación de riesgo de fracturas.

Se recomienda hacer tamizaje de osteoporosis al menos una vez en la vida a toda mujer de 65 años o más y en mujeres menores de 65 años con algún factor de riesgo clínico. En el caso de los hombres, algunas sociedades plantean realizar DMO a todo hombre de 70 años o más[9,11], mientras que otras solo a hombres con algún factor de riesgo[7].

El diagnóstico operacional de osteoporosis se presenta en la TABLA 1.

Cabe destacar que a pesar del diagnóstico operacional de osteoporosis, la mayoría de las fracturas ocurren en personas con T-*scores* mayores a -2,5[13], por lo que métodos complementarios de estratificación del riesgo (ej., FRAX) son de gran utilidad para identificar personas con mayor probabilidad de sufrir una fractura osteoporótica.

En aquellos pacientes con diagnóstico de osteoporosis, se recomienda hacer una evaluación inicial de laboratorio dirigida a descartar causas secundarias y un estudio complementario según la sospecha clínica (TABLA 2). Un estudio identificó una causa secundaria en un 30% de mujeres sanas sin una causa secundaria clínicamente evidente[14], por lo que es importante una evaluación detallada. En el caso de encontrarse, el tratamiento de la osteoporosis está dirigido a un correcto manejo de la patología de base.

Tabla 1 • Diagnóstico operacional de osteoporosis postmenopáusica y hombres mayores de 50 años. Basada en 1,12

Método	Definición
DMO	T-*score* ≤ -2,5 DS en columna lumbar o cuello femoral (también válido para cadera total o radio 33%)
Fractura por fragilidad previa	Fractura tras caída desde una altura de pie o menos, o aquella sin trauma. Se excluyen fracturas de cráneo, manos y pies.
Otras definiciones	
Baja masa ósea (osteopenia)	T-*score* entre -1,0 y -2,5 DS
Osteoporosis severa	T-*score* ≤ -2,5 DS en la presencia de una o más fractura(s) por fragilidad

DMO: densidad mineral ósea; DS: desviación estándar.

Tabla 2.

Estudio inicial	
Hemograma + velocidad de eritrosedimentación (VHS) Perfil bioquímico (calcio, fósforo y enzimas hepáticas) Creatinina plasmática Niveles de 25-hidroxivitamina D Hormona estimulante de tiroides (TSH) Calciuria en orina de 24 horas Hormona paratiroidea (PTH) Estudio complementario	
Gammapatía monoclonal	**Enfermedad celiaca**
Electroforesis de proteínas en sangre e inmunofijación en orina	Anticuerpos antiendomisio o antitransglutaminasa + cuantificación de inmunoglobulina A
Hipogonadismo	**Síndrome de Cushing**
Hombres: Testosterona total	Test de Nugent, cortisol urinario libre en 24 horas o cortisol salival nocturno
Mujeres: Historia menstrual	

Se recomienda realizar radiografía lateral de columna vertebral torácica y lumbar para evaluar fracturas vertebrales en aquellas personas con disminución de talla mayor a 4 cm, uso de glucocorticoides, mujeres de 70 años o más y hombres de 80 años o más, que tengan un T-*score* ≤ -1.0 DS[9], ya que la presencia de estas genera cambios en la conducta clínica.

¿Cuál es el tratamiento de la osteoporosis?

Se recomienda tratar a todo paciente con alto riesgo de fracturas, especialmente quienes han tenido una fractura reciente[6]. Por lo tanto, el tratamiento farmacológico debe ser considerado en todo paciente que cumpla con los criterios diagnósticos de osteoporosis y en aquellos pacientes con baja masa ósea (osteopenia) y un riesgo de fractura a 10 años elevado (estimado por FRAX), con un valor de corte de ≥20% para fracturas mayores osteoporóticas o de ≥3% para fractura de cadera[11].

El objetivo del uso de fármacos es disminuir las fracturas osteoporóticas y sus consecuencias.

Dentro del tratamiento para la osteoporosis[6,13], se encuentran medidas:

- No farmacológicas: es importante aconsejar a los pacientes optimizar factores de riesgo modificables, tales como suspender el tabaquismo y el consumo de alcohol excesivo; educar sobre prevención de caídas, prescribir ejercicios de fortalecimiento muscular y entrenamiento de equilibrio (para más información, ver capítulo: **Caídas**).
- Farmacológicas:
  - Se deben asegurar niveles de vitamina D óptimos (20-40 ng/mL) y el aporte de calcio de 800 a 1200 mg al día, ya sea en la dieta (de preferencia) o a través de suplementos. Existen distintos tipos de formulaciones con calcio, siendo los principales el carbonato y el citrato. El carbonato de calcio debe ser administrado con las comidas para mejorar su absorción, mientras que el citrato de calcio se absorbe independiente del pH gástrico (preferible en pacientes con aclorhidria o que estén tomando inhibidores de bomba de protones o bloqueadores H2).
  - Fármacos antirresortivos: inhiben reclutamiento y actividad de osteoclastos, disminuyendo la tasa de remodelación ósea. En esta categoría se incluyen los bifosfonatos y el denosumab.
  - Fármacos anabólicos: aumentan la remodelación ósea, generando un balance positivo con ganancia de masa ósea. En esta categoría se incluyen los análogos de PTH (teriparatide), PTHrP (abaloparatide) y el romosozumab.

En términos generales, los bifosfonatos se consideran la terapia de primera línea dado su eficacia demostrada, bajo costo y buen perfil de seguridad. En caso de iniciar un bifosfonato oral, es importante educar al paciente sobre su correcta administración, indicándole tomarlo en ayunas con abundante agua, sin consumir alimentos después de 30 minutos ni recostarse durante 2 horas posterior a la ingesta. En caso de mala tolerancia o adherencia, considerar el uso de zoledronato por vía endovenosa.

En el caso de iniciar terapia con denosumab, se debe reforzar la importancia de no postergar una nueva dosis más allá de 6 meses ni suspender tratamiento sin planificar terapia con bifosfonatos, debido al riesgo aumentado de fracturas vertebrales múltiples.

El tratamiento con teriparatide se reserva como terapia de primera línea para pacientes de muy alto riesgo de fracturas, ya sea por fracturas múltiples recientes o DMO muy disminuida.

En la Tabla 3 se presenta un resumen de los fármacos más comunes para el tratamiento de la osteoporosis en nuestro medio y también otras opciones menos utilizadas.

A continuación, se describen distintos efectos adversos secundario al uso de antirresortivos. En general, los beneficios de la terapia superan estos riesgos, pero es importante conocerlos para poder tomar una decisión en conjunto con el paciente y mejorar la adherencia al tratamiento.

- Síntomas de irritación gastrointestinal: descritos con bifosfonatos orales, pueden minimizarse con la administración correcta del medicamento, incluso en pacientes con patologías esofágicas[6].
- Reacción de fase aguda (*flu-like*): frecuente con zoledronato (1 de 4 pacientes), puede disminuirse con uso previo de antipiréticos. Ocurre generalmente solo en la primera administración y puede durar hasta 7 días.
- Hipocalcemia: riesgo aumentado en enfermedad renal crónica, déficit de vitamina D o malabsorción. Se recomienda corrección de déficit de vitamina D previo al uso de antirresortivos.
- Osteonecrosis mandibular: muy infrecuente, riesgo estimado de 1/10.000 a 1/100.000 pacientes[6]. Es la exposición de hueso en región maxilofacial que no resuelve en 8 semanas. Mayor riesgo en personas con cáncer, mala higiene oral o que se sometan a procedimientos dentales invasivos. El Instituto de Salud Pública de Chile recomienda mantener adecuada higiene oral y chequeos odontológicos rutinarios[15].
- Fractura atípica de fémur: muy infrecuente, se estima una prevalencia de 1/1000 pacientes después de 5 a 10 años de terapia con bifosfonatos. Es una fractura por estrés con trauma nulo o mínimo, de localización subtrocantérica o diafisiaria y que se presenta con síntomas prodrómicos como dolor inguinal o en muslo; puede ser bilateral. Su riesgo aumenta a mayor duración de terapia y disminuye con el cese de esta.

Sobre el seguimiento de pacientes en tratamiento, se sugiere realizar DXA cada 1 a 3 años para evaluar efectividad. Se considera una respuesta óptima la estabilidad o mejoría de la DMO. En caso de que disminuya o se presente una fractura durante

Tabla 3 • Terapia Farmacológica para la Osteoporosis. Basada en 6,8,13.

Fármaco	Posología	Reducción Vertebral	Riesgo No vertebral	Fractura Cadera	Notas
Calcio + Vitamina D	800-1200 mg/día + 800 UI/día	–	–	X	En conjunto con otras terapias o como terapia única en pacientes que no toleran otros tratamientos
Antirresortivos: bifosfonatos y denosumab					
Alendronato	70 mg/semana VO	X	X	X	Solo con VFG>30 mL/min
Ibandronato	150 mg/mes VO	X	–	–	Solo con VFG>30 mL/min
Risedronato	35 mg/semana VO	X	X	X	Solo con VFG>30 mL/min
Zoledronato	5 mg/año EV	X	X	X	Solo con VFG>30 mL/min
Denosumab	60 mg cada 6 meses SC	X	X	X	Uso con VFG<30 mL/min por sub-especialista. Riesgo de fracturas vertebrales múltiples al suspenderlo, planificar terapia con bifosfonatos
Anabólicos					
Teriparatide	20 mcg/día SC hasta por 2 años	X	X	–	Pacientes con muy alto riesgo de fractura*. En general indicación por sub-especialista
Otras terapias					
Terapia hormonal		X	X	X	Mujeres menores de 60 años con climaterio sintomático
Moduladores selectivos de receptores de estrógenos		X	–	–	Bajo riesgo de TVP o alto riesgo de cáncer de mama y que no puede ocupar otro tipo de terapia
Abaloparatide		X	X	–	No disponible en Chile
Romosozumab		X	X	X	No disponible en Chile
Calcitonina intranasal		X	–	–	Retirado por ISP (año 2013) por aumento de neoplasias

UI: unidades internacionales; VO: vía oral; VFG: velocidad filtración glomerular; EV: vía endovenosa; SC: vía subcutánea; TVP: trombosis venosa profunda; ISP: Instituto Salud Pública de Chile.

* Muy alto riesgo de fractura definido como fracturas vertebrales múltiples y T-*score* ≤ -2.5 DS.

el tratamiento, hay que evaluar adherencia o reconsiderar presencia de causas secundarias. Una alternativa para evaluar la adherencia a tratamiento, especialmente a bifosfonatos orales, es la medición de marcadores plasmáticos de resorción ósea (telopéptido C terminal o *CTX*).

Las "vacaciones de bifosfonatos" consisten en discontinuar temporalmente la terapia, debido a la persistencia de beneficios observada después de la suspensión de esta, con el fin de disminuir efectos adversos. Se recomienda evaluar riesgo de fractura a los 3 años de tratamiento endovenoso o 5 años de tratamiento oral; en caso de buena respuesta a tratamiento, se puede suspender el fármaco. Posteriormente, se debe reevaluar el riesgo cada 2 años, considerando reiniciar la terapia cuando la DMO disminuya, ocurra una fractura por fragilidad o aumente el riesgo clínico[6].

En pacientes con fragilidad severa, demencia avanzada o pronóstico de vida menor a un año, se debe plantear la discontinuación de fármacos antirresortivos, ya que los beneficios clínicos de estos se han visto a los 12-24 meses de uso.

En conclusión, la osteoporosis es una patología frecuente en la población geriátrica, que se traduce en un aumento de riesgo de fracturas, las cuales generan un ciclo negativo de desfuncionalización y discapacidad. Esto conlleva una gran carga de enfermedad e impacta de manera negativa no solo la salud y calidad de vida de los pacientes y sus familias, sino también nuestro sistema de salud. A pesar de existir herramientas de diagnóstico validadas y de tratamiento efectivo y seguro, aún es un problema de salud poco visible en nuestro país y en todo el mundo. Es importante que como equipo de salud podamos entender la relevancia del problema y aplicar en nuestra práctica clínica todas las medidas que estén a nuestro alcance, transmitiéndoles a nuestros pacientes la convicción de que los "huesos fuertes" son parte fundamental de un envejecimiento saludable.

Puntos clave

- La osteoporosis es una enfermedad esquelética sistémica que aumenta el riesgo de fracturas.
- Las fracturas por fragilidad se asocian a una alta carga de enfermedad, múltiples complicaciones y mayor mortalidad.
- Existen varios factores de riesgo que se pueden pesquisar en la historia clínica, tales como la edad avanzada, antecedente de fractura por fragilidad previa, uso de glucocorticoides y otros fármacos, enfermedades crónicas, historia de caídas, tabaquismo y consumo excesivo de alcohol.
- El diagnóstico se realiza con una densitometría mineral ósea que muestre un T-*score* ≤-2,5 DS en columna lumbar o cuello femoral. También se puede realizar el diagnóstico clínico con el antecedente de una fractura por fragilidad previa.
- Existe tratamiento efectivo y seguro para la osteoporosis. Se recomienda tratar a todo paciente con alto riesgo de fracturas y/o que cumpla con los criterios

diagnósticos de osteoporosis. Dentro de estas medidas tenemos el cese del tabaquismo y el consumo de alcohol, la ingesta adecuada de calcio y vitamina D, ejercicios para el entrenamiento de equilibrio y fortalecimiento muscular, el uso de fármacos antirresortivos como bifosfonatos y denosumab y, en pacientes de muy alto riesgo, el uso de anabólicos como teriparatide.

¿Dónde profundizar?

- https://www.iofbonehealth.org/: página oficial de la International Osteoporosis Foundation. Contiene información en español y de educación al paciente.
- https://www.capturethefracture.org/: programa internacional para la prevención secundaria de fracturas osteoporóticas.
- https://www.nof.org/: página oficial de la National Osteoporosis Foundation. Contiene información en español y de educación al paciente.

Referencias

1. WHO Study Group. Assessment of fracture risk and its application to screening for postmenopausal osteoporosis. Report of a WHO Study Group [Internet]. Suiza: World Health Organ Tech Rep Ser. 1994; 843: 1-129 [citado 10 abril 2020]. Disponible en: https://apps.who.int/iris/bitstream/handle/10665/39142/WHO_TRS_843_eng.pdf
2. Borgström F, Karlsson L, Ortsäter G, Norton N, Halbout P, Cooper C, *et al.* Fragility fractures in Europe: burden, management and opportunities. Arch Osteoporos. 2020; 15:1-21.
3. Cooper C, Ferrari S. IOF Compendium of Osteoporosis. 2° ed [Internet]. Nyon: International Osteoporosis Foundation; 2019 [citado 10 abril 2020]. 92 p. Disponible en: http://share.iofbonehealth.org/WOD/Compendium/2019-IOF-Compendium-of-Osteoporosis-PRESS.pdf
4. Albala C, Lera L, Sanchez H., Angel B, Marquez C, Insunza F, et al. Osteoporosis, sarcopenia and fractures in chilean older people. Osteoporos Int. 2015; 26(Suppl 1):S71-S380.
5. Departamento de Estadísticas e Información de Salud. Estadísticas: Egresos Hospitalarios [Internet]. Santiago, Chile: DEIS, Ministerio de Salud, Gobierno de Chile [citado 10 abril 2020]. Disponible en: https://deis.minsal.cl/#estadisticas
6. Eastell R, Rosen CJ, Black DM, Cheung AM, Murad MH, Shoback D. Pharmacological management of osteoporosis in postmenopausal women: an Endocrine Society clinical practice guideline. J Clin Endocrinol Metab. 2019; 104(5):1595-1622.
7. Barberán M, Campusano M, Trincado M, Oviedo G, Brantes G, Sapunar Z, *et al.* Recomendaciones para el uso correcto de densitometría ósea en la práctica clínica. Consenso de la Sociedad Chilena de Endocrinología y Diabetes. Rev Med Chil. 2018; 146(12):1471-1480.

8. Kanis JA, Burlet N, Cooper C, Delmas PD, Reginster JY, Borgstrom F, *et al*. European guidance for the diagnosis and management of osteoporosis in postmenopausal women. Osteoporos Int. 2008; 19(4):399-428.
9. Shuhart CR, Yeap SS, Anderson PA, Jankowski LG, Lewiecki EM, Morse LR, *et al*. Executive Summary of the 2019 ISCD Position Development Conference on Monitoring Treatment, DXA Cross-calibration and Least Significant Change, Spinal Cord Injury, Peri-prosthetic and Orthopedic Bone Health, Transgender Medicine and Pediatrics. J Clin Densitom. 2019 Oct - Dec; 22(4):453-471.
10. Martineau P, Leslie WD. Trabecular bone score (TBS): Method and applications. Bone. 2017; 104:66-72.
11. Cosman F, de Beur SJ, LeBoff MS, Lewiecki EM, Tanner B, Randall S, Lindsay R. Clinician's guide to prevention and treatment of osteoporosis. Osteoporos Int. 2014; 25(10):2359-2381.
12. Siris ES, Adler R, Bilezikian J, Bolognese M, Dawson-Hughes B, Favus MJ, *et al*. The clinical diagnosis of osteoporosis: a position statement from the National Bone Health Alliance Working Group. Osteoporos Int. 2014; 25(5):1439-1443.
13. Compston JE, McClung MR, Leslie WD. Osteoporosis. The Lancet. 2019; 393(10169):364-376.
14. Tannenbaum C, Clark J, Schwartzman K, Wallenstein S, Lapinski R, Meier D, *et al*. Yield of laboratory testing to identify secondary contributors to osteoporosis in otherwise healthy women. J Clin Endocrinol Metab. 2002; 87(10):4431-4437.
15. Instituto de Salud Pública. Resolución Exenta N° 4500 [Internet]. Santiago, Chile: ISP, Ministerio de Salud, Gobierno de Chile; 13 agosto 2018 [citado 10 abril 2020]. Disponible en: http://www.ispch.cl/sites/default/files/resolucion/2018/09/Resoluci%C3%B3n%20Exenta%20N%C2%B04500%2013.08.2018.pdf

CÁNCER Y EVALUACIÓN ONCOGERIÁTRICA

MAGDALENA BRAHM Y ROCÍO QUILODRÁN

Cáncer en personas mayores (PM)

1. Problema clínico

El cáncer, es sin duda una enfermedad propia de las PM. Según datos estadounidenses la edad promedio de diagnóstico de cáncer es 66 años[1]. Es más, aproximadamente el 54% de los casos nuevos de cáncer y el 70% de su mortalidad ocurren en los mayores de 65 años[2]. Todo esto sumado al envejecimiento de la población, hace que para el año 2030 se estime que el 75% de los pacientes con cáncer sean PM[3]. Según registros nacionales se estima que para el año 2023 sea la primera causa de muerte en Chile[3].

A pesar de la alta incidencia de cáncer, las PM se encuentran subrepresentadas en ensayos clínicos que luego definen las recomendaciones sobre el manejo de pacientes oncológicos, por lo que el tratamiento óptimo para PM carece de suficiente evidencia[2]. También, es menos probable que las PM reciban las terapias estándar en comparación a individuos jóvenes[4]. Esto se explica por: aumento de riesgo de toxicidad de las terapias, mayor morbimortalidad, dificultad en acceso a tratamientos, decisiones de los equipos médicos o decisión de los pacientes[5].

2. ¿Cuáles son los objetivos de la oncogeriatría?

Las PM con cáncer suelen tener más problemas que otros individuos de su edad; presentan mayor limitación funcional, síndromes geriátricos, peor percepción de salud y mayor prevalencia de fragilidad[6]. Para enfrentar esta situación, existe la evaluación oncogeriátrica, la que tiene como objetivos:

1. Aplicar instrumentos que puedan ayudar a los oncólogos a conocer de manera integral el estado de salud del paciente.
2. Predecir cómo el cáncer y su tratamiento afectarán el proceso de envejecimiento del paciente.
3. Lograr entregar información para individualizar el tratamiento oncológico.

4. Estimar la expectativa de vida del paciente y el impacto que el cáncer tendrá en ella respecto a su basal.

3. ¿Es la edad un factor de riesgo del cáncer?

La edad es considerada como un factor de riesgo en diversos cánceres(4). Cabe destacar que existe una idea que los cánceres se presentan de igual forma o que tienen un crecimiento lento en las PM. Si bien esto aplica para algunos tipos de tumores, como cáncer de mama y cáncer de pulmón, existen ciertos cánceres que son particularmente agresivos en PM como las leucemias agudas, tumores cerebrales y el cáncer de ovario(4). Esta diferencia no es del todo clara, pero se sabe que existen múltiples mecanismos por los cuales la vejez se relaciona al aumento en la incidencia de cáncer. Algunos de estos mecanismos son(5):

- **Inestabilidad genómica:** esto se explica por la presencia de radicales libres, estresores endógenos y reparación defectuosa del ADN, que producen inestabilidad genómica y actúan de forma sinérgica para el desarrollo del cáncer.
- **Cambios progresivos del sistema inmune y endocrino:** la inmunosenescencia favorece la proliferación de células cancerígenas. Por otra parte, la resistencia a la insulina puede estimular el crecimiento tumoral. Adicionalmente, los fibroblastos envejecidos producen factores de crecimiento y enzimas que favorecen el proceso metastásico. Finalmente, el estado inflamatorio del envejecimiento favorece el aumento de corticoides circulantes y así la formación de carcinógenos tisulares.
- **Disfunción de los telómeros y silenciamiento epigenético:** con el acortamiento progresivo de los telómeros, aparece inestabilidad celular, aumentando la tasa de mutaciones. Paradojalmente, las células cancerígenas humanas, han desarrollado mecanismos para mantener el largo de sus telómeros para asegurar su supervivencia. Por otro lado, los mecanismos epigenéticos logran inactivar genes anti-proliferativos y activar oncogenes.

4. Cuadro clínico y dificultades para el diagnóstico

Las PM tienen frecuentemente presentaciones atípicas de las enfermedades(7). Por esto, los síntomas del cáncer pueden ser más difíciles de interpretar y sumado a que presentan múltiples comorbilidades (que podrían explicar algunos de esos síntomas), en ocasiones los diagnósticos oncológicos son tardíos(4). Por ejemplo, el dolor óseo metastásico o un tumor cerebral, pueden ser interpretados como artrosis o deterioro cognitivo respectivamente.

Otra dificultad es que muchos pacientes no se favorecen de programas de tamizaje por expectativas de vida limitadas. Esto se debe a que muchos estudios clínicos no han incluido pacientes de este grupo etario, existe poca información sobre el valor clínico de estos y cuál de los protocolos es más adecuado aplicar(8).

La baja de peso es un signo frecuente en personas con cáncer, está presente en más del 40% de personas al momento del diagnóstico de cáncer (en cualquier etapa) y esto aumenta al 80% en los pacientes con cáncer avanzado[9]. En el caso de la baja de peso no intencionada en pacientes ambulatorios, los estudios observacionales han demostrado que la malignidad es una causa frecuente de baja de peso (19% a 36%) seguido de condiciones psiquiátricas como depresión y demencia (9% a 24%)[10]. De todas formas, la baja de peso no intencional de más del 5% en 12 meses se asocia a aumento de la morbimortalidad de PM y requiere una evaluación dirigida (Nivel de evidencia C)[10].

5. Diagnóstico precoz

El tamizaje oncológico en PM busca reducir la mortalidad en aquellas personas donde se pesquisa el cáncer en etapas iniciales y que, de no ser pesquisados, resultarían en una alta morbimortalidad al no ser tratados[5]. Los tipos de cáncer donde los tamizajes han demostrado ser útiles en población general para reducir su mortalidad son: mama, cérvix y colon[8]. El examen de antígeno prostático no ha demostrado disminuir la mortalidad, pero permite que el cáncer de próstata sea detectado en un estadio precoz[8].

El tamizaje a su vez conlleva ciertos riesgos, como son las complicaciones asociadas al procedimiento, resultados falsos positivos, el descarte equivocado mediante un falso negativo, detección de patologías sin relevancia clínica, exceso de tratamientos y estrés[8]. Adicionalmente la evidencia es poco clara, si el beneficio disminuye a cierta edad[11]. Por todo esto, las decisiones de tamizaje en PM deben ser consideradas haciendo un balance de los riesgos y beneficios. Tomando en cuenta algunas de estas consideraciones, existen múltiples recomendaciones para screening de PM con riesgo promedio (Ver Tabla 1).

6. Consideraciones en el tratamiento

Los beneficios del tratamiento del cáncer es aumentar la sobrevida, mantener la calidad de vida y la funcionalidad[5]. Los tratamientos del cáncer son diversos. Si consideramos solo los tumores sólidos las opciones incluyen combinaciones distintas de cirugía, radioterapia, inmunoterapia, tratamiento hormonal y tratamientos farmacológicos dirigidos. La edad cronológica entrega muy poca información con respecto a la tolerancia a los tratamientos y no debe ser considerada como un impedimento para recibir un tratamiento efectivo del cáncer[12].

Con respecto al tratamiento quirúrgico, en etapas precoces la mayor parte de los cánceres en personas mayores de 75 años pueden ser operados[13]. La cirugía neoadyuvante, adyuvante o paliativa, puede disminuir las metástasis y mejorar la calidad de vida de los pacientes[13].

TABLA 1 • RECOMENDACIONES DE SCREENING DE CÁNCER EN PM CON RIESGO PROMEDIO.

Cáncer	Test	Guía clínica	Año	Recomendación
Mama	Mamografía	USPSTF	2016	Cada 2 años en mujeres 50-74 años (Grado B)
				Evidencia insuficiente para riesgo/beneficio en mujeres >75 años (Grado I)
		ACS	2015	Cada 2 años en mujeres ≥55 años + expectativa de vida >10 años
Próstata	Antígeno prostático específico	USPSTF	2012	No recomendado para hombres, a toda edad (Grado D)
		ACS	2010	Hombres >50 años + expectativa de vida >10 años + decisión informada con el paciente sobre riesgo/beneficio.
		AUA	2013	Hombres 55-68 años + decisión en conjunto con el paciente.
				Hombres >70 años, no recomendado de rutina. Podrían beneficiarse si su salud es excelente.
Colorrectal	Pruebas fecales (detección) o visuales (prevención)	USPSTF	2016	Screening de rutina en 50-75 años. Elección del método varía en riesgo/beneficio (Grado A)
				76-85 años, continuar el screening de manera individualizada. Este grupo sí se beneficia si nunca se realizó screening previo. Considerar riesgo/beneficio + expectativa (Grado C).
		ACS, USMC, ACR	2008	*Screening* de rutina >50 años. Preferir exámenes de prevención sobre de detección.
		ACG	2008	Screening de rutina >50 años. Preferir exámenes de prevención sobre de detección.
		ACP	2015	Screening de rutina 50-75 años + expectativa de vida >10 años. Definir con el paciente método de screening.

Pulmonar	TAC de baja dosis	USPSTF	2014	Adultos 55-80 años + IPA>30 (con tabaquismo activo o suspendido dentro de los últimos 15 años). Suspender screening luego de suspensión del tabaquismo por 15 años, problemas de salud que limiten su expectativa de vida o incapacidad (física o por voluntad) de cirugía pulmonar curativa (Grado B).
		ACS	2013	Adultos 55-74 años en buen estado de salud + IPA >30 (con tabaquismo activo o suspendido hace menos de 15 años)
Otros cánceres		AGS	2013	No recomendado screening de rutina. Considerar expectativa de vida, riesgos/beneficios.
		SGIM	2013	No recomendado screening de rutina en adultos con expectativa de vida <10 años.

ACG: American College of Gastroenterology. ACP: American College of Physician. ACR: American College of Radiology. ACS: American Cancer Society. USMC: US Multisociety Task Force on Colorectal Cancer. AGS: American Geriatric Society. AUA: American Urological Association. SGIM: Society of General Internal Medicine. USPSTF: US Preventive Services Task Force.
Fuente: Traducido y adaptado en base a Kotwal AA, Schonberg MA. Cancer screening in the elderly: A review of breast, colorectal, lung, and prostate cancer screening (2017).

La radioterapia en conjunto con la cirugía es considerada un tratamiento oncológico local. Esta forma parte del 40% de los tratamientos curativos del cáncer y por sí sola puede curar 16% de los cánceres(14). Nuevamente, existe poca evidencia de este tratamiento en PM, pero se sabe que esta se asocia a más efectos adversos, de mayor severidad y más prolongados(13). Sin embargo, las nuevas tecnologías han reducido la toxicidad, aumentado su eficacia y están expandiendo las opciones de tratamiento a PM(14).

Los tratamientos sistémicos, como la quimioterapia, deben ser considerados cuidadosamente en el manejo del cáncer de PM, haciendo un balance de los riesgos y beneficios, poniendo como prioridad la calidad de vida. La quimioterapia presenta múltiples efectos adversos y puede asociarse a complicaciones(5). Sin embargo, dado la ausencia de evidencia, las PM suelen recibir dosis ajustadas y en algunos casos esquemas diferentes, poniendo en duda su eficacia(13). Lamentablemente, como se mencionó anteriormente, estas prácticas no están sustentadas en evidencia sólida, lo que lleva a una paradoja: las PM tienen mayor prevalencia de cáncer, pero las personas jóvenes tienen los ECR (estudios clínicos randomizados). Estudios recientes están comenzando a considerar las condiciones generales de los pacientes y no la edad como exclusión a los tratamientos, por lo que en el futuro se podrían ver importantes cambios(13).

Evaluación oncogeriátrica

Consiste en la valoración geriátrica integral de pacientes mayores con patología oncológica. Su aplicación sistemática permite una valoración de la persona mayor incluyendo aspectos de su esfera física, mental y social más allá del diagnóstico de cáncer que presenta. Estas consideraciones permitirán plantear un plan de tratamiento a múltiples niveles, ajustado a los riesgos y pronósticos del paciente en forma individual. Al igual que lo comentado en el capítulo de "Valoración Geriátrica Integral (VGI)", esta evaluación debe considerar una revisión minuciosa de la funcionalidad del paciente, sus comorbilidades, uso de fármacos, presencia de síndromes geriátricos concomitantes, tamizaje de patologías mentales como depresión o quejas de memoria, así como también las consideraciones de apoyo social con el que cuenta y que facilitarán o dificultarán su terapia médica.

1. Predicción complicaciones de tratamiento (toxicidad)

Dentro de las herramientas utilizadas en la evaluación oncogeriátrica se encuentran escalas específicas diseñadas para estimar las posibilidades de presentar toxicidades significativas a las quimioterapias que desean implementar. Así, a través de los datos recabados durante la valoración, mediciones antropométricas y sumado a un laboratorio general se puede predecir riesgos de efectos adversos asociados al tratamiento.

Dentro de estas escalas la más utilizada para riesgo de toxicidad en tumores sólidos, es el modelo predictivo propuesto por la Dra. Hurria y su equipo (Hurria *et al*, *Journal of Clinical Oncology*, 2011) en que utilizando las variables de edad, peso, talla, laboratorio de hemoglobina y creatinina, así como características funcionales y status físico permite calcular la probabilidad de presentar toxicidades grado 3-4-5 para esquema de mono y politerapia, tanto para dosis estándar como reducidas (ver *link*).

2. Cálculo de expectativa de vida

Otra de las herramientas a utilizar en la valoración corresponde a escalas de sobrevida o pronóstica, que permitan acercarnos a dimensionar cuál es el impacto del diagnóstico del cáncer en la persona mayor en relación a su expectativa vital basal. Para ello, existen múltiples herramientas disponibles en la plataforma E- Prognosis (ver *link*). Estas escalas permiten ajustar la aplicación al mejor escenario de acuerdo al paciente evaluado, ya sea residencia, hospitalizado o ambulatorio. Una de las más utilizadas y recomendada para este fin es el índice de Lee, el cual es aplicable en pacientes mayores de 50 años, en escenario ambulatorio y cuyo outcome son todas las causas de mortalidad a 4 y 10 años plazo. Lo importante para comprender su aplicación es realizar el ejercicio de cálculo SIN el diagnóstico de cáncer, para entender cuál es el impacto del diagnóstico oncológico en el paciente a evaluar.

3. Caso clínico ejemplificador

Paciente hombre de 80 años, tiene antecedentes de artrosis, hipertensión arterial, diabetes y tabaquismo activo, sin insuficiencia cardíaca ni enfermedad pulmonar. Vive con esposa de la misma edad quien le ayuda con sus medicamentos. Él no sale solo, no maneja el dinero de su pensión, no cocina ni hace aseo y lo ayudan para bañarse y vestirse. Sus actividades sociales están muy limitadas. Logra caminar acompañado 1 cuadra con un poco de dificultad, siente que ha perdido fuerza y ya no logra levantar objetos más pesados de la casa. Usa audífonos con los cuales logra una buena audición. No ha tenido caídas. En su examen físico destaca Talla 162 cm y peso 53 kg. En sus exámenes llama la atención una hemoglobina de 10,2 g/dL y una creatinina 0,5. Lo envían para evaluación por el diagnóstico reciente de un cáncer gástrico con posible plan de quimioterapia.

CARG *score*:

- Dosis estándar politerapia: 15 puntos. Riesgo de toxicidad alta (92%).
- Lee Index sin cáncer: 17 puntos, riesgo de mortalidad a 4 años de 64% y a 10 años de 93%.

Comentarios:

- A nivel de carga de comorbilidades, sería interesante analizar la polifarmacia y uso inapropiado de fármacos con mayor profundidad. Llama la atención el bajo peso, la pérdida de funcionalidad y la falta de fuerza. Se debe evaluar fragilidad y sarcopenia, así como necesidad de apoyo nutricional. Es importante complementar la valoración mental de ánimo y memoria.
- Ya que el hogar está compuesto de 2 adultos mayores, resulta trascendental profundizar en la red de apoyo con que cuentan, así como en el estado de salud físico, mental y anímico de la esposa del paciente, quien es su principal cuidadora.
- En relación a las escalas utilizadas, se calcula un riesgo de presentar toxicidades altas a una quimioterapia, lo cual complementado con el cálculo de pronóstico vital sin cáncer, no aportaría significativamente a la sobrevida del paciente, pero sí podría ser un detrimento en su calidad de vida en este tiempo.
- Es importante en estas evaluaciones, además de describir los riesgos y expectativas, dejar registro de las preferencias y deseos del paciente, así como instaurar un plan de intervención para los síndromes geriátricos y problemas relacionados pesquisados, complementario a sus terapias oncológicas instauradas (plan kinésico, nutricional, apoyo social, control de patologías de base, etc.).

Puntos clave

- La oncogeriatría es un área de la geriatría que tomará gran relevancia en los próximos años.

- La evaluación oncogeriátrica es clave para todos los mayores de 65 años (algunas partes consideran mayores de 70 años) y provoca un cambio en la conducta hasta en un 45% de los pacientes[1].
- Permite individualizar los tratamientos y pronósticos de nuestros pacientes, ayudando así en la toma de decisiones.
- Se debe continuar la investigación en oncogeriatría para mejorar el acceso y oportunidades a tratamientos óptimos para nuestra población geriátrica.

¿Dónde profundizar?

- Takahashi M, Ishioka C. Comprehensive geriatric assessment for elderly patients with cancer. Nihon Rinsho. 2015; 73:701-5.
- European Society for Medical Oncology (ESMO). Handbook of Cancer in the Senior Patient. 2010.

***Link* de *scores*:**

- CARG *score*: http://www.mycarg.org/Chemo_Toxicity_Calculator
- e-Prognosis: https://eprognosis.ucsf.edu/calculators/#/

Referencias

1. National Cancer Institute. Surveillance, Epidemiology, and End Results Program [Internet]. 2016 [cited 2020 Feb 5]. Available from: https://seer.cancer.gov/
2. Takahashi M, Ishioka C. Comprehensive geriatric assessment for elderly patients with cancer. Nihon Rinsho. 2015; 73:701-5.
3. Ministerio de Salud (MINSAL). Nacional Cáncer 2018-2028. Plan Nac Cáncer 2018-2028, Doc Consult pública Minsal 2018 [Internet]. 2018; Available from: https://cdn.digital.gob.cl/filer_public/d3/0a/d30a1f5e-53d9-4a31-a4fe-e90d8d9a2348/documento_plan_nacional_de_cancer.pdf
4. European Society for Medical Oncology (ESMO). Handbook of Cancer in the Senior Patient. 2010.
5. Kilari D, Mohile SG. Management of Cancer in the Older Adult. Vol. 28, Clinics in Geriatric Medicine. 2012. p. 33-49.
6. Molina-Garrido MJ, Soriano Rodríguez MC, Guillén-Ponce C. What is the role of the comprehensive geriatric assessment in Geriatric Oncology? Rev Esp Geriatr Gerontol [Internet]. 2019; 54(1):27-33. Available from: https://doi.org/10.1016/j.regg.2018.07.003
7. Ministerio de Salud Chile (MINSAL). Actualización Manual de Geriatría para Médicos 2019 [Internet]. 2019. 444 p. Available from: https://www.minsal.cl/wp-content/uploads/2019/08/2019.08.13_MANUAL-DE-GERIATRIA-PARA-MEDICOS.pdf
8. Benavent Boladeras R, Farré Mercadé MV. Cáncer. Neoplasias más frecuentes. Tratado Geriatr para Resid. 2006; 747-59.

9. American Society of Clinical Oncology (ASCO). Pérdida de peso | Cancer.Net [Internet]. [cited 2020 Feb 6]. Available from: https://www.cancer.net/es/asimilación-con-cáncer/efectos-físicos-emocionales-y-sociales-del-cáncer/manejo-de-los-efectos-secundarios-físicos/pérdida-de-peso
10. Gaddey HL, Holder K. Unintentional weight loss in older adults. Am Fam Physician. 2014; 89(9):718-22.
11. Walter LC, Lewis CL, Barton MB. Screening for colorectal, breast, and cervical cancer in the elderly: A review of the evidence. Am J Med [Internet]. 2005 Oct [cited 2020 Feb 7]; 118(10):1078-86. Available from: http://www.ncbi.nlm.nih.gov/pubmed/16194635
12. Kotwal AA, Schonberg MA. Cancer screening in the elderly: A review of breast, colorectal, lung, and prostate cancer screening. Vol. 23, Cancer Journal (United States). Lippincott Williams and Wilkins; 2017. p. 246-53.
13. Cancer Society of Finland. Cancers after the age of 75 [Internet]. 2016 [cited 2020 Feb 6]. Available from: https://www.cancersociety.fi/publications/reports/cancer-in-finland-2016/cancers-after-the-age-of-75/
14. Cree A, O'Donovan A, O'Hanlon S. New horizons in radiotherapy for older people. Age Ageing [Internet]. 2019 Sep 1; 48(5):605-12. Available from: https://academic.oup.com/ageing/article/48/5/605/5541556

DEPRESIÓN

Nicolás Zamorano y Jorge Calderón

Introducción al problema de la depresión

En la población general, la depresión es el trastorno de salud mental más frecuente a nivel mundial[1]. Su prevalencia de vida varía entre 15-18%[2], con una prevalencia anual cercana al 6%[2]. Por su parte, la Encuesta Nacional de Salud de Chile del año 2016-2017 nos indica una prevalencia anual de síntomas depresivos de 15,8%, con una relación mujeres: hombres de 2:1[3].

En el año 2008 la Organización Mundial de la Salud (OMS) ranqueó a la depresión como la tercera causa de carga de enfermedad en el mundo[2], siendo la principal causa de discapacidad[4,5]. En Chile, representa la segunda causa de Años de Vida Perdidos Ajustado por Discapacidad en población general (AVISA)[5].

¿Puede la persona mayor (PM) deprimirse?

Sí. En general, se considera que las PM se deprimen con una prevalencia similar al de un adulto en la edad media de la vida[6]. En Chile, el único estudio disponible nos indica que los mayores de 65 años tienen un Odds Ratio (OR) de 0,76 (0,42-1,38) de tener un trastorno afectivo, en comparación con el grupo etario de 15 a 24 años[7].

De esta forma, la prevalencia en el último año de trastorno depresivo mayor en este grupo varía desde el 1% al 7%, dependiendo del estudio[6,8,9], mientras que los síntomas depresivos van desde el 12% al 30%[9].

A pesar de estas estadísticas, se considera que la depresión en la PM continúa siendo subdiagnosticada y subtratada.

Es importante destacar que existen grupos especialmente vulnerables a deprimirse. A saber:

- Personas mayores a 70-85 años (2x)[6]
- Admitidos al hospital (prevalencia 10%-12%)[6]
- Vivir en residencias de larga estadía, institucionalizados (prevalencia 12-14%)[6]
- Presencia de enfermedades médicas crónicas, deterioro cognitivo y/o invalidez
- Pérdida del estatus económico
- Pérdida de la pareja (sobre todo en los primeros dos años)

De esta forma, la depresión en la PM se presenta con mayor:

- prevalencia de enfermedad vascular
- presencia de comorbilidades médicas
- prevalencia de deterioro cognitivo
- tasa de recaídas
- refractariedad al tratamiento
- invalidez, menor recuperación funcional y peor pronóstico clínico
- prevalencia y gravedad de ansiedad
- incidencia de síntomas psicóticos
- prevalencia de sintomatología hipocondríaca y somatizaciones
- prevalencia de insomnio
- presencia de disminución del apetito y pérdida de peso

¿Cómo hago el diagnóstico de depresión en la PM?

La definición más aceptada de depresión en la PM (en inglés *late life depression*), hace referencia a cualquier episodio depresivo que ocurre en un mayor de 65 años, independiente de la edad de inicio.

A su vez, los expertos concuerdan en que resulta útil, por sus implicancias etiológicas y pronósticas, diferenciar entre los que tuvieron un inicio tardío (primer episodio después de los 65 años) o un inicio temprano[10].

Otro concepto que es importante conocer en la depresión de la PM es el de depresión vascular, que hace referencia a la "hipótesis de la depresión vascular" (Alexopoulos, 1997), la cual plantea que la enfermedad cerebrovascular, incluidos los cambios isquémicos de vasos pequeños, puede predisponer, precipitar y perpetuar algunos síntomas depresivos geriátricos, como consecuencia de daño estructural a los circuitos fronto subcorticales, con disrupción de las vías cortico-estriato-pálido-tálamo-corticales[9].

Conociendo esto, el diagnóstico de depresión en la PM lo puede hacer cualquier médico, basándose en los criterios DSM 5 o CIE 11 (Tabla 1).

El diagnóstico es clínico y se basa en la entrevista realizada al paciente y sus cuidadores.

No obstante, el clínico puede complementar su impresión diagnóstica con escalas diseñadas para ello, a saber:

- Escala de depresión *Patient Health Questionnaire* (PHQ 9 o PHQ 2, ambas validadas en Chile)[13,14].
- Escala de Cornell para Depresión en Demencia.

Debido a la alta tasa de comorbilidad médica y a cambios propios del envejecimiento, es importante realizar un adecuado y amplio diagnóstico diferencial.

En ese sentido, es recomendable realizar a toda persona afectada al menos un electrocardiograma y estudio de laboratorio básico, dejando opcional un estudio

TABLA 1 • CRITERIOS DSM 5 Y CIE 11 DE TRASTORNO DEPRESIVO.

DSM 5 [11]	CIE 11 [12]
A. Cinco (o más) de los síntomas siguientes han estado presentes durante el mismo período de dos semanas y representan un cambio de funcionamiento previo; al menos uno de los síntomas es [1] estado de ánimo deprimido o [2] pérdida de interés o de placer. 1. Estado de ánimo deprimido 2. Disminución importante del interés o el placer 3. Pérdida o aumento importante de peso, o, disminución o aumento del apetito 4. Insomnio o hipersomnia 5. Agitación o retraso psicomotor 6. Fatiga o pérdida de energía 7. Sentimiento de inutilidad o culpabilidad excesiva o inapropiada 8. Disminución de la capacidad para pensar o concentrarse, o para tomar decisiones 9. Pensamientos de muerte recurrentes (no solo miedo a morir), ideas suicidas recurrentes sin un plan determinado, intento de suicidio o un plan específico para llevarlo a cabo. B. Los síntomas causan malestar clínicamente significativo o deterioro en lo social, laboral u otras áreas importantes del funcionamiento. C. El episodio no se puede atribuir a los efectos fisiológicos de una sustancia o de otra afección médica. D. El episodio de depresión mayor no se explica mejor por un trastorno esquizoafectivo, esquizofrenia, un trastorno esquizofreniforme, trastorno delirante, u otro trastorno especificado o no especificado del espectro de la esquizofrenia y otros trastornos psicóticos. E. Nunca ha habido un episodio maníaco o hipomaníaco.	A. Un período de estado de ánimo depresivo casi a diario o disminución del interés en las actividades durante al menos dos semanas, acompañado de otros síntomas como: 1. Dificultad para concentrarse 2. Sentimientos de inutilidad o culpa excesiva o inapropiada 3. Desesperanza, pensamientos recurrentes de muerte o suicidio 4. Cambios en el apetito 5. Cambios en el sueño 6. Agitación o enlentecimiento psicomotor 7. Energía reducida o fatiga. B. Nunca ha habido ningún episodio anterior de manía o hipomanía, o episodios mixtos, que indicarían la presencia de un trastorno bipolar.

* Se enumeraron criterios CIE 11 solo con un afán comparativo.

complementario si la historia, el examen físico y los exámenes de laboratorio lo sugieren (VER FIGURA 1).

En el diagnóstico diferencial de depresión en PM, se deben considerar principalmente reacciones vivenciales normales a eventos propios de la vida, otros trastornos mentales y depresión secundaria a enfermedades médicas, fármacos o sustancias, incluyendo los trastornos neurocognitivos.

FIGURA 1 • FLUJORAMA EVALUACIÓN DEPRESIÓN SECUNDARIA EN LA PM.

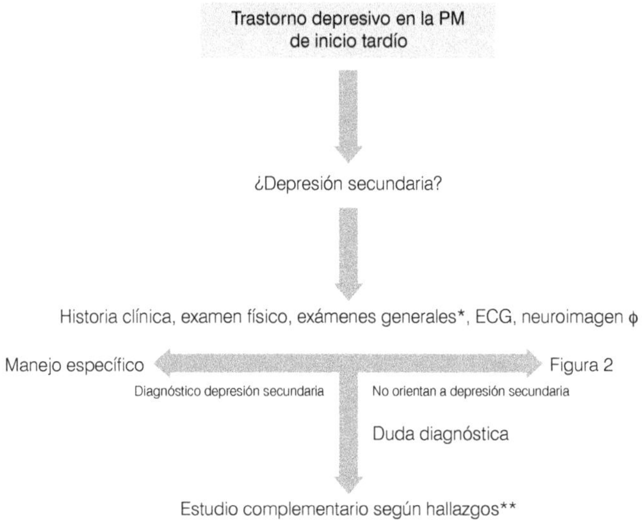

* Hemograma, VHS, creatininemia, nitrógeno ureico, electrolitos plasmáticos, pruebas hepáticas, calcemia, fosfotemia, TSH (T4 libre), RPR o VDRL, niveles plasmáticos de vitamina B12.
ϕ Es controversial entre los expertos pedir de entrada una neuroimagen. Es recomendable si es que se sospecha una depresión vascular o un cuadro específico del sistema nervioso central. Resonancia magnética sin contraste es el examen de elección, sin embargo, el TAC de cerebro sin contraste puede ser una opción válida.
** El estudio complementario debe ser específico para los hallazgos encontrados. Ejemplos frecuentes son: electroencefalograma, polisomnograma, niveles plasmáticos de 25-OH-vitamina D, hepatitis B y C, anticuerpos autominmunes, triage de drogas, entre otros.

¿Se suicidan las PM con depresión?

Sí. El 19,9% de los suicidios de la región (América) se produce en las personas mayores de 60 años, y los mayores de 70 años presentan una tasa de suicidio de 12,4 por 100.000 habitantes, la más elevada entre los diferentes grupos de edad[15]. Es así que las PM se suicidan dos veces más frecuentemente que la población general, siendo el aumento de este riesgo principalmente en hombres blancos[6].

Se considera que la ideación suicida disminuye con la edad, pero si las PM tienen ideación suicida su riesgo es mayor de cometer un suicidio, en comparación con personas más jóvenes[(6)]. Así mismo, entre los que intentan el suicidio, las PM tienen más probabilidad de morir[(6)].

¿Cómo trato la depresión en la PM?

Los objetivos del tratamiento de la depresión en la PM deben seguir los mismos preceptos básicos del tratamiento de cualquier cuadro depresivo en otros grupos etarios, pero poniendo énfasis en particularidades propias de esta edad.

Es así que, al tratar un cuadro depresivo, debemos tener las siguientes consideraciones:

1. El objetivo principal del tratamiento debe ser la remisión de los síntomas y no solo la reducción de estos (respuesta).
2. Otros objetivos deben considerar: recuperación funcional al nivel previo, desarrollo de habilidades para lidiar con la invalidez y adversidades psicosociales según corresponda, desarrollo de resiliencia, y prevenir la ideación suicida, las recaídas y las recurrencias.
3. Se deben tener en consideración las características psicológicas, sociales y económicas propias de este grupo etario, así como de las vivencias individuales y circunstanciales que se presenten con el cuadro.
4. El tratamiento psicoterapéutico es posible y recomendado, pero debe adaptarse si es que la persona presenta deterioro cognitivo.
5. En el tratamiento farmacológico, se deben tener en consideración las características farmacocinéticas y farmacodinámicas de este grupo y de pacientes con enfermedades médicas crónicas. También se debe poner especial atención a la polifarmacia e interacciones farmacológicas.

Finalmente, es importante mencionar que, en el tratamiento de la depresión de la PM, lo primero es descartar una depresión secundaria y tratar los predisponentes, precipitantes y/o perpetuantes del cuadro, incluyendo la suspensión de medicamentos y de sustancias de abuso que pudieran estar causando la depresión, si es que es posible.

Medidas no farmacológicas

Entre las medidas no farmacológicas, tenemos la psicoeducación, ejercicio físico, higiene del sueño, intervenciones psicosociales, psicoterapia y tratamientos biológicos no farmacológicos (principalmente terapia electroconvulsiva), entre otros. También existen tratamientos más integrales, como el de atención colaborativa, pero en general se encuentran poco disponibles en nuestro país.

Es importante conocer las posibilidades terapéuticas, y adaptarlas a la experticia y recursos disponibles.

Medidas farmacológicas

La terapia de entrada de elección es la psicoterapia junto a los antidepresivos[10,16], sin embargo, es aceptable el uso de farmacoterapia por sí sola (junto a medidas psicosociales generales), si es que la psicoterapia no está disponible. En los casos severos, siempre debe usarse farmacoterapia o terapia electroconvulsiva.

Los antidepresivos son igual de efectivos en las PM que en adultos más jóvenes[6].

Debido a las características propias de este grupo etario, al usar psicofármacos debemos tomar en consideración los siguientes puntos:

1. "Empezar bajo, subir lento" (*Start low, go slow*).
2. La dosis final de mantención de los inhibidores selectivos de la recaptación de serotonina (ISRS) e inhibidores de la recaptación de noradrenalina y serotonina (IRNS) es similar a la de adultos más jóvenes. La mantención es con la misma dosis en que se logró el efecto deseado.
3. Esperar. Existe consenso entre los expertos en que en las PM se requiere un mayor tiempo de tratamiento con antidepresivos antes que se inicie la acción antidepresiva[10].
4. Evitar en lo posible fármacos con efectos anticolinérgicos (anti ACh). Para conocer la carga anti ACh, se recomienda el uso de escalas, como la *Anticholinergic Drug Scale* (ADS) o la *Anticholinergic Risk Scale* (ARS), o, usar un buscador de efectos anticolinérgicos (ver "herramientas para médicos").
5. Revisar las interacciones farmacológicas y deprescribir en lo posible. Se debe buscar la monoterapia de medicamentos antidepresivos.
6. Considerar comorbilidades.
7. Considerar la capacidad de adherencia por invalidez y déficit cognitivos. Incorporar a los cuidadores si es necesario.
8. Considerar los costos económicos de la terapia seleccionada.

En cuanto al tratamiento mismo, pareciera ser que hay poca diferencia en eficacia entre las distintas clases de antidepresivos[16], por lo que la decisión se debe basar principalmente en los efectos colaterales. En ese sentido, los ISRS o IRNS deben ser la primera opción de tratamiento como primera línea, seguidos por bupropión o mirtazapina[6].

En un primer episodio depresivo, el tratamiento debe ser mantenido en las mismas dosis por al menos un año. Cuando hay más de un episodio existe controversia en los criterios, pero en general se acepta que el tratamiento debería ser mayor a 3 años e incluso algunos expertos plantean que debería ser indefinido[10].

En caso de resistencia o respuesta insuficiente al tratamiento, los expertos recomiendan los siguientes pasos, en orden[10]:

1. Si existe algún tipo de respuesta, incrementar la dosis hasta la máxima tolerada
2. Cambiar de antidepresivo
3. Combinar con otro antidepresivo

4. Potenciar con un antipsicótico o lamotrigina
5. Potenciar con litio
6. Potenciar con agonistas dopaminérgicos o metilfenidato
* La TEC debe ser considerada en cada uno de estos pasos.

¿Cuándo derivar a especialista?

La guía GES de depresión, que no es específica de la PM, define que los pacientes que se deben derivar a especialista son los con alto riesgo suicida, depresión en trastorno bipolar o refractariedad al tratamiento[5].

Nosotros recomendamos derivar a evaluación por especialista a todo paciente:

- con un cuadro severo en que esté en riesgo la vida de la persona, ya sea por deshidratación o desnutrición (por mala ingesta de alimentos y líquidos), o, por alto riesgo suicida.
- que tenga una comorbilidad médica importante, la cual dificulte el uso de fármacos.
- que tenga una comorbilidad psiquiátrica mayor activa (incluyendo trastorno por consumo de sustancias).
- refractario al tratamiento.
- con síntomas psicóticos secundarios al cuadro depresivo.
- con síntomas catatónicos.
- en que se estime que se debe realizar TEC.
- en que el médico vea superada su capacidad de resolutividad frente al paciente.
- en que se prevea la necesidad de hospitalización (corra riesgo su vida o exista la necesidad de realizar un tratamiento que no se pueda hacer de manera ambulatoria).

Puntos clave

La depresión es una enfermedad frecuente y universal, que produce una gran carga de enfermedad y discapacidad en el mundo. En la PM tiene una prevalencia similar a otros grupos etarios.

- La tercera etapa de la vida tiene características normativas particulares, lo que se manifiesta en la forma de presentación e implicancias clínicas de la depresión en este grupo.
- Dada la alta carga de comorbilidad en la PM, el diagnóstico de depresión requiere realizar un diagnóstico diferencial que descarte una depresión secundaria a enfermedades médicas, fármacos o sustancias.
- Las PM tienen tasas de suicidio y letalidad mayor que otros grupos etarios.
- El manejo de la depresión de la PM debe incluir medidas psicosociales generales, psicoterapia, tratamientos biológicos y/o fármacos, adecuándose a las necesidades y preferencias del paciente, y a la disponibilidad de las intervenciones.

FIGURA 2 • FLUJOGRAMA DE MANEJO DEPRESIÓN EN LA PM.

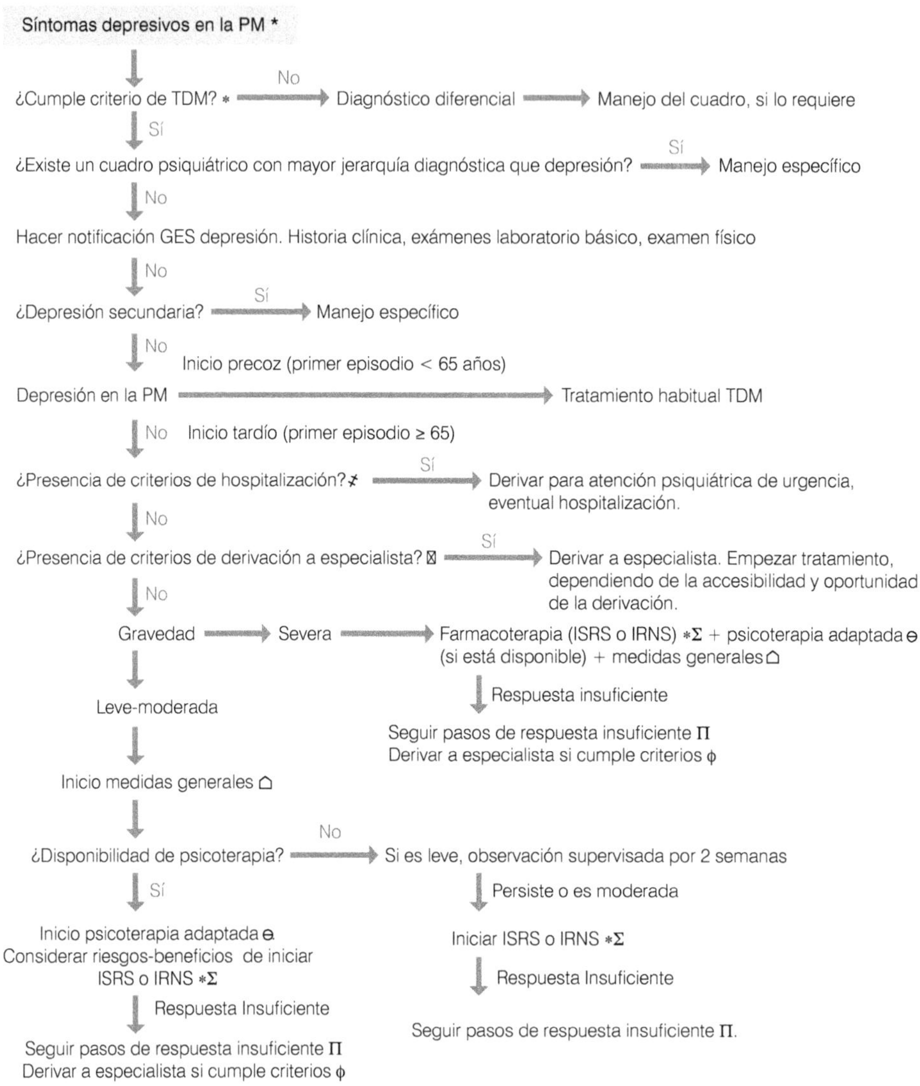

Δ En todos los pacientes con depresión en la PM, considerar la TEC

* PM: Persona mayor; TDM: Trastorno depresivo mayor; ISRS: inhibidores selectivos de la recaptación de serotonina; IRNS: inhibidores de la recaptación de noradrenalina y serotonina.

≭ Criterios de hospitalización: Deshidratación o desnutrición por no ingesta de líquidos o alimentos; alto riesgo suicida; síndrome catatónico; síntomas psicóticos; comorbilidad psiquiátrica mayor activa; necesidad de realizar TEC; imposibilidad de llevar un tratamiento adecuado de manera ambulatoria (por mala red social, por deficiencias socio económicas, entre otros).

ϕ Criterios de derivación a especialista: cuadro severo en que esté en riesgo la vida de la persona, ya sea por mala ingesta de alimentos y líquidos o por alto riesgo suicida; comorbilidad médica importante, que dificulte el uso de fármacos; comorbilidad psiquiátrica mayor activa (incluyendo trastorno por consumo de sustancias); refractariedad al tratamiento; síntomas psicóticos secundarios al cuadro depresivo; síntomas catatónicos; se estima que se debe realizar TEC; el médico vea superada su capacidad de resolutividad frente al paciente.

Σ Tomar en consideración farmacoterapia: 1) empezar bajo, subir lento; 2) dosis y tiempo adecuado; 3) evitar anti colinérgicos; 4) revisar interacciones farmacológicas; 5) considerar comorbilidades; 6) considerar capacidad adherencia y situaciones especiales.

ϴ Terapia cognitivo conductual, terapia de soporte, terapia de resolución de conflictos, terapia interpersonal, entre otras.

⌂ Medidas generales: psicoeducación, higiene sueño, intervenciones psicosociales, entre otras.

Π En respuesta insuficiente: 1) aumentar dosis; 2) cambiar antidepresivo; 3) combinar antidepresivo; 4) potenciar con antipsicótico o lamotrigina; 5) potenciar con litio; 6) potenciar con agonistas dopaminérgicos o metilfenidato.

- La PM con depresión debe ser derivada a evaluación especializada cuando la capacidad de resolución del médico general no logre resolver los problemas del paciente.
- La PM con depresión debe ser hospitalizada cuando corra riesgo su vida o exista la necesidad de realizar un tratamiento que no se pueda hacer de manera ambulatoria.

¿Dónde profundizar?

- Guía Práctica Salud Mental y prevención del suicidio para personas mayores, Minsal. Disponible en: https://www.minsal.cl/wp-content/uploads/2019/10/2019.10.08_Gu%C3%ADa-Pr%C3%A1ctica-Salud-Mental-y-prevenci%C3%B3n-de-suicidio-en-Personas-Mayores_versi%C3%B3n-digital.pdf
- Anticholinergic Burden Calculator, gratuito, disponible en www.anticholinergicscales.es
- Drug Interactions checker, gratuito, disponible en https://www.drugs.com/drug_interactions.html
- Drug Interaction Checker Medscape, gratuito, disponible en https://reference.medscape.com/drug-interactionchecker
- Existe una versión más amplia de este capítulo que se puede solicitar gratuitamente al email nszamorano@uc.cl

Referencias

1. Suicidio. Organización Mundial de la Salud, consultado 29 marzo 2020. https://www.who.int/es/news-room/fact-sheets/detail/suicide
2. Malhi, G., Mann, J. (2018). Depression. Lancet, 392, 2299-312.
3. Margozzini, P., Passi, A. (2018). Encuesta Nacional de Salud, ENS 2016-2017: un aporte a la planificación sanitaria y políticas públicas en Chile. Ars Medica, 43, 30-34.
4. Qingqing Liu, *et al.* (2019). Changes in the global burden of depression from 1990 to 2017: Findings from the Global Burden of Disease study. Journal of psychiatry research, https://doi.org/10.1016/j.jpsychires.2019.08.002
5. Subsecretaría de Salud Pública, Ministerio de Salud, Gobierno de Chile. (2013). Depresión en personas de 15 años y más. Santiago, Chile: Guía Clínica AUGE.
6. Alexopoulos, G. (2005). Depression in the elderly. Lancet, 365, 1961-1970.
7. Vicente, B., *et al.* (2002). Estudio chileno de prevalencia de patología psiquiátrica (DSM-III-R/CIDI) (ECPP). Revista Médica de Chile, 130, 5.
8. Reinhardt, M., Cohen, C. (2015). Late-life psychosis: diagnosis and treatment. Curr Psychiatry Rep, 17, 1-13.
9. Aizenstein, H. (2016). Vascular depression consensus report - a critical update. Medicine, 14:161, 1-16.

10. Sociedad Española de Psicogeriatría. (2020). Consenso sobre la depresión en el anciano, 2da edición, 1-91.
11. Asociación Americana de Psiquiatría. (2013). Guía de consulta de los criterios diagnósticos del DSM 5, Capítulo Trastornos depresivos. Arlington, VA, Estados Unidos: Asociación Americana de Psiquiatría.
12. Organización Mundial de la Salud. (2018). Clasificación Internacional de Enfermedades, 11va revisión, Trastornos depresivos. 10 Abril 2020. https://icd.who.int/browse11/l-m/es#/http%3a%2f%2fid.who.int%2ficd%2fentity%2f1563440232
13. Baader, T., *et al.* (2012). Validación y utilidad de la encuesta PHQ-9 (Patient Health Questionnaire) en el diagnóstico de depresión en pacientes usuarios de atención primaria en Chile. Rev chil neuro-psiquiat, 50, 10-22.
14. Caneo, C., Toro, P. Ferrecio, C. (2020). Validity and Performance of the Patient Health Questionnaire (PHQ-2) for Screening of Depression in a Rural Chilean Cohort. Community Mental Health Journal, https://doi.org/10.1007/s10597-020-00605-8
14. Organización Panamericana de la Salud. (2014). Mortalidad por suicidio en las Américas. 07 de abril de 2020. https://www.paho.org/hq/dmdocuments/2014/PAHO-Mortalidad-por-suicidio-final.pdf
15. Up to date medicine, Harvard University, Diagnosis and management of late life unipolar depression (2020).
16. Semkovska, M., *et al.* (2019). Cognitive function following a major depressive episode: a systematic review and meta-analysis. Lancet Psychiatry, 19, 30291-3.
17. López-Álvarez, J., Sevilla-Llewellyn-Jones, J., Aguera-Ortiz, L. (2019). Anticholinergic drugs in geriatric psychopharmacology. Frontiers in neuroscience, 13, article 1309, 1-15.
18. Navaratnarajah, A., Jackson, S. (2016). The physiology of ageing. Medicine, 1-5.
19. Guía Práctica Salud Mental y prevención del suicidio para personas mayores, Minsal. https://www.minsal.cl/wp-content/uploads/2019/10/2019.10.08_Gu%C3%ADa-Pr%C3%A1ctica-Salud-Mental-y-prevenci%C3%B3n-de-suicidio-en-Personas-Mayores_versi%C3%B3n-digital.pdf
20. Gutzmann, H., Qazi, A. (2015). Depression associated with dementia. Z Gerontol Geriat, 48, 305-311.
21. Orgeta, et al. (2014). Psychological treatments for depression and anxiety in dementia and mild cognitive impairment. Cochrane Database of Systematic Reviews, Issue 1. Art. No.: CD009125., DOI: 10.1002/14651858.CD009125.pub2.
22. Sociedad Española de Psiquiatría Biológica. (2018). Consenso Español sobre la Terapia Electroconvulsiva. Madrid, España.
23. Update Expert Panel. (2019). American Geriatrics Society 2019 Updated AGS Beers Criteria® for Potentially Inappropriate Medication Use in Older Adults. The American Geriatrics Society, 00, 1-21.
24. Woodford, H., Fisher, J. (2019). New horizons in deprescribing for older people. Age and Ageing, 48, 768-775.

PARKINSONISMO Y TEMBLOR

ELÍAS FERNÁNDEZ Y CARLOS JURI

¿Cómo definimos temblor y parkinsonismo?

Los trastornos del movimiento son un grupo de enfermedades caracterizadas por un exceso (trastornos hipercinéticos) o disminución del movimiento (trastornos hipocinéticos), en ausencia de paresia o espasticidad. El temblor es el más frecuente de los trastornos hipercinéticos, mientras que en los trastornos hipocinéticos predomina el parkinsonismo.

El temblor se define como un movimiento involuntario, rítmico y oscilatorio de una región corporal, causado por la contracción alternante de músculos agonistas y antagonistas. Tiene una frecuencia específica y constante, medible en Hz (ciclos por segundo) y también una amplitud que puede ser variable(1).

El síndrome parkinsoniano o parkinsonismo, se define por la presencia de enlentecimiento de los movimientos voluntarios y automáticos (bradicinesia), generalmente asociado a rigidez muscular, temblor (habitualmente de reposo), alteración de reflejos posturales y marcha a pasos cortos.

El temblor es el trastorno del movimiento más frecuente, existiendo temblores fisiológicos y patológicos, de estos últimos, la principal causa es el temblor esencial (TE).[1] El TE tiene una prevalencia aproximada de 0,9% en población general y una presentación bimodal (adolescencia y adultez tardía), aumentando su prevalencia en edades mayores, siendo de 4,6% en personas mayores (PM) de 65 años y 20% en PM de 95 años(2).

La principal causa de parkinsonismo es la enfermedad de Parkinson (EP). La EP corresponde a la segunda enfermedad neurodegenerativa más frecuente, solo superada por la enfermedad de Alzheimer, afectando a más de 6 millones de personas en el mundo, con una prevalencia en aumento, proyectándose una población de 9 millones de personas con EP para el año 2030(3).

1. ¿CÓMO CLASIFICAR LOS TIPOS DE TEMBLOR?

Existen múltiples formas para clasificar el temblor. El más reciente consenso de la Sociedad Internacional de Parkinson y Trastornos del Movimiento(4) propone el uso de dos grandes ejes: uno clínico y otro etiológico. A partir de las características clínicas, es posible definir síndromes clínicos que a su vez son causados por distintas etiologías (TABLA 1).

Dentro de las características clínicas a considerar se encuentran:

- Características del temblor: Incluyendo distribución corporal, condiciones que lo activan y frecuencia.
- Signos asociados: Considera signos de enfermedades sistémicas (hipertiroidismo, por ejemplo), signos neurológicos (parkinsonismo, distonía, ataxia, etc.) y signos denominados blandos (signos neurológicos de significado incierto, no suficientes para realizar un diagnóstico adicional al temblor).
- Estudios de laboratorio: Estudios electrofisiológicos, neuroimágenes, imágenes funcionales y biomarcadores en suero y tejidos.

De las características antes mencionadas las condiciones que activan el temblor son de importancia crítica. A partir de esta característica podemos clasificar los temblores en dos grandes grupos:

1. Temblor de reposo: Temblor en una parte del cuerpo que no se encuentra voluntariamente activada. Por ejemplo, temblor que aparece al reposar las manos sobre los muslos o el temblor que se observa en las manos de algunos pacientes con enfermedad de Parkinson al caminar.
2. Temblor de acción: Temblor que ocurre en una región voluntariamente activa. Este a su vez se subdivide en temblor cinético, postural e isométrico. El temblor cinético es aquel que se observa durante un movimiento voluntario, se incluyen aquí el temblor cinético simple, donde el temblor se mantiene constante a lo largo del movimiento; el temblor de intención, en el que se observa un aumento del temblor al llegar al objetivo; y el temblor tarea específico, que ocurre durante una tarea en particular como por ejemplo la escritura. El temblor postural se presenta al mantener una posición antigravitacional y el temblor isométrico cuando se realiza una contracción muscular sostenida, por ejemplo al empuñar la mano.

2. ¿Qué elementos de la historia clínica son especialmente importantes al evaluar un paciente con temblor?

Tal como se mencionó anteriormente un elemento crucial es la diferenciación entre el temblor de reposo y el temblor de acción. No obstante, hay una serie de elementos de la historia clínica que son relevantes al momento de la evaluación de un paciente con temblor.

Dentro de estos se encuentra la edad de inicio, el perfil temporal tanto de instalación como de progresión del temblor, los antecedentes mórbidos personales y el uso de fármacos. Especial énfasis debe hacerse en la búsqueda del uso de

TABLA 1 • ETIOLOGÍAS DE TEMBLOR.[13]

Temblor esencial.
Síndromes de origen genético: Gen único: enfermedad frontotemporal, enfermedad de Wilson, Distonía, etc. Aberraciones cromosómicas: Síndrome X-frágil, ataxia telangectasia, Prader Willi, etc. Repetición trinucleótidos: Ataxia espinocerebelosa [1,2,3,6,7,17]. Enfermedades mitocondriales: Síndrome de Leigh. Enfermedades lisosomales: Enfermedad de Gaucher, Niemann-Pick tipo C.
Síndromes Parkinsonianos: enfermedad de Parkinson, atrofia multisistémica, degeneración córtico basal.
Enfermedades inflamatorias y autoinmunes: Enfermedades desmielinizantes, encefalitis letárgica, VIH, tuberculosis, sífilis, síndrome de Guillain-Barre, neuropatías inflamatorias, etc.
Paraneoplásico: cáncer bronquial, de mama, uterino, ovárico, con o sin presencia de autoanticuerpos (Yo, Tr, VGKC, mGLuR1, Ri, Hu).
Enfermedades endocrinas y metabólicas: Insuficiencia renal y hepática, hipertiroidismo, hiperparatiroidismo, hipoglicemia.
Lesiones cerebrales: incluyendo tumores cerebrales, trauma encefalocraneano, lesiones vasculares, etc.
Fármacos: Citostáticos: vincristina, cisplatino, doxorubicina, citosina-arabinosida, 5-fluorouracilo, metotrexato. Inmunomoduladores: ciclosporina, tacrolimus, interferones. Anticonvulsivantes: Valproato, carbamazepina, fenitoína, lamotrigina. Bloqueadores del receptor dopaminérgico o depletores dopaminérgicos: neurolépticos, metoclopramida, tetrabenazina. Antidepresivos: Tricíclicos, inhibidores selectivos recaptación serotonina o norepinefrina. Antiarrítmicos: amiodarona, mexiletina, procainamida. Antagonistas del calcio: nifedipino, amlodipino. Hormonas: tiroxina, calcitonina, progesterona, corticoesteroides. Simpaticomiméticos: Broncodilatadores, agonistas 2. Inhibidores fosfodiesterasa: teofilina, aminofilina, cafeína.
Drogas psicoactivas: nicotina, anfetaminas, ácido lisérgico, privación de alcohol o benzodiazepinas, etc.
Toxinas: mercurio, plomo, manganeso, arsénico, cianuro, monóxido de carbono, tolueno, lindano, etc.
Trastornos afectivos y asociados al ejercicio físico: ansiedad, estrés, fatiga, ejercicio físico, frío, etc.

antiepilépticos, como ácido valproico, carbamazepina y fenitoína; antidepresivos, amiodarona, litio, neurolépticos, metoclopramida, simpatomiméticos, agonistas beta-2, levotiroxina y otros. Al sospechar un temblor inducido por drogas será importante considerar la asociación temporal entre el inicio del temblor y el uso del fármaco, la presencia de una relación entre aumento de dosis y aumento de amplitud del temblor, y finalmente si es que la disminución o suspensión del fármaco disminuye o suprime el temblor.

En cuanto a los hábitos, será importante consultar por la respuesta del temblor tras el consumo de alcohol (típicamente disminuye en temblor esencial), pero también puede existir temblor en contexto de privación de alcohol.

Será importante también recabar antecedentes familiares de temblor o de otras enfermedades neurológicas, como EP. Deberá también indagarse respecto a síntomas que orienten a enfermedades sistémicas que puedan presentarse con temblor, tales como la sudoración, baja de peso e intolerancia al calor que se observan en hipertiroidismo.

En particular, es importante indagar respecto a la presencia de otros movimientos involuntarios, de otros síntomas neurológicos más allá del temblor (por ejemplo, lentitud, inestabilidad de la marcha o sensación de tirantez en la región afectada por el temblor)[4].

3. ¿Cuáles son los criterios clínicos para el diagnóstico del temblor esencial?

El TE es el trastorno del movimiento más frecuente y se caracteriza principalmente por la presencia de temblor de acción. Tiene dos grandes puntos de incidencia: uno de inicio joven (antes de los 25 años) y uno de inicio tardío (después de los 65 años). La aparición de TE en la juventud se asocia más a la presencia de historia familiar de TE y también tiene una mayor sensibilidad al alcohol. Por otra parte, las formas de inicio tardío se asocian a mayor frecuencia de asociación a deterioro cognitivo.

El TE se define como un síndrome de temblor de acción aislado, que afecta ambas extremidades superiores y que tiene una duración de al menos tres años. Puede o no existir temblor en otras localizaciones como el temblor cefálico, de voz o de extremidades inferiores y necesariamente deben estar ausentes otros signos neurológicos como distonía, ataxia y parkinsonismo.

Los criterios de exclusión para TE son la presencia de temblor focal aislado, como temblor cefálico o de la voz. También la presencia de temblor ortostático, que se observa en las piernas y con una frecuencia mayor a 12 Hz, la presencia de temblor específico de tarea o posición y la historia de un temblor de inicio súbito o con deterioro escalonado[4,5,6,7].

4. ¿Cómo clasificar los parkinsonismos?

Los parkinsonismos pueden ser clasificados de distintas maneras. Una de ellas es la clasificación etiológica en la que distinguimos dos grandes grupos: las causas neurodegenerativas y las no neurodegenerativas.

Dentro de las enfermedades neurodegenerativas la principal causa de parkinsonismo es la EP. En este grupo se encuentran también los parkinsonismos atípicos y otras enfermedades que pueden presentarse con parkinsonismo tales como la enfermedad de Wilson, la enfermedad de Huntington (en particular la variante de Westphal) y otras.

Entre las causas no neurodegenerativas encontramos el parkinsonismo inducido por drogas o tóxicos, el parkinsonismo vascular, aquel causado por tumores, el de origen post infeccioso, entre otros.

Usando elementos clínicos es posible también clasificar los parkinsonismos según la simetría de los elementos motores, el perfil de instalación y progresión; o también según su respuesta a levodopa.

5. ¿Qué elementos de la historia clínica y el examen físico son especialmente importantes al evaluar un paciente con parkinsonismo?

En la historia clínica debemos evaluar el modo de inicio de los síntomas. En la EP el comienzo es gradual a lo largo de meses y en muchas ocasiones las manifestaciones, tales como bradicinesia, rigidez y temblor, predominan en un lado del cuerpo. La presencia de inicio súbito debe sugerir otras causas, como por ejemplo un cuadro funcional (psicógeno). Otro elemento a considerar es la exposición a fármacos bloqueadores dopaminérgicos en las semanas o meses previos al comienzo del cuadro clínico.

La presencia de lentitud en los movimientos, rigidez muscular, alteración de la postura o de la marcha, son especialmente relevantes en los pacientes con temblor, ya que todos estos elementos descartan un cuadro de TE y deben plantear un síndrome parkinsoniano. En la misma línea, la existencia de manifestaciones no motoras como hiposmia, trastorno conductual del sueño REM, alteraciones cognitivas o estreñimiento, deben hacernos plantear la opción de un cuadro parkinsoniano o neurodegenerativo como causa subyacente.

En la historia también es relevante explorar por caídas frecuentes o alteraciones cognitivas o conductuales (por ejemplo, alucinaciones) las que sugieren un parkinsonismo atípico como parálisis supranuclear progresiva o demencia por cuerpos de Lewy.

En el examen físico debemos buscar la presencia de bradicinesia, mediante la evaluación de movimientos repetitivos (por ej. apertura de mano, golpeteo de dedos, etc.). Así también es necesario explorar la presencia de rigidez muscular. La presencia de cualquiera de ellos debe sugerir un cuadro parkinsoniano.

Al explorar un paciente con temblor esencial esperamos observar un temblor de predominio postural y en acción, la mayoría de las veces simétrico entre ambas extremidades superiores o con leve diferencia de intensidad entre ellas. La presencia de un temblor localizado, como en una extremidad o solo cefálico o de voz, debe sugerir otras causas como EP o distonías focales.

La evaluación de la marcha es muy relevante y nunca debe faltar en la exploración de estos pacientes. Así, una marcha a pasos acortados, con descomposición en giros, con tendencia a flexión anterior o sin braceo, debe sugerir un cuadro parkinsoniano. Una marcha de base amplia e inestable debe plantear un cuadro de ataxia. También exploramos la estabilidad postural mediante la prueba del tirón (*pull-test*), en la cual empujamos hacia atrás al paciente desde los hombros. La respuesta normal es mantenerse en el sitio o dar 1 o 2 pasos para reequilibrarse, la alteración de esta respuesta indica inestabilidad postural, es un marcador de alto riesgo de caídas y en pacientes con parkinsonismo sugieren un cuadro atípico.

6. ¿Cuáles son los criterios diagnósticos de la enfermedad de Parkinson?

El diagnóstico de la EP es clínico. Los criterios del Banco de Cerebros del Reino Unido[8] incluyen tres pasos para el diagnóstico de EP:

1. Diagnóstico de un síndrome parkinsoniano: Requiere la presencia de bradicinesia (lentitud en movimiento voluntario con progresiva reducción de velocidad y amplitud) más la presencia de uno de los siguientes: rigidez muscular, temblor de reposo de 4-6 Hz e inestabilidad postural.
2. Criterios de exclusión: Historia de eventos cerebrovasculares repetidos con una progresión escalonada del parkinsonismo (sugerente de parkinsonismo vascular), historia de trauma encefálico repetido, historia de encefalitis, presencia de crisis oculogiras, uso de neurolépticos al momento del inicio de síntomas, presencia de más de un familiar afectado, paresia supranuclear de la mirada, signos cerebelosos, disfunción autonómica severa al inicio de los síntomas, demencia al inicio de los síntomas, signos piramidales, presencia de un tumor o hidrocefalia en neuroimagen, exposición a tóxicos (metilfenil tetrahidropiridina MPTP) y respuesta negativa a dosis altas de levodopa.
3. Criterios de apoyo para el diagnóstico de EP (tres o más son requeridas para el diagnóstico definitivo de EP): Síntomas motores unilaterales al inicio, temblor de reposo, curso progresivo, asimetría de síntomas motores persistente siendo el lado inicial el más afectado, respuesta excelente a levodopa, diskinesias inducidas por levodopa, respuesta a levodopa por 5 años o más, curso clínico de 10 o más años.

Estrategias y evaluación (enfrentamiento: clínico y estudio-banderas de alarma-criterios de derivación)

1. ¿Qué estudios complementarios son útiles en la evaluación de un paciente con temblor?

Al sospechar un temblor no fisiológico debería incluirse un estudio que permita descartar causas tratables. Por lo anterior será útil contar con un perfil hepático, hormonas tiroideas y función renal. Dependiendo de la sospecha clínica, el estudio de laboratorio en un paciente con temblor puede ampliarse a causas infecciosas, neurodegenerativas, inflamatorias, entre otras (ver Tabla 1).

Será útil, a la luz de la historia clínica y examen físico, contar con una neuroimagen estructural (tomografía computada o resonancia magnética de encéfalo). En algunos casos el estudio electrofisiológico del temblor será de gran utilidad, por ejemplo, para confirmar el diagnóstico de un temblor funcional, o distinguir temblor de mioclonías[4,13].

2. ¿Cuándo derivar a un paciente con temblor?

Como se ha mencionado, las etiologías del temblor son múltiples, pasando desde un temblor fisiológico exacerbado, cuyo manejo puede consistir únicamente en el tratamiento del factor desencadenante, hasta enfermedades neurodegenerativas que requieren evaluación por el especialista. En el caso del temblor esencial, se sugiere derivación en casos que sean refractarios a primera línea de tratamiento farmacológico, ya sea por falta de respuesta o mala tolerancia al fármaco elegido.

Si el temblor no se encuentra aislado y se asocia por ejemplo a distonía (temblor distónico), parkinsonismo, ataxia o polineuropatía, corresponderá también la derivación al especialista en trastornos del movimiento.

Si se ha identificado una causa endocrinológica o metabólica como hipertiroidismo o una falla hepática o renal, el manejo deberá incluir también a los especialistas correspondientes.

En ocasiones el temblor inducido por drogas puede ser complejo y requiere la participación del especialista que haya indicado el fármaco en cuestión. Por lo anterior, por ejemplo en el caso de temblor causado por litio o neurolépticos, corresponderá una evaluación por psiquiatría para evaluar la factibilidad de disminución, cambio o suspensión del fármaco causante del temblor, valorando siempre riesgos y beneficios.

3. ¿Cuáles son las banderas rojas para sospechar un parkinsonismo atípico?

Al momento de enfrentarse a un paciente con un síndrome parkinsoniano existen algunos elementos de la historia clínica y del examen neurológico que orientan a la presencia de un parkinsonismo atípico por sobre una EP idiopática[9,10,11].

Algunas de ellas son:

- Progresión rápida de alteración de la marcha, requiriendo uso regular de silla de ruedas en los primeros cinco años de evolución.
- Disfunción bulbar temprana: Disfonía o disartria severa, disfagia severa en los primeros cinco años de evolución.
- Disfunción respiratoria inspiratoria: Estridor inspiratorio diurno o nocturno.
- Falla autonómica severa en los primeros cinco años de evolución: Hipotensión ortostática, que para criterios de atrofia multisistémica se define como la disminución de presión arterial de 30 mmHg de presión sistólica o 15 mmHg de presión diastólica, luego de 3 minutos de bipedestación; retención urinaria severa o incontinencia urinaria en los primeros cinco años de enfermedad.
- Caídas recurrentes (más de 1 por año) debido a alteraciones del equilibrio, en los primeros tres años de evolución.

4. ¿Cuándo derivar a un paciente con parkinsonismo?

En condiciones óptimas, todos los afectados por parkinsonismo deberían ser evaluados por un neurólogo o algún médico con experiencia en el diagnóstico diferencial y tratamiento de estos pacientes. En situaciones especiales, como sospecha de parkinsonismo inducido por fármacos, se podría plantear suspender, si fuera posible, el fármaco que habría desencadenado el cuadro parkinsoniano y esperar a ver la respuesta del paciente.

Tratamiento inicial

1. ¿Cuál es el tratamiento inicial recomendado en temblor esencial?

En el caso de TE, el tratamiento de primera línea incluye el uso propanolol o primidona. Ambos logran disminuir entre un 30-70% el temblor, pero en más de la mitad de ellos el tratamiento termina siendo descontinuado por sus efectos adversos (EA) e intolerancia a las dosis que son efectivas. Otro fármaco clínicamente útil para el manejo del TE es el topiramato.

Al enfrentarse al tratamiento inicial de los pacientes con TE deben considerarse, entre otros aspectos, sus comorbilidades y los fármacos que ya se encuentre usando. En el caso de usar primidona se aconseja iniciar con dosis bajas y ascender de forma gradual, esto para disminuir los efectos adversos, tales como mareos, náuseas, somnolencia e inestabilidad de la marcha. Se sugiere realizar preparaciones de 25 mg (enviar a recapsular por recetario magistral) y aumentar de forma gradual hasta una dosis que sea efectiva y bien tolerada.

En el caso de usar propanolol se recomienda evitar en pacientes asmáticos o con bradicardia. Se sugiere iniciar con dosis de 20 mg al día y aumentar gradualmente hasta lograr una dosis efectiva y bien tolerada[12,13].

2. ¿Cuál es el tratamiento inicial recomendado en enfermedad de Parkinson?

El tratamiento de los pacientes con EP considera dos pilares que se complementan, terapia no farmacológica y tratamiento farmacológico.

Terapia no farmacológica: La educación de los pacientes con EP y sus familiares y/o cuidadores es fundamental, facilita la adherencia al tratamiento, mejora la posibilidad de reconocer deterioro clínico y permite readecuaciones oportunas y adecuadas de la terapia.

La actividad física en estos pacientes es un elemento clave y debe incluirse desde las etapas iniciales de la enfermedad. Un ejercicio diario de al menos 30 minutos es recomendable. Múltiples tipos de ejercicios se han recomendado en este grupo de pacientes (caminata, baile, natación, yoga, etc.).

En algunos pacientes se debe considerar el apoyo de fonoaudiología para el habla o la deglución, lo que suele ocurrir en etapas avanzadas. También juega un papel la terapia ocupacional. En un grupo de pacientes se requiere también apoyo psicológico en etapas tempranas del diagnóstico.

Terapia farmacológica: Actualmente todos los pacientes con diagnóstico de EP son tratados con fármacos. El eje de la EP es la deficiencia del neurotransmisor dopamina y la estrategia fundamental del tratamiento consiste en elevar los niveles de dopamina en el encéfalo. Existen diversos fármacos, que mediante diferentes mecanismos, elevan la actividad dopaminérgica y ellos constituyen el tratamiento de la EP. La levodopa (asociada a carbidopa o benserazida para inhibir la enzima dopa decarboxilasa periférica) es el estándar de oro para el tratamiento de la EP. Su potencia, mayor a cualquier otro fármaco dopaminérgico y su buena tolerancia, la convierten en una excelente estrategia terapéutica y todos los pacientes la usarán en algún momento de su enfermedad. Otras terapias utilizadas incluyen agonistas de la dopamina, tales como pramipexol, ropinirol y rotigotina, los que tienen en términos generales una menor potencia en control de síntomas y un perfil de efectos adversos menos favorable, con mayor riesgo de somnolencia diurna, edema de extremidades inferiores y alteraciones conductuales, como alucinaciones y trastorno por control de impulsos, todos los cuales son más frecuentes que con levodopa. Ambos tratamientos son efectivos en el control de la lentitud, rigidez y en grado variable el temblor.

Si bien el tratamiento es individualizado, existen algunos principios para la elección del fármaco en base a efectividad y potenciales efectos adversos. Un elemento clave en esta decisión es la edad. En PM sobre los 70 años el fármaco de elección es levodopa, siempre comenzando con dosis bajas, idealmente repartidas en 3 tomas diarias, alejado de las proteínas de la dieta. En pacientes de menor edad se puede iniciar con agonistas dopaminérgicos, vigilando con atención los efectos adversos.

Otros fármacos que se utilizan ocasionalmente al inicio del tratamiento son rasagilina, un inhibidor de la Monoaminooxidasa B (MAO B), que entrega un efecto sintomático leve, útil en algunos pacientes. También se utiliza ocasionalmente tratamiento más dirigido al temblor como es el caso de trihexifenidilo, aquí se debe ser cuidadoso con los efectos adversos por su acción anticolinérgica, particularmente con las manifestaciones cognitivas en esta población susceptible. En principio, se desaconseja en pacientes con compromiso cognitivo y se debe usar con extrema precaución en el resto de los pacientes, en particular en los PM de mayor edad[10].

Puntos clave

- El temblor es un síntoma común a diversas condiciones. La presencia de temblor obliga a buscar las posibles causas y definir el mejor tratamiento para cada paciente.
- El temblor esencial se caracteriza por la presencia de temblor postural y de acción en extremidades superiores, que puede asociarse a temblor en otros segmentos. La presencia de antecedentes familiares de temblor y la mejoría con alcohol son aspectos que orientan en su diagnóstico.
- La lentitud de los movimientos (bradicinesia) es el elemento cardinal de la enfermedad de Parkinson. Frecuentemente se asocia con rigidez y manifestaciones no motoras, todo lo que orienta al diagnóstico de EP.
- El tratamiento de los pacientes con TE se basa en el uso de propranolol o primidona, según la repercusión del temblor en la vida diaria. En casos refractarios a estos tratamientos se puede intentar usar gabapentina, topiramato y otros.
- En la EP, el empleo de levodopa es el principal tratamiento farmacológico. En todos los pacientes, los fármacos deben asociarse a actividad física regular.

¿Dónde profundizar?

Sitios para pacientes:

- https://www.esparkinson.es/ Sitio de la Federación Española de Parkinson, agrupa a diversas asociaciones de pacientes con E. Parkinson de la península Ibérica. Contiene información útil para pacientes, familiares y cuidadores. Ofrecen cursos en línea, charlas, recursos informativos, etc.

Sitios para profesionales:

- https://www.movementdisorders.org/ Sitio de la Sociedad Internacional de E. Parkinson y otros trastornos del movimiento. Ofrece múltiples recursos educativos online, además de acceso a Movement Disorders Journal, la principal revista médica en el área.

Referencias

1. Fahn, S., Jankovic, J., & Hallett, M. Principles and practice of movement disorders 2nd ed. Elsevier Health Sciences; 2011.
2. Louis ED, Ferreira JJ. How common is the most common adult movement disorder? Update on the worldwide prevalence of essential tremor. Mov Disord. 2010; 25(5):534-41.
3. Ray Dorsey E, Elbaz A, Nichols E, Abd-Allah F, Abdelalim A, Adsuar JC, *et al.* Global, regional, and national burden of Parkinson's disease, 1990-2016: a systematic analysis for the Global Burden of Disease Study 2016. Lancet Neurol. 2018; 17(11):939-53.
4. Bhatia KP, Bain P, Bajaj N, Elble RJ, Hallett M, Louis ED, *et al.* Consensus Statement on the classification of tremors. from the task force on tremor of the International Parkinson and Movement Disorder Society. Mov Disord. 2018; 33(1):75-87.
5. Louis ED. Essential tremor. Lancet Neurol. 2005; 4(2):100-10.
6. D. Haubenberger, M. Hallet. Essential tremor. N. Engl. J. Med. 2018; 378:1802-1810.
7. Sepúlveda Soto MC, Fasano A. Essential tremor: New advances. Clin Park Relat Disord 2020; 3:100031
8. Hughes, A. J., Ben-Shlomo, Y., Daniel, S. E., & Lees, A. J. UK Parkinson's disease society brain bank clinical diagnostic criteria. J Neurol Neurosurg Psychiatr. 1992; 55(181), e4.
9. Mulroy E, Stamelou M, Bhatia KP. How to approach a patient with parkinsonism – red flags for atypical parkinsonism. Vol. 149, International Review of Neurobiology. Elsevier Ltd; 2019. 1-34 p.
10. Armstrong MJ, Okun MS. Diagnosis and Treatment of Parkinson Disease: A Review. JAMA - J Am Med Assoc. 2020; 323(6):548-60.
11. Höllerhage M. Secondary parkinsonism due to drugs, vascular lesions, tumors, trauma, and other insults. Int Rev Neurobiol. 2019; 149:377-418.
12. Ferreira JJ, Mestre TA, Lyons KE, Benito-León J, Tan EK, Abbruzzese G, et al. MDS evidence-based review of treatments for essential tremor. Mov Disord. 2019; 34(7):950-8.
13. Hopfner F, Deuschl G. Managing Essential Tremor. Neurotherapeutics. 2020; (1):1-19.

HIPERPLASIA PROSTÁTICA BENIGNA, UROPATÍA OBSTRUCTIVA BAJA Y SÍNTOMAS DEL TRACTO URINARIO INFERIOR

Javier Domínguez y Juan Cristóbal Bravo

¿Por qué son relevantes estas entidades?

La **uropatía obstructiva baja (UOB)** es la interrupción estructural o funcional del flujo urinario, bajo la unión uretero vesical, determinando aumento de la presión intravesical.

Hiperplasia Prostática Benigna (HPB) es el crecimiento de las glándulas periuretrales que en algunos casos puede producir UOB y/o **Síntomas del Tracto Urinario Inferior (STUI)**. La gran mayoría de los hombres tendrá HPB pero se estima que no más allá del 30% de la población tendrá síntomas relacionados a esta.

Los STUI son los síntomas relacionados con la alteración en el almacenamiento y/o vaciado de la vejiga[1]. Comúnmente se asociaban a HPB pero en la práctica no están necesariamente asociados, de hecho la prevalencia de estos síntomas es muy significativa en las mujeres (hasta el 70% en hombres y mujeres) y aumenta al igual que en los hombres con la edad[2].

La interrelación entre estas tres condiciones es compleja. Casi todos los hombres tendrán hiperplasia pero a la gran mayoría no les va a producir síntomas. A su vez, un porcentaje alto tendrá STUI que no se relacionan necesariamente a obstrucción o hiperplasia y algunos incluso tendrán obstrucción sin síntomas o hiperplasia.

La causa más frecuente de UOB en el hombre adulto mayor corresponde a la HPB. La prevalencia de HPB aumenta con la edad: 70% en los hombres entre 60-69 años y cerca de 80% en mayores de 70 años. Esta relación es la misma asociada a los STUI[2].

¿Cuáles son los factores de riesgo?

- **Edad**: aumenta con los años[2].
- **Raza**: los afroamericanos presentan más STUI moderados/severos y presentan mayor volumen prostático. Los asiáticos tienen menos HPB y menos probabilidad de cirugía[3].

FIGURA 1.

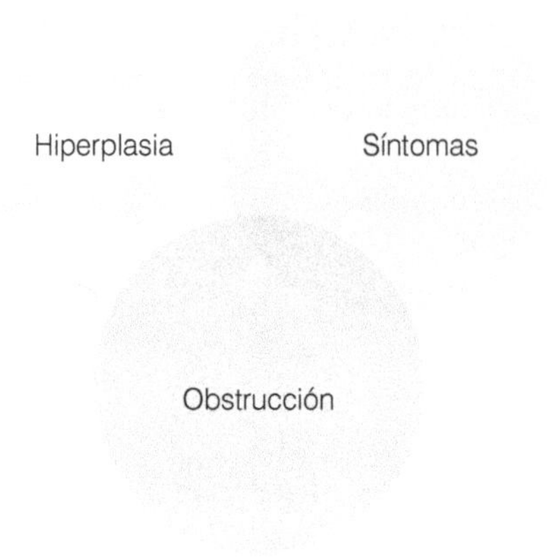

- **Susceptibilidad genética**: existe tendencia familiar para HPB[4].
- **Niveles hormonales**: la concentración de testosterona sérica o Dihidrotestosterona no parecen relacionarse a HPB, pero sí las concentraciones relativas de ellas y de estrógenos en el microambiente prostático[4].
- **Obesidad y síndrome metabólico**: relacionado a un aumento en la aromatización de la testosterona circulante en el tejido adiposo, alterando la relación estrógeno/testosterona local, y/o la hiperinsulinemia[5].
- El consumo de **cafeína** aumenta los STUI tanto en hombres y mujeres, independiente de la causa y hay más progresión de HPB[6].
- Los **jugos cítricos** están asociados a 50% menos progresión de STUI/HPB[8].
- **Sedentarismo**: se relaciona a mayores STUI tanto en hombres como mujeres.
- **Consumo de alcohol** excesivo (3 o más tragos por día) pueden bajar el riesgo de HPB por la baja de andrógenos[8].
- **Factores dietéticos**: los STUI/HPB pudieran estar relacionados con micronutrientes relacionados con la prevención del estrés oxidativo. Licopeno, betacaroteno, vitamina A están inversamente relacionados con STUI, aunque las dosis altas de suplementos y la vitamina C total se asocian positivamente con los STUI[8].
- Existe una correlación positiva entre STUI/HPB y **factores de riesgo cardiovascular** como HTA, obesidad (se piensa que una hiperactividad autonómica está relacionada en el desarrollo de STUI, y la enfermedad coronaria y HTA asociadas con mayores niveles de severidad de estos).
- Insuficiencia cardiaca con **edema periférico**, puede aumentar la producción de orina, empeorando los síntomas urinarios, sobre todo en la noche[9].
- **Factores neurológicos** (enfermedad de Parkinson, AVE, esclerosis múltiple, neuropatía periférica, lesiones medulares).

¿Cuáles son sus síntomas?

Los STUI típicamente fluctúan en el tiempo, pudiendo remitir de forma espontánea. Cuando son importantes producen alteración de la calidad de vida, alteraciones del sueño, aumento en los síntomas depresivos y disminución en la capacidad de realizar actividades de la vida diaria[3, 5]. Se categorizan en síntomas relacionados a:

Almacenamiento:

- Urgencia miccional.
- Polaquiuria.
- Nicturia.
- Incontinencia urinaria.
- Sensación anormal en la vejiga.

Vaciado (durante la micción):

- Baja en el flujo urinario: percepción individual de baja del flujo, usualmente comparada con desempeño previo o con otros hombres. También se describe flujo en *spray* o dividido.
- Intermitencia en el flujo urinario.
- Latencia miccional: dificultad en iniciar la micción.
- Disuria de esfuerzos[1].
- Disuria dolorosa.

Post miccionales:

- Sensación de vaciado incompleto luego de orinar.
- Goteo postmiccional.

¿Cuáles son las posibles causas de STUI?

Tradicionalmente STUI en hombres ha sido atribuido primariamente a la HPB y consecuencia de la UOB. Sin embargo, la significancia de otras etiologías en la disfunción del vaciado va en aumento. La Vejiga Hiperactiva (VH) puede ser una de las principales causas o causa contribuyente de STUI en algunos hombres. Una evaluación cuidadosa es importante en la identificación del factor principal por STUI en un paciente, con el fin de tratarlo de forma adecuada.

Otras causas de UOB incluyen estenosis uretral, obstrucción primaria del cuello vesical, contractura del cuello vesical, disinergia vésico-esfinteriana, cáncer de próstata.

Vejiga Hiperactiva se refiere al síndrome de urgencia urinaria, con o sin incontinencia de urgencia, generalmente acompañado de una mayor frecuencia durante el día y la noche. Si bien este está típicamente asociado a síntomas de llenado más que de vaciado, VH a menudo explica los síntomas en hombres que se cree que tienen UOB pero que no responden a la terapia. La incidencia de VH y STUI es la misma en hombres y mujeres mayores[10]. La VH puede ser primaria o secundaria relacionada con alteraciones neurológicas (enfermedad de Parkinson, AVE, etc.), litiasis vesical, cistitis crónica, o frecuentemente puede ser secundaria a la UOB (entre un 30-60% de las personas con UOB tienen VH)[11].

¿Cómo se evalúa inicialmente al paciente?

La historia clínica debe incluir el inicio, duración, severidad de los síntomas y sobre todo la repercusión en la calidad de vida. Los medicamentos, como antidepresivos, diuréticos, broncodilatadores y antihistamínicos pueden producir, desencadenar o agravar los STUI. Sospechar estenosis uretral (si existen antecedentes de uretritis, trauma uretral, instrumentalización uretral)[12].

Se debe evaluar antecedentes y síntomas neurológicos (enfermedad de Parkinson, AVE, cirugías de columna; síndrome de cola de caballo, esclerosis múltiple, etc.).

El examen físico debe incluir abdomen, pelvis (globo vesical) y neurológico dirigido (anestesia perineal, reflejo bulbo cavernoso). El tacto rectal debería ser realizado para estimar tonicidad del esfínter anal, el tamaño prostático y alteraciones en la consistencia de la próstata (cáncer).

El examen de orina se solicita para evaluar hematuria, piuria y bacteriuria. Por su parte, es el único examen en el cual hay consenso dentro de todas las guías que no puede faltar en la evaluación de un hombre con STUI. La realización de otros exámenes como urocultivo, función renal (evaluar eventual causa post renal de insuficiencia renal), glicemia (descartar diabetes) se deben pedir evaluando caso a caso. El Antígeno Prostático Específico (APE) debe hacerse al menos en personas con síntomas moderados a graves (existe correlación con el tamaño prostático y permite evaluar respuesta a algunos tratamientos) y si se considera útil como tamizaje en aquellos con expectativa de vida mayor a 10 años[13].

Score Internacional de Síntomas Prostáticos (SISP)[5]

El SISP, validado para determinar la severidad de la enfermedad y la respuesta a tratamiento, consiste en 7 preguntas, las que incluyen frecuencia, nicturia, debilidad de chorro, latencia, intermitencia, ausencia de vaciado completo y urgencia. Van de escala de 0-5 cada ítem, y clasificarían los síntomas en leves (0-7), moderados (8-19) y severos (20-35).

¿Cuándo derivar al especialista?

- Hombres < 45 años.
- Anormalidad del examen físico.
- Presencia de hematuria en ausencia de infección.
- Hombres con incontinencia.

- Presencia de retención urinaria o globo vesical.
- Alteración de la función renal sospechosa de ser post renal (presencia de hidronefrosis).
- Hombres con síntomas graves.
- Residuo post miccional mayor a 300-400 cc.
- Falla a la terapia inicial para STUI.
- Hombres que deseen un tratamiento quirúrgico.

¿Cómo se afina el diagnóstico?

La **ecografía pelviana masculina** debe incluir medición del residuo post miccional (RPM), aunque la correlación de este con la UOB es pobre. El tamaño de la próstata en sí no se correlaciona con los síntomas o necesidad de tratamiento, la presencia de RPM elevado (mayor de 300-400 cc o mayor al 40%) o una pared vesical engrosada son signos que ameritan considerar tratamiento[1].

La **uroflujometría** corresponde a un examen no invasivo. El parámetro más utilizado es el flujo máximo (Qmax) que habitualmente es mayor de 15 ml/seg. Permite evaluar la gravedad del impedimento a la salida del flujo. Valores de Qmax <10 ml/seg, se asocian en un 80-90% con UOB (20). Asociado a la medición del RPM mejora la capacidad diagnóstica de UOB[6].

Por su parte, la **cartilla miccional**, sirve para realizar la evaluación del número y volumen miccional durante 24 horas. Permite evaluar poliuria y nicturia de origen no urológico.

Exámenes como **cistoscopía** (para buscar otras causas de UOB o estudio de hematuria), **urodinamia** (usado en personas muy jóvenes o con enfermedades neurológicas asociadas) son de resorte del especialista.

¿Cuál es el tratamiento?

Los cambios de estilos de vida pueden servir para la mayoría de las causas: evacuación de orina sentado, evitar líquidos antes de dormir, reducir el consumo de alimentos con efecto diurético leves como café o alcohol, doble intento de orinar para lograr vaciado vesical más completo y evitar medicamentos que puedan alterar la micción (fenilefrina, antidepresivos tricíclicos, anticolinérgicos) han demostrado efectividad y mejor respuesta al tratamiento médico[15].

Manejo médico:

En personas con STUI leves a moderados por HPB que no alteren la calidad de vida, y sin evidencias de complicaciones (indicaciones absolutas de cirugía, ver más abajo), la observación con intervenciones conductuales es una excelente opción.

FIGURA 2 • MANEJO BÁSICO DE STUI EN HOMBRES.

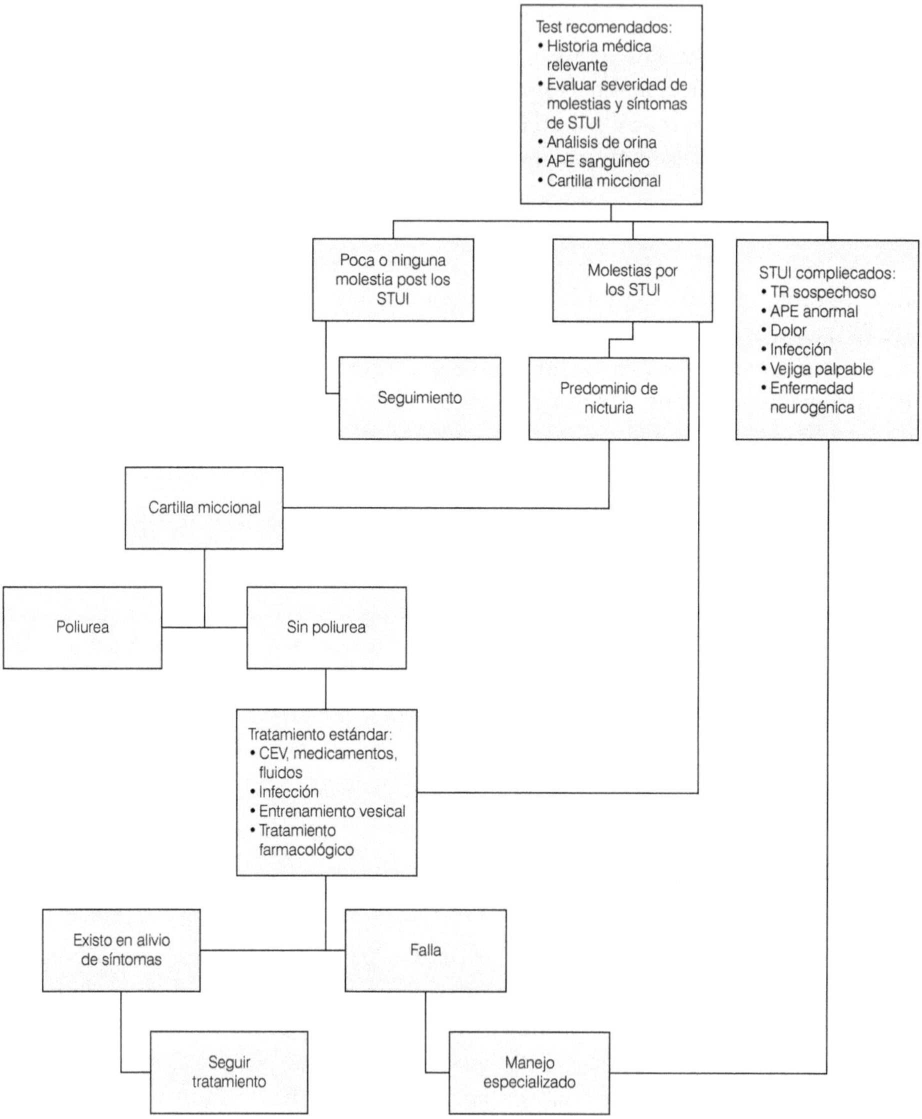

STUI: Síntomas del tracto urinario inferior. CEV: Cambios de estilo de vida. TR: Tracto renal. APE: Antígeno prostático específico.
Esquema adaptado de UpToDate: MacVery. Lower urinary tract symptoms. Jan 2020.

Figura 3 • Manejo especializado en caso de persistencia de STUI luego de manejo básico.

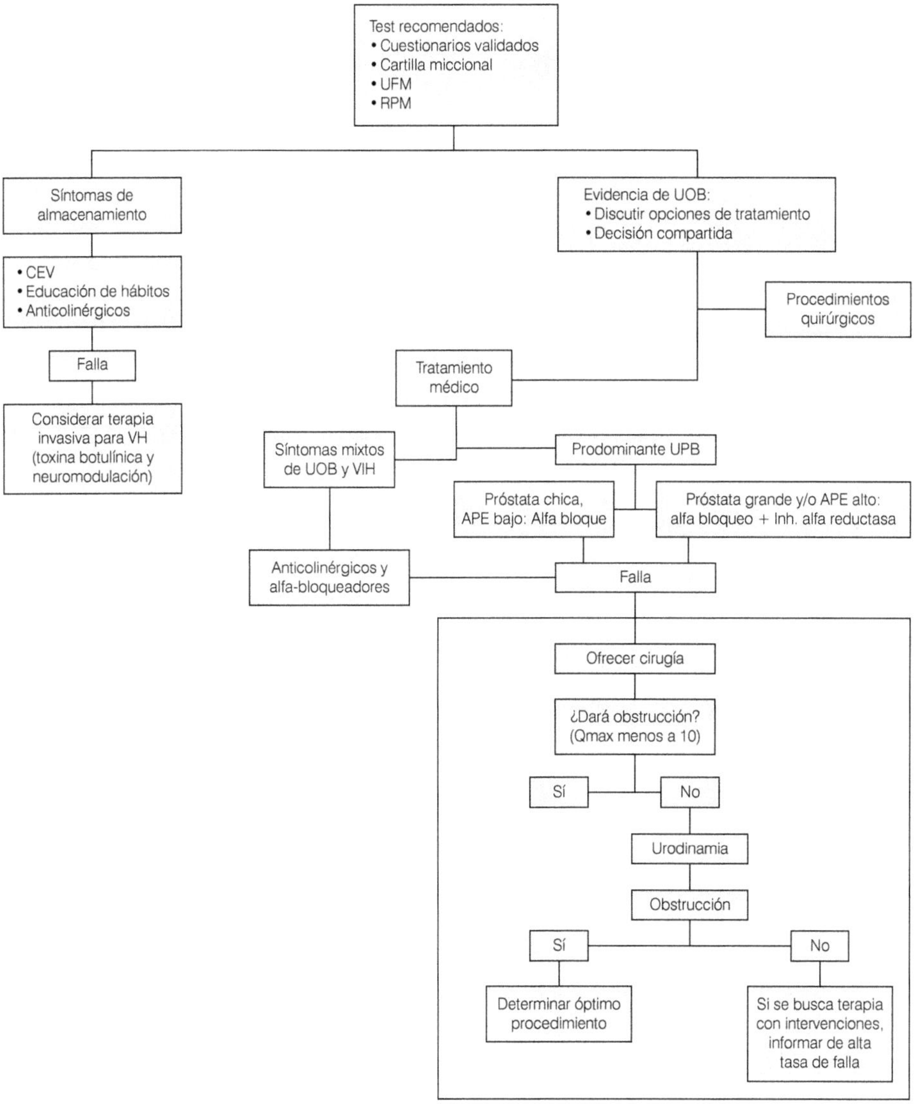

UOB: Uropatía obstructiva baja. VH: Vejiga hiperactvia. CEV: Cambios de estilo de vida. APE: Antígeno prostático específico.
UFM: Uroflujometría. RPM: Residuo post miccional. Esquema adaptado de UpToDate: MacVery. Lower urinary tract symptoms. Jan 2020.

Es razonable iniciar una terapia empírica para HPB cuando se está familiarizado con los signos y síntomas de UOB asociado a HPB como probable causa de los STUI.

Los medicamentos comúnmente usados para el tratamiento de los STUI en HPB incluyen:

- Antagonistas alfa adrenérgicos (AAA).
- Inhibidores 5-alfa reductasa (I5AR).
- Anticolinérgicos uroselectivos.
- Inhibidores de la 5-fosfodiesterasa (I5FD).

En personas con SISP leve a moderado y próstatas pequeñas, se sugiere como tratamiento inicial la monoterapia con AAA. Estos dan beneficios terapéuticos inmediatos, mientras que los I5AR requieren mayor tiempo para la eficacia (3-6 meses).

Los anticolinérgicos pueden ser usados en personas con síntomas principalmente de almacenamiento y los I5FD en quienes tengan disfunción eréctil.

En paciente con síntomas severos y próstatas de más de 40 cc, parece razonable iniciar terapia combinada con AAA e I5AR.

1. AAA: Actúan sobre el componente dinámico de la obstrucción vesical, con la relajación de la musculatura lisa en el cuello vesical, cápsula y uretra prostática. Las diferentes drogas (alfuzosina, terazosina, doxazosina y tamsulosina) tienen la misma eficacia, bajando en un 30-40% el SISP, y subiendo el Qmax entre 16-25% (16).
   Efectos adversos: hipotensión ortostática (menos con los uroselectivos alfa-1: tamsulosina, alfuzosina), eyaculación retrógrada, cefalea, congestión nasal.
2. I5AR: Esta enzima cataliza la conversión de testosterona a dihidrotestosterona (que es la hormona activa en la próstata) logrando disminuir el volumen de la próstata en un 30%, bajando el valor del APE en un 50%. Los síntomas mejoran después de 3-6 meses. Son más efectivos en pacientes con próstatas de más de 40 cc. Finasteride y Dutasteride tienen efectividad similar, bajando los síntomas en un 23%, mejorando Qmax, y bajando volumen en un 19%. Baja la probabilidad de cirugía en un 55%.
   Existe una relación de estos medicamentos con el cáncer de próstata, pudiendo aumentar (por aumento en la detección) los cánceres de alto grado.
   Efectos adversos: disfunción sexual (4-6%).
3. Anticolinérgicos uroselectivos: Como oxibutinina, solifenacina o tolterodina, son una alternativa para pacientes con síntomas predominantemente de almacenamiento sugerentes de VH (frecuencia, urgencia, incontinencia) habitualmente en combinación con AAA.
   Efectos adversos: sequedad bucal, alteración visión, taquicardia, disminución de función cognitiva, constipación, contraindicados en glaucoma de ángulo cerrado. Uso cuidadoso en personas mayores.

4. I5FD: Uso en personas con síntomas leves a moderados asociados a disfunción eréctil. Pueden potenciar el efecto hipotensor de AAA.

Tratamiento quirúrgico de hiperplasia prostática

1. Indicaciones de cirugía

- **Complicaciones de HPB (Indicaciones absolutas)**
  - Retención urinaria: De los pacientes que presentan retención urinaria, 56% recae en una semana, y 68% dentro de un año. Los factores predictores de recurrencia son: volumen retenido 500 cc, Qmax 5 ml/min. En general se debe realizar una prueba terapéutica con AAA por 5-7 días antes de indicar la cirugía.
  - Insuficiencia renal crónica secundaria (hidronefrosis bilateral).
  - Litiasis vesical.
  - Hematuria recurrente.
  - Infecciones urinarias recurrentes.
- **Alteraciones significativas de la calidad de vida por STUI que no responden a tratamiento médico**. En personas con síntomas moderados a severos, crónicos o progresivos, que no responden a terapia médica o frente a intolerancia por efectos adversos del tratamiento.

2. Cirugía de la HPB

La mayoría de los procedimientos a realizar en HPB son transuretrales. Hoy en día se ha avanzado enormemente en la seguridad y riesgos de estos por lo que se pueden ofrecer a pacientes con cada vez mayor morbilidad. Dependiendo de las disponibilidades de equipamiento, incluso para próstatas de gran tamaño que antes solo podían ser operadas con cirugías abiertas con alto riesgo de sangrado existen técnicas con láser que permiten cirugías más seguras, incluso en pacientes que requieran reinicio de anticoagulantes precozmente.

3. Procedimientos transuretrales

- **Resección Transuretral (RTU):** La técnica clásica utilizando energía monopolar ha sido reemplazada por el uso de energía bipolar que permite disminuir los riesgos de alteraciones hidroelectrolíticas graves por la cirugía y el riesgo de sangrado. Está indicada en próstatas no mayores a 80 cc.
- **Vaporización con láser**: Tiene la ventaja de lograr una excelente hemostasia (uso en pacientes anticoagulados) pero es menos efectiva a largo plazo y produce síntomas irritativos muy importantes en más del 30% de los pacientes.

- **Enucleación con láser**: Tanto el HOLEP como THULEP usan el láser como cuchillo para enuclear la HPB. Este método permite la cirugía de próstatas de cualquier tamaño con menor necesidad de transfusión, menor duración de sondeo vesical y menos tiempo hospitalizado pero con un tiempo operatorio más largo.
- **Cirugía abierta (adenomectomía transvesical o retropúbica)**: Indicada en próstatas de más de 80 cc cuando no se disponga de técnicas mínimamente invasivas (enucleación láser). Tiene muy buenos resultados pero más complicaciones, mayor hospitalización y mayor riesgo de sangrado.

Puntos clave

- La presencia de STUI en un hombre adulto debe hacer sospechar la presencia de UOB por HPB, pero muchas veces estos síntomas no están directamente relacionados a UOB y/o HPB.
- La evaluación inicial de un paciente con STUI moderado a grave debe incluir una historia de sus síntomas, evaluar medicamentos desencadenantes, condiciones neurológicas y examen físico para evaluar presencia de globo vesical, alteraciones neurológicas y tacto rectal.
- Los exámenes mínimos a realizar son examen de orina y se debe evaluar función renal, glicemia, APE y uroflujometría más ecografía con RPM caso a caso.
- Los cambios en el estilo de vida pueden ayudar a disminuir la sintomatología y a mejorar la respuesta al tratamiento médico.
- En un paciente con STUI leves a moderados sospechosos de UOB se puede iniciar manejo médico con alfa bloqueadores o inhibidores de la 5 alfa reductasa como monoterapia o asociados.

¿Dónde profundizar?

- Manual de Urología UC
- Manual de Urología Sociedad Chilena de Urología

Referencias

1. Abrams P *et al.* International Scientific Committee. Evaluation and treatment of lower urinary tract symptoms in older men. J Urol. 2009; 181(4):1779.
2. Parson *et al.* Prevalence and characteristics of lower urinary tract symptoms in men aged>or = 80 years. Urology. 2008; 72(2):318.
3. Sarma AV *et al.* Comparison of lower urinary tract symptom severity and associated bother between community-dwelling black and white men: the Olmsted County Study of Urinary Symptoms and Health Status and the Flint Men's Health Study. Urology. 2003; 61(6):1086.

4. Gann PH *et al.* A prospective study of plasma hormone levels, nonhormonal factors, and development of benign prostatic hyperplasia. Prostate. 1995; 26(1):40.
5. Kupelian V *et al.* Association of lower urinary tract symptoms and the metabolic syndrome: results from the Boston Area Community Health Survey. J Urol. 2009; 182(2):616.
6. Maserejian NN *et al.* Intake of caffeinated, carbonated, or citrus beverage types and development of lower urinary tract symptoms in men and women. Am J Epidemiol. 2013; 177(12):1399.
7. Maserejian NN *et al.* Dietary, but not supplemental, intakes of carotenoids and vitamin C are associated with decreased odds of lower urinary tract symptoms in men. J Nutr. 2011; 141(2):267.
8. Egan KB. The Epidemiology of Benign Prostatic Hyperplasia Associated with Lower Urinary Tract Symptoms: Prevalence and Incident Rates. Urol Clin North Am 2016; 43:289.
9. Irwin DE *et al.* Impact of overactive bladder symptoms on employment, social interactions and emotional well-being in six European countries. BJU Int. 2006; 97(1):96.
10. Lee JY *et al.* When to use antimuscarinics in men who have lower urinary tract symptom. Urol Clin North Am. 2006; 33(4):531.
11. Wuerstle MC. Contribution of common medications to lower urinary tract symptoms in men. Arch Intern Med. 2011; 171(18):1680.
12. Alawamlh OAH. Lower Urinary Tract Symptoms, Benign Prostatic Hyperplasia, and Urinary Retention. Med Clin North Am. 2018; 102(2):301. Epub 2017 Dec 21.
13. Abrams P *et al.* Evaluation and treatment of lower urinary tract symptoms in older men. J Urol 2009; 181:1779.
14. Brown CT, Yap T, Cromwell DA, *et al.* Self management for men with lower urinary tract symptoms: randomised controlled trial. BMJ 2007; 334:25.
15. Djavan B. *et al.* A meta-analysis on the efficacy and tolerability of alpha1-adrenoceptor antagonists in patients with lower urinary tract symptoms suggestive of benign prostatic obstruction. Eur Urol. 1999; 36(1):1.

DERMATOLOGÍA GERIÁTRICA

María Jesús Silva y Sergio Silva

¿Qué cambios experimenta la piel con el envejecimiento?

Los cambios degenerativos que experimenta la persona mayor (PM) en su organismo impactan significativamente también en la piel, mucosas y anexos cutáneos, determinando una mayor susceptibilidad a enfermar. A los cambios generales cronológicos mencionados anteriormente, considerados parte del envejecimiento general, se les denomina **envejecimiento intrínseco**. La piel además constituye una interfase con el medio ambiente, exponiéndola a los efectos crónicos de la radiación ultravioleta (RUV), radiación infrarroja, tabaco, ozono y otros contaminantes. Estos cambios se agregan a los anteriores y son conocidos como **envejecimiento extrínseco** o **fotoenvejecimiento**, dado el rol preponderante de la RUV. Aproximadamente el 80% del envejecimiento facial es atribuible a la exposición a la RUV. Los sitios más afectados son la cara, zona del escote y parte posterior del cuello, cara externa de brazos y antebrazos, y cara anterior de piernas. Los efectos biológicos de esta radiación son producto de la absorción de la RUV por moléculas que interactúan con constituyentes de la epidermis (ADN), de la dermis (colágeno y fibras elásticas) resultando en carcinogénesis inducida por RUV o **fotocarcinogénesis**; atrofia cutánea, arrugas, pigmentación irregular, telangectasias, pérdida de elasticidad y púrpura. Los procesos degenerativos propios del envejecimiento **intrínseco** y **extrínseco** predisponen a la piel y sus anexos a una serie de patologías dermatológicas propias, de mayor prevalencia en estas edades y que es necesario conocer para su diagnóstico y tratamiento adecuado[1,5,6,7,9,11,18,20,25].

Un resumen de los cambios degenerativos y su expresión clínica se pueden ver en la siguiente Tabla 1:

Tabla 1 • Cambios del envejecimiento cutáneo.

Cambios fisiopatológicos	Expresión clínica
Disminución de los lípidos y alteración de la barrera cutánea	Xerosis
Disminución del recambio celular	Cierre retardado de heridas, pigmentación irregular
Disminución en la reparación del ADN	Incremento en la fotocarcinogénesis, malignidades
Fragmentación del colágeno y fibras elásticas	Arrugas y piel laxa, riesgo aumentado de lesiones por decúbito
Disminución del estroma de soporte de los vasos sanguíneos	Lesiones purpúricas
Disminución de receptores sensoriales	Aumento de lesiones por trauma o quemaduras
Alteración de la termorregulación	Vulnerabilidad al calor y al frío
Crecimiento alterado del pelo	Calvicie, encanecimiento, cejas frondosas, pelo en conducto auditivo externo
Función reducida de glándulas apocrinas	Olor corporal reducido
Función reducida de glándulas ecrinas	Riesgo de sobrecalentamiento y golpe de calor
Función reducida de glándulas sebáceas	Disminución de lípidos epidérmicos
Disminución de la respuesta inflamatoria	Mayor susceptibilidad a infecciones, retardo en cicatrización
Disminución de la grasa subcutánea	Disminución del aislamiento natural, riesgo de hipotermia, riesgo de trauma
Aplanamiento de las papilas dérmicas	Aumenta probabilidad de formación de ampollas
Reducción del crecimiento ungueal	Decrece crecimiento lineal, onicogrifosis, uñas quebradizas
Disminución de melanocitos	Encanecimiento, aumenta susceptibilidad a la RUV

¿Cuáles son las afecciones dermatológicas más frecuentes en las personas mayores?

1. Xerosis

Varios de los cambios estructurales y funcionales de la barrera cutánea producto del envejecimiento conducen a una pérdida aumentada de agua del estrato córneo, lo que se manifiesta clínicamente como piel de aspecto seco, con la superficie opaca, con escamas poligonales. Esta pérdida del contenido de agua es más acentuada cuando la humedad ambiental es baja. La pérdida de elasticidad consecuente puede llevar a la fisuración secundaria. Frecuentemente la xerosis se acompaña de prurito, grataje y lesiones que pueden sobreinfectarse. La disrupción de la integridad celular provoca una respuesta inflamatoria persistente que agrava la sintomatología, y se le conoce como **Eccema asteatótico**. Las áreas más frecuentemente afectadas son piernas, tobillos y antebrazos.

El manejo de esta condición parte por una adecuada prevención con las medidas señaladas en la Tabla 2.

En caso de eccema visible pueden aplicarse corticoides tópicos de mediana potencia por períodos acotados (7 a 10 días)[1,5,6,10,18,19,22].

Tabla 2 • Medidas para el aseo y cuidado de la piel de la persona mayor.

- Baño de ducha o esponja solo con agua.
- Uso de jabón suave solo en pliegues (cervical, submamario, abdominal, crurales e interortejos) y áreas anogenitales.
- Lavado del cabello 2 o 3 veces por semana con shampoo suave.
- Secado suave con toalla, sin restregar.
- Aplicar un emoliente o humectante en todo el cuerpo (una o varias veces al día, inmediatamente después del baño, con la piel aún húmeda.
- Uso de ropa en primera capa solo 100% de algodón.
- No aplicar perfumes o colonias sobre la piel.
- Uso de detergentes suaves para el lavado de la ropa. No usar suavizantes.

2. Prurito

El prurito crónico tiene una alta prevalencia en las PM (25% de la población en control en algunas series). Se define como aquel cuya duración sobrepasa las 6 semanas y es una condición que *per se* afecta en forma importante la calidad de vida del paciente. Las causas pueden ser propias del envejecimiento (xerosis, dermatitis asteatótica); enfermedades inflamatorias de la piel; manifestación de una enfermedad sistémica (hipertiroidismo, insuficiencias renal o hepática, infección por VIH); de origen medicamentoso; paraneoplásico; neuropático, o psicogénico.

En la anamnesis deben recogerse antecedentes sobre medicamentos de uso regular y ocasional, antecedentes de enfermedades previas, antecedentes de viajes, contacto con sustancias irritantes o sensibilizantes, síntomas extracutáneos concomitantes, junto con una evaluación del estado mental y personalidad.

Dado el amplio espectro de posibles causas, el enfrentamiento a un paciente con prurito crónico debe seguir un esquema riguroso de estudio en que primero deben buscarse las causas de origen dermatológico que se detallan a lo largo de este capítulo, dentro de las cuales las de mayor importancia se muestran en la siguiente TABLA 3.

TABLA 3 • CAUSAS DE PRURITO CRÓNICO (MAYOR DE 6 SEMANAS).

Causas dermatológicas (lesiones cutáneas presentes)	**Causas sistémicas (lesiones cutáneas ausentes)**
Xerosis	Enfermedad Renal Crónica
Dermatitis de Contacto	Hipertiroidismo
Liquen Simple Crónico	Enfermedad Hepática Crónica
Eccema Numular	Infección por VIH
Dermatitis Seborreica	Malignidad oculta
Dermatitis por Estasis	Medicamentos
Psoriasis	
Escabiosis	
Linfomas cutáneos	

Lo primero es realizar un examen completo de piel y mucosas para descartar alguno de los signos de enfermedad cutánea. Si el examen dermatológico es normal debemos ir a buscar las causas sistémicas de prurito crónico, apoyándonos en exámenes de laboratorio como hemograma PCR, perfil de hierro (en personas con anemia), creatinina, nitrógeno ureico, pruebas hepáticas, glicemia, pruebas tiroideas, examen parasitológico en deposiciones, y otros según sospecha.

El prurito afecta a un alto porcentaje de pacientes con **Enfermedad Renal Crónica** avanzada, incluyendo a los pacientes en diálisis. El prurito puede ser localizado o generalizado, y frecuentemente se ubica en áreas de la espalda. Se presenta preferentemente durante el día, aunque en ocasiones puede intensificarse en la noche, afectando en forma importante la calidad del sueño.

La **Enfermedad Hepatobiliar** puede acompañarse de prurito en cifras cercanas al 60%, y en ocasiones puede ser la primera manifestación de una Cirrosis Biliar Primaria. Se presenta clínicamente localizado en palmas y plantas, o generalizado, con predominio nocturno. Se presenta con mayor frecuencia en enfermedades hepatobiliares malignas que en benignas.

La **Deficiencia de Fierro** es una causa frecuente y subvalorada de prurito sin lesiones cutáneas. En el estudio de esta condición no debe olvidarse que malignidades subyacentes pueden causar anemia. El mecanismo fisiopatológico no se ha esclarecido, pero la recuperación de los niveles de ferritina tiende a aliviar el prurito.

La **Diabetes *mellitus*** puede producir prurito posiblemente por acción neuropática. Así el prurito se localiza más frecuentemente en las extremidades inferiores, y con menor frecuencia en cuero cabelludo, tronco y genitales.

El **Hipertiroidismo** también puede ser una causa de prurito. El **Hipotiroidismo**, el **Hipoparatiroidismo** y el **Pseudohiperparatiroidismo** pueden producir prurito asociado a xerosis intensa.

El **Prurito Paraneoplásico** debe ser considerado dentro del diagnóstico diferencial. Los tumores sólidos de pulmón, colon, mama, estómago y próstata son los de mayor ocurrencia. El prurito es comúnmente generalizado, aunque en ocasiones puede estar relacionado con el sitio de tumor. En carcinomas cervicouterino, rectosigmoideo y próstata puede presentarse prurito de la vulva, ano o escroto respectivamente. Los tumores de cerebro y médula espinal pueden presentar prurito facial, nasal o relacionado al dermatomo respectivo.

Las **afecciones Hematológicas Malignas** se acompañan frecuentemente de prurito. Un 30% de los pacientes con **Enfermedad de Hodgkin** tienen prurito en forma concomitante o como única manifestación de enfermedad, y este puede presentarse como síntoma único con una antelación hasta de 5 años[2,3,5,6,8,10,16,18,19,21].

¿Cuáles son las Dermatosis más frecuentes en las personas mayores?

1. Dermatitis eccematosas

La *Dermatitis seborreica* es una enfermedad inflamatoria de la piel con alta prevalencia en este grupo etario, especialmente aquellos afectados por una enfermedad neurodegenerativa (Parkinson, Alzheimer). Afecta principalmente las áreas ricas en lípidos de la cara (cejas, frente, perinasal, orejas, cuero cabelludo), y en ocasiones el tronco (área pectoral). Las lesiones son pápulas o placas eritematosas con escamas amarillentas y untuosas, lo que da un aspecto desaseado. Generalmente son asintomáticas o con prurito leve.

El tratamiento es aseo no irritante de las zonas afectadas, humectación con cremas W/O (componente principal acuoso, no oleoso), y eventualmente corticoides de baja potencia (Hidrocortisona 1%) en crema o loción.

La **Dermatitis atópica**, especialmente su endotipo **Eccema numular**, es muy frecuente en las PM. Las lesiones pueden ser xeróticas y escamosas, o placas eritematosas con vesículas y exudado en los casos más agudos. Característicamente tienen forma de monedas (lo que le da el nombre) y son intensamente pruriginosas. Son recurrentes y afectan principalmente extremidades y dorso. El manejo es con medidas generales de cuidado de la piel, emolientes y corticoides tópicos de mediana o alta potencia, en esquemas continuos o intermitentes.

La **Dermatitis de contacto** se presenta en todas las edades de la vida, pero en las PM las características deficitarias de la barrera cutánea la facilitan. La inflamación de la piel se produce por contacto con una sustancia determinada o una mezcla de ellas, a través de dos mecanismos: el mecanismo irritativo, más frecuente, desencadena directamente una reacción inflamatoria, en cambio el mecanismo alérgico requiere una sensibilización por el sistema inmune. La presentación clínica depende de la sustancia que la provoque, ya que debe haber una coincidencia entre el área de contacto y el área afectada. Las lesiones pueden presentarse en forma de dermatitis aguda (pápulas y placas eritematosas, vesículas, exudado), subaguda (eritema, descamación), o crónica (liquenificación, xerosis, hiperpigmentación). Puede resultar difícil distinguir una dermatitis de contacto irritativa de su contraparte alérgica, pero en general, las primeras están limitadas estrictamente al área de contacto y son proporcionales a la concentración de la sustancia. En cambio, las alérgicas son proporcionales al número de veces en que es contactada la sustancia, ya que la respuesta inflamatoria se va amplificando sucesivamente, llegando a extenderse más allá de la zona de contacto. El tratamiento es la identificación y suspensión del contactante, la reparación de la barrera cutánea con emolientes, y los corticoides tópicos.

El **Liquen Simple crónico** o **Neurodermatitis** es una afección frecuente, producida por un fenómeno autoalimentado de prurito-grataje-inflamación y nuevamente prurito. Inicialmente puede desencadenarse por una dermatosis generalmente leve y transitoria, pero que introduce al paciente a este ciclo en el cual el rasquido produce cambios a nivel de la epidermis (inflamación crónica, engrosamiento), y de las fibras nerviosas terminales (hiperplasia), lo que favorece la génesis de mayor prurito aún. Las lesiones son placas eritematosas, liquenificadas, que se ubican en sitios de acceso fácil al grataje: tobillos, nuca, genitales. Se ha encontrado asociación con síntomas depresivos.

La Dermatitis por estasis se produce secundariamente a una insuficiencia venosa crónica. La alteración en el drenaje venoso de las extremidades inferiores produce además de edema, la acumulación de sustancias proinflamatorias lo que desencadena una inflamación crónica que puede fácilmente complicarse con ulceración, infección o fibrosis local. Afecta al 10% de las PM. Se presenta clásicamente con placas eritematosas pruriginosas en el tercio inferior de las piernas, acompañada de hiperpigmentación. Con el correr del tiempo la inflamación crónica es acompañada de fibrosis, lo que adelgaza el área perimaleolar dando el característico aspecto de botella de champagne invertida.

La terapia consiste principalmente en regular la hipertensión venosa con el uso de vendajes o medias compresivas, reposo con piernas en alto y ejercicios de la musculatura de la pantorrilla para mejorar el retorno venoso. El tratamiento tópico con corticoides y lubricantes debe usarse con precaución, dado la posibilidad, con su uso recurrente, de sensibilización de la piel a los excipientes contenidos en estos productos[5,6,10,16,17,18,19,24].

2. Infecciones cutáneas

2.1. *Virales*

La infección por **Herpes Zoster** corresponde a la reactivación del virus Varicela Zoster desde su estado latente en los ganglios sensitivos debido a una disminución de la inmunidad celular. Dos tercios de los casos se presentan en mayores de 50 años. Se caracteriza por un pródromo de dolor cutáneo intenso que, según la zona afectada, puede confundirse con otros cuadros agudos (infarto, cálculos renales, glaucoma, entre otros). En el 90% de los casos hay otro síntoma cutáneo como prurito, hormigueo, sensibilidad o hiperestesia. Evoluciona con lesiones papulares, vesiculares, o pustulares sobre una mácula eritematosa, en relación al dermatoma del ganglio afectado, y que normalmente no cruza la línea media. Existen complicaciones importantes como la neuralgia post herpética (NPH), Herpes Zoster oftálmico y Síndrome de Ramsay-Hunt.

La NPH corresponde a la persistencia del dolor por más de 4 meses desde el inicio de las lesiones cutáneas, pudiendo extenderse varios meses. Su incidencia y severidad aumentan con la edad y la inmunosupresión. La probabilidad de un adulto con Herpes Zoster no tratado de desarrollar NPH aumenta de 27% a los 55 años hasta 73% a los 70 años[4].

El compromiso de la rama oftálmica trigeminal ocurre en el 7% de los casos, pudiendo evolucionar con lesiones corneales severas por lo que requiere una evaluación oftalmológica precoz.

El síndrome de Ramsay-Hunt, con compromiso del ganglio geniculado, se manifiesta con lesiones cutáneas en el canal auditivo y/o membrana timpánica, asociado a compromiso neurológico con parálisis facial, vértigo, tinnitus y sordera.

Si las lesiones cutáneas abarcan dos o más dermatomas no continuos se considera infección diseminada, pudiendo existir complicaciones como meningoencefalitis, hepatitis, y neumonía.

El diagnóstico es principalmente clínico dado su historia y examen físico característico. Existe el análisis directo de la lesión vesicular mediante inmunofluorescencia directa, PCR, o cultivo viral como apoyo diagnóstico.

El tratamiento antiviral precoz (antes de las 72 h del inicio de las lesiones cutáneas) es efectivo en disminuir el dolor, la duración y en prevenir la NPH. El tratamiento consiste en Aciclovir 500 mg 5 veces al día o Valaciclovir 1 gr cada 8 h por 7 días (se ajusta por función renal), con tratamiento endovenoso en inmunosupresión o enfermedad diseminada.

No existe beneficio demostrado de la terapia corticoidal para la disminución de la NPH. 20% de las PM de 70 años con Herpes Zoster la desarrollan. La prevención se basa en la vacuna contra Herpes Zoster (disminuye la incidencia de la enfermedad en 51.3% y en 66.5% la de NPH[4], el tratamiento precoz del Herpes Zoster con antivirales y el uso precoz de terapia para dolor neuropático.

Para el tratamiento de la NPH se han utilizado antidepresivos tricíclicos, opioides, gabapentina, pregabalina, tramadol y agentes locales como lidocaína y capsaicina, sin evidencia en cuanto a la efectividad o superioridad de estos. Por lo tanto, la elección del tratamiento debe ser individual y basada en el perfil de seguridad de cada uno, y recordando que algunos de estos poseen efectos adversos importantes a considerar en las PM.

2.2. *Bacterianas*

La **celulitis** es una infección de la dermis y tejido subcutáneo frecuente en la PM, causada por bacterias Gram (+) del grupo Streptococo B-hemolítico, y Staphilococo Aureus principalmente. Otros microorganismos causantes incluyen Gram (–) como Pseudomonas spp, Serratia spp, P mirabilis, E. Coli y Klebsiella spp. Clínicamente, se manifiesta como eritema no solevantado, poco definido, con edema y dolor, el cual aumenta a la palpación. Puede haber lesiones ampollares o exudado; asociado a linfadenopatías o síntomas sistémicos como fiebre, decaimiento y/o *delirium*. La infección por Streptococo puede evolucionar de forma más agresiva, debido a la liberación de una exotoxina proteolítica, generando mayor necrosis a mayor velocidad. En caso de aparición de lesiones necróticas, exudado de mal olor y enfisema subcutáneo, se debe sospechar infección por Clostridium perfringens. En la evaluación se debe buscar posibles puertas de entrada como fisuras, intértrigo, erosiones, úlceras, arañazos o mordeduras de animales. Se pueden realizar hisopados cutáneos en búsqueda del agente causal (con bajo rendimiento), y en casos más severos realizar aspirados o biopsias. El diagnóstico diferencial principal es la trombosis venosa profunda, siendo la ecografía doppler de utilidad para su descarte. Otros diagnósticos diferenciales incluyen dermatitis de contacto y estática.

El tratamiento recomendado es un β-lactámico estable a β-lactamasas de S. aureus (cloxacilina o amoxicilina-ácido clavulánico) o cefalosporinas antiestafilocóccicas (cefazolina). En caso de alérgicos, clindamicina o eritromicina.

2.3. *Fúngicas*

La *onicomicosis* es una infección ungueal causada en la mayoría de los casos por dermatofitos y en un porcentaje menor por cándida y otras especies. Afecta a casi la mitad de las PM de 70 años. La tríada clínica incluye onicolisis (separación de la uña del lecho ungueal), hiperqueratosis (engrosamiento con descamación subungueal) y leuco o xantoniquia (coloración blanca o amarilla de la lámina ungueal). Puede causar dolor, ulceraciones en el lecho ungueal y predisponer a infecciones bacterianas secundarias. Solo el 50% de las uñas alteradas corresponden a onicomicosis, por eso es importante el estudio etiológico con un examen micológico directo y cultivo para realizar tratamiento adecuado. El tratamiento puede incluir debridamiento, avulsión parcial o total de la uña, tratamiento químico (crema urea al 40%), tópico (ciclopirox, amorolfine o nitrato de miconazol al 1%), y terapia sistémica (Terbinafina o itraconazol). Para el uso de terapia oral deben considerarse las comorbilidades del paciente, la función hepática, y la interacción con otros medicamentos, sin olvidar las medidas de higiene mencionadas previamente.

La **Candidiasis cutánea o infección por *cándida spp*** tiene un amplio espectro de presentación. Frecuentemente se observa en áreas intertriginosas en piel normal o afectadas por psoriasis o dermatitis seborreica, manifestándose con un eritema bien delimitado, pruriginoso, de tamaño y forma variables; que pueden tener pápulas y pústulas satélite adyacentes. Puede afectar el escroto, uñas, área genital y la comisura labial (perleche). La candidiasis oral se ve comúnmente en usuario de corticoides inhalados, antibióticos o inmunosupresores; o en algunas enfermedades sistémicas como la diabetes. El diagnóstico puede confirmarse con un raspado de la zona afectada. El tratamiento tópico es efectivo en la mayoría de los casos (nistatina, azoles, terbinafina, ciclopirox), se usa dos veces al día hasta la resolución de los síntomas y luego 2 veces por semana como profilaxis antifúngica si es necesario[4,10,15,19,23].

Enfermedades inmunoampollares

Las **Enfermedades Inmunoampollares** son un grupo de anomalías asociadas a la producción de anticuerpos dirigidos contra proteínas estructurales de las uniones intercelulares en algunas de las distintas capas de la piel, resultando en disgregación y/o formación de ampollas. En este grupo de enfermedades destaca como más frecuente en la edad geriátrica el **Penfigoide Buloso**, seguido de las distintas formas de **Pénfigo**.

Las manifestaciones cutaneomucosas de estas patologías se caracterizan por la formación de ampollas, erosiones, y grados variables de compromisos de mucosas. Si la proteína estructural afectada está en la epidermis las lesiones no llegan a constituir ampollas sino que solo se observa inflamación y erosiones cubiertas por costras. Si en cambio la afectación está en la membrana basal o bajo ella, la lesión está cubierta por la epidermis intacta dando lugar a la formación de ampollas visibles y resistentes. En estos casos son característicos el signo de Nikolski que corresponde al desprendimiento o erosión de la piel circundante a la lesión al frotarla con una presión débil o moderada (pénfigos); y el signo de Asboe-Hansen en que la presión suave sobre las ampollas intactas esparce el líquido que contienen hacia afuera y por debajo de la piel adyacente (penfigoides).

El diagnóstico de las Enfermedades Inmunoampollares se apoya en el cuadro clínico (tipo de lesiones y localización, distribución, curso evolutivo); el estudio anatomopatológico (biopsia de piel corriente); el estudio de inmunofluorescencia directa que determina el patrón de anticuerpos que está depositado en la piel (biopsia con inmunofluorescencia); y en algunos cuadros el estudio de autoanticuerpos circulantes (inmunofluorescencia indirecta, test específicos por Elisa, etc.).

El **Penfigoide Buloso** es el más frecuente de este grupo. Se presenta como un cuadro de pápulas y placas pruriginosas habitualmente de aspecto urticarial, mezcladas con otras similares de aspecto eccematoso, en lo que se conoce como el estado prebuloso. Posteriormente aparecen vesículas y bulas llenas de líquido claro, tensas, sensibles, sobre fondo eritematoso con distribución en forma simétrica principalmente en tronco y extremidades, con predominio en áreas flexurales. Las lesiones localizadas en cabeza, cuello, palmas, plantas y en mucosas son muy raras. La ausencia de afectación de cabeza y cuello, como de mucosas, y la ausencia de cicatrices atróficas en un paciente mayor de 70 años con ampollas le da una muy alta probabilidad de este diagnóstico (VP+ 95%).

Un porcentaje significativo de los pacientes con **Penfigoide Buloso** pueden presentar solo prurito intenso sin lesiones en los estadios iniciales, o solamente lesiones tipo eccema o prúrigo, imitando muchas otras dermatosis, por lo que este diagnóstico diferencial siempre debe estar presente en las enfermedades pruriginosas de las PM. El **Penfigoide Buloso** se puede asociar a malignidad subyacente, generalmente cáncer gástrico o tumor sólido interno por lo que se requiere el tamizaje respectivo una vez hecho el diagnóstico.

El tratamiento se ajusta a la intensidad del cuadro, y va desde el uso de corticoides tópicos de alta potencia solos o combinados con corticoides sistémicos en cuadros leves a moderados, hasta el uso de terapias inmunosupresoras o biológicas en los casos resistentes.

El **Pénfigo Paraneoplásico** es una entidad que característicamente se inicia por compromiso de cavidad oral, labios, lengua, con lesiones erosivas y dolorosas, a lo que se agregan lesiones eritematosas polimorfas en piel semejantes al eritema multiforme o a erupciones liquenoides, por lo que se confunde con reacción a medicamentos. El compromiso de la mucosa oral es distintivo, invalidante, característicamente incluye los labios y a menudo compromete faringe y esófago. Otras mucosas afectadas pueden ser la conjuntival, genital e incluso el árbol traqueobronquial. El cuadro generalmente precede o acompaña a neoplasias con distinto grado de malignidad: Linfoma no Hodgkin, Leucemia linfocítica crónica, Timoma, Macroglobulinemia, Enfermedad de Castleman, por lo que es requisito el tamizaje respectivo. El pronóstico es dependiente de la malignidad subyacente y el cuadro cutáneo requiere generalmente terapias inmunosupresoras combinadas[6,13,14,16,18,19].

Tumores benignos y malignos

La predisposición genética y la exposición a carcinógenos ambientales, especialmente la radiación ultravioleta, determina la alta frecuencia observada de tumores benignos y malignos en las PM. Los factores de riesgo de tumor maligno son la historia familiar de cáncer de piel, el fototipo cutáneo I o II (piel muy clara), antecedentes de exposición crónica al sol (laboral o recreacional), historia de inmunosupresión prolongada de cualquier origen, exposición a arsénico u otros carcinógenos, entre otros. No nos referiremos a los tumores malignos en este capítulo.

La presencia de tumores benignos aumenta también considerablemente con la edad. El desafío es discriminar acertadamente entre someter al paciente geriátrico a una biopsia diagnóstica imprescindible ante la sospecha de malignidad, o evitar este trámite innecesario en el caso de una lesión benigna. En general las claves diagnósticas que orientan a una lesión maligna son la ulceración, el sangramiento espontáneo, la formación rápida de escamas, y los bordes perlados de la lesión.

La **Queratosis seborreica** es la afección tumoral más frecuente. Corresponde a una proliferación benigna, generalmente con predisposición familiar, caracterizada por la formación de pápulas y placas color café o negro, muy bien delimitadas, de aspecto verrucoso, superficie irregular, con criptas rellenas de material queratínico que puede desprenderse. Los sitios más afectados son el tronco, la cara y la parte proximal de las extremidades. Son de origen netamente benigno pero pueden requerir tratamiento por razones estéticas.

Los **Léntigos solares** o "manchas de la edad", son lesiones pigmentarias benignas que se presentan como máculas de superficie lisa, bordes irregulares, color café, ubicadas en las zonas de exposición solar (cara, cuello, dorso de manos). Son el producto de la estimulación mantenida de los melanocitos por la radiación ultravioleta.

Las **Queratosis actínicas** son producidas también por efecto de la radiación ultravioleta pero sobre los queratinocitos de la epidermis. Se presentan en áreas fotoexpuestas, generalmente en personas de piel clara, como áreas levemente eritematosas, pero de superficie claramente rugosa. Pueden ser también pigmentadas pero, a diferencia de los léntigos solares, a la palpación la superficie es claramente áspera. Los sitios preferentes son las áreas de calvicie en el cuero cabelludo, la cara, orejas y el dorso de manos y antebrazos. Es un cuadro en que hay displasia celular inicial, por lo que se considera una lesión premaligna, pudiendo progresar eventualmente a un Carcinoma Espinocelular. Si bien pueden tener regresión espontánea, especialmente con fotoprotección estricta, se requiere tratamiento en un alto porcentaje de los casos. Para el tratamiento hay varias alternativas, especialmente Crioterapia, 5-fluoracilo tópico, Imiquimod, y terapia fotodinámica.

El **Carcinoma Basocelular** recibe su nombre porque corresponde a la proliferación maligna de las células basales de la epidermis. Es la neoplasia maligna más frecuente en el ser humano, y en su génesis concurren factores genéticos y carcinógenos ambientales. Se presenta al examen clínico de variadas formas: como una pápula rosada translúcida que evoluciona a una nódulo con borde solevantado y centro deprimido, o una placa eritematosa persistente e indolente, a veces con depósito de pigmento marrón o café; o una placa de aspecto cicatricial o esclerosante. El **Carcinoma basocelular** no tiene potencial para diseminarse, pero su crecimiento sostenido va produciendo un daño local progresivo que, dependiendo de su ubicación, puede hacer muy difícil su tratamiento (ej. órbita, nariz). El tratamiento depende de la ubicación, tipo histológico, extensión, y condiciones del paciente y van desde la electrocirugía, criocirugía, resección quirúrgica simple, microcirugía de Mohs, y otras técnicas.

El **Queratoacantoma** es un tumor de crecimiento muy rápido y que afecta principalmente las áreas fotoexpuestas en PM. Se caracteriza por ser un nódulo eritematoso, crateriforme, duro, que se llena rápidamente con un tapón central duro, queratósico. Si bien comúnmente después de 4 a 6 semanas de evolución entra en un proceso regresivo hasta la involución completa, la manera de diferenciarlo de la neoplasia mayor, que es el carcinoma espinocelular, requiere de una biopsia amplia para certificar el diagnóstico por lo que la mayoría termina bajo resección quirúrgica.

El **Carcinoma Espinocelular** es el segundo en frecuencia y corresponde a la proliferación de queratinocitos epidérmicos. Las formas agresivas de este tumor tienen una mortalidad significativa y representan la segunda causa de muerte por cáncer cutáneo. A los factores predisponentes de todos los cánceres de piel, se agregan en esta neoplasia los cuadros de inflamación crónica de la piel (fístulas, quemaduras, úlceras cutáneas crónicas); y la exposición a arsénico. Clínicamente se presenta como una pápula o nódulo eritematoso o marrón, indurado, con escamas, o incluso formando un cuerno cutáneo, con gran tendencia a la ulceración. Los sitios predilectos son la cara, labio inferior, cualquier zona fotoexpuesta, y como se mencionó, las áreas crónicamente inflamadas. El tratamiento es quirúrgico con resección completa bajo criterios relacionados a la localización, tipo histológico y condiciones del paciente.

El **Melanoma maligno** es el tercer cáncer cutáneo en frecuencia y el primero en mortalidad. Es un tumor relevante en esta población ya que la incidencia y la mortalidad se elevan a mayor edad. Los factores de riesgo más importantes son: historia familiar o personal de Melanoma previo, tener más de 100 nevos melanocíticos, y presencia de nevos atípicos. Debemos pensar en un Melanoma cuando una lesión pigmentada presenta asimetría; bordes irregulares, desiguales, irregulares, borrosos o dentados; colores rojizos, blanquecinos o azulados sobre lesiones de color negro; y si la lesión ha experimentado cambios en cuanto a tamaño o forma. Sin perjuicio de lo anterior, el Melanoma puede presentarse absolutamente carente de pigmento, semejando otra neoplasia cutánea o mucosa, lo que se conoce como Melanoma amelanótico.

El pronóstico es función del tipo de Melanoma y del espesor alcanzado, y principalmente del diagnóstico precoz, por lo que ante la sospecha de una lesión pigmentaria atípica debe efectuarse una biopsia diagnóstica rápidamente. El tratamiento es quirúrgico con resección amplia, además de eventual estudio y resección de ganglios linfáticos regionales[6,12,16,18,19].

Puntos clave

- La piel experimenta un envejecimiento intrínseco y extrínseco que contribuye a una mayor susceptibilidad a enfermedades dermatológicas.
- La promoción de la salud integral de la persona mayor comprende los cuidados adecuados de la piel, que incluyen aseo, hidratación, prevención de lesiones por presión y fotoprotección adecuada.

- El examen físico habitual de la persona mayor debe incluir la inspección de piel, mucosas y fanéreos.
- El prurito en la persona mayor es un desafío diagnóstico, ya que puede ser consecuencia de una afección benigna como xerosis o dermatitis; o significar una enfermedad subyacente de mayor gravedad con mal pronóstico (paraneoplasia, inflitración maligna de la piel).
- Un cambio reciente de color, forma o relieve de una lesión dermatológica requiere una evaluación específica.

¿Dónde profundizar?

- Atlas de Dermatología Geriátrica: Norman R, Young J. Atlas of Geriatric Dermatology. London: Springer; 2014. Disponible en SIBUC.
- Casos clínicos de Dermatología Geriátrica: Norman R, Endo J. Clinical Cases in Geriatric Dermatology. London: Springer 2013. Disponible en SIBUC.
- DermNet NZ. https://dermnetnz.org/. Base de datos gratuita de la Sociedad de Dermatología de Nueva Zelanda, con acceso a amplia variedad de recursos (en inglés).

Referencias

1. Atzori L, Ferreli C, Rongioletti F. Diagnostic challenges in the mature patient: Growing old gracefully. Clin Dermatol. 2018; 36(2):116-127.
2. Cao T, Tey HL, Yosipovitch G. Chronic Pruritus in the Geriatric Population. Dermatol Clin. 2018; 36(3):199-211.
3. Cassano N, Tessari G, Vena GA, Girolomoni G. Chronic pruritus in the absence of specific skin disease: an update on pathophysiology, diagnosis, and therapy. Am J Clin Dermatol. 2010; 11(6):399-411.
4. Castro MCR, Ramos ESM. Cutaneous infections in the mature patient. Clin Dermatol 2018; 36:188-96.
5. Chang AL, Wong JW, Endo JO, Norman RA. Geriatric dermatology review: Major changes in skin function in older patients and their contribution to common clinical challenges. J Am Med Dir Assoc. 2013; 14(10):724-730.
6. Farage MA, Miller KW, Berardesca E, Maibach HI. Clinical implications of aging skin: cutaneous disorders in the elderly. Am J Clin Dermatol. 2009; 10(2):73-86.
7. Farage Miranda, Miller Keneth, Maibach Howard. Degenerative Changes in Aging Skin. Textbook of Aging Skin. Springer, Berlin, Heidelberg. 2017.
8. Fourzali KM, Yosipovitch G. Management of Itch in the Elderly: A Review. Dermatol Ther (Heidelb). 2019; 9(4):639-653.
9. Gilchrest Barbara A, Kruttmann Jean. Skin Aging. Springler-Verlag Berlin Heidelberg. 2006.

10. Grant-Kels JM. Dermatology. Geriatrics Review Syllabus 10th Edition. American Geriatrics Society 2019.
11. Kohl E., Steinbauer J., Landthaler M., Sziemies RM. Skin Ageing. JEADV 2011, 25, 873-884.
12. Lai V, Cranwell W, Sinclair R. Epidemiology of skin cancer in the mature patient. Clin Dermatol. 2018; 36(2):167-176.
13. Lakoš Jukič I, Jerkovič Gulin S, Marinovič B. Blistering diseases in the mature patient. Clin Dermatol. 2018; 36(2):231-238.
14. Martinez A, Corcuera M, Ilundain C, Gómez G. Oral Manifestations of Pemphigus Vulgaris: Clinical Presentation, Differential Diagnosis and Management. Journal of Clinical & Experimental Dermatology. 2010; 01(02).
15. Navarrete C, Del Puerto C, Hasson A. Geriatría y dermatología: revisión de la literatura. Piel (Barc) 2013; 28(3):154-160.
16. Norman R, Endo J. Clinical Cases in Geriatric Dermatology. London: Springer 2013.
17. Norman R, Young J. Atlas of Geriatric Dermatology. London: Springer; 2014.
18. Norman R. Diagnosis of aging skin diseases. London: Springer; 2008.
19. Norman, R.A. Geriatric dermatology. Dermatologic Therapy 2003; 16:260-268.
20. Raschke C., Elsner P. Skin Aging: A Brief Summary of Characteristic Changes. Textbook of Aging Skin Springer, Berlin, Heidelberg 2010.
21. Shevchenko A, Valdes-Rodriguez R, Yosipovitch G. Causes, pathophysiology, and treatment of pruritus in the mature patient. Clin Dermatol. 2018; 36(2):140-151.
22. Tončič RJ, Kezič S, Hadžavdič SL, Marinovič B. Skin barrier and dry skin in the mature patient. Clin Dermatol. 2018; 36(2):109-115.
23. Weinberg, J.M. and Scheinfeld, N.S. Cutaneous infections in the elderly: diagnosis and management. Dermatologic Therapy 2003, 16:195-205.
24. Wolf R, Marinovič B. Drug eruptions in the mature patient. Clin Dermatol. 2018; 36(2):249-254.
25. Yaar M. Clinical and Histological Features of Intrinsic versus Extrinsic Skin Aging. Skin Aging. Springer, Berlin, Heidelberg 2006.

PROBLEMAS FRECUENTES DE SALUD BUCAL

Ariel Amigo y Constanza Demaria

El rápido envejecimiento de la población se acompaña de una mayor prevalencia de afecciones generales, como también de un aumento en los problemas asociados a la salud bucal. En Chile el 81,7% de las personas que superan los 65 años presentan una dentición no funcional con menos de 20 dientes en boca, esto asociado a una alta prevalencia de enfermedad periodontal, caries y al uso de prótesis dentales(1).

Se ha demostrado que una deficiente salud bucal se relaciona con un mayor riesgo de problemas generales de salud. Esto tiene un efecto crítico en los aspectos funcionales, psicológicos y económicos de la calidad de vida de las personas mayores. La salud bucal afecta la nutrición, la interacción psicosocial y el bienestar general(2).

¿Cuáles son los problemas bucales más frecuentes en las personas mayores?

1. Caries: Se define como una enfermedad multifactorial producto de una disbiosis del biofilm dental mediada por azúcares y modulada por factores medioambientales, sociales y culturales, caracterizándose por la destrucción de los tejidos dentarios causada por ácidos de origen bacteriano(3). En Chile el 100% de las personas mayores entre 65 a 74 años presenta historia de caries, siendo la caries radicular el principal factor de riesgo de pérdida dentaria(2).
2. Enfermedad Periodontal: Es una enfermedad inflamatoria inducida por un biofilm bacteriano patógeno que interactúa con el sistema inmune del huésped, afecta los tejidos blandos de soporte del diente en el caso de la gingivitis, siendo reversible(4). Cuando conduce a la destrucción de los tejidos de inserción periodontal (ligamento periodontal y hueso alveolar), se denomina periodontitis siendo irreversible(5).
3. Edentulismo: Es la consecuencia final de la enfermedad de caries y/o periodontal(2) que en la mayoría de los casos se rehabilita mediante aparatología protésica, siendo estos dispositivos un reservorio de bacterias y hongos responsables de patologías locales e inclusive enfermedades del tracto respiratorio(6,4).
4. Disgeusia: Es la alteración del sentido del gusto que en la población geriátrica puede deberse a cambios fisiológicos en las células gustativas, una función olfatoria en declive, xerostomía, enfermedades crónicas, medicamentos, dentición

inadecuada, así como también estrés fisiológico, psicosocial y emocional que contribuyen a una nutrición deficiente[2].

5. Xerostomía: Es el síntoma subjetivo de boca seca que no siempre coincide con la falta real de saliva. Es reportado en un 29% a 57%[7] de las personas mayores y está relacionado con un aumento en la presencia de caries, candidiasis bucal y problemas con el uso de prótesis dentales[8].
6. Lesiones de la mucosa: Se encuentran entre las más comunes estomatitis, hiperplasia, queilitis angular y úlceras traumáticas, principalmente relacionadas con el uso de prótesis desajustadas e infección por cándida[9][6].
7. Cáncer bucal: Se entiende por aquellas neoplasias malignas desarrolladas a partir de la mucosa bucal, comprendiendo labios, comisura, mejillas, piso de boca, lengua, paladar duro y orofaringe. Corresponde al 2% de todos los cánceres del organismo, con un 50% de tasa de mortalidad y una mayor prevalencia al aumentar la edad, siendo dos tercios más frecuente en hombres[10].

¿Cuáles son los factores de riesgo asociados a estos problemas?

Entre los más importantes se encuentran la higiene bucal deficiente y una dieta alta en azúcares. El primero produce un acúmulo de placa bacteriana que se puede ver agravado por el uso de prótesis que en muchos casos se encuentran desajustadas, generando inflamación y daño a los tejidos que rodean los dientes[11]. Una dieta que facilite la alimentación de las personas mayores con ausencia parcial o completa de sus dientes podría llevar a la elección de alimentos procesados ricos en azúcares, favoreciendo la formación de ácidos que degradan el esmalte de la corona y el tejido radicular[3][12]. Si vinculamos lo anterior a la utilización de fármacos que presentan sacarosa, se podría contribuir a una mayor prevalencia de caries. Variables adicionales como la presencia de reflujo gastroesofágico y/o la ausencia de factores protectores como el flúor y la saliva podrían aumentar el riesgo, especialmente en casos donde la disminución en la coordinación motora dificulta la higiene[13].

Un mal control metabólico en diabetes constituye un factor de riesgo de periodontitis aumentando la prevalencia, severidad y progresión[14]. La hiperglicemia provoca trastornos vasculares disminuyendo la perfusión y cambios en el fenotipo de las células del sistema inmune prevaleciendo la respuesta inflamatoria y una mayor reabsorción ósea[14]. Por otra parte, el consumo de tabaco constituye un factor de riesgo dosis dependiente demostrado para periodontitis, aumentando la morbilidad al influir en la microflora subgingival y en las respuestas vasculares, inflamatorias e inmunológicas de los tejidos periodontales[15].

La xerostomía se asocia con enfermedades sistémicas tales como diabetes y síndrome de Sjögren, el uso de medicamentos como antihipertensivos, antidepresivos, antihistamínicos por mencionar algunos, la deshidratación producto de un bajo consumo de agua, cuadros febriles, respiración bucal, falla del estímulo dado por la masticación o condiciones psicológicas, pero no se considera parte inherente del envejecimiento humano[8].

El cáncer bucal se encuentra asociado principalmente con el consumo de tabaco y alcohol, y en algunos casos a infección por virus papiloma humano[15]. Adicionalmente, se ha postulado que la irritación crónica producto de condiciones bucales desfavorables como el uso de prótesis desajustadas y una deficiente higiene bucal pudiesen ser un factor de riesgo, sin embargo, no se ha demostrado ninguna asociación entre la duración del uso de prótesis y la formación de cáncer[10].

¿Cómo impacta la salud bucal en la salud general y calidad de vida de las personas mayores?

Estudios epidemiológicos respaldan un mayor riesgo de diabetes y enfermedad cardiovascular en personas que presentan enfermedad periodontal. En diabéticos se ha observado un control glicémico más difícil y un mayor riesgo de complicaciones[14]. En la enfermedad cardiovascular se sugiere que los patógenos periodontales pueden migrar hacia las paredes arteriales, desempeñando un papel en el desarrollo de la lesión ateromatosa, contribuyendo a mantener la reacción inflamatoria dentro de la pared arterial a través de su actividad metabólica. Al mismo tiempo se ha visto que el tratamiento periodontal reduce los niveles de PCR y HbA1c beneficiando el control de estas enfermedades[16].

Existe evidencia que asocia neumonía con mala salud bucal, y se ha visto que el mejoramiento de la higiene y la atención odontológica, reducen la aparición y progresión de enfermedades respiratorias entre las personas mayores de alto riesgo que viven en hogares de ancianos y unidades de cuidados intensivos[5].

Se ha estudiado que las patologías bucales alteran las cascadas inflamatorias influyendo en el desarrollo o la progresión de la enfermedad de Alzheimer y demencia, debido a que los productos de la inflamación local y sistémica viajan al cerebro causando daño vascular con neurodegeneración. Aún se requiere más investigación para correlacionar los mecanismos inflamatorios alterados en las enfermedades bucales y el desarrollo de trastornos neurodegenerativos[17].

Las funciones bucales básicas de masticación, habla, deglución y una función salival intacta contribuyen a una buena salud física y psicológica[13]. El desdentamiento es un predictor en el deterioro de la calidad de vida por su influencia directa en la masticación, deglución y la consecuente desnutrición como también en las relaciones con su entorno social. En personas con menos de 21 dientes, aunque exista rehabilitación protésica, hay una preferencia por una dieta baja en proteínas y un aumento en el consumo de carbohidratos y micronutrientes. Sumado a esto, los trastornos del gusto asociados a las multimorbilidades y polifarmacia contribuyen a una cascada no solo de disfunción gustativa sino también de pérdida de peso, anorexia, sarcopenia y desnutrición[13].

Para medir el impacto de la salud bucal en la calidad de vida de las personas mayores, existe el cuestionario Perfil de impacto de salud oral versión corta (OHIP-14SP) que corresponde a la versión en español, el cual ha demostrado ser un instrumento preciso, válido y confiable para evaluar la salud bucodental y calidad de vida entre las personas mayores chilenas[18].

¿Cuáles son las recomendaciones y estrategias de salud bucal que se pueden implementar en las personas mayores?

Las recomendaciones en salud bucal para las personas mayores requieren de un enfoque integral que considere la multimorbilidad, la polifarmacia y su nivel de dependencia. En su mayoría se relacionan con mantener hábitos de higiene bucal, cepillado suave con pasta de 1450 a 2500 ppm de flúor[19], alimentación baja en azúcares, realizar autoexamen bucal y evitar el consumo de tabaco y alcohol[20].

Para la prevención de caries y enfermedad periodontal se recomienda el uso de un cepillo de dientes suave. Si se observa buena higiene, se aconseja reforzar la técnica utilizada sin cambiarla. Las personas con dificultades motoras pueden utilizar cepillos eléctricos o modificados con mangos anchos y dispositivos para sostener el hilo dental y limpiar la lengua[4]. El deterioro cognitivo puede requerir una simplificación y un mayor refuerzo de la instrucción de higiene, donde la educación del cuidador es fundamental. Un colutorio de clorhexidina al 0,12% puede ser efectivo para prevenir la acumulación de placa bacteriana cuando se usa en conjunto al control mecánico[20].

En casos de alto riesgo de caries se recomienda el uso de dentífricos con 5000 ppm de flúor dos veces al día evitando enjuagarse con agua, también se pueden usar un colutorio diario de NaF al 0.05% y aplicaciones de barniz de flúor cada 3 a 4 meses[19]. Además, se debe considerar un examen odontológico cada 3 meses, para revisar cualquier cambio en los medicamentos utilizados y las repercusiones con la salud bucal, como también controlar la salud de las mucosas y las relaciones que se generan con los aparatos protésicos[20].

La terapia periodontal tiene como objetivo reducir la carga bacteriana y la inflamación a un nivel que pueda ser controlado por las defensas del paciente. La base del tratamiento es la eliminación del biofilm supra y subgingival. Se inicia con la evaluación para adecuar la técnica de cepillado y modificar los factores locales de retención de placa. Dependiendo del caso, se realiza destartraje supra y subgingival, pulido radicular y coronario, el que puede ir acompañado de tratamiento quirúrgico. La eliminación efectiva de la placa y los controles de mantención son los elementos claves para el éxito[4].

En presencia de xerostomía se indica eliminar los azúcares de la dieta, también se aconseja aumentar la frecuencia de ingesta de agua o incorporar sustitutos salivales. Se puede estimular la producción salival mediante chicles o pastillas a base de xilitol. En casos severos la activación de la saliva se puede lograr mediante fármacos sialogogos como la pilocarpina[13].

FIGURA 1 • ESTOMATITIS SUPRAPROTÉSICA POR CANDIDA.

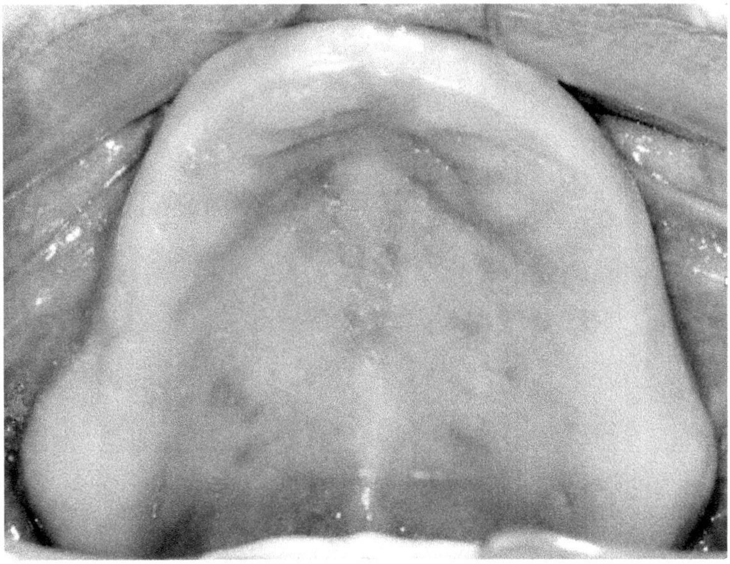

FIGURA 2 • EDENTULISMO, CARIES, ENFERMEDAD PERIODONTAL, MANCHAS MELÁNICAS.

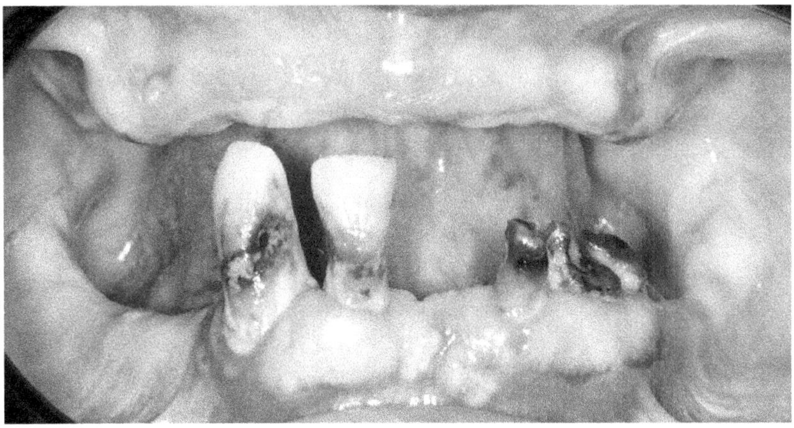

FIGURA 3 • PRÓTESIS EN MAL ESTADO, CARIES Y EDENTULISMO.

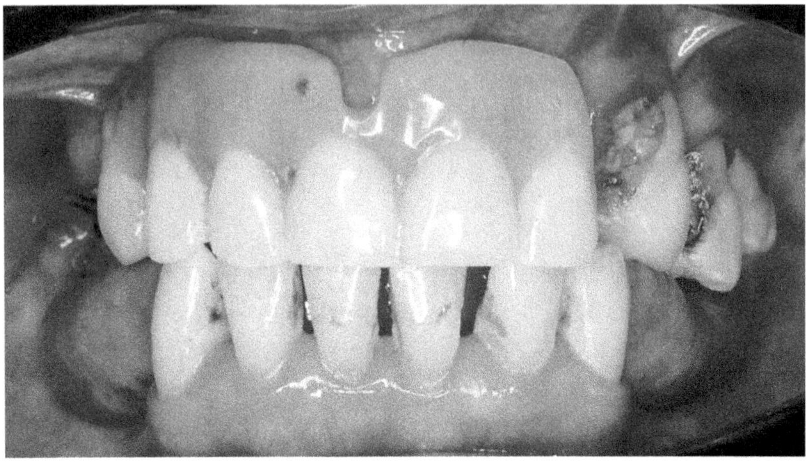

FIGURA 4 • DESDENTAMIENTO INFERIOR CON SEVERA REABSORCIÓN ÓSEA.

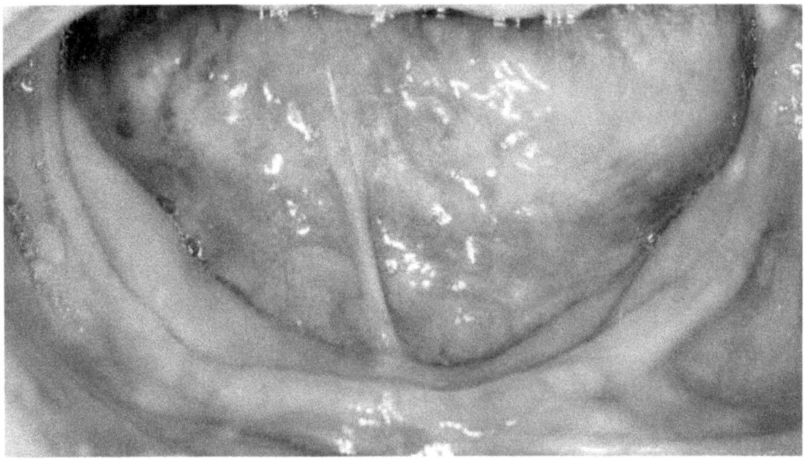

La limpieza diaria de prótesis removibles se puede realizar con un cepillo dental convencional o una escobilla de uñas con filamentos blandos de uso exclusivo para limpieza de la prótesis, en conjunto con un medio químico no abrasivo como el jabón líquido neutro o pastas indicadas para ese fin. No se recomienda pasta dental porque puede rayar la superficie. Semanalmente se puede hacer una limpieza más profunda con tabletas efervescentes o sumergir en una solución de hipoclorito de sodio (NaOCl) al 0,5% por 3 minutos. Cabe destacar, que este último no debe utilizarse en prótesis que contengan metales[20].

Puntos clave

- El envejecimiento de la población va acompañado de un incremento en los problemas de salud bucal, los profesionales de la salud dedicados a la geriatría deben comprender esta relación y complementar en su quehacer a los odontólogos.
- Una condición deficiente de salud bucal se relaciona con un mayor riesgo de problemas de salud general, corregir estos problemas contribuirá a un mejor estado de salud y calidad de vida en las personas mayores.
- Varias patologías y fármacos asociados a estas tienen un impacto directo en la salud bucal, un trabajo multidisciplinario entre médicos y odontólogos permitirá lograr mejores resultados terapéuticos.
- En las personas mayores no se limitan los problemas bucales solo a los dientes, existen varias condiciones adicionales relacionadas con la mucosa bucal y al uso de aparatos protésicos que tanto profesionales como cuidadores deben saber identificar.
- Se debe fomentar la educación en salud bucal en las personas mayores y sus cuidadores, como además enseñar el autoexamen para la detección precoz de cualquier patología.

¿Dónde profundizar?

- Video sobre autoexamen bucal: https://diprece.minsal.cl/autoexamen-bucal/

Referencias

1. Ministry of Health. National Health Survey 2016-2017 First results. Epidemiology Department Health Planning Division Undersecretariat of Public Health. Santiago of Chile. 2017:61p.
2. Ministry of Health. Update Geriatric Manual for Physician. Undersecretariat of Public Health Division of Disease Prevention and Control Life Cycle Department. Santiago of Chile. 2019:444p.

3. Tanner ACR, Kressirer CA, Rothmiller S, Johansson I, Chalmers NI. The Caries Microbiome: Implications for Reversing Dysbiosis. Adv Dent Res. 2018; 29:78-85.
4. Grusovin MG. The Treatment of Periodontal Diseases in Elderly Patients. Oral Rehabilitation for Compromised and Elderly Patients. Springer International Publishing; 2019: 29-47p.
5. Persson GR. Dental geriatrics and periodontitis. Vol. 74, Periodontology 2000. Blackwell Munksgaard; 2017:102-15.
6. Loster JE, Wieczorek A, Loster BW. Correlation between age and gender in Candida species infections of complete denture wearers: A retrospective analysis. Clin Interv Aging. 2016; 11:1707-14.
7. Gonsalves WC. Common Oral Conditions in Older Persons. Am Fam Physician. 2008; 78(7):845-52.
8. Wiener RC, Wu B, Crout R, Wiener M, Plassman B, Kao E, *et al.* Hyposalivation and xerostomia in dentate older adults. J Am Dent Assoc. 2010; 141(3):279-84.
9. Gendreau L, Loewy ZG. Epidemiology and Etiology of Denture Stomatitis. J Prosthodont. 2011; 20(4):251-60.
10. Singhvi HR, Malik A, Chaturvedi P. The role of chronic mucosal trauma in oral cancer: A review of literature. Indian Journal of Medical and Paediatric Oncology. Medknow Publications. 2017; 38:44-50.
11. Ercalik-Yalcinkaya S, Özcan M. Association between Oral Mucosal Lesions and Hygiene Habits in a Population of Removable Prosthesis Wearers. J Prosthodont. 2015; 24(4):271-8.
12. Zelig R, Touger-Decker R, Chung M, Byham-Gray L. Associations between tooth loss, with or without dental prostheses, and malnutrition risk in older adults: A systematic review. Topics in Clinical Nutrition. 2016; 31:232-47.
13. Halpern LR. The Geriatric Syndrome and Oral Health: Navigating Oral Disease Treatment Strategies in the Elderly. Dental Clinics of North America. W.B. Saunders; 2020; 64:209-28.
14. Schallhorn RA. Understanding the Inter-relationship Between Periodontitis and Diabetes: Current Evidence and Clinical Implications. Compend Contin Educ Dent. 2016; 37(6):368-70.
15. Agnihotri R, Gaur S. Implications of tobacco smoking on the oral health of older adults. Geriatr Gerontol Int. 2014; 14(3):526-40.
16. López NJ, Quintero A, Casanova PA, Ibieta CI, Baelum V, López R. Effects of Periodontal Therapy on Systemic Markers of Inflammation in Patients With Metabolic Syndrome: A Controlled Clinical Trial. J Periodontol. 2012; 83(3):267-78.
17. Delwel S, Binnekade TT, Perez RSGM, Hertogh CMPM, Scherder EJA, Lobbezoo F. Oral health and orofacial pain in older people with dementia: a systematic review with focus on dental hard. Clinical Oral Investigations. Springer Verlag; 2017; 21:17-32.
18. León S, Bravo-Cavicchioli D, Correa-Beltrán G, Giacaman RA. Validation of the Spanish version of the Oral Health Impact Profile (OHIP-14Sp) in elderly Chileans. BMC Oral Health. 2014; 14:95.

19. Walsh T, Worthington H V., Glenny AM, Marinho VCC, Jeroncic A. Fluoride toothpastes of different concentrations for preventing dental caries. Cochrane Database of Systematic Reviews. John Wiley and Sons Ltd; 2019.
20. Felton D, Cooper L, Duqum I, Minsley G, Guckes A, Haug S, *et al*. Evidence-Based Guidelines for the Care and Maintenance of Complete Dentures: A Publication of the American College of Prosthodontists. J Prosthodont. 2011; 20 Suppl 1:S1-S12.

PROBLEMAS VISUALES FRECUENTES

JIMENA SCHMIDT Y ALDO ANDRÉS MUÑOZ

¿Cuáles son las principales patologías oftalmológicas que amenazan la visión de las personas mayores en nuestro país?

Los vicios de refracción son la afección oftalmológica más frecuente en las personas mayores (PM), requieren de una evaluación clínica para la prescripción de lentes ópticos, y están cubiertos por las garantías GES en nuestro país. Sin embargo, el énfasis del control clínico radica esencialmente en identificar las tres patologías más importantes en PM, como son la catarata, el glaucoma y la degeneración macular.

¿En qué consiste la catarata y cuáles son sus factores de riesgo?

La catarata es la pérdida de la transparencia del cristalino, que produce síntomas como baja visión, deterioro en la visión de colores y deslumbramiento. Los síntomas suelen ser lentamente progresivos en el curso de meses a años. Su prevalencia varía según etnia y edad, siendo en hispanos de un 24% entre los 65 y 69 años, subiendo a un 61% en mayores de 80 años. Se produce con mayor frecuencia en personas con diabetes, usuarios de corticoides, miopes y aquellos con mayor exposición solar.

¿Cómo se diagnostica la catarata?

La catarata se sospecha ante una pérdida progresiva de la agudeza visual, la cual es indolora y no asociada a otras molestias oculares. Generalmente la visión cae a rangos de 20/100 para la visión lejana (Cartilla estándar a 20 pies o 6 metros). En ocasiones la visión cercana puede mejorar, ya que muchos pacientes sufren un fenómeno de miopización con la catarata. En el examen físico general es posible ver una disminución del rojo pupilar, con reflejos conservados. En algunos casos puede observarse una coloración blanco amarillenta al interior de la pupila (FIGURA 1).

Ante sospecha de cataratas, el paciente debe ser derivado para evaluación oftalmológica. Si el diagnóstico se confirma y la agudeza visual corregida del paciente es de 0.3 o menor, la cirugía de cataratas está cubierta por el programa GES.

FIGURA 1 • A) CATARATA TOTAL (BLANCA) EN UN PACIENTE NO DILATADO. B) CATARATA NUCLEAR DENSA (NO5 SEGÚN CLASIFICACIÓN LOCS III) EN PACIENTE DILATADO Y EXAMINADO CON LÁMPARA DE HENDIDURA.

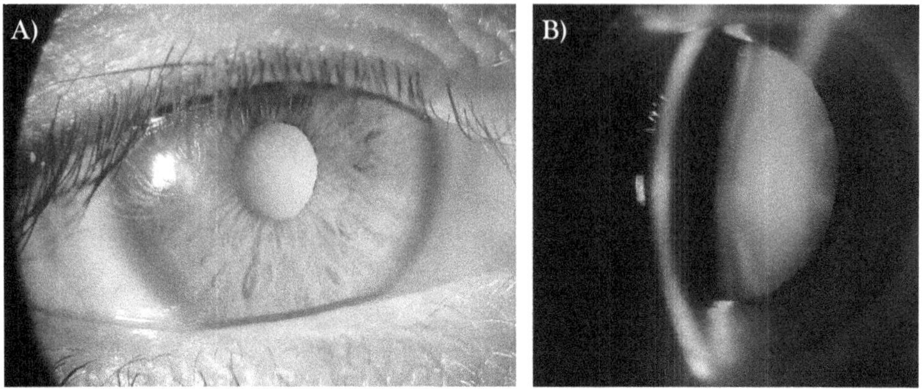

¿Cómo se trata la catarata?

En cataratas inmaduras puede corregirse la visión del paciente solo ajustando los lentes ópticos para lejos y/o para cerca. En caso que la visión no mejore con lentes, o que el deslumbramiento interfiera con las actividades de la vida diaria, el tratamiento de las cataratas consiste en la remoción del cristalino mediante facoemulsificación e implante de un lente intraocular. Esta cirugía es ambulatoria, con anestesia local y sedación superficial, de aproximadamente 15-30 minutos de duración.

¿Debe suspenderse aspirina o anticoagulantes antes de la cirugía de cataratas?

La cirugía de cataratas no requiere suspensión de tratamiento anticoagulante ni antiagregantes plaquetarios en general[1].

¿Existe alguna otra consideración importante para tener previo a una cirugía de cataratas?

En pacientes que estén utilizando Alpha-bloqueadores como tamsulosina, sugerimos la notificación al oftalmólogo previo a una cirugía, ya que estos fármacos se asocian a Síndrome de iris flácido. Esta condición dificulta la dilatación pupilar y puede hacer muy complejo el manejo del iris en el intraoperatorio. Este síndrome tiene una frecuencia en los usuarios de tamsulosina de un 50% en los mayores de 50 años y hasta un 90% en mayores de 85 años[2][3]. Desafortunadamente la suspensión del fármaco presenta escaso beneficio, ya que el fenómeno se mantiene por meses o años luego de su interrupción.

Una segunda consideración importante previo a una cirugía de catarata, es mantener un control óptimo de la hipertensión arterial y diabetes, ya que esto reduce el riesgo de complicaciones graves durante y posterior a la cirugía.

¿Cuál es el resultado habitual de la cirugía de cataratas?

Generalmente los pacientes notan una mejoría visual significativa de forma inmediata, y aproximadamente al mes post-cirugía se prescriben lentes ópticos para cerca y/o lejos en caso de mantener un defecto refractivo residual.

Para evitar complicaciones infrecuentes, como hemorragias coroideas o endoftalmitis, deben mantenerse controladas las patologías crónicas del paciente. Solo 1 de cada 1.000 pacientes operados suelen tener una pérdida de visión severa.

¿Qué es la Degeneración Macular relacionada con la Edad (DMRE)?

La Degeneración Macular Relacionada con la Edad es una compleja enfermedad de la PM que involucra factores genéticos y ambientales, cuyo impacto en la población adulta de nuestro país es enorme, convirtiéndola en una de las principales causas de ceguera irreversible. La prevalencia estimada de DMRE es de 6,5% en personas mayores de 40 años, pero aumenta hasta valores de 10% a 20% en mayores de 75 años[(4)].

Desafortunadamente, los avances en prevención y tratamiento han sido escasos y se estima que al año 2050 la prevalencia de la enfermedad aumente en 97%[(5)].

¿Cuáles son las recomendaciones generales para pacientes que tengan DMRE?

Si bien existe tratamiento para la DMRE exudativa y algunos suplementos alimenticios han demostrado reducir el riesgo de progresión, es muy importante recalcar que algunos factores de riesgo son modificables.

El factor de riesgo modificable más importante es el **tabaquismo**, el cual otorga un riesgo relativo para desarrollar la enfermedad (RR) de 2,4 a aquellos fumadores activos y RR de 2,0 a aquellos fumadores que suspendieron el consumo de cigarros[(6)].

El segundo factor de riesgo modificable es la **obesidad y la dieta.** La obesidad y la adiposidad abdominal se asocia a un RR de 2,3 cuando el IMC es mayor a 25[(7)]. Las dietas altas en antioxidantes provenientes de frutas y verduras se han asociado a menores riesgos de desarrollar degeneración macular relacionada con la edad en su forma exudativa. Así, aquellas personas que tenían un consumo de 3 o más porciones de fruta al día evidenciaron un RR de 0,64[(8)].

¿Cómo clasificamos la degeneración macular relacionada con la edad (DMRE)?

Existen múltiples sistemas de clasificación, pero a grandes rasgos clasificamos la enfermedad en húmeda o exudativa y en seca o no exudativa. Esto basado en las características morfológicas que explican el cuadro. Por lo tanto, es exudativa aquella DMRE que presenta una membrana neovascular coroidea y no exudativa cuando esta aún no esta presente y solo es posible identificar drusas y cambios del epitelio pigmentario retinal (FIGURA 2).

Adicionalmente se utiliza una clasificación para establecer la etapa en la que se encuentra la persona afectada, basado en los hallazgos al fondo de ojo y el impacto que tienen estos en su visión. Esta clasificación es temprana, intermedia y avanzada cuando existe una baja relevante en la visión del paciente dada por DMRE.

FIGURA 2 • A: FOTO DE POLO POSTERIOR CON DRUSAS BLANDAS CONFLUENTES Y CAMBIOS DEL EPITELIO PIGMENTARIO RETINAL ESCASOS (DMRE INTERMEDIA). B: CORTE TRANSVERSAL RETINAL CON OCT DE MÁCULAS.

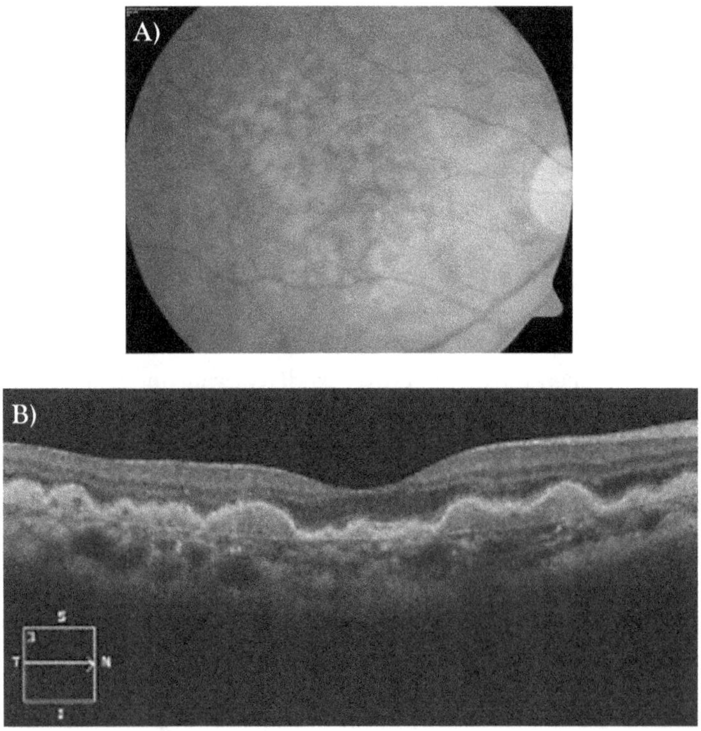

¿Que relación existe entre cataratas y DMRE?

Existes múltiples trabajos prospectivos que han tratado de determinar la relación entre cataratas y DMRE, cuyos resultados no son del todo claros en mostrar una relación evidente.

Lo que sí es importante recordar, es que la cirugía de cataratas, en aquellas personas que las presentan, se asocian a una mejor función visual y una mejora en su calidad de vida, esto incluso en etapas avanzadas de la enfermedad (agudeza visual 20/400 o peor)[9].

Otro punto relevante a considerar es que en algunos trabajos algo más antiguos, como el EDCCS (*Eye Disease Case Control Study*) se demostró una mayor progresión hacia una DMRE avanzada en aquellos pacientes sometidos a cirugía de cataratas, cuya explicación sería una mayor exposición a radiación ultravioleta, sin embargo algunos trabajos algo más nuevos, como el AREDS (*Age-Related Eye Disease Studies*), no identificaron este riesgo. La explicación podría radicar en que hace más de una década los nuevos lentes intraoculares tienen un filtro amarillo que reduce la exposición de la mácula a la luz ultravioleta.

¿Cuáles son nuestras recomendaciones actuales a los pacientes con DMRE?

La recomendación actual es mantener una vida sana y un peso adecuado, basado en la realización de ejercicios periódicos y una dieta equilibrada, rica en frutas y verduras de hojas verdes.

Lo segundo es recomendar de forma inmediata la suspensión del hábito tabáquico y la derivación a un especialista en caso de requerir tratamiento farmacológico o psicológico para conseguir este objetivo.

En etapas intermedias o avanzadas, donde se ha demostrado el beneficio de un tratamiento preventivo, indicamos vitaminas y antioxidantes, basados en las indicaciones de los trabajos AREDS1 y AREDS2, los cuales demostraron una reducción del riesgo de presentar DMRE avanzada a 5 años de hasta un 25%.

En caso de presentar una DMRE exudativa, indicamos de forma precoz, el uso de inyecciones intravítreas de antiangiogénicos (Anti VEGF). Estos han demostrado una recuperación de visión de hasta 15 letras en 33% de los pacientes tratados por 24 meses[10].

Cuarto, sugerimos un control seriado de los pacientes dependiendo de la severidad de su degeneración macular, así aquellos pacientes con un ojo único funcional, requieren controles más seguidos que quien presenta una DMRE inicial, cuyo control puede ser cercano a los 12 meses.

¿Qué es el glaucoma y a quiénes puede afectar?

El glaucoma es una neuropatía óptica dada por una pérdida progresiva de axones del nervio óptico y un patrón característico de daño en el campo visual, frecuentemente asociado a una presión intraocular elevada. Afecta a 70-80 millones de personas en el mundo, de las cuales 11.5 tienen ceguera irreversible[11]. Su prevalencia aumenta con la edad, afectando a un 3% de los mayores de 40 años y a un 10%-12% de los mayores de 80 años[12].

En etapas leves a moderadas de la enfermedad suele dañarse el campo visual paracentral, el cual se extiende hasta comprometer la visión central a medida que progresa el glaucoma. Así, en etapas avanzadas es posible ver personas con campo visual tubular o incluso pérdida completa de la visión en el ojo afectado. Importante recordar que la pérdida del campo visual por glaucoma es irreversible.

El glaucoma es más frecuente en mujeres, raza afroamericana e hispana, especialmente cuando existen familiares directos con glaucoma, elevando el riesgo hasta 10 veces. También es más frecuente ante el uso prolongado de corticoides orales o perioculares, miopía, hipermetropía y ante traumas oculares contusos, pudiendo darse meses o años después del traumatismo. Enfermedades como diabetes e hipertensión arterial también confieren mayor riesgo de glaucoma, con RR de 1.48 y 1.22 respectivamente[13,14].

¿Cuál es la presión ocular normal y cómo se afecta en glaucoma?

La presión ocular normal fluctúa entre los 10 y 21 mmHg; generalmente está algo más elevada en la madrugada y tiende a decaer durante el día. En el glaucoma la presión puede subir sobre este valor, pero al ser fluctuante puede no ser pesquizada en una toma única de presión intraocular. Presiones oculares mayores, por sobre 28-30 mmHg, se asocian a un daño más rápido del campo visual.

Existen también personas con glaucoma en que nunca sube la presión intraocular por sobre los 21 mmHg, en cuyo caso hablamos de Glaucoma de Tensión Normal. Este último se presenta con más frecuencia en personas sobre los 60 a 70 años y se asocia a migraña.

¿Qué síntomas o signos produce el glaucoma?

El glaucoma habitualmente no produce síntomas sino hasta etapas avanzadas de la enfermedad, en que las personas tienen una visión tubular y ven difuminadas la periferia y media periferia del campo visual. Tiene generalmente un curso lentamente progresivo, de años, en que sin un diagnóstico oportuno, la enfermedad sigue avanzando y dañando el campo visual. Habitualmente se pesquisa en una consulta oftalmológica motivada por lentes, problemas de superficie ocular o un control preventivo. En etapa terminal se produce ceguera total.

Externamente el glaucoma no produce signos de alerta, excepto casos unilaterales o asimétricos en que puede haber defecto pupilar aferente relativo en el ojo más afectado. El fondo de ojo muestra un adelgazamiento focal o difuso del tejido neurorretinal del nervio óptico, que se observa como un aumento de la excavación de este (FIGURA 3).

Un porcentaje muy bajo de los pacientes puede presentarse con un cierre angular agudo (previamente conocido como glaucoma agudo), cuyos síntomas son dolor ocular irradiado al hemicráneo ipsilateral, visión borrosa y visión de halos alrededor de las luces, asociado a náuseas y vómitos. La presión ocular suele estar muy elevada, entre 40-50 mmHg lo que permite su identificación digitalmente. Adicionalmente existe un ojo rojo profundo y semimidriasis fija en el ojo afectado. El cierre angular agudo es una emergencia oftalmológica, debiendo recibir tratamiento hipotensor tópico y oral además de realizarse una iridotomía láser a la brevedad, idealmente el mismo día, para bajar la presión y evitar el daño consiguiente del nervio óptico.

FIGURA 3.

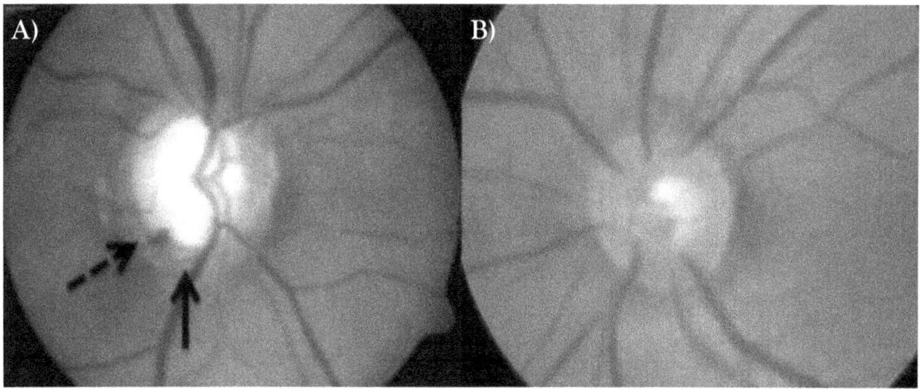

¿Cómo se trata el glaucoma?

El tratamiento para el glaucoma habitualmente consiste en colirios hipotensores oculares, que buscan estabilizar el campo visual. Este tratamiento debe ser a permanencia e ir ajustándose en el tiempo, por lo cual se controla a las personas en forma seriada en lapsos de 4 a 6 meses.

En caso que el tratamiento no logre estabilizar el glaucoma o exista mala adherencia, puede ser necesario reducir la presión ocular mediante una trabeculoplastía láser o una cirugía filtrante o trabeculectomía. De este modo, el tratamiento del glaucoma suele ser escalonado e individualizado.

Cuando el examen oftalmológico detecta una restricción al flujo de humor acuoso entre el iris y el cristalino, puede ser necesario realizar una iridotomía láser para comunicar las zonas de producción y de drenaje del humor acuoso. Esta condición se denomina Ángulo Estrecho y puede derivar en glaucoma secundario. En estos pacientes es importante evitar el uso de fármacos sistémicos que puedan estrechar el ángulo iridocorneal, como es el caso de algunos descongestionantes, estabilizadores del ánimo y antiespasmódicos, por lo que recomendamos consultar con el oftalmólogo tratante antes de indicarlos.

¿Con qué frecuencia se recomienda un examen oftalmológico preventivo?

En ausencia de síntomas oculares, se sugiere un examen preventivo cada 2 años a partir de los 40 años, aumentando su frecuencia a cada 1 año a partir de los 60.

Puntos clave

- Para evitar diagnósticos tardíos y reducir el riesgo de pérdida visual, se recomienda un examen preventivo cada 2 años a partir de los 40, y cada 1 año a partir de los 60.
- Los vicios de refracción en mayores de 65 años y las cataratas con visión corregida menor a 0.3 están cubiertas por el programa GES.
- Enfermedades crónicas como diabetes, hipertensión y obesidad aumentan el riesgo de enfermedades como la DMRE y glaucoma.
- En etapas iniciales de la DMRE es clave controlar factores de riesgo como obesidad, sedentarismo y tabaquismo. En etapas más avanzadas puede ser necesario el uso de suplementos vitamínicos y/o inyecciones intravítreas de anti VEGF.
- El glaucoma suele no tener síntomas hasta etapas avanzadas. Un diagnóstico precoz de glaucoma permite recibir un tratamiento oportuno, disminuyendo la posibilidad de discapacidad o ceguera permanente por glaucoma.

¿Dónde profundizar?

- www.sochiof.cl
- https://www.aao.org/clinical-education
- http://www.supersalud.gob.cl/

REFERENCIAS

1. Kobayashi H. Evaluation of the need to discontinue antiplatelet and anticoagulant medications before cataract surgery. Journal of Cataract & Refractive Surgery, 2010.
2. Chang DF, Campbell JR. Intraoperative floppy iris syndrome associated with tamsulosin. J Cataract Refract Surg 2005; 31:664-73.
3. Chandha V, Borooah S, Tey A, et al. Floppy iris behavior during cataract surgery: associations and variations. Br J Ophthalmol. 2007 Jan; 91(1):40-2.
4. Klein R, Chou CF. Prevalence of age-related macular degeneration in the US population. Arch Ophthalmol 2011; 129(1):75-80.
5. Rein DB. Forecasting age related macular degeneration through the year 2050: the potencial impact of new treatments. Arch Ophthalmol 2009; 127(4):533-40.
6. Tomany SC, Wang JJ. Risk factors for incident age-related macular degeneration: pooled findings from 3 continents. Ophthalmology 2004; 111(7):1280-7.
7. Seddon JM, Cote J. Progression of age-related macular degeneration: Association with body mass index, waist circumference, and waist-hip ratio. Arch Ophthalmol 2003; 121(6):785-92.
8. Cho E, Seddon JM. Prospective study of intake of fruits, vegetables, vitamins, and carotenoids and risk of age-related maculopathy. Arch Ophthalmol 2004; 122(6):883-92.
9. Lundstrom M, Bruge KG. Cataract surgery and quality of life in patients with age related macular degeneration. Br J Ophthalmology 2002; 86(12):1330-5.
10. Kovach J, Schwartz S. Anti-VEGF treatment strategies for wet AMD. Journal of Ophthalmology 2012.
11. Quigley HA and Broman AT. The number of people with glaucoma worldwide in 2010 and 2020. Br J Ophthalmol 2006; 90(3):262-267.
12. Weinreb RN, Aung T, Medeiros FA. The pathophysiology and treatment of Glaucoma: a review. JAMA 2014 May 14; 311(18):1901-1911.
13. Zhao D, Cho J, Kim, MH, Friedman D, Guallar E. Diabetes, fasting glucose, and the risk of glaucoma, a Meta-analysis. AAO Journal 2015; 122(1):72-78.
14. Bae HW, Lee N, Kim CY. Systemic hypertension as a risk factor for Open-angle glaucoma: a Meta-analysis of population-based studies. PLoS One 2014; 9(9):e108226.

PROBLEMAS AUDITIVOS FRECUENTES

Antonia Lagos y Matías Willson

¿En qué consisten y por qué son importantes?

El problema auditivo más frecuente en adultos mayores es la hipoacusia, correspondiendo al déficit sensorial más común en este grupo etario[1]. Cuando la hipoacusia se relaciona a la edad con un determinado patrón en la audiometría se denomina **presbiacusia**, que se caracteriza por ser una hipoacusia bilateral, simétrica, progresiva y de predominio de tonos agudos en su inicio. Se asocia frecuentemente a tinnitus no pulsátil tipo zumbido o ruido blanco, y en ocasiones a mareos y desequilibrio[2].

En Estados Unidos se ha descrito una prevalencia de hipoacusia de 43% en personas entre 65 y 84 años, y afecta a la mayoría de los mayores de 90 años[3]. En Chile, la Encuesta Nacional de Salud del 2010 mostró una prevalencia de hipoacusia en mayores de 65 años de 52%, medida por autorreporte (59% hombres, 48% mujeres)[4].

Existen múltiples factores que pueden determinar la aparición, progresión y severidad de presbiacusia, lo que determina que se presente de forma variable en cada individuo. Estos factores se dividen en intrínsecos y extrínsecos: dentro de los intrínsecos se encuentra la predisposición genética, factores epigenéticos y el envejecimiento. Se ha demostrado asociación familiar en la presbiacusia, estimando que un 25% a 75% de la variabilidad en esta enfermedad se debe a un componente genético. El proceso de envejecimiento biológico también influiría en la aparición de presbiacusia, sin embargo, este es de aparición más tardía que puede ser acelerado por factores extrínsecos[5].

Los factores extrínsecos involucrados son la exposición a ruido, uso de ototóxicos (aminoglucósidos, platinos, salicilatos, cloroquina y diuréticos de asa), tabaquismo, abuso de alcohol, raza caucásica, menor nivel socioeconómico, infecciones del oído, hipertensión arterial, diabetes, enfermedad vascular, enfermedades inmunológicas, y factores hormonales, como los estrógenos. Se ha visto que la hipoacusia es mayor en hombres, y menor en mujeres postmenopáusicas que usan o han usado terapia de reemplazo hormonal[5-7].

Se ha demostrado que la hipoacusia en personas mayores tiene un importante impacto en la calidad de vida, asociándose a depresión, deterioro cognitivo, alteraciones conductuales y del sueño, aislamiento social y alteraciones en la memoria[4].

Incluso se ha visto que aumenta la mortalidad global debido a caídas y accidentes vehiculares, y se asocia notoriamente a una mala autopercepción de salud[8].

¿Cómo realizamos el diagnóstico?

En la anamnesis se debe preguntar por hipoacusia y caracterizarla, indagando en: tiempo de progresión, inicio súbito o progresivo, uni o bilateral, y si se asocia a síntomas como tinnitus o vértigo. Indagar por otalgia crónica, infecciones recurrentes, cirugías otológicas previas, exposición a niveles traumáticos de ruidos o uso de medicamentos ototóxicos[9].

El examen físico, que en la mayoría de los casos será normal, debe incluir la otoscopía, donde es crucial evaluar el conducto auditivo externo (CAE) para descartar presencia de cerumen obstructivo, infecciones o cuerpos extraños, además de visualizar la membrana timpánica y descartar perforación o retracción timpánica, infecciones u otitis media con efusión[9].

Una vez realizada la evaluación inicial, se debe complementar con exámenes auditivos, que se detallan a continuación en orden de importancia:

- **Audiometría**: Es el examen que más información aporta, necesario para el diagnóstico y tratamiento subsecuente. Se requiere que ambos CAEs se encuentren permeables y que el paciente coopere con instrucciones básicas. Se miden los umbrales auditivos de cada oído por separado, codificados por colores (rojo-derecho / azul-izquierdo), evaluando la vía de conducción aérea (línea punteada) y conducción ósea (línea continua) por separado. Se incluye además la prueba de discriminación del lenguaje, donde se dictan 25 palabras bisílabas y se informa el porcentaje de acierto del paciente al repetirlas. La hipoacusia se clasifica según su origen en: conductiva, cuando afecta la transmisión del sonido por la vía aérea a través del CAE, tímpano y huesecillos; sensorioneural cuando afecta el oído interno o el nervio auditivo; o mixta, cuando afecta ambos[2]. Se determina el promedio tonal puro (PTP) para la vía aérea y ósea, que se calculan como el promedio de los umbrales auditivos de las frecuencias 500, 1000, 2000 Hz e idealmente también 4000 Hz, especialmente en adultos mayores donde el compromiso suele ser de frecuencias agudas. Los PTP se expresan en decibeles (dB). La hipoacusia se clasifica también según su severidad (PTP)[10]:
  - Normal < 20 dB
  - Leve 21 - 40 dB
  - Moderado 41 - 70 dB
  - Severa 71- 90 dB
  - Profunda 91 - 119 dB
  - Cofosis o Anacusia 120 dB

  La discriminación se representa por el porcentaje de acierto en cada oído, siendo normal sobre 90%[9]. Esto evalúa la comprensión del lenguaje, dependiente de la función del nervio auditivo, independiente del volumen. A peor discriminación, menos efectivo será el audífono.

La patología más frecuente de encontrar en el adulto mayor será la presbiacusia, que es una hipoacusia sensorioneural, progresiva, bilateral simétrica e irreversible[5]. Se inicia generalmente en las frecuencias altas o agudas y va progresando con la edad. Al afectar en general las frecuencias agudas, viéndose en la audiometría como una curva descendente, se evidencia el compromiso de las frecuencias que involucran a las consonantes[4], que componen la mayor parte de nuestro vocabulario (FIGURA 1). Esto explica los problemas que genera la presbiacusia en la comunicación. También puede haber un patrón audiométrico distinto cuando existe una causa subyacente aparte de la pérdida asociada a la edad, como por ejemplo una hipoacusia de conducción ascendente en otoesclerosis, hipoacusia sensorioneural unilateral descendente en neurinoma del acústico, hipoacusia sensorioneural ascendente en enfermedad de Ménière, entre otras.

- **Impedanciometría**: Evalúa la impedancia acústica de la caja timpánica u oído medio en relación a los cambios de presión. Lo que se evalúa es la movilidad de la membrana timpánica, y la presión del oído medio mediante un timpanograma. Este examen no se puede realizar cuando hay una perforación timpánica. Los resultados del timpanograma pueden ser:
  - **Curva A:** Membrana indemne con movilidad normal, presión de oído medio normal (0 mmH_2O)
  - **Curva C:** Curva desplazada a presiones negativas (-200 mmH_2O)
  - **Curva B:** Curva plana (ej. otitis media con efusión)
  - **Curva Ad:** Movilidad aumentada con presión normal (ej. discontinuidad de la cadena)
  - **Curva As:** Movilidad disminuida con presión normal (ej. otoesclerosis)

Además se mide el reflejo acústico, que evalúa la indemnidad de la vía auditiva, y que se puede encontrar alterado en hipoacusia de cualquier origen o por presencia de líquido en el oído medio, entre otros. Este examen es complementario para el diagnóstico, es objetivo y no requiere de cooperación del paciente.

- **Prueba de audífono**: Similar a la audiometría, pero se evalúa la ganancia en discriminación del lenguaje en pacientes con hipoacusia con un audífono calibrado según su audiometría. Se solicita en general en pacientes con mala discriminación, para verificar la efectividad del uso de audífonos.
- **Imágenes**: Evitar solicitar imágenes de rutina en hipoacusia. Se reservan para casos con presentación inhabitual, por ejemplo hipoacusia sensorioneural unilateral, donde se debe descartar patología subyacente (ej. neurinoma del acústico). El examen de elección en general en estos casos es la resonancia magnética de cerebro con énfasis en fosa posterior, con gadolinio. Si hay dudas derivar a otorrinolaringología.

Figura 1 • Curva audiométrica de presbiacusia.

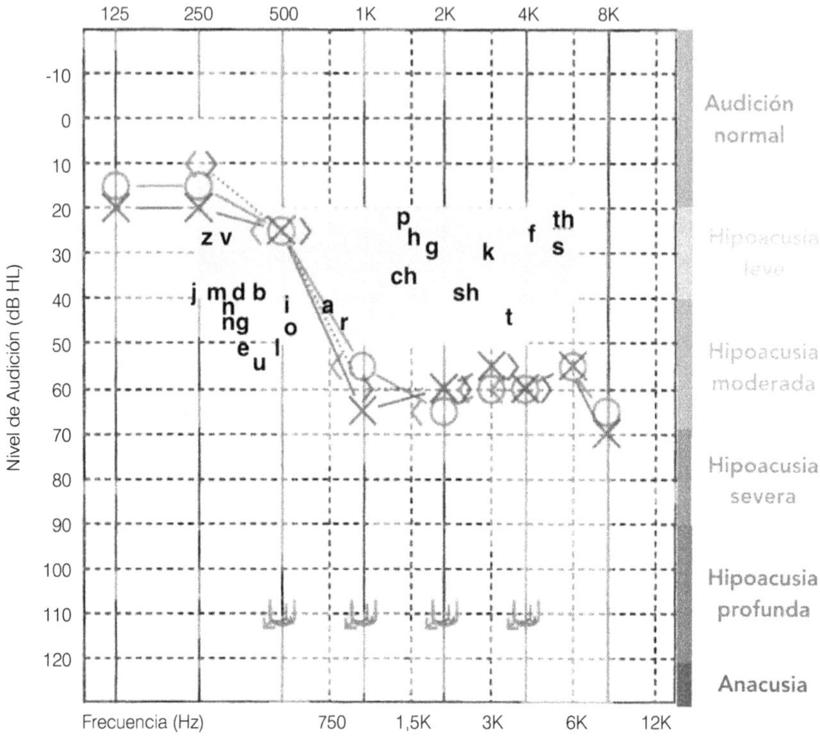

Vía aérea tono puro promedio **51 dB** Vía ósea tono puro promedio **51 dB**

Vía aérea tono puro promedio **52 dB** Vía ósea tono puro promedio **51 dB**

Discriminación

Oído	%	dB HL	dB EM	
I	88	70		
D	80	70		

En amarillo se muestra el área audiométrica donde se ubican los sonidos del lenguaje, con detalle sobre las frecuencias y umbrales necesarios para cada letra.

- **Otros exámenes**: Para poder realizar la implementación con audífonos, se requiere evaluar los umbrales de cada oído por separado, y el examen más costo efectivo es la audiometría. Si el paciente no puede cooperar, por ejemplo por deterioro cognitivo, se debe coordinar con el equipo de otorrinolaringología para realizar exámenes complementarios como los potenciales auditivos de tronco encefálico

(PEAT o BERA). Es un examen objetivo, que no requiere cooperación del paciente, pero sí requiere que el paciente esté dormido, a veces incluso siendo necesaria la sedación.

¿Cuáles son las estrategias para su enfrentamiento?

En la consulta se debe optimizar la comunicación tanto visual como auditiva. Se debe atender en un espacio iluminado, con buen manejo de acústica, usar apoyo visual, y evitar hablar en presencia de ruidos. Si el paciente es usuario de audífono se debe incentivar el uso durante la consulta. En la conversación el médico debe hablar de frente, intentar elevar el volumen de la voz lo mínimo posible para ser escuchado, y bajar el tono de voz a frecuencias más graves. Evitar el uso de oraciones muy largas y hacer pausas para asegurar la comprensión de la información entregada y para que el paciente haga preguntas si lo requiere. En caso de ser necesario se debe repetir la información para lograr la adecuada comprensión[11].

Debido a la importancia de la hipoacusia en adultos mayores, se ha incluido esta afección dentro de las **patologías GES**, garantizando el tratamiento oportuno. Ante la sospecha, habiendo descartado tapón de cerumen o cuerpo extraño en el CAE, se debe solicitar mínimo una audiometría e impedanciometría y evaluar los resultados. En el caso contrario debe ser evaluado por otorrinolaringología para extraer el tapón o cuerpo extraño previo al estudio audiométrico.

Todo adulto de 65 años o más que presente hipoacusia bilateral, ya sea sensorioneural, conductiva o mixta, con un PTP mayor a 40 dB en el mejor oído, o mayor a 35 dB en el mejor oído pero con deterioro en la calidad de vida debe ser derivado a otorrinolaringología para ingresar al programa GES. En los casos con audición entre 35 y 40 dB se objetiva la afección de la calidad de vida con la encuesta Hearing Handicap Inventory for the Elderly (HHIE-S) (Tabla 1), considerada alterada cuando supera los 10 puntos[4]. Los criterios de umbral audiométrico son iguales para indicación de audífono en edades menores a 65 años, sin embargo, no cae bajo la cobertura del GES.

¿Cuál es el tratamiento inicial?

Cuando se diagnostica hipoacusia se debe explicar al paciente y sus familiares que es una patología frecuente y que puede mejorar la calidad de vida con un tratamiento adecuado. Debe haber comprensión por parte de los familiares para que tengan mayor paciencia al momento de comunicarse con el paciente. El tratamiento para la presbiacusia es la indicación de audífonos, idealmente bilateral, con controles seriados para su adecuada calibración y rehabilitación. En caso de otras alteraciones, como otitis media con efusión u otoesclerosis, se puede considerar resolución quirúrgica caso a caso.

TABLA 1 • HEARING HANDICAP INVENTORY FOR THE ELDERLY ABREVIADO (HHIE-S).

Pregunta	Sí (4)	Algunas veces (2)	No (0)
¿Alguna vez se ha sentido avergonzado al conocer personas debido a problemas para oír?			
¿Los problemas para oír le hacen sentir frustrado al hablar con miembros de su familia?			
¿Tiene dificultad para oír cuando alguien le habla en voz baja?			
¿Alguna vez ha tenido limitaciones debido a problemas para oír?			
¿Los problemas para oír le han causado dificultades al visitar amigos, parientes o vecinos?			
¿Los problemas para oír han hecho que vaya menos seguido de lo que le gustaría a actos sociales o servicios religiosos?			
¿Los problemas para oír han causado discusiones con miembros de su familia?			
¿Los problemas para oír le causan dificultad para entender los programas de televisión o radio?			
¿Cree que su problema para oír limita su vida personal o social?			
¿Un problema para oír le causa dificultad cuando va con amigos o parientes a un restaurante?			

Se considera alterado con un puntaje superior a 10. Clasificación de puntaje: 0 – 8: sin alteración autopercibida; 10 – 22: dificultad leve a moderada; 24 – 40: dificultad significativa.

Respecto a los audífonos, el GES incluye la indicación de un audífono inicialmente, y al año siguiente se puede indicar el segundo en caso de buena adherencia. Los audífonos pueden ser ajustados en cada frecuencia para la respectiva amplificación (ganancia) según la audiometría del paciente. Además, se requiere control con otorrinolaringología en caso de acumulación frecuente de cerumen, ya que esto genera retroalimentación al audífono que se manifiesta como un chirrido. Sumado a la amplificación del sonido, los audífonos frecuentemente alivian el tinnitus[12], lo cual suele ser un incentivo para la adherencia al tratamiento. Se ha demostrado que el uso de audífonos adecuadamente adaptados mejora la calidad de vida, disminuye la autopercepción de discapacidad, mejora las estrategias de comunicación, disminuye el aislamiento social y la depresión, y mejora la función cognitiva[2,4,12].

En Chile se ha reportado una adherencia al uso de audífonos de 53% en el sistema público. Esto puede ser explicado en algunos pacientes por mal rendimiento debido a una mala discriminación auditiva, ya que los audífonos amplifican el sonido sin mejorar este aspecto. En otros casos se puede deber a incomodidad, negación del problema, dudas sobre el uso del audífono, pérdida del aparato, o escaso seguimiento. Por ello, es fundamental realizar una correcta adaptación del audífono y rehabilitación, siempre explicándole al paciente sobre sus beneficios. Quienes no logren una buena adaptación pueden realizar estrategias de compensación, como programas de lectura labiofacial o programas de comunicación[4,13].

Los cuidados del audífono incluyen abrir el compartimento de las pilas cuando no se utilice el aparato, quitárselo para dormir, evitar golpes o caídas, evitar acumulación de cerumen en el molde mediante limpieza, evitar exponerlo a humedad (quitárselo para la ducha y el ejercicio o al menos secarlo después), y realizar periódicamente los controles de mantención y calibración en el centro auditivo.

Puntos clave

- La hipoacusia en adultos mayores es muy frecuente, produce un importante impacto en la calidad de vida y es fácil de diagnosticar y tratar.
- Se debe derivar oportunamente con exámenes para inicio de tratamiento por el otorrinolaringólogo.
- Se deben explicar los beneficios del uso de audífonos y sus cuidados para una buena adherencia al tratamiento.

¿Dónde profundizar?

- Guía Patología 56 de las Garantías Explícitas de la Salud (GES): Hipoacusia bilateral en mayores de 65 años que requieren uso de audífonos[4]
- Libro de Otorrinolaringología para Médicos Generales, Escuela de Medicina Pontificia Universidad Católica de Chile[14]
- Guía de información para el paciente de la American Speech-Language-Hearing Association (ASHA): La pérdida de audición y la edad[15]

Referencias

1. Ciorba A, Bianchini C, Pelucchi S, Pastore A. The impact of hearing loss on the quality of life of elderly adults. Clin Interv Aging. 2012; 7:159-63. doi:10.2147/CIA.S26059.
2. Walling AD, Dickson GM. Hearing loss in older adults. Am Fam Physician. 2012 Jun 15; 85(12):1150-6.
3. Nash SD, Cruickshanks KJ, Klein R, *et al.* The prevalence of hearing impairment and associated risk factors: the Beaver Dam Offspring Study. Arch Otolaryngol Head Neck Surg 2011; 137:432.

4. Ministerio de Salud de Chile. Guía Clínica AUGE: Hipoacusia bilateral en personas de 65 años y más que requieren uso de Audífono; 2013 [citada marzo 2020]. Disponible en: https://diprece.minsal.cl/wrdprss_minsal/wp-content/uploads/2016/03/Hipoacusia-bilateral-mayores-65-a%C3%B1os.pdf
5. Wang J, Puel JL. Presbycusis: An Update on Cochlear Mechanisms and Therapies. J Clin Med. 2020;9:218. doi:10.3390/jcm9010218
6. Uchida Y, Sugiura S, Ando F, Nakashima T, Shimokata H. Diabetes reduces auditory sensitivity in middle-aged listeners more than in elderly listeners: a population- based study of age-related hearing loss. Med Sci Monit. 2010;16(7):PH63-8. PubMed PMID: 20581786.
7. Cruickshanks KJ, Nondahl DM, Tweed TS, Wiley TL, Klein BE, Klein R, Chappell R, Dalton DS, Nash SD. Education, occupation, noise exposure history and the 10-yr cumulative incidence of hearing impairment in older adults. Hear Res. 2010; 264(1-2):3-9. doi: 10.1016/j.heares.2009.10.008.
8. Wattamwar K, Qian ZJ, Otter J, Leskowitz MJ, Caruana FF, Siedlecki B, Spitzer JB, Lalwani AK. Increases in the Rate of Age-Related Hearing Loss in the Older Old. JAMA Otolaryngol Head Neck Surg. 2017 Jan 1; 143(1):41-45. doi:10.1001/jamaoto.2016.2661.
9. McKenzie J, Huang L, Whitfied B, Chang A. Diagnosis and management of hearing loss in elderly patients, Roy AusCollege of Gen Prac 2016, AFP Vol. 45, No. 6.
10. BIAP: Bureau International d'Audiophonologie [Internet]. BIAP Recommendation 02/1 bis. Audiometric Classification of Hearing Impairment; 1996 [citada marzo 2020]. Disponible en: http://www.biap.org/en/recommendations/65-ct-2-classification-des-surdites/5-recommandation-biap-021-bis
11. Lubinski R. Communicating Effectively with Elders and Their Families. The ASHA Leader. 2010;15:12-15
12. Zagólski O. Management of tinnitus in patients with presbycusis. Int Tinnitus J 2006; 12:175.40.
13. Yueh B, Souza PE, McDowell JA, et al. Randomized trial of amplification strategies. Arch Otolaryngol Head Neck Surg 2001; 127:1197.
14. Escuela de Medicina Pontificia Universidad Católica de Chile [Internet]. División de Cirugía-Otorrinolaringología: Otorrinolaringología para Médicos Generales; 2020 [citada marzo 2020]. Disponible en: https://medicina.uc.cl/wp-content/uploads/2020/03/Libro-Otorrinolaringologia-UC.pdf
15. ASHA [Internet]. Audiología Serie Informativa: La pérdida de audición y la edad; 2016 [citada marzo 2020]. Disponible en: https://www.asha.org/uploadedFiles/La-perdida-de-audicion-y-la-edad.pdf

RECOMENDACIONES GENERALES

ESTRATEGIAS DE PREVENCIÓN: TAMIZAJES ACORDE AL OBJETIVO TERAPÉUTICO

María Ignacia Morales y María Jesús Silva

Existe una gran heterogeneidad en cuanto al estatus funcional y fisiológico de las personas mayores (PM), siendo la edad un parámetro insuficiente. Las medidas preventivas deben ser individualizadas según la salud global del paciente, funcionalidad, riesgo de enfermedad y preferencias, con el objetivo de preservar la función y maximizar la calidad de vida, alineado a los objetivos de cuidado centrados en la persona.

¿Qué variables deben considerarse al incorporar una medida preventiva?

Debe considerarse el concepto de lag time to benefit o tiempo para observar el beneficio[1], definido como el tiempo que transcurre entre la intervención preventiva y los outcomes esperados. Si este tiempo es mayor que la esperanza de vida, no es recomendable realizar la intervención, pues no tendrá beneficios y solo potenciales riesgos: ansiedad, complicaciones del procedimiento diagnóstico, falsa seguridad derivada de falsos negativos, sobrediagnóstico y/o sobretratamiento.

Adicionalmente deben considerarse las preferencias del paciente. Se recomienda discutir los potenciales riesgos y beneficios, y preguntar qué visión se tiene de ellos, para incorporar sus valores y prioridades en la toma de decisiones.

¿Qué herramientas existen para estimar expectativa de vida?

Existen múltiples escalas que permiten estimar expectativa de vida (ej.: www.eprognosis.ucsf.edu). La escala de Lee Schonberg predice mortalidad y expectativa de vida a 4, 10 y 14 años, pero solo ha sido validada en Estados Unidos. El índice de Suemoto predice mortalidad a 10 años y fue validado en 16 países, incluyendo México y Brasil. Cabe destacar que ambas escalas incluyen la funcionalidad dentro sus parámetros. Se considera que una persona tiene una expectativa de vida menor a un periodo específico de tiempo, cuando su riesgo de mortalidad supera el 50% para ese periodo.

¿Se recomienda realizar tamizaje de cáncer?

Los tests diagnósticos y tratamientos en cáncer han sido menos estudiados en las PM, por lo que la certeza del beneficio es menor. Estudios con modelos de simulación muestran riesgos y beneficios similares en el tamizaje de adultos con alta comorbilidad, comparado con PM con comorbilidad leve o sin comorbilidad. Se puede concluir que el beneficio depende no solo de la edad, sino de la salud global de la persona.

Como recomendación general, realizar tamizaje en aquellos con expectativa de vida mayor a 10 años, según las recomendaciones internacionales:

1. **Cáncer de mama**: Mamografía cada 2 años entre los 50-74 años[2]. Reduce la mortalidad por cáncer de mama en 19% en mujeres entre 40-74 años, con mayor beneficio entre 60-69 años (evidencia tipo A). Las mayores de 75 años no han sido incluidas en estudios aleatorizados, pero estudios observacionales y de modelación sugieren que podría haber beneficio en continuar el tamizaje en aquellas con expectativa de vida mayor a 10 años.
2. **Cáncer colorrectal**: Tamizaje entre los 50-75 años[3], con alguno de los siguientes: test de sangre oculta en deposiciones (TSOD) anual, colonoscopía cada 10 años, colonografía por TAC cada 5 años, sigmoidoscopía cada 5 años o sigmoidoscopía cada 10 años con TSOD anual (evidencia tipo A). Entre los 76-85 años, se debe decidir caso a caso, considerando la salud global e historia de tamizaje: si nunca ha sido tamizado tiene mayor probabilidad de beneficio. No se recomienda tamizaje en mayores de 86 años.
3. **Cáncer de próstata**: Para hombres entre 55-69 años, discutir caso a caso el tamizaje con antígeno prostático específico (APE), considerando beneficios (reducción de 1,3 muertes por cada 1.000 hombres tamizados durante 13 años), riesgos (falsos positivos frecuentes, complicaciones derivadas de biopsia y tratamiento, sobrediagnóstico y sobretratamiento), antecedentes personales (historia familiar, raza, comorbilidades) y preferencias[4]. La US Preventive Services Task Force (USPSTF) recomienda en contra del tamizaje en mayores de 70 años, ya que en este grupo el riesgo de falsos positivos, sobrediagnóstico y complicaciones es mayor.
4. **Cáncer cervicouterino:** Detener el tamizaje a los 65 años en aquellas que han tenido un tamizaje adecuado previamente (3 citologías negativas consecutivas o 2 tests de VPH con citología negativos en los últimos 10 años, siendo el más reciente en los últimos 5 años)[5]. Esto no aplica a quienes han tenido una lesión precancerosa de alto grado en los últimos 20 años. Quienes no cumplen criterios de tamizaje adecuado, deben continuar hasta los 70-75 años. Quienes nunca han sido tamizadas tienen el mayor riesgo de incidencia y mortalidad.
5. **Cáncer pulmonar:** TAC de tórax de baja dosis anual en pacientes entre 50-80 años con IPA mayor o igual a 20, con tabaquismo activo o suspendido hace menos

de 15 años[6]. Debe detenerse el tamizaje en quienes cumplen 15 años sin fumar o cuyo estado de salud no permitiría tolerar cirugía pulmonar.

6. **Cáncer gástrico:** No está considerado en las recomendaciones de la USPSTF. En Chile la guía GES[7] recomienda endoscopía digestiva alta en mayores de 40 años sintomáticos, antecedente de gastrectomía hace más de 15 años o antecedente familiar de primer grado de cáncer gástrico. No existen recomendaciones específicas para PM.

¿Qué recomendaciones existen respecto a prevención cardiovascular?

1. **Presión arterial:** Se recomienda medición anual[8]. La hipertensión arterial es altamente prevalente en PM (60-80%) y es el principal factor de riesgo (FR) para enfermedad cardiovascular (ECV).
2. **Peso y talla:** Medir peso en cada visita y talla anualmente, para calcular el índice de masa corporal (IMC). En adultos con IMC mayor a 30, se recomienda ofrecer intervenciones para bajar de peso[9] con el objetivo de reducir la morbimortalidad asociada a la obesidad. No existen recomendaciones específicas para PM, sin embargo cabe destacar que en esta población se ha definido obesidad como IMC mayor a 32.
3. **Estatinas:** Perfil lipídico cada 5 años entre los 40-75 años para estimar riesgo cardiovascular (RCV). En pacientes de 40-75 años con al menos un factor de RCV y un riesgo calculado mayor o igual a 10% a 10 años, se recomienda prevención primaria con estatinas, pues reduce la incidencia de eventos cardiovasculares y mortalidad[10]. En RCV moderado (7,5-10% a 10 años), evaluar caso a caso, ya que el beneficio sería menor. No existe suficiente evidencia para hacer recomendaciones en mayores de 75 años, por lo que en ellos la decisión también debe ser caso a caso. Considerar que el tiempo para beneficio de la prevención primaria con estatinas es de 1 a 2 años.
4. **Diabetes:** Glicemia de ayunas, hemoglobina glicosilada o test de tolerancia a la glucosa, en pacientes entre 40-70 años con sobrepeso u obesidad[11]. No se recomienda tamizar a mayores de 70 años con expectativa de vida menor a 10 años, ya que es improbable que se beneficien del control glicémico estricto, y tienen mayor riesgo de presentar hipoglicemia secundaria a prescripción inadecuada de medicamentos.
5. **Aneurisma de Aorta Abdominal (AAA):** Ecografía abdominal una vez en la vida en hombres entre 65-75 años que hayan sido fumadores (100 o más cigarrillos en la vida): reduce la mortalidad por aneurisma. En hombres no fumadores, se recomienda evaluar caso a caso si existen FR adicionales que justifiquen el estudio, ya que el beneficio en este grupo es pequeño. En mujeres no fumadoras no se recomienda tamizaje. En mujeres fumadoras o con antecedente familiar de AAA no hay evidencia suficiente para hacer recomendaciones[12].

6. **Aspirina:** Iniciar en dosis bajas para prevención primaria de ECV en adultos entre 50-59 años con RCV mayor o igual a 10% a 10 años, sin riesgo aumentado de sangrado, con expectativa de vida de al menos 10 años y que estén dispuestos a tomar aspirina diariamente por al menos 10 años[13]. Entre los 60-69 años, la decisión debe ser caso a caso, ya que el beneficio neto respecto al riesgo de sangrado gastrointestinal es menor. En mayores de 70 años no existe evidencia suficiente para hacer recomendaciones. Considerar que el tiempo para beneficiarse es de 5 años. En aquellos que ya están recibiendo aspirina se recomienda mantener a menos que aparezcan FR de sangrado.

¿Qué otros tests diagnósticos son recomendables?

1. **Densitometría ósea:** Realizar al menos una vez en mujeres después de los 65 años o antes en postmenopáusicas con alto riesgo de osteoporosis según alguna regla clínica validada (por ejemplo, FRAX) para prevenir fracturas osteoporóticas[14]. No se ha determinado la periodicidad óptima del tamizaje. La USPSTF concluye que no existe evidencia suficiente para hacer recomendaciones en hombres, pero otras organizaciones recomiendan estudiar a todos los hombres mayores de 70 años.
2. **VIH:** Tamizar a todos los adultos hasta los 65 años, luego solo aquellos con FR: hombres que tienen sexo con hombres, usuarios de drogas inyectables, trabajadores sexuales, tener otra infección de transmisión sexual (ITS), pareja sexual con ITS, VIH o FR, o pareja nueva cuyo estatus de VIH es desconocido (15).
3. **Hepatitis B:** Tamizaje con antígeno de superficie si FR: nacidos en países de alta prevalencia (mayor o igual a 2%. En Chile la prevalencia es 0,15%), VIH positivos, usuarios de drogas inyectables, hombres que tienen sexo con hombres, contactos domiciliarios o sexuales de personas con VHB (16).
4. **Hepatitis C:** Tamizaje con anticuerpos anti-VHC en todos los adultos hasta los 79 años[17].

¿Se recomienda realizar consejería de estilo de vida?

1. **Cesación tabáquica:** Dejar de fumar reduce la incidencia de EPOC, cáncer, enfermedad coronaria y mortalidad por todas las causas, incluso en mayores de 80 años[18]. Se debe preguntar a todos los pacientes por consumo de tabaco, aconsejar su suspensión y ofrecer intervenciones conductuales y/o farmacológicas para lograrlo.
2. **Consumo de alcohol**: La *American Geriatrics Society* (AGS) recomienda que todos los mayores de 65 años sean interrogados anualmente respecto a su consumo de alcohol. Si consumo activo, buscar trastorno por uso de alcohol con algún instrumento validado. En atención primaria se recomiendan cuestionarios

abreviados[19] como AUDIT-C (*Alcohol Use Disorders Identification Test for Consumption*) o SASQ (*Single Alcohol Screening Question*). Si el tamizaje es positivo, realizar un segundo cuestionario de mayor especificidad como el AUDIT (10 preguntas). Existen tests diseñados específicamente para adultos mayores como MAST-G (*Michigan Alcoholism Screening Test - Geriatric Version*) y CARET (*Comorbidity Alcohol Risk Evaluation Tool*), que evalúa consumo, comorbilidades y medicamentos para identificar a aquellos con mayor riesgo de consecuencias negativas del consumo de alcohol.

3. **Actividad física:** Al menos 150 minutos semanales de actividad física aeróbica moderada o 75 minutos semanales de actividad física intensa, además de ejercicios de resistencia muscular dos veces a la semana. Adicionalmente ejercicios de equilibrio (*Tai Chi*, baile) al menos tres veces a la semana en aquellos con alto riesgo de caídas. Ver capítulo correspondiente.
4. **Nutrición:** Aproximadamente 15% de las PM ambulatorias y 50% de los hospitalizados tienen malnutrición. Existen cuestionarios de tamizaje como el *Mini Nutritional Assessment* que podrían ser útiles para identificar a quienes requieran mayor soporte nutricional. Ver capítulo correspondiente.

¿Qué problemas geriátricos se deben buscar?

1. **Riesgo de caídas:** La AGS recomienda preguntar anualmente por caídas o problemas de la marcha o equilibrio en mayores de 65 años, y realizar una evaluación multifactorial del riesgo de caídas en aquellos que hayan presentado dos caídas en el último año o una caída más trastornos de la marcha o el equilibrio, objetivados mediante una prueba estandarizada.
   Para prevenir caídas en adultos de riesgo se recomienda: kinesioterapia y ejercicio, adaptación del ambiente en el hogar, optimizar calzado, minimizar medicamentos psicoactivos y prevenir hipotensión ortostática. Adicionalmente, la AGS recomienda suplementación con calcio (500-1200 mg/día) y vitamina D (1000 UI/día) para reducir el riesgo de caídas y fracturas[1]. Sin embargo, esta recomendación es controversial. La USPSTF recomienda en contra del uso de vitamina D para prevenir caídas (20), ya que análisis combinados de la evidencia muestran que no tendría impacto. Respecto a la prevención de fracturas, la USPSTF afirma que la evidencia es insuficiente para recomendar suplementación con calcio y vitamina D.
2. **Incontinencia urinaria:** Se estima que afecta al 15-30% de las mujeres, pero solo 30-45% busca ayuda médica. Se debe preguntar dirigidamente a todas las mujeres mayores, al menos anualmente.
3. **Deterioro cognitivo:** La USPSTF concluye que no existe suficiente evidencia para recomendar tamizaje (mediante un cuestionario validado como Mini-Mental, MIS, MoCA u otros) a PM[21]. La guía canadiense recomienda reservar estos

cuestionarios para personas con quejas de memoria autorreportadas o referidas por familiares. La detección temprana de demencia puede favorecer el control de síntomas, mantener la independencia y reducir estrés del cuidador.

4. **Depresión:** Realizar tamizaje en todos los adultos mediante algún cuestionario validado[22]. En PM se puede utilizar la *Geriatric Depression Scale* (Escala de Depresión Geriátrica) que consta de 15 preguntas. Existe además una versión abreviada de 5 preguntas. Otra alternativa es el *Patient Health Questionnaire-2* (Cuestionario de Salud del Paciente-2) que consta de dos preguntas, facilitando su aplicación en la consulta. Si el tamizaje es positivo, se requiere una evaluación adicional para confirmar el diagnóstico.
5. **Visión:** No existe evidencia suficiente para hacer recomendaciones respecto al tamizaje de agudeza visual en PM. Sin embargo, dada la alta prevalencia de disminución de agudeza visual en esta población, sugerimos evaluación anual por especialista.
6. **Audición:** No existe evidencia suficiente para hacer recomendaciones respecto al tamizaje de pérdida de audición en PM asintomáticas. Por otro lado, la corrección de presbiacusia con audífonos tiene impacto en salud mental y calidad de vida.
7. **Maltrato:** La AGS recomienda preguntar por maltrato o derivar a evaluación por asistente social a aquellas PM que presenten contusiones, quemaduras, mordeduras, trauma genital o rectal, úlceras por presión o IMC menor a 17,5 sin explicación clínica[23].
8. **Conducción vehicular**: Los mayores de 70 años sufren más accidentes vehiculares que los adultos de mediana edad. La evaluación de la capacidad de conducción requiere evaluar la presencia de comorbilidades como deterioro cognitivo, cardiopatía isquémica, trastornos del movimiento, del sueño, epilepsia y diabetes; revisar el uso de fármacos con efecto en el sistema nervioso central; y evaluar agudeza visual, audición, movilidad y función cognitiva. Existe una guía de la AGS que profundiza al respecto[24].
9. **Voluntades anticipadas:** Se recomienda discutir los cuidados de fin de vida con las personas e incentivarlos a definir un familiar encargado de tomar sus decisiones médicas en caso de no poder hacerlo.

¿Qué inmunizaciones son recomendables?

1. **Influenza:** Vacunación anual en todos los mayores de 65 años[25]. La vacuna intranasal con virus vivo atenuado no está aprobada para uso en mayores de 50 años y no está disponible en Chile.
2. **Pneumococo:** Existen dos tipos de vacunas: pneumocócica polisacárida (PPSV23) y pneumocócica conjugada (PCV13). Se recomienda vacunación con PPSV23 en todos los mayores de 65 años, y decidir caso a caso, según la presencia de FR, la

TABLA 1 • RECOMENDACIONES DE VALORACIONES PREVENTIVAS EN LA CONSULTA GERIÁTRICA, SEGÚN ETAPA DE LA CONSULTA CLÍNICA. SE CONSIDERA CERCANO A FIN DE VIDA, EXPECTATIVA MENOR A 3-6 MESES. CHECK: RECOMENDADO. SIGNO DE INTERROGACIÓN: CONSIDERAR CASO A CASO. CRUZ: NO RECOMENDADO.

Recomendaciones de valoraciones preventivas en la consulta geriátrica					
	Intervención	**Periodicidad**	**Consideraciones de expectativa de vida**		
			Expectativa 5-10 años	**Demencia moderada**	**Cercano a fin de vida**
Entrevista	Preguntar por **tabaco** y aconsejar cesación (A)	En cada visita	✓	?	✗
	Preguntar por **OH**: si (+) tamizaje validado (A)	Anual	✓	✓	?
	Tamizaje **depresión** con cuestionario validado (C)	Anual	✓	✓	✓
	Si quejas de **memoria**: tamizaje validado (C)	Según síntomas	✓	✓	✓
	Preguntar por **caídas** o trastorno de marcha/equilibrio (C)	Anual	✓	✓	✓
	Preguntar si **incontinencia urinaria** (mujeres) (C)	Anual	✓	✓	✓
	Evaluación de **conducción** si FR (A)	Anual	✓	✓	✓
	Discutir **voluntades anticipadas** (C)	Según necesidad	✓	✓	✓
Examen Físico	**Peso** (C)	En cada visita	✓	✓	✓
	Talla (C)	Anual	✓	?	?
	Presión arterial (A)	En cada visita	✓	✓	✓
	Si signos de **maltrato**: preguntar y/o derivar a asistente social	Según necesidad	✓	✓	✓
Tamizaje Cardiovascular	**Perfil lipídico** entre los 40-75 años (C)	Cada 5 años	?	✗	✗
	Glicemia en ayunas, HbA1c o TTOG si 40-70 años con sobrepeso u obesidad (C)	Cada 3 años	✗	✗	✗
	Ecografía abdominal en hombres 65-75 años que hayan sido fumadores (A)	Una vez en la vida	?	✗	✗
Tamizaje de Cáncer	**Mama:** mamografía entre 50-75 años (A). Considerar en >75 si expectativa vida >10a (C)	Cada 2 años	✗	✗	✗
	Colorrectal: 50-75 años (A). Considerar caso a caso entre 76-85 años (C)	Según estrategia	✗	✗	✗
	Próstata: discutir APE entre 55-69 años (B). >70 años: no recomendado.	Anual vs 2-4 años	✗	✗	✗
	Cervicouterino: detener PAP a los 65 años (B)	-	✗	✗	✗
	Pulmonar: TAC tórax baja dosis: 50-80 años + IPA ≥ 20 + TBQ activo o suspendido <15 años (B)	Anual	?	✗	✗
	Gástrico: EDA si síntomas, antec. Familiar o gastrectomía	Según hallazgos	Sin datos	✗	✗
Otros exámenes preventivos	**DMO:** mujeres > 65 años o postmenopáusicas de alto riesgo (A). Hombres > 70 años.	Una vez en la vida	?	✗	✗
	VIH: si factores de riesgo (A)	Según FR	✓	✓	✗
	VHB: si factores de riesgo (B)	Según FR	✓	✓	✗
	VHC: todos hasta los 79 años (B)	Una vez en la vida	✓	✓	✗
Tratamientos Preventivos	Prescripción de **actividad física** (C)	Anual	✓	✓	?
	Estatinas: 40-75 años + >1 FR CV + RCV>10% a 10a (B). Caso a caso si RCV 7,5-10% (C)	-	?	✗	✗
	Aspirina: 50-59 años + RCV > 10% a 10a (B). Considerar caso a caso entre 60-69 años (C).	-	✗	✗	✗
	Calcio + Vitamina D: considerar si alto riesgo de caídas o fracturas	-	?	?	?
Inmunizaciones	**Influenza** todos > 65 años (A)	Anual	✓	✓	✓
	Pneumococo: PPSV23 todos > 65 años (A). Considerar PCV13 si FR.	Cada 5 años	✓	✓	✓
	Tétanos y difteria cada 10 años (C). **Pertussis** si contacto con < 1 año.	Cada 10 años	✓	✓	✗
	Herpes Zóster > 60 años (A)	Una vez en la vida	✓	✓	✓

vacunación con PCV13. En caso de vacunar con ambas se recomienda PCV13 una vez en la vida, seguida de PPSV23 al menos un año después, y revacunación con PPSV23 cada 5 años. En Chile, para mayores de 65 años solo está incluida la PPSV23 en el Programa Nacional de Inmunizaciones. La revacunación cada 5 años solo está considerada para aquellos con patologías crónicas definidas (asplenia, cánceres hematológicos, VIH, insuficiencia renal crónica, usuarios de inmunosupresores, entre otras).

3. **Tétanos, difteria y pertussis:** Se recomienda booster de toxoide de tétanos y difteria (Td o Tdap) cada 10 años[25]. Aquellos con contacto cercano con niños menores de 1 año debieran recibir vacunación contra pertussis (Tdap), independientemente de si recibieron inmunización con Td hace menos de 10 años.
4. **Herpes zóster:** Existen dos vacunas: virus vivo (Zostavax®) y recombinante (Shingrix®), esta última no disponible en Chile. Se recomienda vacunación en todos los mayores de 60 años, para reducir el riesgo de herpes zóster y neuralgia post herpética[25]. Se recomienda la vacuna recombinante por sobre virus vivo, pues sería más efectiva, especialmente en mayores de 70 años.

Puntos clave

- La prevención es un pilar fundamental en la atención geriátrica.
- Las estrategias de prevención en las PM deben ser individualizadas según la salud global y preferencias de cada uno, con el objetivo de maximizar la calidad de vida.
- Es importante incorporar la expectativa de vida en la toma de decisiones, para evitar intervenciones cuyo beneficio no se materializará durante la vida del paciente.
- Hacen falta más estudios de medidas de tamizaje e intervenciones preventivas que incorporen a las personas mayores, especialmente a los mayores de 80 años, para adaptar las recomendaciones a esta población.

¿Dónde profundizar?

- https://www.segg.es/media/descargas/PromocionAutonomia.pdf
- https://www.segg.es/publicaciones/biblioteca-online-segg

Referencias

1. Harper GM, Lyons WL, Potter JF. Geriatrics Review Syllabus. 9th ed. American Geriatrics Society; 2018. Screening and Prevention.
2. US Preventive Services Task Force [Internet]. Breast Cancer: Screening. 2016 Jan 11. [cited 2020 Apr]; Available from: https://uspreventiveservicestaskforce.org/uspstf/recommendation/breast-cancer-screening
3. US Preventive Services Task Force [Internet]. Colorectal Cancer: Screening. 2016 Jun 15. [cited 2020 Apr]; Available from: https://www.uspreventiveservicestaskforce.org/uspstf/recommendation/colorectal-cancer-screening#tab
4. US Preventive Services Task Force [Internet]. Prostate Cancer: Screening. 2018 May 08. [cited 2020 Apr]; Available from: https://www.uspreventiveservicestaskforce.org/uspstf/recommendation/prostate-cancer-screening
5. US Preventive Services Task Force [Internet]. Cervical Cancer: Screening. 2018 Aug 21. [cited 2020 Apr]; Available from: https://www.uspreventiveservicestaskforce.org/uspstf/recommendation/cervical-cancer-screening
6. US Preventive Services Task Force [Internet]. Lung Cancer: Screening. 2021 March 09. [cited 2021 March]; Available from: https://www.uspreventiveservicestaskforce.org/uspstf/recommendation/lung-cancer-screening
7. Subsecretaría de Salud Pública. División de prevención y control de enfermedades. Departamento Manejo Integral del Cáncer y otros Tumores. Guías Clínicas AUGE: Cáncer Gástrico [Internet]. Santiago: Minsal; 2014. [cited 2020 Apr]; p. 15-16. Available from: http://www.bibliotecaminsal.cl/wp/wp-content/uploads/2016/04/GPC-G%C3%A1strico-PL.pdf
8. US Preventive Services Task Force [Internet]. High Blood Pressure in Adults: Screening. 2015 Oct 12. [cited 2020 Apr]; Available from: https://www.uspreventiveservicestaskforce.org/uspstf/recommendation/high-blood-pressure-in-adults-screening
9. US Preventive Services Task Force [Internet]. Weight Loss To Prevent Obesity-Related Morbidity and Mortality in Adults: Behavioral Interventions. 2018 Sept 18. [cited 2020 Apr]; Available from: https://www.uspreventiveservicestaskforce.org/uspstf/recommendation/obesity-in-adults-interventions
10. US Preventive Services Task Force [Internet]. Statin Use for the Primary Prevention of Cardiovascular Disease in Adults: Preventive Medication. 2016 Nov 13. [cited 2020 Apr]; Available from: https://www.uspreventiveservicestaskforce.org/uspstf/recommendation/statin-use-in-adults-preventive-medication
11. US Preventive Services Task Force [Internet]. Abnormal Blood Glucose and Type 2 Diabetes Mellitus: Screening. 2015 Oct 26. [cited 2020 Apr]; Available from: https://www.uspreventiveservicestaskforce.org/uspstf/recommendation/screening-for-abnormal-blood-glucose-and-type-2-diabetes
12. US Preventive Services Task Force [Internet]. Abdominal Aortic Aneurysm: Screening. 2019 Dec 10. [cited 2020 Apr]; Available from: https://www.uspreventiveservicestaskforce.org/uspstf/recommendation/abdominal-aortic-aneurysm-screening

13. US Preventive Services Task Force [Internet]. Aspirin Use to Prevent Cardiovascular Disease and Colorectal Cancer: Preventive Medication. 2016 Apr 11. [cited 2020 Apr]; Available from: https://www.uspreventiveservicestaskforce.org/uspstf/recommendation/aspirin-to-prevent-cardiovascular-disease-and-cancer
14. US Preventive Services Task Force [Internet]. Osteoporosis to Prevent Fractures: Screening. 2018 Jun 26. [cited 2020 Apr]; Available from: https://www.uspreventiveservicestaskforce.org/uspstf/recommendation/osteoporosis-screening
15. US Preventive Services Task Force [Internet]. Human Immunodeficiency Virus (HIV) Infection: Screening. 2019 Jun 11. [cited 2020 Apr]; Available from: https://www.uspreventiveservicestaskforce.org/uspstf/recommendation/human-immunodeficiency-virus-hiv-infection-screening
16. US Preventive Services Task Force [Internet]. Hepatitis B Virus Infection: Screening. 2014 Sept 26. [cited 2020 Apr]; Available from: https://www.uspreventiveservicestaskforce.org/uspstf/recommendation/hepatitis-b-virus-infection-screening
17. US Preventive Services Task Force [Internet]. Hepatitis C Virus Infection in Adolescents and Adults: Screening. 2020 Mar 02. [cited 2020 Apr]; Available from: https://www.uspreventiveservicestaskforce.org/uspstf/recommendation/hepatitis-c-screening
18. Gellert C, Schöttker B, et al. Smoking and all-cause mortality in older people: systematic review and meta-analysis. Arch Intern Med 2012; 172:837.
19. US Preventive Services Task Force [Internet]. Unhealthy Alcohol Use in Adolescents and Adults: Screening and Behavioral Counseling Interventions. 2018 Nov 13. [cited 2020 Apr]; Available from: https://www.uspreventiveservicestaskforce.org/uspstf/recommendation/unhealthy-alcohol-use-in-adolescents-and-adults-screening-and-behavioral-counseling-interventions
20. US Preventive Services Task Force [Internet]. Falls Prevention in Community-Dwelling Older Adults: Interventions. 2018 Apr 17. [cited 2020 Apr]; Available from: https://www.uspreventiveservicestaskforce.org/uspstf/recommendation/falls-prevention-in-older-adults-interventions
21. US Preventive Services Task Force [Internet]. Cognitive Impairment in Older Adults: Screening. 2020 Feb 25. [cited 2020 Apr]; Available from: https://www.uspreventiveservicestaskforce.org/uspstf/recommendation/cognitive-impairment-in-older-adults-screening
22. US Preventive Services Task Force [Internet]. Depression in Adults: Screening. 2016 Jan 26. [cited 2020 Apr]; Available from: https://www.uspreventiveservicestaskforce.org/uspstf/recommendation/depression-in-adults-screening
23. Gnanadesigan N, Fung CH. Quality indicators for screening and prevention in vulnerable elders. J Am Geriatr Soc 2007; 55 Suppl 2:S417.
24. American Geriatrics Society & A. Pomidor. Clinician's guide to assessing and counseling older drivers 3rd edition [Internet]. 2016 Jan [cited 2020 Apr]; Available from: https://www.nhtsa.gov/sites/nhtsa.dot.gov/files/812228_cliniciansguidetoolderdrivers.pdf
25. Centers for Disease Control and Prevention [Internet]. Immunization Schedules; Adult Immunization Schedule. 2020 Feb 3 [cited 2020 Apr]; Available from: https://www.cdc.gov/vaccines/schedules/hcp/imz/adult.html

PRESCRIPCIÓN DE FÁRMACOS Y POLIFARMACIA

Stefany Bórquez y Homero Gac

La prescripción de fármacos en las personas mayores (PM) constituye todo un desafío en la práctica clínica. Esto es debido a la presencia de múltiples factores a tomar en consideración, por lo que es un acto que va más allá de la mera indicación de un medicamento para el tratamiento de una enfermedad[1].

A medida que se envejece, existen diversos cambios a nivel farmacocinético (es decir, en cómo el organismo actúa sobre una droga) y farmacodinámico (en cómo una droga actúa sobre el organismo) asociados a la edad, tales como[1,2]:

- Alteración de la absorción por disminución de secreción salival y gástrica, enlentencimiento de la motilidad gastrointestinal, el aumento de pH y el tiempo de vaciamiento gástrico.
- Alteración del volumen de distribución por aumento de grasa corporal con respecto a la masa muscular, aumentando así el volumen de distribución de drogas lipofílicas (mayor vida media y acumulación, ej. benzodiacepinas) y disminuyendo el de drogas hidrofílicas (generando mayor riesgo de toxicidad, ej. litio).
- Disminución de albúmina plasmática (por enfermedades crónicas o desnutrición), aumentando la fracción libre de drogas con alta unión a proteínas plasmáticas (ej. warfarina, ibuprofeno y fenitoína).
- Reducción de tasa de filtrado glomerular y aclaramiento por disminución de tamaño y perfusión renal, así como también por alteraciones tubulares.
- Alteración de la función hepática por disminución de su masa y perfusión, disminuyendo el metabolismo de primer paso hepático, la oxidación microsomal y el aclaramiento, aumentando la biodisponibilidad y vida media de algunas drogas.
- Mayor sensibilidad a fármacos por alteración en órganos, afinidad y densidad de receptores y cambios en eventos post-receptor a nivel celular.

A esto se agrega el hecho de que las PM se han excluido de algunos ensayos clínicos que estudian los efectos de fármacos, por lo que se desconoce el perfil farmacológico y las dosis óptimas para ciertos fármacos en este grupo etario.

También se debe tener en cuenta las limitantes técnicas que dificultan la adherencia al régimen prescrito (múltiples dosis durante el día, discapacidad visual y cognitiva, entre otros) y la asequibilidad al fármaco (recursos económicos, disponibilidad en el mercado, cercanía a farmacias, etc.).

Debido a lo anterior, y sumado a la presencia de múltiples problemas de salud complejos en un solo individuo (lo cual se describe como multimorbilidad), las PM tienen un mayor riesgo de efectos adversos secundarios a la medicación. Esto también aumenta a mayor número de fármacos.

¿Qué es la polifarmacia?

La polifarmacia se define como el uso de múltiples medicamentos simultáneamente por una persona, cuyo número mínimo es variable. A pesar de que no existe un consenso, en la mayoría de los estudios se ha establecido un corte de 5 medicamentos o más[(3)]. También se pueden encontrar en publicaciones diversas categorías de polifarmacia, tales como polifarmacia menor, moderada, mayor, excesiva, severa, hiperpolifarmacia, crónica o persistente, pero no se han logrado unificar criterios para la adopción de alguna de estas categorías[(3)]. Se distingue de la polifarmacia "apropiada"[(4)] (también llamada polifarmacia racional[(5)] o polimedicación[(6)]), la cual se refiere a la correcta prescripción de múltiples fármacos (por ejemplo, en pacientes complejos o con multimorbilidad), en contraposición a la polifarmacia "inapropiada" o "inadecuada", en donde algunos de los medicamentos prescritos son inadecuados. Esta distinción resalta que el número de medicamentos sería de valor limitado en la práctica[7], ya que inclinaría la balanza a la no prescripción de fármacos con beneficios clínicos demostrados, siendo esto también perjudicial para la salud de la PM. Es por eso que se ha propuesto complementar la definición con una perspectiva cualitativa, añadiendo al número de fármacos el hecho de usar más medicamentos de los que son clínicamente apropiados para las comorbilidades de una persona[(1)].

La polifarmacia no solo abarca los medicamentos recetados por el médico. Es importante preguntar siempre por suplementos dietéticos, medicamentos homeopáticos y hierbas medicinales, ya que son de uso frecuente pero no son referidos de manera espontánea por los pacientes; estos contribuyen de igual forma a la polifarmacia y presentan riesgo de interacciones con otros fármacos (ejemplo de esto son el ginkgo biloba y warfarina, la hierba de San Juan e inhibidores de la recaptura de serotonina, entre otros). Se ha descrito el uso de este tipo de productos hasta en un 63% de la población (evaluado en PM estadounidenses viviendo en la comunidad[(8)]). También es relevante consignar los medicamentos de venta libre, sin receta médica o fármacos por automedicación.

¿Cuál es la prevalencia de la polifarmacia? ¿A qué se asocia?

Se ha descrito una prevalencia variable, dependiendo de la definición, fecha de estudio y población, pero siempre constituyendo un problema de salud frecuente en las PM. Cifras recientes (posterior al año 2000) han reportado desde un 23,4%

(Nueva Zelanda, año 2005) hasta un 65,3% (Suecia, años 2007-2009)[9]. Estudios de seguimiento han mostrado un aumento de la polifarmacia a medida que se avanza en el tiempo[9]. En Chile, existen datos de la Encuesta Nacional de Salud, cuya versión 2017 reporta una prevalencia de polifarmacia (definida por uso de 5 o más fármacos) de 31,6% en personas de 65 años o más, similar a la descrita en la versión 2010 (30,8%)[10].

La polifarmacia se ha asociado a mayor mortalidad, número de hospitalizaciones, duración de estadía hospitalaria y riesgo de rehospitalización, disminución de capacidad cognitiva y física (evaluado en velocidad de la marcha y fuerza de agarre), caídas y fragilidad, además de aumento de costos en salud[1,3,9].

Además, el mayor uso de medicamentos aumenta el potencial de eventos adversos relacionados con la medicación, tales como interacciones droga-droga, droga-enfermedad, cascadas de prescripción, prescripción de medicamentos potencialmente inapropiados (en inglés PIM: *potentially inappropriate medications*) y menor adherencia a terapia.

¿Qué son los eventos adversos relacionados con la medicación?

Los eventos adversos relacionados con la medicación (en inglés ADE: *adverse drug events*), son cualquier daño que ocurra por el uso de un fármaco, incluyendo reacciones adversas, errores en la administración, entre otros.

Se consideran eventos adversos relacionados con la medicación[1]:

- Hospitalización: se ha descrito hasta un 10% de hospitalizaciones en PM secundarias a eventos adversos por medicación y se ha observado que casi el 90% de las PM hospitalizadas por este motivo presentaban polifarmacia[1]. En un estudio estadounidense en personas de 65 años o más, se observaron casi 100.000 hospitalizaciones al año secundarias al uso de medicación, en donde el 65% fue por sobredosis accidental y el 67% de los eventos adversos se asoció al uso de warfarina, insulina, antiplaquetarios y agentes hipoglicemiantes orales[11]. También se ha descrito a los antiinflamatorios no esteroidales (AINEs) como causa importante de hospitalización.
- Cascada de prescripción: ocurre cuando un efecto adverso asociado a un medicamento se interpreta como una condición clínica nueva, iniciándose otro fármaco para el tratamiento de este síntoma. Esto a su vez aumenta el riesgo de un evento adverso adicional y posteriormente a otra nueva indicación farmacológica innecesaria. Un ejemplo es la aparición de síntomas extrapiramidales debido al uso de medicamentos antipsicóticos, motivando la indicación de un fármaco antiparkinsoniano para su tratamiento (en vez del retiro o cambio del fármaco antipsicótico inicial), los cuales pueden generar *delirium* o hipotensión ortostática.

- Interacciones droga-droga: el uso de múltiples fármacos aumenta el riesgo de interacciones entre ellos. Esto se puede observar en el desarrollo de hiperkalemia por el uso en conjunto de trimetoprim (Cotrimoxazol) y diuréticos ahorradores de potasio como la espironolactona. Existen herramientas que evalúan interacciones farmacológicas, tales como Drugs.com, Medscape Drug Interaction Checker y Lexicomp.
- Interacciones droga-enfermedad: se observa cuando la indicación de un medicamento para cierta enfermedad afecta a otra condición concurrente. Ejemplo de esto es el uso de un anticolinérgico muscarínico para la incontinencia urinaria que empeora la cognición o desencadena *delirium* en personas con deterioro cognitivo mayor, o el uso de ciertos antipsicóticos para manejar el *delirium* que empeoran los síntomas motores en pacientes con enfermedad de Parkinson.

En la Tabla 1 se sugieren algunas recomendaciones para evitar eventos adversos a medicación.

Además de estas recomendaciones, se han desarrollado diversas estrategias para reducir la polifarmacia con el fin de disminuir los eventos adversos relacionados a la medicación.

Tabla 1 • Recomendaciones prácticas para evitar eventos adversos asociados a medicación.

• Mantener una lista actualizada de todos los medicamentos que está tomando el paciente, incluyendo nombre comercial y genérico, dosis y frecuencia. • Solicitar al paciente traer periódicamente todas las cajas y frascos de medicamentos que ocupa y cotejarlos con la lista de medicamentos. • Educar al paciente sobre el porqué de la indicación de cada fármaco, además de la denominación genérica, comercial y nombres similares. • Preparación de pastillero una vez a la semana, ya sea por el paciente o cuidador. • Conciliación de lista de fármacos en cada hospitalización, tanto al ingreso como al alta del paciente, informando sobre medicamentos nuevos, cambios en fármacos previos o suspensión de terapia. • Realizar receta médica con letra y terminología clara, evitando abreviaciones y asegurando la comprensión de esta por parte del paciente.

Fuente: Basada en Rochon PA[1].

¿Qué estrategias existen para disminuir la polifarmacia?

Se han descrito múltiples herramientas tanto para reducir el número de medicamentos como para consignar fármacos innecesarios o inefectivos. Se han definido estrategias implícitas y explícitas para el manejo de la polifarmacia:

- Estrategias implícitas: se basan en el juicio clínico y en la evaluación e interpretación de la información recopilada en la consulta. Son individualizadas y dependen de la experiencia del clínico para su aplicación. Existen distintos algoritmos y protocolos que incluyen como elemento central la evaluación de la idoneidad de cada fármaco prescrito, ajuste de dosis y consignación de interacciones farmacológicas[12]. Una de las más conocidas es el índice MAI (Medication Appropriateness Index), publicado en el año 1992, que aborda diez aspectos de la prescripción farmacológica. Al requerir mucho tiempo en su aplicación, su uso se ha mantenido principalmente en el ámbito de la investigación[2].
- Estrategias explícitas: basados en listas de fármacos a evitar o indicadores específicos de uso inapropiado de fármacos. Se pueden aplicar con mayor facilidad y rapidez en la práctica clínica y son más consistentes de evaluar en estudios clínicos, aunque pueden ser insuficientes dependiendo del contexto clínico y no considera las preferencias del paciente. Los más utilizados son los criterios de Beers y STOPP:
  - Criterios de Beers: desarrollados por consenso de expertos en el año 1991, actualizados desde el 2011 cada tres años por la Sociedad Americana de Geriatría (AGS) según la evidencia disponible, con última actualización en el año 2019. Es una lista que describe medicamentos potencialmente inadecuados en PM, principalmente por alto riesgo de efectos adversos. Se agrupan en cinco categorías: fármacos potencialmente inapropiados en la mayoría de las PM; fármacos que deberían ser evitados en PM con ciertas condiciones; fármacos que deben ser usados con precaución; fármacos con riesgo de interacciones droga-droga y fármacos que deben ser ajustados por función renal. Se puede utilizar en personas hospitalizadas, institucionalizadas y en el ámbito ambulatorio[13].
  - STOPP (*Screening Tool of Older Person's Prescriptions*): publicado en el año 2008 con una segunda actualización en el año 2015, basada en la evidencia y en panel de expertos de países europeos. Es una lista de 80 criterios de prescripción potencialmente inadecuada, ordenada por sistemas fisiológicos (cardiovascular, sistema nervioso central, gastrointestinal, etc.)[14].

Como se ha mencionado previamente, a pesar de que la polifarmacia se ha vinculado a resultados negativos en salud también existe el riesgo de limitar el número de fármacos en desmedro del uso de medicamentos con eficacia demostrada, dejando de prescribir una terapia recomendada adecuada. Para evitar esto, el grupo que desarrolló la herramienta STOPP estableció los criterios START (*Screening Tool to Alert doctors to the Right Treatment*), que son un conjunto de 34 criterios con el fin de identificar omisiones potenciales de medicamentos en PM.

En la Tabla 2, se entrega un resumen de recomendaciones prácticas para la prescripción en PM.

TABLA 2 • RECOMENDACIONES PRÁCTICAS PARA LA PRESCRIPCIÓN EN PM.

• **MASTER: minimizar** uso de fármacos, buscar **alternativas** no farmacológicas, iniciar dosis bajas y aumentar progresivamente (***start low, go slow***), **titular** terapia y usar la menor dosis que logra beneficio terapéutico, **educar** al paciente y familiar/cuidador, **revisar** indicaciones con frecuencia.
• Prescribir terapia con beneficios clínicos conocidos.
• Simplificar el horario de dosis: indicar en lo posible fármacos que se administren una vez al día para mejorar adherencia.
• Considerar todo síntoma nuevo como evento adverso relacionado a medicación.
• Discontinuar terapia innecesaria, ya sea por efectos adversos, beneficio terapéutico limitado, término de indicación, entre otros. Utilizar lista de criterios para deprescripción. Conversar decisión con paciente, retirar fármaco de manera progresiva y gradual. Realizar control clínico precozmente.
• En caso de estar disponible, consultar con farmacéutico clínico sobre dudas y potenciales interacciones.

Fuente: Basada en Rochon PA[1] y Hoskins B[15].

Es importante encontrar un equilibrio en la prescripción farmacológica, evitando incurrir tanto en la sobreprescripción como en el tratamiento inadecuado, mirando no solamente las guías clínicas para cada patología aislada, sino que también considerando a la PM en su conjunto; ajustando el tratamiento a sus necesidades y metas de cuidado según su condición de salud, funcionalidad, expectativas de vida y preferencias, con la finalidad de optimizar no solo sus patologías sino su bienestar global.

Puntos clave

- La prescripción de fármacos en las personas mayores constituye un desafío, debido a los múltiples cambios asociados a la edad. Es un problema de salud frecuente en la persona mayor.
- La polifarmacia se define como el uso de múltiples medicamentos, cuyo número mínimo es variable. A pesar de que no existe un consenso, se ha establecido un corte de 5 medicamentos o más. Se distingue de la polifarmacia apropiada (polifarmacia racional o polimedicación), la cual se refiere a la correcta prescripción de múltiples fármacos.
- La polifarmacia se ha asociado a mayor mortalidad, número de hospitalizaciones, duración de estadía hospitalaria y riesgo de rehospitalización, disminución de capacidad física y cognitiva, caídas, fragilidad y aumento de costos en salud.

- Los eventos adversos relacionados con la medicación son cualquier daño que ocurra por el uso de un fármaco, incluyendo reacciones adversas, errores en la administración, hospitalización, cascada de prescripción e interacciones droga-droga y droga-enfermedad.
- Se debe encontrar un equilibrio en la prescripción farmacológica, considerando a la persona mayor en su conjunto. Se han descrito herramientas para reducir el número de medicamentos, con estrategias implícitas (basadas en el juicio clínico) y explícitas (basadas en listas o indicadores específicos).

¿Dónde profundizar?

- Documento de posición y 10 recomendaciones para la acción del Grupo Internacional para Reducir el Uso de Medicación Inapropiada y Polifarmacia (IGRIMUP) del año 2018. Disponible en: Mangin D, *et al.* International group for reducing inappropriate medication use & polypharmacy (IGRIMUP): position statement and 10 recommendations for action. Drugs Aging. 2018; 35(7): 575-587. doi: 10.1007/s40266-018-0554-2
- Drugs.com: página para revisión de interacciones droga-droga (en inglés). Disponible en: https://www.drugs.com/drug_interactions.html
- Medscape *drug interaction checker*: página para revisión de interacciones droga-droga (en inglés). Disponible en: https://reference.medscape.com/drug-interactionchecker

Referencias

1. Rochon PA. Drug prescribing for older adults. En: Schmader KE, Givens J (ed). UpToDate [Internet]. Waltham (MA): UpToDate Inc; 2020 [actualizado 15 agosto 2019, citado 16 abril 2020]. Disponible en: https://www.uptodate.com/contents/drug-prescribing-for-older-adults
2. Lavan AH, Gallagher PF, O'Mahony D. Methods to reduce prescribing errors in elderly patients with multimorbidity. Clin Interv Aging. 2016; 11:857-866
3. Masnoon N, Shakib S, Kalisch-Ellett L, Caughey, GE. What is polypharmacy? A systematic review of definitions. BMC Geriatr. 2017; 17(1):230.
4. Cadogan C, Ryan C, Gormley G, Passmore P, Francis J, Kerse N, et al. Dispensing appropriate polypharmacy to older people in primary care: a qualitative, theory-based study of community pharmacists' perceptions and experiences. Int J Pharm Pract. 2015; 23:32.
5. Ballentine NH. Polypharmacy in the elderly: maximizing benefit, minimizing harm. Crit Care Nurs Q. 2008; 31(1):40–5.
6. Skinner, M. A literature review: Polypharmacy protocol for primary care. Geriatr Nurs. 2015; 36(5):367-371.
7. Viktil KK, Blix HS, Moger TA, Reikvam A. Polypharmacy as commonly defined is an indicator of limited value in the assessment of drug-related problems. Br J Clin Pharmacol. 2007; 63(2):187-95.

8. Qato DM, Wilder J, Schumm LP, Gillet V, Alexander GC. Changes in prescription and over-the-counter medication and dietary supplement use among older adults in the United States, 2005 vs 2011. JAMA Intern Med. 2016; 176(4):473-482.
9. Wastesson JW, Morin L, Tan EC, Johnell K. An update on the clinical consequences of polypharmacy in older adults: a narrative review. Expert Opin Drug Saf. 2018; 17(12):1185-1196.
10. Passi A, Valenzuela Guiñez F, Margozzini P. Uso de medicamentos en Chile: resultados de la Encuesta Nacional de Salud ENS 2017. Medwave. 2019; 19(Suppl 1): SP49
11. Budnitz DS, Lovegrove MC, Shehab N, Richards CL. Emergency hospitalizations for adverse drug events in older Americans. N Engl J Med. 2011; 365(21):2002-2012.
12. Levy HB. Polypharmacy reduction strategies: tips on incorporating American geriatrics society beers and screening tool of older people's prescriptions criteria. Clin Geriatr Med. 2017; 33(2):177-187.
13. 2019 American Geriatrics Society Beers Criteria® Update Expert Panel. American Geriatrics Society 2019 updated AGS Beers Criteria® for potentially inappropriate medication use in older adults. J Am Geriatr Soc. 2019; 67(4):674-694.
14. O'Mahony D, O'Sullivan D, Byrne S, O'Connor MN, Ryan C, Gallagher P. STOPP/START criteria for potentially inappropriate prescribing in older people: version 2. Age Ageing. 2015; 44(2):213-218.
15. Hoskins, BL. Safe prescribing for the elderly. Nurse Pract. 2011; 36(12):47-52.

RECOMENDACIONES NUTRICIONALES PARA LA PERSONA MAYOR

VALENTINA UAUY

Los objetivos de la intervención nutricional para la persona mayor (PM) están orientados en optimizar la calidad de vida, bajar morbimortalidad de las enfermedades crónicas no transmisibles en el adulto (ECNT) y así evitar discapacidad física y mental.

Al ser un grupo heterogéneo es imprescindible una valoración funcional integral de la PM para plantear las intervenciones dieto terapéuticas y ajustarse a las distintas necesidades en forma individualizada, considerando hábitos alimentarios, cultura, disponibilidad de nutrientes, acceso de compra; además ofrecer preparaciones culinarias agradables considerando su estado de fragilidad.

Es primordial el trabajo multidisciplinario con el resto de los equipos médicos para asegurar el cumplimiento de los objetivos del tratamiento nutricional; apoyar una ingesta calórica adecuada, mantener o aumentar peso corporal y masa libre de grasa, mejorar la capacidad funcional y clínica de la PM.

¿Cómo se calcula y recomienda el aporte calórico?

Las necesidades de energía disminuyen con la edad, un 5% por década (unas 300-600 kcal). Por otro lado, el gasto de energía en reposo (REE) disminuye, principalmente debido a la disminución de la masa corporal libre de grasa y a la menor actividad física. Este menor gasto y la consecuente menor ingesta de energía son los factores más importantes que influyen en el estado nutricional.

La recomendación calórica en PM es en promedio de 30 kcal por kg de peso corporal al día; este valor debe ajustarse individualmente según género, estado nutricional, actividad física y condición clínica, además de considerar la aceptación y tolerancia de la intervención.

También las recomendaciones calóricas pueden estimarse a partir de la tasa metabólica en reposo (TMR) multiplicando por distintos coeficientes según el tipo de actividad física desarrollada (TABLA 1 Y 2).

TABLA 1 • CÁLCULO DE LA TASA METABÓLICA EN REPOSO (TMR) A PARTIR DE LAS FÓRMULAS DE OMS O HARRIS-BENEDICT.

	Ecuación TMB (Kcal/día)	Ecuación Harris-Benedict (Kcal/día)
Hombres > 60 años	13,5 x P (Kg) + 487	66.5 + (13.75 * Peso (Kg)) + (5.003 * Estatura (cm)) - (6.775 * Edad (años))
Mujeres > 60 años	10,5 x P (Kg) + 596	655.1 + (9.563 * Peso (kg)) + (1.85 * Estatura (cm)) -(4.676 * Edad (años))

P: peso; T: talla.

TABLA 2 • FACTORES DE ACTIVIDAD FÍSICA (MÚLTIPLOS DE UNA TASA METABÓLICA TMB).

Género	Encamados	Ligera	Moderada	Activa
Hombre	1,2 x TMR	1,6 x TMR	1,78 x TMR	2,1 x TMR
Mujeres	1,2 x TMR	1,5 x TMR	1,64 x TMR	1,9 x TMR

Fuente: FAO/WHO/UNU (Food and Agriculture Organization/ World Health Organization / United Nations University) Energy and Protein Requirements. Report of a joint FAO/WHO/UNU Expert Consultation. Technical Report Series, No 724. WHO. Ginebra, 1985.

¿Cómo recomendar el aporte proteico?

Cantidades diarias de 1.0 a 1.2 g/kg de peso corporal han sido sugeridos para PM sanas por varios grupos de expertos. En caso de enfermedad, los requerimientos de proteínas pueden incluso aumentar aún más, debido a la inflamación, infecciones y heridas. En ese contexto, se sugiere cantidades diarias de 1.25 a 1.5 g/kg para PM con enfermedad aguda o crónica y hasta 2.0 g/kg de peso corporal al día en caso de enfermedad grave, lesión o desnutrición.

Hasta que haya más evidencia disponible, una ingesta mínima de al menos 1.0 g/kg debe garantizarse en todas las PM, especialmente en aquellas en riesgo de desnutrición, personas frágiles y comorbilidades, cuya ingesta es a menudo muy por debajo de esta cantidad.

Aunque la suplementación especializada con productos de aminoácidos puede ser beneficiosa o necesaria, el medio más práctico para promover el anabolismo de la proteína del músculo esquelético para la mayoría de las PM es incluir una porción moderada de proteína de alto valor biológico durante cada comida. Por ejemplo, un aspecto a menudo descuidado de la ingesta diaria de proteínas, que afecta directamente el equilibrio neto de proteínas, es la distribución de estas en tres o más comidas diarias. Una porción de 20 g de la mayoría de las proteínas de origen animal o vegetal contiene 5-8 g de aminoácidos esenciales, que son los principales responsables de estimular la síntesis de proteínas musculares. Este es un tema importante porque recientemente se ha demostrado que el envejecimiento está asociado con la incapacidad del músculo esquelético para responder a dosis bajas (~ 7.5 g) de aminoácidos esenciales, mientras que las dosis más altas (10-15 g) son capaces de estimular la formación de proteína a nivel muscular. Por lo tanto, los requerimientos mínimos para la síntesis de proteínas estarán en torno a unos 30 g de proteínas diarios o 15 g de aminoácidos esenciales, que si están adecuadamente repartidos a lo largo de las diferentes comidas y si son de alto valor biológico favorecerán la síntesis proteica[10,11] (VER TABLA 3).

TABLA 3 • APORTE PROTEICO Y CALÓRICO DE GRUPO DE ALIMENTOS CON PROTEÍNAS DE ALTO VALOR BIOLÓGICO.

Grupo	Kcal/ Porción	Proteínas (gr)/Porción	Equivalencias de una porción
Lácteos altos en grasa	110	5	1 taza leche entera, ½ taza leche evaporada, 1 yogurt natural o postres de leche con salsas. Quesos: ½ lámina queso chanco, mantecoso, gauda, cheddar, cabra. 3 cucharadas soperas rasas de queso parmesano, 3 cucharadas de queso crema.
Lácteos medios en grasa	85	5	1 taza leche semidescremada, 2 cucharadas de ricota, algunos yogurt y algunos quesillos.
Lácteos bajos en grasa	70	7	Leche descremada, algunos yogurt, algunos quesillos.
Carne alta en grasa	120	11	50 grs. (o trozo 6x6x1) lomo vetado, plateada, chuleta de cerdo, cordero. Rodela de 4 cm de longaniza, 1 lámina jamón, 1 vienesa. 1/3 taza atún o jurel en aceite, 12 choritos en aceite. Salmón 80 grs (o trozo 10x6x1)
Carne baja en grasa	65	11	50 grs. (o trozo 6x6x1) filete, lomo liso, pollo ganso, posta negra y rosada, pulpa o filete de cerdo, pollo, pavo. 1 huevo. 1/3 taza atún en agua, 80 grs (o trozo de 10x6x1) congrio, corvina, jurel, lenguado, merluza, reineta. ½ taza camarón.
Legumbres	170	11	¾ taza de poroto – garbanzo – lentejas cocidas. ½ taza de harina de leguminosas

Fuente: Porciones de intercambio y composición química de los alimentos de la pirámide alimentaria chilena. Gloria Yuri, Carmen Urteaga, Marcela Taibo. INTA, Universidad de Chile, año 1999.

La sarcopenia es un síndrome que se caracteriza por una pérdida gradual y generalizada de la masa muscular esquelética y de la fuerza, con riesgo de presentar resultados adversos como discapacidad física, calidad de vida deficiente y mortalidad. Hay evidencia[9] de que las intervenciones en actividad física y nutrición son eficaces en disminuir la pérdida de masa magra y mejorar la fuerza muscular. La leucina tiene una acción fundamental en el inicio de la síntesis proteica. La dosis umbral de la leucina para la estimulación de la síntesis de proteína muscular en PM parece ser aproximadamente de 3 g, que corresponde a 25-30 g de una proteína de alta calidad. El HMB es un metabolito de la leucina que influye en el mecanismo de acción de la pérdida de masa muscular reduciendo el catabolismo proteico. Produce diversos beneficios, como la mejora de la integridad del músculo, ayuda a reducir el daño muscular, protege el músculo del daño relacionado con el estrés, disminuye la degradación proteica en estados de enfermedad, protege la masa muscular e incrementa la síntesis proteica.

¿Cómo es la pirámide nutricional en PM?

Para la población adulta mayor en general, se ha adaptado una pirámide alimentaria nutricional, con recomendaciones de porciones diarias respecto a los distintos grupos de alimentos (FIGURA 1). Hay que destacar la gran variedad en la alimentación,

FIGURA 1 • PIRÁMIDE DE ALIMENTOS AJUSTADA PARA LA POBLACIÓN MAYOR DE 70 AÑOS.[6]

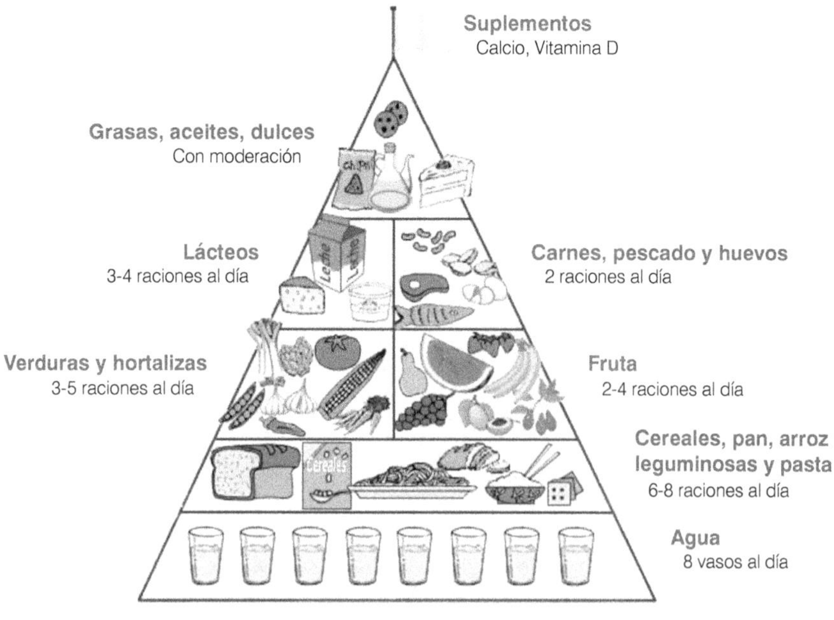
Suplementos
Calcio, Vitamina D
Grasas, aceites, dulces
Con moderación
Lácteos
3-4 raciones al día
Carnes, pescado y huevos
2 raciones al día
Verduras y hortalizas
3-5 raciones al día
Fruta
2-4 raciones al día
Cereales, pan, arroz leguminosas y pasta
6-8 raciones al día
Agua
8 vasos al día

incluyendo dietas altas en productos de granos, vegetales y frutas; dietas bajas en ácidos grasos saturados y colesterol; uso bajo a moderado de azúcar, sal y alcohol; y actividad física en equilibrio con consumo de energía. Una pequeña bandera de suplemento en la parte superior y símbolos para agua y fibra. Será muy difícil para personas mayores de 70 años obtener ingestas adecuadas de nutrientes críticos debido a los tamaños reducidos en la cantidad de porciones de alimentos que se ingieren y restricciones en elecciones de alimentos secundarias a afecciones médicas (por ejemplo, intolerancia a la lactosa). Los nutrientes que son particularmente preocupantes en las PM son calcio, vitamina D y vitamina B-12. En base a esta pirámide se puede estimar las porciones de alimentos recomendados.

En el siguiente recuadro (TABLA 4) se refleja a cuánto equivale una porción de los grupos alimentarios, considerando las porciones recomendadas para las PM. En promedio el aporte nutricional estimado es de 1660 Kcal, 83 g de proteínas, 24 g de lípidos, 283 g de hidratos de carbono.

TABLA 4 • PAUTA ALIMENTARIA EJEMPLO PARA MAYORES DE 65 AÑOS.

Nutriente	Porciones al día	Observaciones
Cereales	**4 a 5** 1 porción = ¾ a 1 taza 1 porción = media marraqueta o 2 rebanadas pan molde	Los cereales son el arroz, fideos, papa, quínoa, cuscús, choclo, avena y sémola. Prefiera integrales.
Frutas	**2 a 3** 1 porción = 1 unidad o 1 taza	1 taza de cualquier fruta.
Verduras	**3 a 4** 1 porción = 1 taza de verdura cruda	Coma verduras crudas y cocidas, en ensaladas, cremas naturales y guisos.
Carnes	**3 a 4** 1 trozo del tamaño de la palma de la mano o 1 huevo	Elija cortes bajos en grasas y coma pescado 2 a 3 veces a la semana.
Lácteos	**3** 1 porción = 1 vaso de leche o 1 yogurt o 3 trozos de quesillo.	Elija lácteos descremados o semi descremados
Legumbres	**1 a 2** En la semana en reemplazo de la carne 1 porción = ¾ a 1 taza	Importante prepararlas en conjunto a un cereal (arroz por ejemplo) y sin embutidos.
Aceites	**1 a 2** 1 porción: 4 cucharaditas de aceite	Prefiera aceite de oliva y canola. Evite la mantequilla y crema.

Fuente: Porciones de intercambio y composición química de los alimentos de la pirámide alimentaria chilena. Gloria Yuri, Carmen Urteaga, Marcela Taibo. INTA, Universidad de Chile, año 1999.

¿Por qué las PM pueden tener dificultad para alimentarse y cuál es el rol de los suplementos?

Existen situaciones que dificultan que las PM puedan alcanzar un adecuado aporte nutricional con la alimentación tradicional. Entre ellas destacan la pérdida de autonomía para alimentarse, la dificultad para comprar, preparar y cocinar los alimentos, síntomas de otras enfermedades que dificulten el comer como fatiga, disnea o anorexia; también puede afectar los efectos adversos de medicamentos, sequedad de boca, problemas de dentición y/o deglución, entre otras. En otras situaciones, se precisa un mayor aporte de nutrientes, como en caso de enfermedades hipercatabólicas, pérdida de peso después de una hospitalización o úlceras por presión, entre otras. En todas estas situaciones existe el riesgo de no cubrir las necesidades nutricionales, y los suplementos nutricionales con alta densidad calórica proteica pueden ser una ayuda.

Los suplementos nutricionales orales ofrecidos a una persona mayor con desnutrición o en riesgo de desnutrición, deben proporcionar al menos 400 kcal/día incluyendo 30 g o más de proteína/día, ofreciendo variedad de sabores y texturas, administrándolos entre las comidas principales. En la Tabla 5 se muestra el aporte nutricional de algunas fórmulas ofrecidas en el mercado.

También es muy importante la distribución de los grupos de alimentos a lo largo del día y ajustarlo a los aspectos sociales, económicos, culturales y la presencia de enfermedades crónicas en forma individual.

Además se considera esencial mantener una cierta densidad calórica en los alimentos ofrecidos, es decir, que la presencia de nutrientes sea elevada aunque la ración sea pequeña, bien mediante la combinación de alimentos o por la adición de otros componentes que enriquezcan la preparación, como suplementos nutricionales o módulos calóricos-proteicos. En la Tabla 6 se muestra el aporte nutricional de una papilla de verduras con cereal y carne con la adición de suplementos o módulos calóricos/proteicos para aumentar la densidad de la preparación, asegurando así cubrir los requerimientos nutricionales de PM en condiciones de bajas ingesta de alimento.

Puntos clave

- Es fundamental una valoración integral de la PM para plantear las intervenciones dieto terapéuticas individualizadas.
- Se recomienda una ingesta de proteínas mínima de 1.0 g/kg en PM, especialmente en aquellas en riesgo de desnutrición, frágiles y con comorbilidades.
- Incluir una porción moderada de proteína de alto valor biológico (30g o 15 g de aa esenciales) durante cada comida para estimular la síntesis proteica.
- La pirámide de alimentos orienta en las porciones de los distintos grupos alimenticios.

TABLA 5 • APORTE NUTRICIONAL DE ALGUNAS FÓRMULAS NUTRICIONALES DISPONIBLES EN EL MERCADO.

Fórmula	Cantidad	kcal	Proteínas (gramos)	Lípidos (gramos)	Hidratos de Carbono (gramos)	Sabor	Destacados
Ensure clinical	220 ml	330	20	10.6	37	Vainilla	
Ensure compact	125 ml	300	12.8	11.7	36	Vainilla, café latte	Bajo volumen alta densidad
Ensure	230 ml	230	8.6	7.5	30.9	Vainilla, frutilla y chocolate	
Ensure advance polvo (dilución 23%)	230 ml	233	8.6	7.6	30.6	Vainilla, frutilla y chocolate	CaHMB
Supportan drink	200 ml	300	20	13	23.2	Capuchino, frutos tropicales	Alto n3
Glucerna	237 ml	226	10.2	8.3	21.4	Vainilla	Para diabéticos
Boost	223 ml	180	12.2	6.3	17.6	Neutro, vainilla.	Sabor neutro no cambia el sabor de preparaciones.
Diben drink	200 ml	300	15	14	26	Vainilla, capuccino, frutos tropicales.	Para diabéticos
Fresubin 2 kcal creme	125 ml	250	12.5	9.75	28.1	Praliné, capuccino	Espesado, alta densidad
Módulos							
Nessucar	1 medida	5	0	0	20	No tiene	Módulo calórico
Fresubin espesante	1 medida	4.6	0	0	0.7	No tiene	Módulo espesante
Fresubin protein poder	1 medida	18	4.4	0	0	No tiene	Módulo proteico

TABLA 6 • APORTE NUTRICIONAL APROXIMADO DE UNA PORCIÓN DE PAPILLA SUPLEMENTADA.

Producto/ cantidad	Características	Energía	Proteínas	CHO	Grasas
Papilla (300 gramos)	Adición de 15 cc aceite + 2 med módulo proteico + 2 med módulo calórico	448 kcal	29.6 gr	28.6 gr	24.5 gr
Papilla (300 gramos)	Adición de suplemento nutricional en polvo (4 medidas)	538 kcal	31.7 gr	35.3 gr	30.2 gr

¿Dónde profundizar?

- https://www.segg.es/publicaciones/biblioteca-online-segg

REFERENCIAS

1. Volkert, D., Beck, A. M., Cederholm, T., Cruz-Jentoft, A., Goisser, S., Hooper, L., & Sobotka, L. (2019). ESPEN guideline on clinical nutrition and hydration in geriatrics. Clinical nutrition, 38(1), 10-47.
2. Wolfe, R. R., Miller, S. L., & Miller, K. B. (2008). Optimal protein intake in the elderly. Clinical nutrition, 27(5), 675-684.
3. Arbonés, G., Carbajal, A., Gonzalvo, B., González-Gross, M., Joyanes, M., Marques-Lopes, I., & Puigdueta, I. (2003). Nutrición y recomendaciones dietéticas para personas mayores: Grupo de trabajo "Salud pública" de la Sociedad Española de Nutrición (SEN). Nutrición hospitalaria, 18(3), 109-137.D. Volkert *et al.* / Clinical Nutrition xxx (2018) 1e38.
4. Wu, H., Xia, Y., Jiang, J., Du, H., Guo, X., Liu, X., & Niu, K. (2015). Effect of beta-hydroxy-beta-methylbutyrate supplementation on muscle loss in older adults: a systematic review and meta-analysis. Archives of gerontology and geriatrics, 61(2), 168-175.
5. Deutz, N. E., Matheson, E. M., Matarese, L. E., Luo, M., Baggs, G. E., Nelson, J. L., NOURISH Study Group. (2016). Readmission and mortality in malnourished, older, hospitalized adults treated with a specialized oral nutritional supplement: A randomized clinical trial. Clinical nutrition, 35(1), 18-26.
6. Russell, Robert M.; Rasmussen, Helen;Lichtenstein, Alice H. Modified food guide pyramid for people over seventy years of age. The Journal of nutrition, 1999, vol. 129, no 3, p. 751-753.

7. Guía de buena práctica clínica en geriatría. Sociedad Española de Geriatría y Gerontología. 2013.
8. Arbonés, G., Carbajal, A., Gonzalvo, B., González-Gross, M., Joyanes, M., Marques-Lopes, I., Martín, Mª. L., Martínez, A., Montero, P., Núñez, C., Puigdueta, I., Quer, J., Rivero, M., Roset, M.ª A., Sánchez-Muniz, F. J., & Vaquero, M.ª P. (2003). Nutrición y recomendaciones dietéticas para personas mayores: Grupo de trabajo "Salud pública" de la Sociedad Española de Nutrición (SEN). Nutrición Hospitalaria, 18(3), 109-137. Recuperado en 09 de junio de 2020, de http://scielo.isciii.es/scielo.php?script=sci_arttext&pid=S0212-16112003000300001&lng=es&tlng=es.
9. Rubio del Peral, José Andrés, & Gracia Josa, Mª Sonia. (2019). Suplementos proteicos en el tratamiento y prevención de la sarcopenia en ancianos. Revisión sistemática. Gerokomos, 30(1), 23-27. Recuperado en 09 de junio de 2020, de http://scielo.isciii.es/scielo.php?script=sci_arttext&pid=S1134-928X2019000100023&lng=es&tlng=es.
10. Paddon-Jones D, Rasmussen B. Dietary protein recommendations and the prevention of sarcopenia. Curr Opin Clin Nutr Metab Care. 2009; 12(1):86-90.26.
11. Volpi E, Campbell W, Dwyer J, Johnson M, Jensen G, Morley J, *et al.* Is the optimal level of protein intake for older adults greater than the recommended dietary allowance? J Gerontol A Biol Sci Med Sci.2012; 68(6):677-81.

RECOMENDACIONES DE ACTIVIDAD FÍSICA EN LA PERSONA MAYOR

Rocío Quilodrán y Juan Carlos Rodríguez

¿Cuál es la importancia de realizar ejercicio físico?

El aumento de la expectativa de vida progresiva frente a la que nos encontramos lleva consigo reconocer y asumir cambios fisiológicos esperados, mas no por ello deseados. Es así como a medida que aumenta la edad, decae la fuerza, la masa muscular y la capacidad aeróbica.

La actividad física se define como cualquier movimiento corporal voluntario producido por los músculos esqueléticos que requiere un gasto de energía. Los individuos que la realizan en forma regular reportan un mejor estado de salud en general, disminuyendo todas las causas de morbilidad y permitiendo alcanzar edades mayores con una mejor performance. Además, al hacer ejercicio se disminuyen los gastos en atenciones de salud en los que el individuo debe incurrir y presenta menos limitaciones en relación a la movilidad en comparación con aquellos que tienen una vida sedentaria.

Los beneficios del ejercicio no solo sirven en prevención: todas las personas mayores (PM) se benefician de la actividad física, incluso aquellos que ya presentan alguna patología crónica.

Algunos de los beneficios que conocemos del ejercicio son[1]:

- Mejorar la fuerza muscular y la flexibilidad, lo cual tiene un impacto directo en disminuir las caídas y todo el deterioro funcional que ellas conllevan.
- Disminuye el riesgo cardiovascular, las posibilidades de presentar hipertensión arterial, diabetes *mellitus*, obesidad, sufrir un accidente cerebrovascular, cáncer de colon y mama, obesidad y osteoporosis.
- Disminuye el deterioro cognitivo, la incidencia de depresión y trastornos ansiosos.
- Mejora la respuesta a tratamientos de enfermedades crónicas como los trastornos anímicos, el dolor crónico, los trastornos del sueño y la presencia de constipación.

¿Cuánta actividad física realizan nuestras personas mayores?

Pese a estos datos, la actividad física que realizan las PM es escasa y poco fomentada. De acuerdo a la Encuesta Nacional de Salud Chile 2009-2010 el 88.6% de la población general es sedentaria (realiza menos de 30 minutos 3 veces a la semana de tiempo libre), siendo esto peor en mujeres y en aquellos con menos años de estudio formal. En los mayores de 65 años el sedentarismo alcanza el 96.1%[2].

De acuerdo a la Encuesta de Calidad de Vida 2013, frente a la pregunta "¿Realiza ejercicio físico, gimnasia, deporte, baile intenso o camina más de 6 cuadras?", se evidencia que 1 de cada 2 no realiza ninguna de estas actividades físicas en la semana. De aquellos que respondieron positivamente, un 28% solo 1 vez por semana, y un 12.5% solo ejercita 1 vez al mes, muy lejos de las recomendaciones conocidas. Este sedentarismo es aún más marcado en los mayores de 75 años[3].

¿Cuáles son las recomendaciones actuales de ejercicio para personas mayores?

Recomendaciones:

Algunas consideraciones iniciales:

1. Nunca es tarde para comenzar a realizar ejercicio.
2. Siempre es mejor cualquier actividad física, que no realizar ninguna.
3. Los mayores beneficios los tendrán aquellos que una vez iniciada su rutina de ejercicios, logren mantenerla en el tiempo.

En el año 2007, el Colegio Americano de Medicina Deportiva publicó cuatro grandes tipos de ejercicios recomendados en PM, pero cuyo beneficio puede extrapolarse también a personas de 50-64 años que presenten patologías crónicas que afecten su funcionalidad. La realización constante de estos ejercicios puede disminuir el riesgo de presentar enfermedades crónicas, muerte prematura, limitaciones funcionales y discapacidad.

1. **Ejercicio aeróbico**: Para obtener los beneficios de este tipo de ejercicio, se requiere realizar actividad física aeróbica de intensidad moderada de al menos 30 minutos 5 veces a la semana o intensidad alta al menos 20 minutos 3 veces a la semana. También es posible combinar ejercicios de moderada y alta intensidad. Esta indicación es independiente de las actividades de la vida diaria habituales de cada persona (caminar en su hogar, caminata para ir de compras, etc.).
   Un ejercicio de moderada intensidad es aquel que implique un esfuerzo físico medio, es decir, en una escala de 0 a 10 puntos, implica una nota 5 o 6, y al individuo le genera aumento en la frecuencia de su respiración y de sus latidos cardíacos.

Un ejercicio de alta intensidad es aquel con una nota 7 u 8 en la misma escala, y que provoca importante aceleración respiratoria y cardíaca. Dada la alta heterogeneidad entre las PM, distintos tipos de actividades pueden provocar estos grados de intensidad según cada persona. Así por ejemplo, para algunos una lenta caminata puede implicar un gran esfuerzo físico mientras que para otros la misma caminata representa un ejercicio de moderada o incluso baja intensidad.

2. **Fuerza muscular**: Uno de los grandes beneficios de este tipo de ejercicio es la promoción y mantención de la independencia física. Deben realizarse al menos 2 veces a la semana con series de 8-10 repeticiones por cada grupo muscular en días no consecutivos. Se recomiendan programas con aumento progresivo del peso para alcanzar una intensidad moderada a alta.
   Algunos ejemplos de ejercicios de fuerza son:
   - Soportar con ambas manos el propio peso contra una pared, acercándose y alejándose de ella lentamente. Repetir esto 8-10 veces y luego descansar.
   - De pie detrás de una silla, apoyar ambas manos en su respaldo y bajar lentamente el cuerpo flectando las rodillas, al llegar abajo detenerse 1-2 segundos y volver a subir lentamente. Repetir al menos 8 veces y luego descansar.
   - De pie a un costado de una silla, apoyar la mano próxima al respaldo de la silla mientras la mano contraria se lleva a la cintura. Lentamente, separar la pierna externa y levantarla formando un ángulo de 45° aproximadamente. Mantener esa posición por 1 segundo y volver a bajar lentamente la pierna a su posición inicial. Repetir 8-10 veces por cada lado.
   - Para fortalecer los brazos, pueden realizarse flexiones levantando pesos según la capacidad de cada individuo. Un ejemplo práctico es llenar botellas con agua o arena y utilizarlas como mancuerna. Los ejercicios de fuerza y los de tipo aeróbico son los que se consideran "básicos para la persona mayor" y cuya realización en conjunto es la que aporta mayores beneficios.
3. **Flexibilidad**: La flexibilidad es esencial para el quehacer diario. Es la que nos permite en gran medida mantener la autonomía de las actividades básicas de la vida, como por ejemplo agacharse al ponerse un par de calcetines. Se recomienda realizar actividades que la fomenten al menos 2 días cada semana por al menos 10 minutos cada día, incluyendo 10-30 segundos de elongación con 3-4 repeticiones por grupo muscular. Es preferible realizar estos ejercicios los mismos días que se realice la rutina de secuencias de fuerza y capacidad aeróbica. Un ejemplo de ejercicio de flexibilidad es el yoga.
4. **Equilibrio**: Su realización es fundamental en aquellas personas con riesgo de caídas, como es el caso de aquellos con problemas para desplazarse o quienes ya han tenido una caída previa, pudiendo la actividad física disminuir el riesgo de una nueva caída en un 35-45%. La recomendación incluye una práctica al menos 3 veces a la semana. Dentro de las actividades de equilibrio que han mostrado beneficio se encuentra el tai chi(4).

¿Qué precauciones debemos tener al prescribir actividad física?

Es importante considerar la presencia de comorbilidad o patologías que puedan limitar el realizar este tipo de ejercicios y por ello es fundamental trazar un plan de acción o programa de ejercitación que queremos aplicar y que nos indique cómo, cuándo, cuánto y qué ejercicios realizar para evitar las lesiones[5].

Algunas patologías frecuentes que las PM presentan y requieren algunas consideraciones especiales son:

- **Artrosis**: Se deben elegir ejercicios que minimicen el impacto sobre las articulaciones. Preferir ejercicios de fuerza y flexibilidad, y adecuar la intensidad de acuerdo a las capacidades y aparición de dolor al realizarlos.
- **Osteoporosis**: Los ejercicios más útiles son los de fuerza y carga de pesos. Es muy importante que estos se realicen en forma progresiva, puesto que soportar un peso excesivo sin acondicionamiento previo puede ser deletéreo y provocar la fractura del hueso osteoporótico. Se debe tener precaución con algunos ejercicios extremos de flexibilidad, especialmente a nivel de la columna vertebral.
- **Deterioro cognitivo**: El ejercicio puede beneficiar la memoria, razonamiento, juicio y funcionalidad de las personas con deterioro cognitivo leve o demencia. Es muy importante realizar rutinas de ejercicio con todos los componentes antes mencionados (aeróbico, fuerza, etc.) y que sean acorde a las características funcionales y riesgo de caídas de cada paciente. La educación y participación de los cuidadores es primordial para una buena adherencia y seguridad de las rutinas de ejercicio.

Puntos clave

- Todas las personas mayores se benefician de realizar actividad física, nunca es tarde para comenzar.
- Los mayores beneficios los tendrán aquellos que una vez iniciada su rutina de ejercicios, logren mantenerla en el tiempo.
- Idealmente se debe realizar una combinación de ejercicio aeróbico, de fuerza muscular (resistencia), flexibilidad y equilibrio.
- La actividad física puede prevenir enfermedades físicas como diabetes, hipertensión, accidentes cerebrovasculares, osteoporosis y cáncer.
- La actividad física puede prevenir enfermedades mentales como por ejemplo ansiedad, depresión y el deterioro cognitivo.
- El ejercicio debe ser monitoreado por un profesional con experiencia, especialmente frente a la presencia de algunas enfermedades crónicas como por ejemplo la artrosis, osteoporosis y el deterioro cognitivo.

¿Dónde profundizar?

- http://vivifrail.com/es/documentacion/

Referencias

1. Nelson ME, Rejeski WJ, Blair SN, Duncan PW, Judge JO, King AC, Macera CA, Castaneda-Sceppa C. Physical activity and public health in older adults: recommendation from the American College of Sports Medicine and the American Heart Association. Circulation. 2007; 116(9):1094.
2. Encuesta Nacional de Salud, disponible en https://www.minsal.cl/wp-content/uploads/2017/11/ENS-2016-17_PRIMEROS-RESULTADOS.pdf
3. Encuesta de Calidad de Vida en la Vejez, disponible en https://www.encuestacalidaddevidaenlavejez.cl/encuesta-2019/
4. Gillespie LD, Robertson MC, Gillespie WJ, Sherrington C, Gates S, Clemson LM, Lamb SE. Interventions for preventing falls in older people living in the community. Cochrane database of systematic reviews. 2012(9).
5. https://www.nia.nih.gov/espanol/publicaciones/ejercicio-actividad-fisica

CONSIDERACIONES EN ANESTESIA GERIÁTRICA

Juan Pedemonte y Luis Cortínez

Introducción

Cada año, el número de personas mayores (PM) de 65 años sometidas a intervenciones quirúrgicas aumenta[1]. Esta sobrecarga en la demanda de cuidados de salud perioperatorios es secundaria a múltiples factores, incluyendo el incremento sostenido de la expectativa de vida, cambios demográficos y progreso en técnicas quirúrgicas y anestésicas que permiten a estos pacientes someterse a cirugías menos invasivas[2].

¿Qué condiciones determinan que las personas mayores sean más vulnerables a una cirugía?

Las PM presentan cambios fisiológicos que los hacen más susceptibles a sufrir un mayor impacto ante un evento quirúrgico. El envejecimiento está vinculado a cambios en la composición corporal, disminución de la reserva fisiológica y respuestas farmacodinámicas alteradas. Estos cambios presentan alta variabilidad interindividual y no siempre están relacionados directamente con la edad. Ellos se describen en detalle en el capítulo de cambios fisiológicos, pero resaltaremos los que influyen más en anestesia:

- **Sistema nervioso**: existe una reducción del volumen cerebral, densidad neuronal y reducción regional de neurotransmisores (como dopamina, serotonina y acetilcolina) y de neurorreceptores. Existe una hipersensibilidad farmacodinámica a todos los anestésicos intravenosos y gases halogenados, lo que implica reducir las dosis. También hay una respuesta central disminuida a hipercapnia e hipoxemia y los efectos depresores de las drogas anestésicas pueden ser exagerados en comparación con población adulta joven. A nivel periférico, existe una reducción de la mielinización de las fibras de mielina, con potencial alteración a la percepción del dolor. Además, las personas mayores presentan mayor susceptibilidad a desórdenes perioperatorios neurocognitivos incluyendo *delirium* postoperatorio y disfunción cognitiva postoperatoria.
- **Sistema cardiovascular**: los cambios fisiológicos determinan una mayor postcarga, alteraciones del control autonómico y disfunción diastólica. Esto pone a los

pacientes mayores en riesgo de sobrecarga de volumen y edema pulmonar ante la administración de volumen intravenoso. Estos cambios se traducen en mayor inestabilidad de la presión arterial en el intraoperatorio[3].

- **Sistema respiratorio**: los cambios observados en la población mayor incluyen rigidez de la caja torácica, disminución de la elasticidad del parénquima pulmonar, aumento de la distensibilidad y de la capacidad de cierre de la vía aérea pequeña, reducción de la presión parcial de oxígeno, aumento en el gradiente alveolo arterial, aumento en la alteración de la relación entre ventilación y perfusión, respuesta disminuida a la hipoxia e hipercapnia y alteración de los reflejos faríngeos de protección de la vía aérea. Secundario a estos cambios, existe un aumento del trabajo respiratorio, aumento del colapso de la vía aérea y atelectasias, mayor incidencia de desaturación e hipoxemia, trastornos de deglución y potencial riesgo de aspiración y complicaciones respiratorias perioperatorias[4].
- **Sistema hepático**: existe una disminución de la masa y función hepática, como también una limitación del flujo sanguíneo a este órgano y reducción del metabolismo de drogas. Además, puede haber una disminución en la producción de albúmina resultando en un aumento de la fracción libre de drogas que se unen a esta proteína, como por ejemplo el propofol, tiopental y fentanilo.
- **Sistema renal**: existe una disminución asociada a la edad de la tasa de filtración glomerular, de la depuración (*clearance*) de creatinina y de la reserva funcional renal; la cual puede estar subestimada por el nitrógeno ureico sérico y la creatinina. Por lo tanto, la concentración plasmática de drogas excretadas vía renal puede estar aumentada. Además, algunas comorbilidades comunes en las personas mayores como la diabetes, hipertensión y enfermedad vascular pueden causar un deterioro en la función renal. Al mismo tiempo, los cambios funcionales en el riñón producen una disminución en la capacidad para manejar sobrecargas de sodio y agua. Finalmente, el riñón de los adultos mayores es más sensible a los efectos nefrotóxicos del medio de contraste intravenoso y de los antiinflamatorios no esteroidales.

¿En qué consiste una adecuada evaluación preanestésica en una persona mayor que se va a someter a cirugía?

La evaluación preanestésica consiste en una anamnesis dirigida, asociada a un examen físico y exámenes de laboratorio complementarios, que permitan pesquisar los problemas de salud, alergias y alteraciones de vía aérea con el fin de que el paciente pueda enfrentar de la mejor manera posible la intervención quirúrgica y su postoperatorio. Algunos hallazgos, como el síndrome coronario agudo, insuficiencia cardiaca descompensada, arritmias significativas o la enfermedad valvular severa, determinarán la suspensión de la cirugía electiva para resolver problemas más urgentes. Esto será más relevante en cirugías de mayor riesgo, por ejemplo, las que presentan alto recambio de volumen o sangrado.

Respecto a los exámenes preoperatorios básicos, no existe un grupo de exámenes fundamentales para que los PM se sometan a cirugía. Una anamnesis adecuada asociada al examen físico debe orientar la solicitud de exámenes de laboratorio complementarios. Las "Recomendaciones Clínicas de la Sociedad de Anestesiología de Chile sobre Evaluación Preoperatoria", recomiendan solicitar creatinina plasmática y electrocardiograma a todos los PM sometidos a cirugías de riesgo intermedio a alto.

La polifarmacia es frecuente en la PM por lo que es esperable que estos pacientes utilicen múltiples fármacos previo a una intervención quirúrgica. En la TABLA 1 encontrará una lista de fármacos comúnmente utilizados y la conducta recomendada previo a la cirugía.

En las PM, además de realizar la evaluación preanestésica habitual, es fundamental determinar el grado de reserva funcional de los diversos órganos y del paciente como un todo. Además, se debe evaluar particularmente la capacidad cognitiva, comorbilidades, evaluación cardiovascular, estado nutricional, fragilidad, nivel funcional, polifarmacia y factores de riesgo de *delirium*[7,8]. El tamizaje preoperatorio de condiciones relacionadas con la población mayor, como la fragilidad[9] y la demencia[10], nos permiten estimar cuáles pacientes tendrán una mayor probabilidad de presentar desenlaces adversos.

Existen diversos instrumentos de evaluación o tamizaje que pueden utilizarse en el contexto perioperatorio del adulto mayor. Siempre debieran preferirse instrumentos que estén en idioma español y que hayan sido validados en población con características similares a las cuales queremos aplicar el instrumento. Para la evaluación cognitiva se recomienda el test del reloj o el test *Mini-Cog*[11]; para las comorbilidades es posible utilizar el índice de *Charlson*[12]; el riesgo cardiovascular con el índice de riesgo cardiovascular revisado de Lee[13]; para evaluar estado nutricional se puede aplicar la versión corta del *Mini Nutritional Assessment*[14]; para la fragilidad existe la *FRAIL scale*[15], y para el nivel funcional se ha utilizado el índice de *Barthel*[16]. La obtención de resultados desfavorables en estos instrumentos ha sido asociada con desenlaces adversos en el postoperatorio de las personas mayores. Su utilización es relativamente sencilla (aunque requiere de entrenamiento) y permiten obtener una aproximación del riesgo postoperatorio que enfrentan los pacientes.

Recientemente se ha incorporado la prehabilitación como una posibilidad de preparar a los pacientes mayores para que puedan enfrentar de mejor forma la injuria que significa la cirugía en su fisiología. La prehabilitación (física, nutricional y cognitiva) consiste en una serie de intervenciones preoperatorias que buscan mejorar la reserva funcional de las PM, para que así puedan enfrentar de la mejor forma posible la noxa que significa la cirugía[17].

Tabla 1 • Fármacos de uso habitual en el perioperatorio de PM y su conducta recomendada.[5,6]

Fármaco	Acción o familia	Conducta
Inhibidores de enzima convertidora de angiotensina y antagonistas del receptor de angiotensina II	Antihipertensivos	Suspender 24 horas previo a cirugía o mantener
Betabloqueadores adrenérgicos	Antihipertensivos	Mantener
Bloqueadores de canales de calcio	Antihipertensivos	Mantener
Diuréticos	Antihipertensivos	Suspender el día de la cirugía
Biguanidas (metformina)	Antidiabético	Suspender el día de la cirugía
Tiazolidinedionas (pioglitazona y rosiglitazona)	Antidiabético	Suspender días previo a cirugía y evaluación con diabetólogo
Sulfonilureas (glipizide y tolbutamida)	Antidiabético	Suspender el día de la cirugía
No Sulfonilureas (repaglinida, nateglinide y mitiglinide)	Antidiabético	Suspender previo a ingesta de última comida
Análogos de GLP-1 (exentide) e inhibidores de DPP-IV (sitagliptina)	Antidiabético	Es posible administrar el mismo día de la cirugía
Insulina	Antidiabético	Ajuste de dosis por diabetólogo
Antagonistas de vitamina K (warfarina, acenocumarol)	Anticoagulante oral	Suspender 3 a 5 días previo a la cirugía
Nuevos anticoagulantes orales (Rivaroxaban)	Anticoagulante oral	Suspender 72 horas previo a cirugía
Nuevos anticoagulantes orales (Dabigatrán)	Anticoagulante oral	Suspender 120 horas previo a cirugía (puede variar dependiendo de la función renal y el tipo de anestesia (neuroaxial *versus* general) o cirugía)
Antiagregantes plaquetarios (aspirina)	Antiagregante plaquetario	Sin restricciones, se recomienda mantener
Antiagregantes plaquetarios (clopidogrel)	Antiagregante plaquetario	Suspender 5 a 7 días previo a cirugía
Estatinas (atorvastatina)	Control del colesterol	Mantener

¿Qué tipo de anestesia es más adecuada para las personas mayores?

La decisión del tipo de anestesia a recibir para una determinada cirugía la realiza el anestesiólogo, quien pondera los beneficios *versus* los riesgos de las distintas técnicas anestésicas, junto a las características de la cirugía y las preferencias del paciente. En el caso de la anestesia, no existe evidencia definitiva actualmente que sugiera preferir una técnica sobre otra. Ciertas premisas deben resguardarse en todos los casos, independiente de la técnica anestésica seleccionada: administración de hipnóticos ajustados por edad, evitar drogas deliriogénicas (como benzodiacepinas y atropina) [18], evitar hipotensión y facilitar la perfusión cerebral, monitorizar temperatura y mantener normotermia, administrar analgesia multimodal en el intraoperatorio y planear analgesia para el postoperatorio[19]. Existe evidencia en desarrollo respecto al uso de monitores electroencefalográficos para ajustar la administración de anestésicos de acuerdo a parámetros objetivos individuales. Si bien algunos estudios reportan superioridad de la anestesia regional sobre anestesia general en cirugía de fractura de cadera, la evidencia disponible actualmente no permite generar una recomendación definitiva al respecto.

¿Qué complicaciones son frecuentes de observar en el postoperatorio de la población mayor?

Existen complicaciones postoperatorias que son prevalentes entre los pacientes mayores y su recuperación puede ser particularmente prolongada, derivando en deterioro funcional, dependencia y necesidad de institucionalización. Estas complicaciones provienen de los cambios fisiológicos propios de esta población, sus comorbilidades de base y la injuria que determina una cirugía. Trastornos neurocognitivos perioperatorios (incluyendo el *delirium* postoperatorio y la disfunción cognitiva postoperatoria), complicaciones cardiovasculares y pulmonares, caídas, desnutrición, infección del tracto urinario, retención urinaria, fecalomas, úlceras por presión y deterioro funcional, son complicaciones particularmente comunes de encontrar en las personas mayores[20].

El dolor es una complicación común en el postoperatorio de la PM. Su manejo es fundamental ya que puede ser causal de agitación y delirio. Los principios son los mismos que rigen el manejo analgésico de pacientes jóvenes, aunque hay que tener ciertas consideraciones. Se debe preferir una analgesia multimodal con el fin de disminuir los efectos adversos de altas dosis de agentes únicos y potenciar el manejo de diversas vías de acción farmacológica. Habitualmente se combinan analgésicos no esteroidales (AINEs) y se asocian con paracetamol. Siempre debemos considerar la función renal y hepática de los PM previo a la administración de estas drogas para evitar daño secundario. Es posible también utilizar bloqueos de nervios periféricos o centrales, aunque hay que considerar que las PM pueden ser más sensibles a los anestésicos locales y pueden requerir dosis menores. De forma similar, es posible utilizar opioides, pero hay que considerar disminuir sus dosis por los cambios en el aclaramiento de estas drogas que habitualmente presenta esta población.

Puntos clave

- Las personas mayores presentan una pérdida progresiva de la reserva funcional que determina cambios en la respuesta al proceso quirúrgico y anestesia.
- Una adecuada evaluación preanestésica en este grupo es fundamental para una apropiada valoración del riesgo perioperatorio.
- No existe evidencia definitiva actualmente que sugiera preferir una técnica anestésica (anestesia general *versus* regional) sobre otra.
- El delirio postoperatorio es una complicación postoperatoria frecuente en los pacientes mayores, con factores de riesgo definidos, potencialmente prevenible, con alta carga en costos y morbimortalidad.

¿Dónde profundizar?

- Mohanty S, Rosenthal RA, Russell MM, Neuman MD, Ko CY, Esnaola NF. Optimal Perioperative Management of the Geriatric Patient: A Best Practices Guideline from the American College of Surgeons NSQIP and the American Geriatrics Society. J Am Coll Surg. 2016; 222(5):930-47.
- Berger M, Schenning KJ, Brown CHt, Deiner SG, Whittington RA, Eckenhoff RG, *et al.* Best Practices for Postoperative Brain Health: Recommendations From the Fifth International Perioperative Neurotoxicity Working Group. Anesth Analg. 2018; 127(6):1406-13.
- Alvarez-Nebreda ML, Bentov N, Urman RD, Setia S, Huang JC, Pfeifer K, *et al.* Recommendations for Preoperative Management of Frailty from the Society for Perioperative Assessment and Quality Improvement (SPAQI). J Clin Anesth. 2018; 47:33-42.
- American Geriatrics Society Expert Panel on Postoperative Delirium in Older Adults. American Geriatrics Society abstracted clinical practice guideline for postoperative delirium in older adults. J Am Geriatr Soc. 2015; 63(1):142-50.
- 2014 ACC/AHA guideline on perioperative cardiovascular evaluation and management of patients undergoing noncardiac surgery: a report of the American College of Cardiology/American Heart Association Task Force on Practice Guidelines. Circulation. 2014 Dec 9; 130(24):e278-333. PubMed PMID: 25085961. Epub 2014/08/03.

REFERENCIAS

1. Fowler AJ, Abbott TEF, Prowle J, Pearse RM. Age of patients undergoing surgery. Br J Surg. 2019 Jul; 106(8):1012-8. PubMed PMID: 31115918. Epub 2019/05/23.
2. Norris CM, Close JCT. Prehabilitation for the Frailty Syndrome: Improving Outcomes for Our Most Vulnerable Patients. Anesth Analg. 2020 Jun; 130(6):1524-33. PubMed PMID: 32384342. Epub 2020/05/10.
3. Rooke GA. Cardiovascular aging and anesthetic implications. J Cardiothorac Vasc Anesth. 2003 Aug; 17(4):512-23. PubMed PMID: 12968244. Epub 2003/09/12.
4. Sprung J, Gajic O, Warner DO. Review article: age related alterations in respiratory function - anesthetic considerations. Can J Anaesth. 2006 Dec; 53(12):1244-57. PubMed PMID: 17142659. Epub 2006/12/05.
5. Fleisher LA, Fleischmann KE, Auerbach AD, Barnason SA, Beckman JA, Bozkurt B, *et al.* 2014 ACC/AHA guideline on perioperative cardiovascular evaluation and management of patients undergoing noncardiac surgery: a report of the American College of Cardiology/American Heart Association Task Force on Practice Guidelines. Circulation. 2014 Dec 9; 130(24):e278-333. PubMed PMID: 25085961. Epub 2014/08/03.
6. Horlocker TT, Vandermeulen E, Kopp SL, Gogarten W, Leffert LR, Benzon HT. Regional Anesthesia in the Patient Receiving Antithrombotic or Thrombolytic Therapy: American Society of Regional Anesthesia and Pain Medicine Evidence-Based Guidelines (Fourth Edition). Reg Anesth Pain Med. 2018 Apr; 43(3):263-309. PubMed PMID: 29561531. Epub 2018/03/22.
7. Alvarez-Nebreda ML, Bentov N, Urman RD, Setia S, Huang JC, Pfeifer K, *et al.* Recommendations for Preoperative Management of Frailty from the Society for Perioperative Assessment and Quality Improvement (SPAQI). J Clin Anesth. 2018 Jun; 47:33-42. PubMed PMID: 29550619. Epub 2018/03/20. eng.
8. Chow WB, Rosenthal RA, Merkow RP, Ko CY, Esnaola NF, American College of Surgeons National Surgical Quality Improvement P, et al. Optimal preoperative assessment of the geriatric surgical patient: a best practices guideline from the American College of Surgeons National Surgical Quality Improvement Program and the American Geriatrics Society. J Am Coll Surg. 2012 Oct; 215(4):453-66. PubMed PMID: 22917646. Epub 2012/08/25.
9. Panayi AC, Orkaby AR, Sakthivel D, Endo Y, Varon D, Roh D, *et al.* Impact of frailty on outcomes in surgical patients: A systematic review and meta-analysis. Am J Surg. 2019 Aug; 218(2):393-400. PubMed PMID: 30509455. Pubmed Central PMCID: PMC6536365. Epub 2018/12/05.
10. Viramontes O, Luan Erfe BM, Erfe JM, Brovman EY, Boehme J, Bader AM, *et al.* Cognitive impairment and postoperative outcomes in patients undergoing primary total hip arthroplasty: A systematic review. J Clin Anesth. 2019 Sep; 56:65-76. PubMed PMID: 30703671. Epub 2019/02/01.
11. Carnero-Pardo C, Rego-Garcia I, Barrios-Lopez JM, Blanco-Madera S, Calle-Calle R, Lopez-Alcalde S, *et al.* Assessment of the diagnostic accuracy and discriminative validity of the Clock Drawing and Mini-Cog tests in detecting cognitive impairment. Neurologia.

2019 Mar 5. PubMed PMID: 30850258. Epub 2019/03/10. Evaluación de la utilidad diagnóstica y validez discriminativa del Test del Reloj y del Mini-Cog en la detección del deterioro cognitivo.

12. Gil-Bona J, Sabate A, Miguelena Bovadilla JM, Adroer R, Koo M, Jaurrieta E. [Charlson index and the surgical risk scale in the analysis of surgical mortality]. Cir Esp. 2010 Sep; 88(3):174-9. PubMed PMID: 20701901. Epub 2010/08/13. Valor de los índices de Charlson y la escala de riesgo quirúrgico en el análisis de la mortalidad operatoria.
13. Lee TH, Marcantonio ER, Mangione CM, Thomas EJ, Polanczyk CA, Cook EF, *et al.* Derivation and prospective validation of a simple index for prediction of cardiac risk of major noncardiac surgery. Circulation. 1999 Sep 7; 100(10):1043-9. PubMed PMID: 10477528. Epub 1999/09/08.
14. Lera L, Sanchez H, Angel B, Albala C. Mini Nutritional Assessment Short-Form: Validation in Five Latin American Cities. SABE Study. J Nutr Health Aging. 2016; 20(8):797-805. PubMed PMID: 27709228. Epub 2016/10/07.
15. Diaz de Leon Gonzalez E, Gutiérrez Hermosillo H, Martinez Beltran JA, Chavez JH, Palacios Corona R, Salinas Garza DP, *et al.* Validation of the FRAIL scale in Mexican elderly: results from the Mexican Health and Aging Study. Aging Clin Exp Res. 2016 Oct; 28(5):901-8. PubMed PMID: 26646253. Pubmed Central PMCID: PMC4899317. Epub 2015/12/10.
16. Gonzalez N, Bilbao A, Forjaz MJ, Ayala A, Orive M, Garcia-Gutierrez S, *et al.* Psychometric characteristics of the Spanish version of the Barthel Index. Aging Clin Exp Res. 2018 May; 30(5):489-97. PubMed PMID: 28770477. Epub 2017/08/05.
17. Borrell-Vega J, Esparza Gutierrez AG, Humeidan ML. Multimodal Prehabilitation Programs for Older Surgical Patients. Anesthesiol Clin. 2019 Sep; 37(3):437-52. PubMed PMID: 31337477. Epub 2019/07/25.
18. By the American Geriatrics Society Beers Criteria Update Expert P. American Geriatrics Society 2019 Updated AGS Beers Criteria(R) for Potentially Inappropriate Medication Use in Older Adults. J Am Geriatr Soc. 2019 Apr; 67(4):674-94. PubMed PMID: 30693946. Epub 2019/01/30.
19. Berger M, Schenning KJ, Brown CHt, Deiner SG, Whittington RA, Eckenhoff RG, *et al.* Best Practices for Postoperative Brain Health: Recommendations From the Fifth International Perioperative Neurotoxicity Working Group. Anesth Analg. 2018 Dec; 127(6):1406-13. PubMed PMID: 30303868. Pubmed Central PMCID: PMC6309612. Epub 2018/10/12.
20. Mohanty S, Rosenthal RA, Russell MM, Neuman MD, Ko CY, Esnaola NF. Optimal Perioperative Management of the Geriatric Patient: A Best Practices Guideline from the American College of Surgeons NSQIP and the American Geriatrics Society. J Am Coll Surg. 2016 May; 222(5):930-47. PubMed PMID: 27049783. Epub 2016/04/07.

EDUCACIÓN MÉDICA

COMPETENCIAS EN GERIATRÍA: RECOMENDACIONES INTERNACIONALES PARA ESTUDIANTES DE MEDICINA DE PREGRADO Y POSTGRADO

Marcela Carrasco y Ingrid Danke

¿Por qué es importante la Educación Médica de Geriatría en Chile y Latinoamérica?

El envejecimiento poblacional acelerado es uno de los grandes desafíos en países en vías de desarrollo, como América Latina, y se requiere alinear la atención de salud con las necesidades de este grupo poblacional creciente en importancia[1]. Las personas mayores (PM) tienen altas necesidades sanitarias, con más probabilidad de reingreso en caso de hospitalización y son grandes consumidores de medicamentos[2]. Además, la atención geriátrica tiene características específicas, donde fisiología del envejecimiento, patologías crónicas y síndromes geriátricos interactúan frecuentemente, siendo necesario una aproximación diagnóstica y terapéutica especializada.

Dentro de los retos que implica mejorar la calidad de la atención de PM se encuentra la formación del capital humano del equipo de salud para contar con profesionales entrenados y capacitados en su evaluación y manejo. Esto está reconocido como parte de la **Estrategia y plan de acción mundiales sobre el envejecimiento y la salud** de la OMS[3].

La brecha es grande, se cuenta con pocos médicos especialistas en Geriatría y la formación de los otros miembros del equipo de salud es aún más deficitaria. Por ejemplo, en Chile existen 140 geriatras para una población de 18.7 millones, equivalente a 1 geriatra por 133.000 habitantes[4], en Reino Unido donde Geriatría es la especialidad con mayor cantidad de médicos, alcanza a cerca de 2,5 por 10.000 habitantes[5], lo que aún es lejos de la recomendación española (SEGG) de 1 por cada 3.000 habitantes[6]. Además, existe poca probabilidad de aumentar rápidamente, ya que solo el 11,4% de las escuelas de medicina en Latinoamérica cuenta con un programa de postgrado, y si volvemos a la realidad chilena, de las 25 escuelas de Medicina, solo 4 imparten la especialidad de Geriatría[7]. En cuanto a la educación médica de Geriatría en pregrado solo un 34,7% de las Escuelas de Medicina en Latinoamérica tienen un programa de Medicina Geriátrica en Pregrado[7]. Incluso en España, donde desde 1990 es obligatorio incluir cursos de Geriatría dentro de los planes de estudio para la licenciatura de Medicina, existen algunas facultades que no cumplen con este requisito[8].

Educación basada en competencias: ¿cuáles son los objetivos de la educación en Geriatría?

Desde principios del siglo XX la forma de enseñar medicina ha ido evolucionando, desde la estructura curricular de ciencias básicas primero y luego clínica, hacia la educación basada en competencias (EBC)[9].

Dentro de las principales falencias que se mencionan del modelo tradicional de educación médica es que este se basa en currículos fragmentados y rígidos, con clases expositivas que son pasivas frente a los estudiantes en la primera mitad de la formación y luego educación por tutelaje dentro de hospitales, no en atención primaria y con poco énfasis en prevención y promoción de salud, donde el aprendizaje va a depender de la oportunidad de ver cierto tipo de pacientes y patologías en desmedro de otras. Esto ha generado falencias en el desarrollo final de los profesionales, como descoordinación entre las competencias adquiridas en los programas y las necesidades reales de los países, dificultad para el trabajo en equipo, orientación hospitalaria y episódica, en vez de una visión continua y preventiva, entre otros[10,11].

La EBC es una forma de enseñanza enfocada en resultados, centrado en el estudiante, para que este logre adquirir conocimientos, habilidades y actitudes, que permitan cumplir con los requisitos determinados para ser médico, y este perfil profesional debe responder a los compromisos del profesionalismo propuestos en consensos como "Profesionalismo médico en el nuevo milenio"[12], compromiso con la competencia profesional, honestidad y confidencialidad para con los pacientes, mejora de la calidad y acceso a cuidados, la justa distribución de recursos limitados, la veracidad en el manejo de los conflictos de intereses, y la responsabilidad profesional.

Con el fin de asegurar la calidad de los programas y certificar médicos y especialistas, variadas organizaciones en el mundo han establecido cuáles son las competencias mínimas exigibles para los distintos niveles de especialización, y la geriatría no es la excepción. En la literatura se encuentran recomendaciones internacionales para educación médica en geriatría para niveles de pregrado y postgrado en geriatría, medicina interna, medicina familiar y otros.

A lo largo del capítulo se describirán las recomendaciones internacionales de competencias de geriatría para estudiantes de Medicina de Pregrado y Postgrado con especialización en geriatría.

Pregrado: ¿en qué momento y cómo se recomienda enseñar Geriatría?

Progresivamente es necesario que todos los profesionales de la salud se familiaricen con el cuidado de personas mayores independiente de la especialidad a la que se dediquen, ya que la práctica habitual incluirá cada vez más PM.

Existe consenso internacional en que es necesario iniciar precozmente la educación de geriatría dentro de los programas de pregrado, sustentado en que la exposición precoz mejora la actitud hacia las personas mayores, y la autopercepción de competencias para su cuidado[13].

El estudio de la OMS TeGeME II realizado en múltiples países –incluido Chile– encuestó a 878 estudiantes de medicina y concluyó que los tres factores que influyen en tener una actitud positiva hacia personas mayores: 1) haber vivido por más de 5 años con abuelos, 2) tener un curso de geriatría durante el pregrado y 3) haber considerado geriatría como especialidad. La exposición a estos factores está relacionado con una mejor actitud frente al cuidado de personas mayores, sobre todo si los estudiantes comparten con personas mayores sanas, que están viviendo en comunidad y se mantienen funcionalmente activos. A diferencia de otros estudios donde la exposición precoz en el pregrado de medicina con visitas a residencias de personas mayores dependientes se ha asociado a una peor actitud frente al cuidado. Esto quiere decir que no solo importa el momento de la exposición, sino que el tipo de exposición[14].

Para lograr los objetivos y competencias necesarias, se recomienda integrarlos a lo largo de la carrera tanto de manera longitudinal como transversal, con un curso formal al final que busque integrar y consolidar lo aprendido[15]. Esta metodología permitiría considerar el envejecimiento con naturalidad como parte del ciclo vital, tener contacto a lo largo de toda la carrera incluyendo aspectos teóricos y prácticos[16].

Así como es fundamental la realización de cursos en pregrado, es importante que estos sean realizados por profesores que practiquen la geriatría y que hayan recibido educación formal y sean capaces de sintetizar y transmitir sus conocimientos de manera efectiva. Esta es una barrera y desafío para la formación de pregrado importante en Chile y Latinoamérica dado la escasez de geriatras.

¿Cuáles son las competencias mínimas recomendadas de Geriatría para médicos generales?

Las competencias pueden dividirse según el saber teórico o conceptual, el conocimiento práctico y destrezas tanto de comunicación, como cognitivas y prácticas, y por último el saber actitudinal y ético.

Diversas organizaciones y sociedades médicas han publicado recomendaciones de competencias geriátricas a alcanzar al completar el pregrado como:

- "European Undergraduate Curriculum in Geriatric Medicine" desarrollado por *European Union of Medical Specialists* (EUMS) donde participan 29 países de la Unión Europea. Publicado en 2014.
- En Inglaterra, país líder en el desarrollo de la geriatría, el 2013 se publica "The British Geriatrics Society Recommended Curriculum in Geriatric Medicine for Medical Undergraduates"(17).
- En Australia y Nueva Zelanda, la Sociedad de Geriatría (ANZSGM) publica el 2006, "Education and training in Geriatric Medicine for medical students"(16).
- En Estados Unidos, las asociaciones *Association of American Medical Colleges* (AAMC) y *Advancing Geriatric Academic Program* (ADGAP) –parte de la AGS–, publican el 2010 las "Competencias geriátricas mínimas para estudiantes de medicina".
- En América Latina, el 2005 la agrupación ALMA, publica la "Propuesta de contenidos mínimos para los programas docentes de pregrado en Medicina Geriátrica en América Latina"(15).

Estas recomendaciones presentan una gran convergencia en cuanto a los conocimientos, habilidades y actitudes que debe desarrollar el estudiante al finalizar su formación de pregrado. Se describen las principales competencias a desarrollar en la TABLA 1.

TABLA 1.

Conocimientos teóricos
• Conceptos de envejecimiento – Biología del envejecimiento y sus teorías. – Cambios en estructura y función asociados al envejecimiento • Síndromes geriátricos – Demencia y trastornos cognitivos – *Delirium* – Caídas, trastornos de la marcha – Malnutrición y sarcopenia – Úlceras por presión – Incontinencia urinaria y fecal • Formas de presentación de enfermedades en PM – Evaluación y cuidado de PM con enfermedades agudas – Evaluación y cuidado de las PM con enfermedades crónicas – Evaluación y cuidado de la discapacidad en PM

- Conceptos de funcionalidad
  - Concepto de fragilidad
  - Reconocer el rol de factores sociales y ambientales en el cuidado de PM
  - Reconocer el rol de ayudas técnicas en el cuidado de PM.
- Manejo farmacológico
  - Cambios farmacocinéticos y farmacodinámicos en PM
  - Prescripción farmacológica apropiada
- Continuidad de la atención de las PM
  - Cuidados hospitalarios
  - Rol, disponibilidad y organización de servicios de la comunidad, sociales y de salud, tanto intra como extrahospitalarios, destinados a adultos mayores
  - Cuidado de los pacientes mayores con enfermedades terminales

Habilidades y destrezas

- Distinguir el proceso normal de envejecimiento de sus manifestaciones patológicas.
- Comunicación efectiva con PM y sus cuidadores, incluyendo personas con déficits sensoriales (audición y/o visión) y deterioro cognitivo.

- Obtener una historia clínica y examen físico, incluyendo aspectos generales de: actividades de la vida diaria, cognición, marcha y equilibrio, audición, visión, nutrición.
  - Evaluar estado funcional
  - Evaluación inicial de estado mental
- Elaborar un plan de atención según los problemas identificados, tomando como puntos preferentes de decisión la esperanza de vida, la situación funcional de base y el pronóstico y la calidad de la vida futura, utilizando apropiadamente para ello los recursos en los distintos niveles asistenciales.
- Conocer los propósitos y funciones de los diferentes miembros del equipo multidisciplinario que participa en el cuidado de las personas mayores.
  - Terapia ocupacional, kinesioterapia, enfermeras, nutricionistas, fonoaudiólogos, trabajador social.

Actitudes

- Respeto hacia todos los pacientes independientemente de su edad.
- Enfoque positivo hacia el envejecimiento y la enfermedad en personas mayores, así como tomar conciencia de actitudes ageístas y estereotipos negativos, y que estos pueden afectar el cuidado óptimo de personas mayores.
- Reconocer el rol de la Medicina Geriátrica
  - El valor del trabajo en equipo multidisciplinario
- Enfoque holístico, centrado en la persona y no en la enfermedad.
- Reconocer los derechos de las personas mayores, sus familias y cuidadores.

¿Cuáles son las competencias que debe tener un médico geriatra?

Las competencias que debe adquirir un médico residente durante el periodo de formación de la especialidad de Geriatría han sido motivo de análisis y revisión por distintas organizaciones académicas y sociedades afines. Estas pueden describirse de distintas formas, según roles, según actividades y por contenidos.

Las principales recomendaciones son las del *Joint Royal College of Physicians Training Board* (UK, 2016); Sociedad Americana de Geriatría; Asociación de Directores de Programas Académicos de Geriatría (ADGAP), y Consejo de Acreditación de Educación Médica para Graduados (ACGME). En Canadá el *Royal College of Physicians and Surgeons of Canada* (2015) y la versión de la Sociedad Española de Geriatría y Gerontología (SEGG).

En todos estos documentos se destaca la necesidad de desarrollar el liderazgo como una característica central del geriatra. Este liderazgo es necesario para favorecer el desarrollo de la docencia en geriatría, para formar y preparar equipos multidisciplinarios, desarrollar nuevos modelos de atención, ser líderes de opinión en las comunidades para crear ambientes más seguros y positivos respecto al envejecimiento[18]. Además, se espera que los geriatras contribuyan con la investigación y generación de conocimiento sobre el envejecimiento y salud.

Utilizando la esquematización de roles CANMEDS se realiza una recopilación de las recomendaciones curriculares internacionales para médicos que cursan el postgrado de Geriatría en la Tabla 2 y posteriormente se resumen los principales contenidos que debe manejar un médico geriatra.

Tabla 2.

Médico experto	– Realizar una evaluación geriátrica integral completa en todos los niveles asistenciales – Lograr y mantener conocimiento médico y habilidades propias de la medicina geriátrica – Uso de intervenciones preventivas y terapéuticas de manera efectiva
Comunicador	– Desarrollar relaciones terapéuticas, de confianza y éticas con los pacientes y sus familias. – Obtener y sintetizar, además de transmitir con precisión la información y perspectivas relevantes de pacientes, familiares y otros profesionales. – Desarrollar un entendimiento común sobre asuntos, problemas y planes con los pacientes, sus familias y otros profesionales para desarrollar un plan de intervención compartido. – Transmitir información oral, escrita y/o electrónica de manera efectiva sobre un encuentro médico – Presentar información médica de manera efectiva al público o los medios de comunicación sobre un problema médico.

Colaborador	– Participar de manera efectiva y adecuada en un equipo de atención médica interprofesional – Trabajar con otros profesionales de la salud de manera eficaz, prevenir y manejar conflictos interprofesionales.
Gestor	– Participar en actividades que contribuyan a la eficacia de sus organizaciones y sistemas de atención médica. – Asignar adecuadamente los recursos de atención médica limitados – Participar en roles de administración y liderazgo
Defensor de la salud	– Responder a las necesidades y problemas de salud de cada paciente, así como de la comunidad a que pertenece. – Identificar los determinantes de la salud de la población adulta mayor. – Promover la salud de personas mayores – Abogar por actitudes positivas hacia los adultos mayores, esforzándose por eliminar los sistemas de creencias negativos, incluidos, entre otros, la discriminación por edad y los estereotipos de los adultos mayores con limitaciones cognitivas y funcionales.
Académico	– Mantener y mejorar las actividades profesionales a través del aprendizaje continuo en Medicina Geriátrica. – Evaluar críticamente la información médica y sus fuentes, y aplicarla de manera apropiada para practicar decisiones en Medicina Geriátrica. – Facilitar el aprendizaje de los pacientes, sus familias, estudiantes, residentes, otros profesionales de la salud, el público y otros. – Contribuir al desarrollo, difusión y traducción de nuevos conocimientos y prácticas.
Profesionalismo	– Demostrar un compromiso con sus pacientes, la profesión y la sociedad a través de la práctica ética. – Demostrar un compromiso con sus pacientes, la profesión y la sociedad a través de la participación en la regulación dirigida por la profesión.

¿Cuáles son las actividades profesionales específicas (EPAs) de un médico geriatra?

Estas son las actividades específicas y centrales de la disciplina que lo diferencian de otros especialistas. Según la AGS y ADGAP las actividades profesionales específicas (EPAs) a realizar por un médico geriatra de manera confiable, en los distintos niveles asistenciales, son las siguientes[19]:

1. Proveer cuidado centrado en el paciente que optimice su funcionalidad y/o bienestar.
2. Priorizar y gestionar la atención de los pacientes mayores integrando los valores y objetivos del paciente, sus comorbilidades y pronóstico, de acuerdo con la medicina basada en evidencia.

3. Ayudar a los pacientes y sus familias a identificar los objetivos terapéuticos y a tomar decisiones sobre su plan de cuidado.
4. Prevenir, diagnosticar y manejar los síndromes geriátricos.
5. Realizar una revisión exhaustiva de los medicamentos para maximizar el beneficio y minimizar la polifarmacia, así como reducir los eventos adversos.
6. Proveer cuidados paliativos y de fin de vida a PM.
7. Coordinar el cuidado y las transiciones entre distintos niveles asistenciales en personas mayores con múltiples condiciones crónicas y múltiples proveedores.
8. Realizar co-manejo con otros especialistas y consultas geriátricas.
9. Facilitar hábilmente una reunión familiar.
10. Colaborar y trabajar en forma efectiva como líder o como miembro de un equipo de salud interprofesional.
11. Enseñar los principios de la atención geriátrica y los problemas de salud relacionados con el envejecimiento a profesionales, pacientes, familias, proveedores de atención médica y otras personas de la comunidad.
12. Colaborar y trabajar eficazmente en iniciativas de mejoras de calidad para garantizar la seguridad del paciente y optimizar los resultados para PM.

Los contenidos que debe manejar un médico geriatra pueden sintetizarse de la siguiente manera:

TABLA 3 • CONTENIDOS GERIATRÍA PARA POSTGRADO.

Biología y teorías del envejecimiento • El proceso de envejecimiento normal en humanos y Teorías del envejecimiento. • El efecto del envejecimiento en los diferentes sistemas de órganos y la homeostasis. • Tendencias demográficas en la sociedad a nivel local y regional. • Los elementos básicos de la psicología del envejecimiento. • Ageísmo y estrategias para contrarrestarlo.
Evaluación del paciente geriátrico y la importancia de una Valoración Geriátrica Integral (VGI) en los distintos niveles asistenciales (hospital, ambulatorio, domicilio, residencias de larga estadía). Incluyendo evaluación oncogeriátrica, evaluación perioperatoria y evaluación y manejo de pacientes con multimorbilidad.
Síndromes Geriátricos. Identificar, diagnosticar, interpretar estudios, manejo inicial, hacer diagnóstico diferencial y criterios de derivación de los siguientes: • Demencia y otros trastornos cognitivos • *Delirium* • Trastorno del ánimo y trastorno ansioso • Fragilidad y sarcopenia • Caídas y trastornos de la marcha

• Mareos y síncope • Inmovilidad • Incontinencia urinaria y fecal • Constipación y retención urinaria • Trastornos de movimiento y enfermedad de Parkinson • Enfermedad cerebrovascular: accidente cerebrovascular y ataque isquémico transitorio (TIA) • Dolor • Baja de peso y desnutrición • Evaluación y manejo de trastornos de deglución • Manejo paliativo y cuidados de fin de vida
Patologías crónicas y/o complejas en personas mayores • Identificar y evaluar las barreras de comunicación con PM y ser capaz de usar métodos alternativos de comunicación • Evaluar la capacidad de la PM para que participe de su plan de cuidados. • Considerar la presentación atípica de patología frecuente en PM y considerar los efectos adversos de medicamentos en el diagnóstico diferencial • Elaborar un plan de cuidados alineado a los objetivos terapéuticos del paciente y su familia.
Terapia farmacológica • Prescribir considerando la indicación, efectividad, efectos adversos, interacciones farmacológicas y alternativas, acorde al objetivo terapéutico individual. • Cambios en farmacocinética y farmacodinámica en personas mayores. • Revisar en forma periódica la prescripción general, para una prescripción segura.
Rehabilitación en personas mayores • Principios de rehabilitación en personas mayores • Escalas de evaluación utilizadas para evaluar el estado funcional y resultado de la rehabilitación y sus limitaciones: actividades de la vida diaria, estado cognitivo, estado de ánimo. • Conocimiento del rango de intervenciones tales como tratamientos físicos, ayudas, electrodomésticos y adaptaciones, conocimiento de rehabilitación especializada y servicios disponibles • Apreciación de los modelos médicos y sociales de gestión de limitación funcional por envejecimiento y enfermedad.
Niveles de atención y atención continua fuera del hospital • Conocer las determinantes de transferencias exitosas de atención fuera del hospital que cumplen perspectivas y necesidades de pacientes y cuidadores y ser capaz de facilitar una transferencia exitosa a atención primaria, domicilio o residencias usando los recursos sociales disponibles y el trabajo en equipo • Conocer los roles del equipo multidisciplinario en los distintos niveles asistenciales • Conocer la legislación sobre cuidados a largo y mediano plazo.

• A nivel hospitalario, conocer, prevenir y manejar las complicaciones asociadas a la hospitalización en personas mayores (*delirium*, caídas, desfuncionalización, constipación, reacción adversa a medicamentos, etc.).
Cuestiones éticas y legales • Evaluación de competencia • Decisiones anticipadas
Promoción de la salud • Beneficios de un estilo de vida saludable en la edad avanzada. • *Screening* y prevención ajustados al objetivo terapéutico y plan de cuidados.

Lo anterior nos da una mirada general de las competencias, actividades y contenidos mínimos exigibles a un médico no especialista y uno especialista con relación al manejo de personas mayores. Sin embargo, es importante enfatizar que se requiere "geriatrizar" la educación médica a todo nivel y de manera urgente, como fue declarado por la academia ALMA (Academia Latinoamericana de Medicina del Adulto Mayor)[(15)]. Los cambios epidemiológicos ya llegaron en América Latina y la formación del capital humano requiere tiempo y una masa crítica de capital humano entrenado. Solo así se podrá avanzar y dar una atención adecuada a las PM en todos los niveles de atención y no solo en la atención especializada en geriatría, que aún es escasa en esta región del mundo.

Puntos clave

- Mejorar la calidad de la atención de personas mayores (PM) en salud implica el reto de la formación del capital humano del equipo de salud en geriatría ya que existe una brecha importante en América Latina.
- Todos los profesionales de la salud deben tener competencias para el cuidado de personas mayores independientemente de la especialidad a la que se dediquen.
- Se recomienda iniciar precozmente la educación de geriatría dentro de los programas de pregrado para mejorar la actitud de cuidado hacia PM.
- Existen consensos sobre las actividades, competencias y contenidos para los médicos generales y especialistas en geriatría.

¿Dónde profundizar?

- https://www.royalcollege.ca/rcsite/canmeds/canmeds-framework-e

Referencias

1. OMS. Envejecimiento. [Internet]. 2017 Mayo. [Citado 2020 Diciembre]. Disponible en: https://www.who.int/topics/ageing/es/
2. OMS. Informe Mundial sobre el Envejecimiento y la Salud. [Internet]. Estados Unidos; 2015.
3. Asamblea Mundial de la Salud, 69. Estrategia y plan de acción mundiales sobre el envejecimiento y la salud 2016-2020: hacia un mundo en el que todas las personas puedan vivir una vida prolongada y sana. (2016). Organización Mundial de la Salud. https://apps.who.int/iris/handle/10665/253189
4. Superintendencia de Salud de Chile. Registro Nacional de Prestadores Individuales de Salud. [Internet]. [Citado 2020 Diciembre]. Disponible en: http://www.supersalud.gob.cl/servicios/669/w3-article-5587.html
5. Morley, J.E. The Future of Geriatrics. J Nutr Health Aging 24, 1-2 (2020). https://doi.org/10.1007/s12603-019-1308-5
6. Defensor del Pueblo. La atención sociosanitaria en España: perspectiva gerontológica y otros aspectos conexos. Serie Informes, estudios y documentos. Madrid: Ed. Defensor del Pueblo; 2000.
7. López, J. H., & Reyes-Ortiz, C. A. Geriatric Education in Undergraduate and Graduate Levels in Latin America. Gerontology and Geriatrics Education. 2015; 36(1),3-13. https://doi.org/10.1080/02701960.2014.911662
8. Mateos del Nozal, Jesús (2018). Enseñanza de la geriatría en las facultades de medicina españolas. [Tesis]. Madrid, 2018. Disponible en: https://eprints.ucm.es/id/eprint/45963/
9. Morán Barrios, J. M. Educación médica. Nefroplus. 2017; 9(1), 21-22. http://www.elsevier.es/es-revista-nefroplus-485-articulo-educacion-medica-X1888970017612287; 9,21-22.
10. S. Morán J. Competencias del médico del siglo XXI. Un cambio necesario. Rev. Cienc. Salud UP. 2019; 1(2):128-143.
11. T. Venturelli J. Educación médica: Nuevos enfoques, metas y métodos. Washington; Organización Panamericana de la Salud; 1997. 307 p. Disponible en: https://iris.paho.org/handle/10665.2/3279
12. U. ABIM Foundation. American Board of Internal Medicine; ACP-ASIM Foundation. American College of Physicians-American Society of Internal Medicine; European Federation of Internal Medicine. Medical professionalism in the new millennium: a physician charter. Ann Intern Med. 2002 Feb 5; 136(3):243-6. doi: 10.7326/0003-4819-136-3-200202050-00012.
13. Tam, K. L., Chandran, K., Yu, S., Nair, S., & Visvanathan, R. Geriatric medicine course to senior undergraduate medical students improves attitude and self-perceived competency scores. Australasian Journal on Ageing. 2014; 33(4), E6–E11. https://doi.org/10.1111/ajag.12060
14. OMS, Department of Ageing and Life Course and IFMSA. Teaching Geriatrics in Medical Education II. 2007. Disponible en: https://www.who.int/ageing/publications/geriatrics_survey/en/.

15. Position Statement No 4: Education and Training in Geriatric Medicine for Medical Students. (2006). In Australian & New Zealand Society Geriatric Medicine. http://www.anzsgm.org/documents/PositionStatementNo4-Revision.pdf
16. Cano, C., Gutiérrez, L. M., Marín, P. P., Morales Martínez, F., Pelaéz, M., Rodríguez Mañas, L., Vega, E., & Zúñiga, C. Propuesta de contenidos mínimos para los programas docentes de pregrado en medicina geriátrica en América Latina. Revista Panamericana de Salud Pública. 2005; 17(5–6), 429–437. https://doi.org/10.1590/S1020-49892005000500015
17. BGS. The British Geriatrics Society Recommended Curriculum in Geriatric Medicine for Medical Undergraduates. [Internet]. 2013 agosto. [Citado 2020 Diciembre]. Disponible en: https://www.bgs.org.uk/resources/the-bgs-recommended-curriculum-in-geriatric-medicine-for-medical-undergraduates
18. Chang, A., Lundebjerg, N.E., Abrams, J., Barnes, D.E., Fain, M.J., Hall, W.J., Johnson, T.M., II, Michael Harper, G., Williams, B. and Ritchie, C.S. (2019). Leadership, Inside and Out: The Tideswell AGS ADGAP Emerging Leaders in Aging Program. J Am Geriatr Soc, 67: 437-442. https://doi.org/10.1111/jgs.15702
19. Leipzig RM, Sauvigné K, Granville LJ, Harper GM, Kirk LM, Levine SA, Mosqueda L, Parks SM, Fernandez HM, Busby-Whitehead J. What is a geriatrician? American Geriatrics Society and Association of Directors of Geriatric Academic Programs end-of-training entrustable professional activities for geriatric medicine. J Am Geriatr Soc. 2014 May; 62(5):924-9. doi: 10.1111/jgs.12825. Epub 2014 Apr 20. Erratum in: J Am Geriatr Soc. 2015 Jan; 63(1):209. Busby-Whitehead, Jan [Added]. Erratum in: J Am Geriatr Soc. 2015 Jan; 63(1):209.

www.ingramcontent.com/pod-product-compliance
Lightning Source LLC
LaVergne TN
LVHW082157051026
849532LV00012B/3617
* 9 7 8 9 5 6 1 4 2 8 4 3 0 *